老年心血管病介入治疗围术期管理

主　审　周玉杰　陈　峥
主　编　杨　清　唐熠达　罗　智

科学出版社

北　京

内 容 提 要

本书以老年冠心病介入治疗围术期管理为出发点，重点介绍了老年心血管病进展概况，冠状动脉粥样硬化性心脏病介入治疗进展、介入治疗要点通则。分述了老年冠心病患者各种并发症的围术期处理，如冠心病合并肾病、呼吸系统疾病、消化系统疾病、血液系统疾病、代谢综合征、其他心血管疾病、精神心理疾病等的处理原则和具体方案，以及老年冠心病介入治疗的并发症防治方法及康复治疗措施。

本书内容翔实、实用，适于临床内、外科医师，心血管介入医师学习参考。

图书在版编目（CIP）数据

老年心血管病介入治疗围术期管理/杨清等主编. —北京：科学出版社，2018.4

　　ISBN 978-7-03-053997-7

　　Ⅰ . ①老…　Ⅱ . ①杨…　②唐…　③罗…　Ⅲ . ①老年病-心脏血管疾病-介入性治疗-围手术期-护理　Ⅳ . ①R473.54

中国版本图书馆 CIP 数据核字（2017）第 175249 号

责任编辑：路　弘／责任校对：王　瑞
责任印制：赵　博／封面设计：龙　岩

科 学 出 版 社 出版

北京东黄城根北街 16 号
邮政编码：100717
http://www.sciencep.com

新科印刷有限公司 印刷
科学出版社发行　各地新华书店经销

*

2018 年 4 月第　一　版　　开本：787×1092　1/16
2018 年 4 月第一次印刷　　印张：17 1/4
字数：415 000

定价：69.00 元
（如有印装质量问题，我社负责调换）

编者名单

主　审　周玉杰　陈　峥
主　编　杨　清　唐熠达　罗　智
副主编　聂　斌　王　媛　王建龙　邓锡伟
编　委　（以姓氏汉语拼音为序）

白　莹	柴　萌	陈晓丽	成万钧	杜新平	樊艳琴
郭永和	郭翔宇	韩红亚	何东方	黄　佼	纪冬梅
贾　丁	梁　静	林逸贤	刘　宏	刘睿方	刘晓丽
罗盛飞	马涵英	马礼坤	庞文跃	宋金龙	孙　悦
童国新	王　乐	王　瑛	王庆胜	王偌涵	王志坚
阎振娴	杨　滨	杨淑平	杨晓利	余再新	张　翼
张建维	张琳琳	张明惠	张晓红	张星光	赵丽红
赵双燕	郑　曦	郑艾莉	钟益刚	周敬红	周志明
左国兴					

序

    中国作为一个人口大国，随着社会老龄化现象的日益加重，慢性疾病已成为一个越来越重的社会和家庭负担。我国心血管疾病病死率仍然位居城乡居民总死亡原因的首位。心血管疾病的治疗理念和治疗技术也不断地更新，介入治疗的出现是对传统治疗方法的一大革命性突破。冠状动脉介入治疗、心脏电生理和射频消融、置入性装置等方法解决了一个个医学难题。

    但不容忽视的是新技术对临床医务人员提出了更高的要求。如何减少手术风险，取得最大的获益是心血管病医生关注的焦点。老年心血管疾病的介入治疗风险高，且患者常合并多种慢性疾病，是介入治疗的高危人群。在介入治疗大行其道的今天，老年心血管疾病介入治疗也越来越常见，而临床实践中专门针对此部分人群围术期管理的专著也比较少。

    我欣喜地看到以杨清教授为首的一批医学俊彦，联合介入治疗相关的各个学科优秀人才，编著的《老年心血管病介入治疗围术期管理》一书，填补了此方面空白，我相信该书的问世一定会为心血管介入规范化治疗、降低手术风险做出贡献，成为心血管介入医师可以信赖的朋友。

首都医科大学附属安贞医院

2018 年 4 月

前　言

心血管疾病是当前全人类共同面对的重要公共卫生问题。随着社会经济的发展、人们生活方式的变化及日益加速的人口老龄化进程，心血管疾病发病率在全球范围仍呈上升趋势。我国心血管病死亡率仍居总死亡原因的首位，而其治疗费用高、慢性病程和重复入院率更成为家庭和社会的沉重负担。

介入治疗已经是心血管疾病治疗的一种不可或缺的手段。随着介入器械的不断改良和手术技术的不断提高，心血管疾病的介入治疗在安全性和成功率方面都有了显著的提升，从事介入治疗的医师数量也呈快速上升趋势，但水平参差不齐，亟待提高。老龄化社会的到来，老年心血管疾病比例日益加重。老年心血管病变相对复杂，往往合并多种慢性疾病，尤其后者更为介入工作者所忌惮。老年心血管疾病介入治疗中常出现治好"心"伤了"肾"等诸如此类情况，此部分人群的介入治疗围术期管理也成为当前热点之一。

本书主要以临床实践为主线，内容针对老年心血管疾病患者合并的常见疾病，如慢性肾脏疾病、内分泌系统疾病、血液疾病、心理疾病等围术期管理予以专项阐述，并依据临床实际情况进行多学科交叉对话，以期为临床提供借鉴参考。还针对当前大家关注的结构性心脏病和心脏病康复治疗等相关问题进行了深入探讨。

再次感谢各位参编者的辛勤劳动和出版社的大力支持，正是你们的付出才保证了本书的如期出版。书中存在的不足之处，望广大读者不吝指正。

首都医科大学附属安贞医院　杨　清

2018 年 4 月

目　　录

第1章　老年心血管病概况 1

第2章　老年冠状动脉粥样硬化性心脏病介入治疗进展 6

第一节　老年冠心病介入治疗概况 6

第二节　老年人动脉粥样硬化特点 8

第三节　老年冠心病介入治疗难点 11

第3章　老年冠心病介入治疗要点通则 23

第一节　术前评估 23

第二节　术前用药和手术时机 27

第三节　手术策略 28

第四节　老年冠心病介入治疗中相关技术 30

第五节　老年冠心病介入治疗并发症处理 36

第六节　老年冠心病患者术后管理 39

第七节　老年女性冠心病介入治疗要点 39

第4章　老年心血管疾病合并肾病围术期处理 42

第一节　慢性肾病流行病学特点和预防 42

第二节　对比剂肾病发病机制 42

第三节　急性肾损伤肾功能评价 48

第四节　对比剂肾病预防和处理策略 56

第五节　心血管疾病常用药物在慢性肾病患者中的应用 67

第5章　老年心血管疾病合并呼吸系统疾病围术期处理 71

第一节　老年呼吸系统疾病流行病学特点 71

第二节　介入治疗前肺功能评估对心血管疾病的临床意义 73

第三节　呼吸衰竭对冠心病介入治疗的影响 76

第四节　肺功能异常的改善治疗与常用心血管药物的交互作用 77

第五节　呼吸系统疾病致心律失常的处理 78

第六节 常见合并呼吸系统疾病处理 79

第七节 病例分析与学科对话 90

第6章 老年心血管疾病合并消化系统疾病围术期处理 94

第7章 老年心血管疾病合并血液系统疾病围术期处理 101

第一节 贫血与心血管疾病 101

第二节 术前白细胞及血小板减少围术期处理 121

第三节 凝血和血小板聚集黏附功能异常与抗血栓药物的使用 130

第四节 肝素和血小板糖蛋白Ⅱb/Ⅲa受体抑制药导致血小板
减少症的处理 146

第五节 病例分析与学科对话 152

第8章 老年心血管疾病合并代谢综合征围术期处理 163

第9章 老年甲状腺相关性心血管疾病围术期处理 193

第一节 甲状腺功能亢进性心脏病 193

第二节 甲状腺功能减退性心脏病 198

第三节 心脏导管介入对比剂相关性损毁性甲状腺炎 201

第10章 老年心血管疾病与精神心理疾病围术期处理 207

第11章 老年结构性心脏病介入治疗与并发症的防治 219

第12章 老年心血管病康复治疗 232

第一节 老年心脏病康复概论 232

第二节 原发性高血压的康复治疗 250

第三节 慢性充血性心力衰竭的康复治疗 253

第四节 冠心病的康复治疗 256

第五节 病例分析 262

第1章

老年心血管病概况

一、老年心血管病流行病学特点

随着老龄化社会的到来与我国社会经济的发展,与增龄相关的疾病明显增多。老年心血管疾病的发病率逐年上升,已经成为重要的公共卫生问题。20世纪80年代以来,历届联合国大会均将老龄问题列为重要的议题之一。1999年4月7日世界卫生日的主题是"积极健康的老年生活"。2006年9月在西班牙巴塞罗那举行的世界心脏病学术大会会议的主题是"心血管疾病及人口老龄化"。这些大会主题都突出了对老年心血管疾病的全球性关注。

流行病学调查研究表明,老年人常见的心血管疾病包括原发性高血压、冠状动脉粥样硬化性心脏病(冠心病)、心律失常、老年瓣膜病和肺源性心脏病、老年性心肌病、感染性心内膜炎、甲状腺功能亢进性心脏病及先天性心脏病等。老年心血管疾病是老年期发病率与病死率最高的疾病。老年人机体结构与功能的退行性变化,使心血管疾病临床情况复杂,且常与多种疾病共存,具有治疗矛盾多、个体差异大等特点。

老年心血管疾病的流行病学特点主要表现为:①心血管患病率随着年龄的增长而明显增加;②多种疾病与性别有关;③常常是一体多病,且病情复杂多变。目前政府和社会正在加强健康教育和社区干预,使我国心血管疾病的患病率和病死率有所控制,但总体仍为上升趋势。根据上海的一项调查表明,20世纪50年代老年心血管病以高血压、脑出血为主,60年代以高血压和冠心病为主,而70年代以后导致老年人死亡的疾病则主要是冠心病。老年冠心病的患病率一般在40岁以后增加,每增加10岁,其患病率约递增1倍。我国北京地区心血管病人群监测(MONICA)结果显示,其心血管疾病发病率上升幅度最大的是70~74岁年龄组,老年人不同性别发病情况也有差异。全世界的调查普遍显示,冠心病无论是发病率还是病死率,男性均高于女性。世界卫生组织(WHO)对37个MONICA研究监测点的资料研究表明,在成人中所有监测点男性病死率均高于女性。男、女病死率比值为(1.92~6.75):1。

二、老年心血管系统解剖及组织学改变

(一)心脏结构的变化

随着年龄的增长,人的心脏大小有一定改变。老年人的心脏大小可能与体重、身高有关,可表现为萎缩、保持不变或中重度肥大。90岁以前随生理性血压升高,心脏重量亦增加,尤其在30~90岁,男性每年心脏重量增加1.0g,女性心脏重量每年增加1.5g,但90岁以后心脏重量减轻,可能与生理性血压下降有关。老年人的心脏多在200~300g,其形态改变呈进行性与

不可逆性。

1.左心室肥大　Sjogren 通过心脏超声检查发现,血压正常人群随着年龄增长出现轻度左心室壁增厚。有研究证实,80 岁人群左心室壁厚度较 30 岁增加 30%,但室壁厚度的增加较少超过正常上限。这种心脏重量增加主要是心肌细胞体积增大所致,而心肌细胞数目并未增多。目前有关增龄性左心室重塑的机制尚不清楚,推测可能与增龄引起的血管僵硬度增加、主动脉扩张、心脏前负荷增加有关。

2.心腔的变化　随着增龄变化,正常人心脏发生几何形态改变。老年心脏从基底到顶点的长度变短、主动脉根部右移和扩张,左心房增大,同时存在左心室腔轻度增大。但研究表明,这种变化差异无统计学意义,仍在临床正常范围内。

3.心包膜、心内膜和心瓣膜的变化　老年人的心肌细胞间结缔组织、间质退行性变,胶原交联增高,使其密度增加,顺应性明显下降,从而导致心包随增龄而变厚僵硬,使心脏舒张期顺应性下降。随着年龄的增长,老年人心脏瓣膜普遍发生退行性改变。50 岁以后,主动脉根部右移和扩张,左心房肥大,二尖瓣及主动脉瓣尖附着部位有隆起、增厚及钙化,影响瓣膜关闭,常导致收缩期杂音。约 20% 的成年人主动脉瓣存在肉眼可见的钙化,主动脉瓣钙化是 75 岁以上老年人主动脉狭窄的主要原因。尸检证实,5%~7% 的老年人在瓣叶纤维层可见黏液改变,即正常致密的胶原纤维被疏松黏液样海绵组织所替代,从而使瓣膜失去坚韧性。而肺动脉瓣及三尖瓣钙化少见,可能由于右心瓣膜的机械运动小于左侧之故。

4.心脏传导系统的变化　心脏传导系统是由特殊的心肌细胞和间质构成的。传导系统的增龄性变化始于 40 岁左右。随着年龄的增长,细胞退行性病变进行性加重,细胞数量逐渐减少,主要原因是节细胞出现自噬(autophagy)。Shiraishi 发现,中年以后窦房结的体积和节细胞的数目均下降。关于房室传导系统,Erichson 提出,房室结和房室束的胶原纤维、弹性纤维及脂肪随年龄增长而增加,容易导致房室传导阻滞的发生。

5.老年人心脏组织学改变

(1)脂褐素的沉着:正常衰老的心脏心肌色泽稍深,心肌纤维中黄褐色斑、脂褐素增多,有"褐色心"之称。心肌细胞老化的典型表现是脂褐素(老化色素)沉积。脂褐素沉积常位于细胞核的两极,一般从 45 岁开始逐年增多,其增长速率为每年累及心肌细胞总量的 0.3%。现已证实,脂褐素沉积由线粒体和溶酶体被破坏所致,可引起细胞内蛋白质合成障碍,从而减少心肌细胞内收缩蛋白的补充。

(2)结缔组织增生与脂肪变性:正常心脏结缔组织占 20%~30%,心肌之间的胶原和弹性纤维随增龄而增生,脂肪浸润可发生于老年心脏的任何部位,尤以右心房、右心室明显。房间隔的脂肪浸润可导致房室传导阻滞。

(3)心肌淀粉样变:心肌淀粉样变在 60 岁前少见,之后随增龄而升高,淀粉样变的检出率逐渐增高,90 岁以上为 100%。85 岁以上老年人冠状动脉淀粉样变甚至重于动脉粥样硬化。顽固性心力衰竭、心律失常的老年患者,应考虑心肌淀粉变性的存在。现已从心肌淀粉样物质中分离出一种不同于原发或继发性淀粉样变免疫性的蛋白质(Asca 蛋白)。它易与地高辛结合,可能是老年人对地高辛敏感性增高的原因之一。

(二)血管结构的变化

随着人体老化,动脉血管最突出的特点是动脉硬化。动脉胶原纤维增生和弹性纤维减少、断裂或变性,使动脉僵硬度增加。以前评价动脉僵硬度的较好指标是脉搏波速度(PWV)。

PWV 随增龄而明显增加,反映了三个潜在的风险:收缩压上升、脉压增大、血管壁弹性减退。动脉弹性减退是多种心血管危险因素对血管壁早期损害的综合反映。据统计,60 岁以上无动脉硬化改变者仅占 17%。在大、中动脉等血管(包括冠状动脉)内壁上可见大量的胆固醇沉积,好像粥一样的斑斑点点,这就是动脉粥样硬化。它是一种病理性变化。静脉增龄性变化包括管壁胶原纤维增生、弹性降低、管腔扩大、内膜增厚、静脉瓣萎缩或增厚。因此,老年人容易发生静脉曲张。随着年龄的增长,毛细血管脆性增加,毛细血管基底膜中胶原样物质增多,使基底膜增厚,从而导致血液、组织间营养与代谢物质交换减慢。

三、老年心血管系统的功能性改变

(一)老年心脏功能的变化

1.心排血量(CO)降低 CO 随年龄增长而逐年下降,在最大负荷下,70~80 岁老年人的 CO 仅为 20~30 岁青年人的 40%;但静坐位 CO 两者无明显差别。成人平静时 CO 为 5~6 L/min,40 岁以后,随着年龄的增长而下降。由于老年人运动时心率(HR)升高幅度较每搏输出量(SV)小,故欲维持 CO 相对稳定,主要靠增加 SV 来实现,而 SV 的增加主要靠延长舒张期、增加舒张末期容量(前负荷)来完成。由此可见,老龄心脏舒张期延长本身是心脏功能适应性反应的基础。

2.心率 静息状态下,心率受交感神经和副交感神经张力调节。随着年龄增长,化学感受器和压力感受器的敏感性及迷走神经张力发生变化。老年人从卧位到坐位心率增快,运动时可达到的最快心率随增龄而减少。80 岁以后可达到的最高心率较 20 岁时减少约 30%。

3.左心室收缩及舒张功能 研究发现,进入老年期后,心肌收缩力每年下降约 0.9%。左心室射血分数(EF 值)是临床最常用的评价左心室收缩能力的指标。老年人 EF 值随增龄改变不明显,EF 值为 65%,仅有极少数非器质性心脏病的老年人 EF 值<50%,提示左心功能受损。老年人心肌等容舒张期较青年人延长,80 岁时较 20 岁者延长 50%,这将造成心室充盈下降。由于老年人常有舒张晚期充盈增加,可部分代偿舒张早期的充盈不足,但这种代偿又是导致老年人运动中呼吸困难的主要原因之一。

4.传导系统 研究显示,固有心率随增龄而下降,且老年人窦房结的传导时间及恢复时间较年轻人明显延长。20 岁时平均固有心率为 104 次/分,60 岁时静息心率约为 66 次/分,80 岁时约为 59 次/分。窦房结是一个纤维组织的结节,结内 60% 是节细胞,也就是起搏细胞。老年人窦房结起搏细胞会随增龄明显减少,窦性心率减慢,易发生病态窦房结综合征,房室束(His 束)中浦肯野细胞数目减少,代之以结缔组织(多见于左束支),从而易出现房室传导阻滞和左束支部分阻滞。

(二)血管功能的变化

1.血管僵硬度增加 与年龄相关的血管变化主要表现为血管僵硬度增加、弹性下降、血管舒缩功能失调,可见于动脉、静脉及毛细血管。近年来提出的脉搏波速度(PWV)是评价血管僵硬度的较好指标,PWV 随年龄增长而明显增加。研究显示,主动脉 PWV 从 5 岁时的 4.1m/s,增至 65 岁时的 10.5m/s。

2.细胞外容量与血流量变化 多数老年人血浆肾素水平和血管紧张素Ⅱ水平下降,且对钠很敏感,导致细胞外容量增加,从而引起血压尤其是收缩压明显升高。老年人由于心排血量下降和血管阻力增大,导致器官血流量减少,尤以肾血流量减少最为明显,冠状动脉血流量也减少,仅为青年人的 65%,故易发生心肌缺血。

3.内皮细胞功能紊乱　目前认为内皮细胞功能紊乱是血管衰老的主要特征之一。内皮细胞凋亡实验证实,增龄可引起主动脉和股动脉内皮细胞凋亡率增加。肱动脉血流介导血管扩张(FDM)是评价内皮功能的常用方法。研究发现男性40岁以后FDM开始下降,至70岁下降75%,女性FDM下降发生于50岁以后,但下降幅度更大。

四、增龄老化与心血管系统疾病

1.增龄老化与高血压　随着年龄增长,大动脉顺应性降低。老年人大动脉顺应性每降低35%,可使收缩压升高25%,舒张压下降12%,脉压加大。另外,随增龄,肾排钠能力下降,盐敏感性增高,压力感受器敏感性下降,动脉内皮功能受损等因素都可引起血压升高。

2.增龄老化与低血压　引起老年低血压的因素包括以下几方面。①进食:老年高血压患者餐后低血压发生率为48%~49%。多发生于早餐后20~80 min,一般血压下降(20~40)/(10~25)mmHg(1mmHg=0.133kPa)。其机制可能与餐后内脏血液灌注增加、压力感受器敏感性降低及餐后交感神经张力不足有关。②体位:老年高血压患者从蹲位、卧位快速变为坐位、直立位时可发生直立性低血压,而且恢复时间比非老年人长,主要与老年患者压力感受器敏感性降低有关。③昼夜:一般老年患者高血压昼夜节律未发生明显变化,但1d内血压可波动40/20 mmHg,甚至更高,易被误认为嗜铬细胞瘤。④季节:1/3老年患者血压呈季节性变化,通常是夏季低、冬季高。

3.增龄老化与冠心病　增龄使冠心病的危险因素明显增高:①高血压是老年冠心病最主要的独立危险因素;②胆固醇是一项独立危险因素,男性胆固醇随年龄增长而逐渐增加,绝经前女性的高密度脂蛋白胆固醇水平高于男性,绝经后水平下降;③糖尿病是老年心血管疾病的独立危险因素,其患病率在45岁以后明显增高,60岁达高峰。

4.增龄老化与心律失常　很多心律失常存在年龄和性别的差异,且其发生率随年龄增长而增高。以心房颤动为例,<70岁者心房颤动的发生率为2%左右,80岁以上为9%~15%。Holter监测发现,房性和室性期前收缩(早搏)的数量随年龄增长而增加:40岁以下的年轻患者17%~40%有期前收缩,但仅2%的患者期前收缩>100次/日;40~80岁的患者30%~76%有期前收缩,一般<120次/日;80岁以上者期前收缩频繁,但一般<1000次/日。此外,由于传导系统的老化,老年人更易发生病态窦房结综合征、房室传导阻滞及室内传导阻滞。除增龄因素外,老年人伴发的心脏和心外疾病及心肌电生理的改变均可能是心律失常发生率增加的原因。

5.增龄老化与瓣膜性心脏病　随着年龄增长,可出现老年钙化性心脏瓣膜病及退行性心脏瓣膜病,常累及主动脉瓣及二尖瓣。主动脉瓣钙化常引起主动脉瓣狭窄;二尖瓣钙化常引起二尖瓣关闭不全。70岁以后二尖瓣钙化的发生率逐渐增加,90岁以上女性可达40%。

五、老年心血管疾病常见其他系统合并疾病

老年心血管疾病常见的有:冠心病、高血压及高血压心脏病、瓣膜性心脏病、肺源性心脏病,其他还可见到老年性心肌病、甲状腺功能亢进性心脏病、糖尿病心脏病、感染性心内膜炎及少部分先天性心脏病等。在老年男性患者中以冠心病的病死率最高,女性则以糖尿病心脏病及高血压心脏病病死率最高。由于老年患者的自身特点,其容易合并脑血管疾病、肺部疾病、内分泌系统疾病、肾脏疾病和心理疾病等。老年心血管疾病患者最常见的脑血管合并症为脑

供血不足和脑动脉硬化,如急性心肌梗死患者,其心排血量下降,从而引起脑供血不足,严重者可引起脑梗死,形成"心脑综合征"。呼吸系统最常见的合并症为慢性阻塞性肺疾病(COPD)。回顾性研究发现,COPD患者最常见的合并症是心血管系统疾病。TORCH试验6184例重度COPD患者中911例死亡,其中26%死于心血管系统疾病。内分泌系统最常见的合并症为糖尿病。糖尿病患者冠心病发病率最高,已是公认的事实。无症状性糖尿病、糖耐量降低,都与心血管疾病危险性增高有关。Framingham在20年的长期随访研究中发现,无论男女、不同年龄组,其心血管疾病发病率都是糖尿病组高于非糖尿病组。心血管疾病尤其是急性心肌梗死及心功能不全患者,常因射血分数下降、入量不足及过度利尿等因素,使肾灌注不足,引起肾前性肾功能不全,应引起临床医师的关注,并予以及时纠正。而在老年心血管疾病中最应引起重视的合并症是心理疾病,主要表现为焦虑及抑郁。由于现代社会发展而出现的空巢老人现象和失去伴侣孤独生活的现象在老年人群中较多见。老年人群抑郁、焦虑的发生率大大高于其他人群。国内外的研究均认为,社会、心理因素是老年高血压、冠心病的重要危险因素。当今专家建议建立心血管病及心理疾病的"双心医学"健康模式,心血管医务工作者应关注患者的精神心理问题,在老年心血管疾病防治中,重视社会、心理因素对心血管系统的危害,强调心理平衡对保护心脏健康的重要性。

(刘　宏)

参 考 文 献

范炤,李琳.2008.老年流行病学.北京:军事医学科学出版社:127-158.

刘梅林.2010.老年心血管病学.北京:中华医学电子音像出版社:1-2.

全国老龄工作委员会.2006.21世纪中国人口老龄化发展趋势与对策.社会福利,3:23-25.

张丽.2013.老年心血管系统结构和功能变化.中华临床医师杂志(电子版),7:460-464.

Alexander KP,Newby LK,Armstrong PW,et al.2007.Acute coronary care in the elderly,part Ⅱ:ST-segment-elevation myocardial infarction a scientific statement for healthcare professionals from the American Heart Association Council on Clinical Cardiology:in collaboration with the Society of Geriatric Cardiology.Circulation,115:2570-2589.

MeGarvey LP,John M,Anderson JA,et al.2007.Ascertainment of cause-specific mortality in COPD:operation of the TORCH Clinical Endpoint Committee.Thorax,62(5):411-415.

Najjar SS,Scuteri A,Shetty V,et al.2008.Pulse wave velocity is an independent predictor of the longitudinal increase in systolic blood pressure and of incident hypertension in the Baltimore Longitudinal Study of Aging.J Am Coll Cardiol,51(14):1337-1383.

第2章

老年冠状动脉粥样硬化性心脏病
介入治疗进展

第一节　老年冠心病介入治疗概况

老年人是冠心病发病率明显增加的危险人群。世界卫生组织对老年人的定义为65周岁以上的人群;我国规定60周岁以上的公民为老年人。

根据美国心脏协会公布的2007—2010年数据统计,冠心病在60~79岁年龄组男性发病率为21.1%,女性为10.6%;在>80岁年龄组男性为34.6%,女性为18.6%。急性心肌梗死在60~79岁年龄组男性发病率为12.0%,女性为3.8%;在>80岁年龄组男性发病率为19.5%,女性为9.9%。由此可见随着年龄增长,冠心病发病率逐年增加。男性发生第一次心脏事件的平均年龄为64.7岁,女性为72.2岁。并且在诸多冠心病临床研究中,女性在老年人群中所占比例较在年轻人群中高。在75岁以上冠心病人群中女性占53%,在年龄小于75岁中占33%。因冠心病死亡的人群中,约80%死亡年龄为65岁或以上。根据美国老年急性心肌梗死(acute myocardial infarction,AMI)资料显示,1/3的AMI患者≥75岁,60%以上的AMI死亡患者≥75岁。

2013年我国心血管病报告显示,2002—2011年我国冠心病病死率总体上呈现上升态势,2011年冠心病病死率城市为95.97/10万,农村为75.72/10万,较2010年(86.34/10万,69.24/10万)均有所上升;且城市高于农村,男性高于女性。同时,急性心肌梗死病死率也呈现上升趋势,2011年急性心肌梗死病死率农村为48.53/10万,城市为47.36/10万,农村高于城市。无论城市、农村,男性或女性,急性心肌梗死病死率均随年龄的增长而增加,40岁开始显著上升,其递增趋势近似于指数关系。

在冠心病介入治疗领域,老年患者通常由于病程长,冠状动脉病变复杂,同时合并多项临床及冠状动脉病变危险因素,介入治疗难度大、风险高,存在更高的并发症的发生率和病死率,一直被称为"介入治疗的陷阱"。目前,经皮冠状动脉介入术(percutaneous coronary intervention,PCI)在老年冠心病患者中应用日益普遍。在接受PCI治疗的患者中,≥75岁患者占总人群比例35%以上,≥85岁患者超过11%,而这一比例正随着人口结构老龄化的程度增加而逐渐提高。同时,随着介入技术水平的发展及新型抗血小板药物的出现,老年人冠心病介入治疗同样是安全有效的。支架时代的多项研究表明,≥80岁老年患者PCI成功率约为90%(89%~93%),与非老年患者基本相当。然而,与非老年患者相比,老年冠心病PCI的近期和远期预后较差,风险高,围术期风险高达 3%～13%。其中,老年患者术中血管急性闭塞的发生率为年轻患者的 5 倍,外周血管并发症(如穿刺部位出血、假性动脉瘤、动静脉瘘等)和输血的发生率是年轻患者的 2～3 倍。造影剂肾病的发生率也更高。在>75 岁接受 PCI 老年患者中,采用心脏外科与介入治疗狭窄冠脉研究(SYNTAX)积分联合欧洲心脏手术危险评估系统 EuroSCORE 进行风险预测,结果表明 SYNTAX>25、EuroSCORE>5 者其 3 年主要心脏不良事件(major adverse cardiac event,MACE)的发生率增加 3.5 倍。2012 年《ACC/AHA 指南》提出,老年患者行 PCI 治疗具有更高的并发症发生率和病死率,但指南同时明确指出:患者年龄不应影响对其心血管治疗的决策。

在美国进行了迄今规模最大的关于老年患者 PCI 治疗的回顾性分析,选取的对象为 2004～2008 年471 006例年龄>65 岁老年 PCI 患者,结果表明其中≥85 岁年龄组占老年患者的 90%,且每年增长率为 7%～13%。同时研究发现,高龄患者进行多支血管 PCI 的比例更高,裸金属支架(bare metal stent,BMS)的使用也更多。然而在各个年龄亚组的随访中,置入药物洗脱支架(drug eluting stent,DES)比置入 BMS 患者病死率和再次住院率(由心肌梗死导致)更低,且两者间比较再次血运重建率无明显统计学差异。

2005～2006 年 39 个欧洲经济和社会委员会(ESC)成员国家 134 个中心13 152例 PCI 患者的临床研究,其中年龄>75 岁为 19%,几乎 3/4 的老年患者存在 2 支或以上血管病变,但是,其中仅有 1/3 老年患者进行了完全血运重建。研究表明,即使存在高危因素,老年 PCI 患者住院期间并发症发生率并不比非老年患者增加。

在老年稳定型心绞痛患者人群中,Courage 研究发现,年龄≥65 岁稳定型心绞痛患者其病死率是年龄<65 岁患者的 2～3 倍,但其心肌梗死、卒中和因急性冠状动脉综合征(acute coronary syndrome,ACS)导致的住院率两组无明显差异。且并无证据表明在稳定型心绞痛患者中,PCI 结合最佳药物治疗(optimal medical therapy,OMT)在减少临床事件方面优于单用 OMT。另外,对已接受 PCI 的患者与 OMT 的患者进行比较,其 60 个月无心绞痛再发的比率相似(PCI 80%,OMT 73%,P>0.05)。TIME 研究也表明,慢性心绞痛的高龄患者接受 PCI 或 OMT,其在症状改善、生活质量、病死率或非致死性心肌梗死发生风险上并无明显差异。但也有研究表明,对于稳定型心绞痛的高龄患者,成功的 PCI 可提高其生活质量。

然而,对于老年 ACS 患者而言,年龄是影响 ACS 预后的最重要决定因素。老年 ACS 患者发生再次心肌缺血、再梗死、心力衰竭、心源性休克、严重出血及院内病死率明显高于其他年龄组。2013 年《ACC/AHA 指南》提出,对于不稳定型心绞痛(UA)及非 ST 段抬高型心肌梗死(NSTEMI)老年患者,需对紧急及远期介入治疗进行评估,决策的选择不止基于年龄,而应结合患者的一般健康状况、功能及认知能力、预期寿命及意愿综合判断;同时,由于药物在老年患者应用中具备效力及代谢的特殊性,药物剂量的调整应予以重视;虽然手术风险老年患者高于年轻患者,但选用介入策略其总获益仍大于非手术治疗。全球急性冠脉综合征注册研究(GRACE 研究)表明,老年 ACS 患者 1 年病死率随发病年龄增长而增高;通过校正患者及医院因素,51～70 岁年龄组比<50 岁组 1 年病死率 OR 值为 2.16,>70 岁年龄组比<50 岁组 OR 值为 4.10。并且鉴于高龄患者多数伴随更差的临床情况,因而更少接受指南推荐的药物及介入治疗;TIMI Ⅲ注册研究显示,老年 ACS 患者进行积极抗缺血治疗及冠状动脉造影、血运重建治疗的比率更低。Crusade 研究显示,在>90 岁的 ACS 患者中,即便接受积极治疗也存在更高出血风险,但其获益仍然超过风险。因此,患者年龄不应该成为积极治疗的禁忌证。尽早进行冠状动脉造影和血运重建的患者比非手术治疗患者具有更低的院内病死率。在 35 个社区医院进行的为急性 ST 段抬高型心肌梗死

(STEMI)80~89 岁患者的前瞻性研究显示,接受 PCI 治疗的患者其 1 年病死率较非手术治疗患者明显要低(25%比 52%),且 90%及时行血运重建患者出院后可正常回归原有生活状态。中国人群研究共 5523 例急性 ST 段抬高型心肌梗死延迟就诊患者,PCI(12 h 至 28 d)在<65 岁、65~74 岁、≥75 岁施行率分别为 53.9%、36.3%、21.7%,且≥75 岁患者 PCI 成功率高达 99.4%。尽管高龄患者 PCI 较年轻患者存在较高并发症和死亡风险,但相比非手术治疗仍存在优势(65~74 岁组 30d 病死率 PCI 比非手术治疗为 3.2%比 14.0%,1 年病死率为 4.1%比 16.1%;≥75 岁组 30d 病死率 PCI 比非手术治疗为 6.9%比 23.3%,1 年病死率为 7.3%比 30.4%)。

第二节　老年人动脉粥样硬化特点

老年人冠状动脉疾病,以多支血管病变、弥漫性病变、钙化病变及血管扭曲为主要特点,同时,左主干病变、复杂病变(B、C 型病变)、完全闭塞病变、同一支血管多处狭窄也更为多见;且由于糖尿病等合并症的并存,病变往往呈弥漫性,给介入治疗带来较大困难(图 2-1)。

与<65 岁的人群相比,≥65 岁群体的多支病变、复杂病变比例明显增高。年龄本身即成为钙化病变的高危预测因子。文献报道,老年患者年龄每增长 1 岁,其冠状动脉钙化积分将增长 11%。在 614 例平均年龄 80 岁的老年患者中行冠状动脉 CT 血管造影(CTA)检查发现,冠状动脉钙化(coronary artery calcification,CAC)积分随年龄增长而升高,女性在 75~79 岁、80~84 岁及 85~99 岁的 CAC 积分分别为 120、328 和 542;男性在相应年龄段的 CAC 积分分别为 539、725 和 1064。严重的钙化

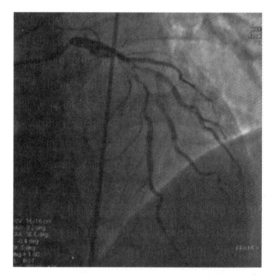

图 2-1　LAD/D1 及 LAD/D2 分叉病变,狭窄程度 75%~99%;LCX 细小

病变往往造成支架膨胀不全,导致支架内血栓及支架内再狭窄率增加,同时可增加手术并发症,夹层发生率更高,直接降低 PCI 手术成功率。血管扭曲同样是支架置入失败的一大原因,造成导管插入困难,需使用特殊类型的导管或钢丝及特殊操作技巧才能保证插管成功,并且增加冠状动脉内置入器械的难度,更容易发生血管相关并发症。老年人(尤为老年女性)病变血管因其血管细小、钙化严重等,在介入治疗时更易于发生冠状动脉穿孔、内膜撕裂等紧急情况。

除了常规冠状动脉造影检查外,对于老年冠心病患者,血管内超声(intravascular ultrasound,IVUS)可协助更为精确地反映冠状动脉病变性质、严重程度、累及范围及参考血管直径,从而指导术者选择正确的手术策略及协助选择合适器械,同时可评价冠状动脉支架术的效果,有利于术者及时发现和纠正支架置入后存在的问题,以达到最佳的介入治疗效果(图 2-2)。光学相干断层成像(optical coherence tomography,OCT)较 IVUS 具备更高分辨率,在评价斑块纤维帽厚度、脂质池大小、钙化存在及其面积,以及确定血栓的存在和性质等方面更具优势,对于血管夹层、不稳定

斑块、支架贴壁不良和组织脱垂等检测也更加敏感。尤其在老年患者中,OCT 能识别斑块钙化,甚至微小钙化灶,在复杂钙化病变 PCI 中能够起到很好的指导作用(图 2-3~图 2-6)。

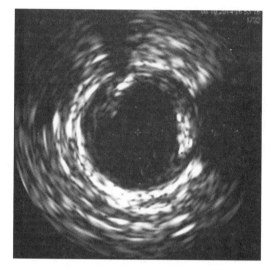

图 2-2　血管内超声示纤维斑块伴 12 点及 3 点处钙化

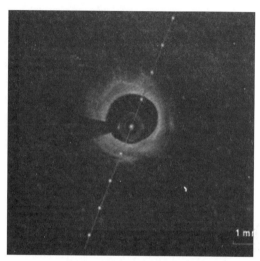

图 2-3　OCT 示信号均一的高信号区为纤维斑块,提示厚纤维帽

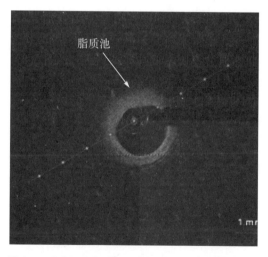

图 2-4　OCT 示信号均一的高信号区为纤维斑块,边界模糊、均一的低信号区为脂质池

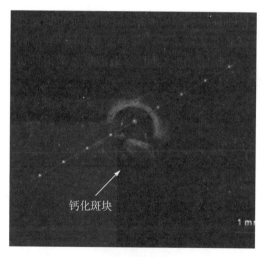

图 2-5　OCT 示边界清晰、信号不均的低信号区为钙化斑块

　　此外,近年多项研究发现,一方面,随着机体年龄的增长,平滑肌细胞增殖力增强,凋亡减少,促进新生内膜形成,导致老年患者支架术后再狭窄更容易发生。另一方面,老年患者循环内皮祖细胞数目及功能逐渐降低,内皮祖细胞的自我更新能力减弱,血管内皮修复功能退化,导致血管收缩、舒张功能受限,对一氧化氮的反应性减弱,进而引起血管内皮及肌层的不良重构,最终引发老年患者支架术后的内皮化不良,可导致晚期支架贴壁不良及支架内血栓的形成。

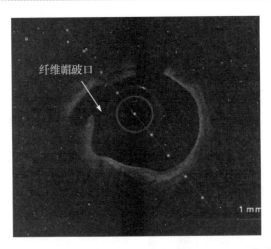

纤维帽破口

1 mm

图 2-6　光学相干断层成像可见纤维帽破口,提示斑块破裂

在临床特征方面,老年患者常因慢性反复心肌缺血导致侧支循环建立(图 2-7、图 2-8),部分患者可表现为无症状心肌缺血或症状极不典型,老年患者常以心力衰竭为首发症状,极易造成诊断延误;老年患者中既往有心肌梗死病史较多,可合并有心功能减退或心力衰竭,需要多次手术或同时接受瓣膜手术也更多见。另外,老年人往往还合并有糖尿病、高血压、慢性阻塞性肺疾病、外周血管疾病和肾疾病等。流行病学调查研究结果显示,影响老年冠心病患者预后的临床不利因素,包括心绞痛、脑卒中、短暂性脑缺血发作史,糖尿病、心肌梗死、心力衰竭、冠状动脉旁路移植手术、高血压、心房颤动等。

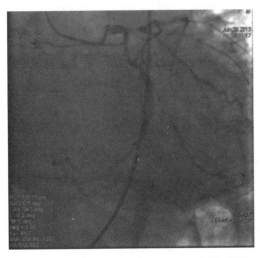

图 2-7　LM 开口偏心狭窄 50%,LM/LAD 分叉病变狭窄 80%,LAD 支架内再狭窄达次全闭塞,LAD 与 D1、D2、S1 多处分叉病变狭窄 75%~90%,LCX/OM1 分叉病变狭窄 99%,LCX 提供 RCA 侧支循环

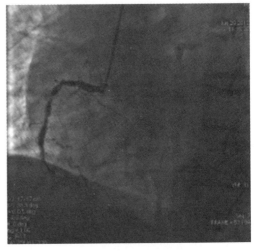

图 2-8　RCA 近中段弥漫病变狭窄 50%~99%,远段完全闭塞

总而言之,老年(尤其是≥80 岁)冠心病患者临床及冠状动脉情况复杂,增加了 PCI 治疗难度及风险,术中并发症发生率高。此外,老年人手术耐受性差,操作中病情变化难以预测,故术者的经验、随机应变能力和操作水平对手术能否成功至关重要,介入团队的经验和水准也越来越受到重视。因此,临床医师应了解老年冠心病患者的特点,在 PCI 术前对患者的临床情况进行全面评估并慎重选择治疗策略。

第三节　老年冠心病介入治疗难点

冠心病是世界范围内导致死亡的主要原因之一,尤其是在老年人群中。根据美国心脏病协会的研究数据,在冠心病所导致的死亡中,83% 的患者年龄>65 岁。冠心病中需要介入治疗的急性冠状动脉综合征(ACS)有大量的文献报道,但这些研究中关于老年患者的信息量偏少,即使研究将老年患者纳入其中,所占的比例也偏少,甚至部分研究并没有对所纳入的老年人群进行亚组分析报道。而在 ACS 患者中约 1/3 为老年人,ACS 死亡的患者中约 60% 为老年患者。介入治疗是治疗老年冠心病患者的一种重要手段,有必要对其进行更深入的研究。

既往的心脏手术研究,将老年人定义为年龄≥70 岁人群,随着对老年冠心病患者介入研究、报道的增多,其定义有逐渐增加至≥80 岁的趋势。介入技术和介入相关器械的研究与发展,使得老年冠心病患者的介入治疗不再是禁区,介入治疗的适应证为 20~85 岁甚至更大年龄患者。介入治疗成功率同非老年冠心病患者相比已无显著差异,但老年冠心病患者 PCI 术后近期及远期并发症高于非老年冠心病患者。对于老年冠心病患者,合理的药物治疗后仍反复心绞痛发作或心功能进行性下降,如果病变适当,尽管有一定的围术期风险,仍应考虑血运重建。不仅如此,新的治疗观点如"完全血运重建",随着支持证据的增多,逐渐得到认可。越来越多的老年冠心病患者从介入治疗中获益。但老年冠心病患者往往伴有多种临床疾病,冠状动脉病变往往比较复杂,导致介入治疗的难度大。在开展老年冠心病的介入治疗时,必须对此予以充分认识。

一、老年冠心病患者临床特征

部分老年患者临床症状不典型,或表现为无症状心肌缺血,极易造成诊断延误。其部分原因在于老年患者慢性、反复心肌缺血发作,侧支循环的建立;不稳定型心绞痛多见,多数人有心肌梗死病史,往往合并心功能不全或心力衰竭,需要接受再次手术或同时接受心瓣膜手术也更多见。另外,在老年冠心病患者中糖尿病、高血压、慢性肾功能不全(CKD)、慢性阻塞性肺疾病(COPD)、外周血管疾病等发病率高。以上这些临床特点,导致老年患者接受 PCI 治疗难度增加,风险增高。

(一)糖尿病对冠心病血运重建的影响

糖尿病患者罹患心血管疾病风险增加,合并症多、病情重。目前的较多证据显示,患有糖尿病的冠心病患者血运重建效果较优化(保守或药物)治疗的临床效果更好,但目前大多数研究发现 PCI 与冠状动脉旁路移植术(CABG)相比,近期及远期预后后者更好。因此,在对老年冠心病患者进行血运重建时,如何选择手术方式非常重要。虽然目前的研究推荐 CABG,但同时应考虑每个治疗中心介入或外科团队的实力,制定重建方案时,笔者推荐团队共同决策。

(二)慢性肾脏病(CKD)对冠心病血运重建的影响

同时患有冠心病和CKD的患者,冠状动脉血运重建后的死亡率明显增加。然而在患有CKD的冠心病患者中,比较CABG或PCI与优化药物治疗效果的随机对照试验鲜见报道。APPROACH研究指出,在不依赖血液透析的CKD患者中,与优化药物治疗相比,仅CABG可以改善生存率。但在血液透析患者中,无论是CABG还是PCI均可改善生存率。然而,有研究指出,在CKD患者中,使用DES的PCI与CABG相比,在全因死亡率、心肌梗死或脑血管事件方面无显著差异,这与纳入了1205例患者的ARTS试验类似,其中290例患者有CKD。

(三)COPD对冠心病血运重建的影响

目前评价COPD血运重建的临床研究有限,但多种冠心病血运重建风险评分系统将COPD作为一个独立的危险因素纳入其中(STS,EuroSCORE)。研究者普遍认为,COPD是接受CABG冠心病患者的不良预后因素。在Selvaraj等的回顾性分析中,纳入了1117例患有COPD的患者(9877例患者无COPD),结论指出COPD是PCI术后院内死亡的独立预后因素。COPD往往老年患者多发。在对这些患者进行血运重建时,术前推荐由呼吸专科医生评估COPD病情的严重性,针对不同的患者制订特定的治疗方案。

二、老年冠心病患者中复杂病变

老年冠心病患者中复杂病变如左主干病变、多支血管病变、钙化病变、慢性完全闭塞病变、弥漫病变多见。下面针对各种病变进行阐述,并尽可能纳入更多老年患者的研究数据。需要指出的是,高龄患者,尤其是年龄>75岁的冠心病患者,很少纳入系统性的血运重建研究。这些患者合并症多,如COPD、严重的肾功能不全、既往脑卒中病史或认知障碍、痴呆等晚期脑血管疾病、出血风险高甚至是癌症患者,往往因为上述因素被排除在外,即使纳入研究,也往往在PCI治疗组,可能导致研究的结果产生偏倚。

(一)左主干病变

其定义为冠状动脉造影狭窄程度超过50%的病变。由于左主干支配整个左心系统,一旦血流被阻断,极易出现严重的心肌缺血相关并发症,导致心室颤动、心搏骤停或心源性休克,甚至死亡。左主干病变还可进一步分为有保护左主干病变和无保护左主干(ULMCA)病变。长期以来,ULMCA病变一直被视为冠状动脉介入治疗的相对禁区。既往冠状动脉旁路移植(CABG)一直是左主干病变的首选治疗,随着介入技术和器械的发展,对于左主干病变患者采用介入治疗,逐渐成为一种合理的治疗方案。有多项研究系统评价了对ULMCA病变采用介入治疗或CABG的优劣:在Li等的研究中,纳入了21项研究,共计8413例患者,发现接受PCI治疗的ULMCA病变患者的早期病死率、心肌梗死、脑血管事件及第1年的靶血管重建率与CABG组比较无显著差异,但PCI远期需要再次血管重建的风险高过CABG组;Athappan G的研究中纳入了24项研究总计14 203例患者的临床资料,发现第1~5年的全因死亡率PCI与CABG组类似,但各时间点PCI组的再次血管重建风险高过CABG组。有学者对老年左主干病变的血管重建方式进行了研究。Conrotto F等的研究中涵盖了304例年龄≥80岁,接受PCI或CABG治疗的患者,平均随访1088d,全因死亡率、脑血管事件及心肌梗死两组之间无显著差异,研究亦发现PCI治疗组再次血管重建的风险高于CABG组。该研究通过多因素分析发现,左心室射血分数(LVEF)是唯一的临床终点事件独立预测因素,而临床结局与选择何种血管重建方式无关。Marui A等在接受PCI或CABG治疗的左主干病变冠心病中,对LVEF对患者结局影响进行了进一步的研究,结果发现 LVEF 正常的患者,跟踪 5 年的全因死亡率两组之间没有显著差异,但 LVEF 下降的患者中,PCI 治疗组的全因死亡率显著升高。因此,有学者指出,为了进一步提高左主干病变介入治疗的成功率,降低靶血管的再重建率和患者病死率,有必要对接受介入治疗的左主干病变患者进行合理的术前风险评估和筛选,同时制订合理的介入治疗策略。目前有多种评分系统用于 ULMCA 病变血管重建方式的危险分层。Kim 等发现,EuroScore 评分系统可以预测 ULMCA 病变患者介入治疗后死亡和心肌梗死的风险;SYNTAX 评分低的患者 PCI 病死率、卒中风险低,靶血管重建(TVR)率风险与 CABG 类似,但心肌梗死风险高;评分高的患者,死亡、心肌梗死和 TVR 的风险高,但卒中的风险低。混合评分系统即 NERS 评分系统比单纯的 SYNTAX 评分系统更为准确。有研究对上述几种评分系统进行了比较,发现对于接受 CABG 的患者,ACEF 评分系统更为准确;接受 PCI 的患者混合评分系统更具有优势;SYNTAX 系统仅对接受 PCI 的患者有效,却不适用于接受 CABG 的患者,因此,SYNTAX 系统在用于制订患者的血管重建策略时更受欢迎。除了筛选合适的患者,Lee 等认为对于 ULMCA 病变患者的介入治疗应该由在处理左主干复杂病变、多支血管病变,特别是在分叉病变、钙化病变和循环支持方面经验丰富的介入医师进行,推荐尽可能使用药物洗脱支架(DES)以减少再狭窄率,术中推荐使用 IVUS 等技术充分掌握病变的性质和支架的位置及贴壁程度,术后双联抗血小板治疗至少 12 个月,同时强调了心脏团队的重要性,推荐由心脏外科、介入医师及心脏内科医师共同制订治疗策略。

(二)多支血管病变

多支血管病变的定义目前尚未统一,临床研究中往往将左主干病变单列,而将冠状动脉分为前降支、回旋支和右冠状动脉。大多数临床研究采用的多支血管病变定义为:2 支或以上血管的狭窄≥70%;多支血管病变的患者,临床表现复杂,易合并心功能不全,并发症多见,完全血运重建难度大,PCI 术后再狭窄率高。随着介入技术和器械的发展,PCI 用于多支血管病变日渐增多,逐渐成为一种主要的治疗方案。关于多支血管病变的血运重建治疗,目前的研究集中在以下几个方面。

1. 急性冠状动脉综合征(ACS)中完全血运重建与干预罪犯血管 尽管大量临床试验已经证实,在 ST 段抬高型心肌梗死(STEMI)和 NSTEMI 的急性冠状动脉综合征患者中,早期血管造影和 PCI 治疗可以减少死亡率和非致命心肌梗死,尽管既往的研究中约 40% 的患者为多支血管病变;但有文献专门针对多支血管病变的 NSTEMI 患者进行研究,发现在 NSTEMI 患者中,接受 PCI 治疗的比例逐渐升高,文献报道这部分患者超过了 60%,但对仅仅干预罪犯血管还是完全血运重建,目前尚未有定论。在 NSTEMI 患者中,有时确认罪犯血管极具挑战,作者认为进行完全血运重建比较合理。在血流动力学稳定的多支血管病变的 STEMI 患者中,目前的指南仅推荐开通梗阻相关血管,但在纳入了 465 例患者的 PRAMI 研究中,将患者随机分为完全血运重建组和罪犯血管重建组,跟踪随访平均 23 个月,由于完全血运重建显著改善患者的死亡率、心肌梗死和难治性心绞痛而提前终止。但也有更大样本量的研究,得出的结论并不肯定,因此,有学者认为在处理多支血管病变的冠心病患者时,应该根据患者的临床情况如残余缺血症状、其他血管病变的复杂程度等决定;但存在不确定因素(如技术水平)时,仅对罪犯血管进行干预,推迟决定是否处理非罪犯血管直到紧急情况得到解决,也不失为临床介入医师的一种策略。所以,无论是 NSTEMI 患者还是 STEMI 患者,笔者认为都应该进行(一次或分次)完全血运重建。

2.稳定型冠心病的介入治疗　早期研究发现,与药物治疗相比,多支血管病变患者可以从CABG治疗中获益,尤其是LVEF受损的患者。但目前这一观点可能不再适用于临床,因为既往研究中的药物干预措施不够系统、全面,尤其与近期比较PCI与药物治疗的研究相比;单纯PCI治疗与药物治疗相比较,两组不相仲伯。在优化药物治疗的基础上结合PCI或PCI联合CABG,临床效果与单纯优化药物治疗无显著差异。但通过血流储备分数(FFR)技术筛选的多支血管病变PCI患者临床获益显著,更有研究对年龄因素进行了研究,发现FFR测量指导下的PCI干预不受年龄的限制。

3.CABG与PCI比较　关于两种血运重建方式的比较有大量的研究,提示两者之间的死亡率无显著差异,但亚组分析发现,糖尿病患者和年龄>65岁的老年患者CABG治疗获益更多。随着支架技术和辅助治疗的进步,以及介入技术的发展,这些早期研究的结果值得进一步商榷。SYNTAX研究比较了1800例多支血管病变或左主干病变的患者接受新型支架治疗或CABG治疗的效果,跟踪12个月的结论指出,CABG组的全因死亡率、卒中、心肌梗死和TVR率均高于PCI组,跟踪5年的结论仍然是CABG高于PCI,而且在研究中通过SYNTAX评分系统对患者进行了亚组分析,结果发现:SYNTAX评分高、病变复杂的患者,PCI的成功率低,CABG获益突出。研究最后认为,对于适合PCI或CABG治疗的多支血管病变患者,CABG仍然是标准的治疗方式。在纳入了1900例患者的FREEDOM研究中,对多支血管病变的糖尿病患者进行了研究,同样发现CABG治疗组全因死亡率、心肌梗死或卒中的风险低于PCI组。笔者认为,虽然上述研究均认为CABG高于PCI,但在实际操作中,还要考虑到本医疗单位的实际情况。CABG手术医师的技术和团队合作,直接影响手术的效果;技术熟练、经验丰富的PCI医师加上配合良好的团队,采用合适、先进的技术,反而能使患者更多获益。另外,在血运重建方式上,还要考虑到一些社会因素和患者的意愿及配合。而且对于再次血运重建的患者,如何选择重建方式临床证据极其缺乏,目前主要取决于治疗团队的经验和个体化原则。

4.杂交冠状动脉血运重建　杂交冠状动脉血运重建是指通过手术处理前降支血管(LAD),通过PCI处理其他病变血管,其结合了内乳动脉支旁路移植LAD和PCI创伤小的双重优势,研究证实杂交技术安全、有效,但缺乏大规模随机对照试验数据。

(三)钙化病变

冠状动脉钙化是指钙质在冠状动脉壁组织或动脉粥样硬化斑块内沉积。钙化病变的病理类型分为两种:内膜钙化和斑块或外膜钙化。

1.冠状动脉钙化病变的评估　对于诊断为冠心病的患者,普通X线检查14%～58%的患者存在不同程度的钙化,病理检查这一比例更是高达79%,而在老年冠心病患者中,钙化病变更加普遍。在冠状动脉造影的过程中发现钙化病变是最常用的方法,可以初步了解钙化病变所累及的血管和阶段范围;IVUS检查亦可用于冠状动脉钙化病变的评估,不仅可以得到内膜层斑块的钙化信息,还可以提供钙化病变在冠状动脉壁深层的分布,但由于钙化病变可以遮挡超声信号,导致IVUS无法定量测量钙化病变;OCT可以精确评估钙化病变的分布,还可以对钙化病变进行定量分析,但对于大斑块钙化病变评估能力不足。电子束CT及多层螺旋CT对斑块病变的评估,可以对钙化病变的范围和程度进行直接的评价,由此形成的冠状动脉钙化积分(CACS)是冠状动脉粥样硬化病变的标志物之一。

2.冠状动脉动脉钙化积分与心血管危险因素评分　早期发现,冠心病高危患者有赖于多种评分系统,这些评分工具一般将影像学及临床资料纳入其中,比如美国的 Framingham 危险评分系统和欧洲的 Heart Score 系统;CACS 系统由 Agatston 等提出,一般分为四组:0、1~99、100~399 和>400,分别指没有钙化、轻度钙化、中度钙化及严重钙化;有大量的临床研究肯定 CACS 较传统的风险评估方法更具临床应用价值。冠状动脉血管的钙化病变与粥样硬化斑块的形成和发展密切相关,被认为是一个系统的、受到调控的过程,往往在粥样硬化斑块脂质聚集的地方形成。由于 CACS 的研究结果与组织学及 IVUS 结果良好的一致性,使得 CACS 可以用于评估整体的斑块负荷;但也有学者提出,在年轻患者中,CACS 可能低估斑块的负荷,因为很多斑块可能没有钙化病变,但在老年患者中,其准确性比较高;另外,CACS 与冠状动脉狭窄程度之间的相关性变异程度大。在无症状冠心病患者中,CACS 可以有效预测患者心脏事件的发生,在回顾性分析及前瞻性研究中均发现,CACS 高的患者心脏事件的发生率高。最新的一项研究中,纳入了 4903 例无症状冠心病患者,跟踪随访 4.3 年,较 FRS 评分,CACS 可以更好预测心源性死亡、急性心肌梗死、PCI 等的风险。因此,ACC/AHA 已经在指南中推荐将 CACS 用于无症状患者的危险分层。在症状性冠心病患者中,Detrano 等对 491 例患者跟踪随访(30±13)个月,发现 CACS 高的患者心脏事件的发生率高达 6 倍,而且还发现斑块负荷较冠状动脉狭窄程度在预测冠心病患者的预后上更具优势。Keelan 等的研究纳入了 288 例患者,跟踪随访 6.9 年,发现 CACS 高于 100 其心脏事件的发生率就显著增加,在高龄患者更是如此。

3.冠状动脉钙化对 PCI 的影响 钙化病变增加介入操作的难度及影响支架的置入效果,导致 PCI 风险增加,尤其是内膜钙化,介入操作时容易发生破裂或夹层,钙化程度直接导致大出血事件的发生率增加,并影响患者的远期预后。在钙化病变的 PCI 过程中,钙化病变导致手术难度增加的主要原因在于:介入器械推送困难;病变往往较弥漫,病变段血管直径差异大导致所使用的介入器材增加;血管硬度大直接导致预扩张困难,为了成功送入支架,往往需要高压扩张或冠状动脉旋磨;病变常常累及侧支血管,容易导致侧支闭塞,增加手术难度和时间;支架释放不完全,容易导致贴壁不良及近期和远期再狭窄率增加;钙化严重、斑块负荷大,PCI 过程中容易出现无复流现象。

因此,在钙化病变的介入操作时要做好充分的准备:良好的支撑系统;预扩张要充分;根据病变的特点选择介入器械;预测支架能否良好贴壁,并做好相应的预防措施;注意分支血管的受累。笔者推荐术前采用多种方法对钙化病变进行充分的评估,除了冠状动脉造影或 CTA 提供的钙化信息外,还应重视冠状动脉内超声(IVUS)及光学相干断层成像(OCT)检查在介入操作中的使用,两者除了提示钙化外,还可以提供钙化病变分布情况及钙化量的信息,并可以提供术中支架是否良好贴壁的信息。在 IVUS 评价内膜钙化超过 270° 的冠状动脉病变中,有条件的单位推荐冠状动脉旋磨的应用,根据冠状动脉造影的结果,选择合适大小的旋磨头,推荐由小尺寸经逐渐增加至理想尺寸,每次旋磨采用渐进方式,减少无复流发生;支架释放后使用后扩张球囊避免贴壁不良,虽然可能导致器械费用增加,但可以显著减少旋磨并发症,提高手术成功率。

(四)弥漫病变

冠状动脉长病变和弥漫病变的定义尚没有定论,部分研究将狭窄超过 50%,长度 10~20mm 的病变称为长病变,而弥漫病变则是指病变长度超过 20mm 或同一冠状动脉存在≥3 处病变。也有学者认为,长病变为≥10mm 的病变,至少 1/3 的血管段存在 3 处或更多狭窄超过

50%的病变。弥漫病变多见于糖尿病和老年患者,ACC/AHA PCI 指南中指出弥漫病变属于高危病变,是 PCI 不良事件的预测因素。弥漫病变血运重建难度大,原因主要有:弥漫病变远端血管直径往往较小,不适合支架术或冠状动脉旁路移植;涉及较多的边支病变,容易导致边支闭塞;多伴随纤曲、钙化或成角病变;病变段管腔直径差异大,导致支架或球囊选择困难;斑块负荷重,易导致夹层、撕裂或无复流;早期支架内血栓及晚期支架内再狭窄率高。

1.病变的长度与临床预后 冠状动脉病变的长度与多种临床事件密切相关,除了支架内血栓和支架内再狭窄的发生率在弥漫病变患者中明显增加外,病变的长度也直接导致手术中的无复流现象增加。最近 Karabay 等发现在急性心肌梗死的患者中,弥漫病变的患者冠状动脉瘤的发生率较高,对于弥漫病变患者,往往需要置入多个支架,对于金属裸支架来讲,置入支架数量越多再狭窄的风险越高;即使在药物洗脱支架时代,长病变患者支架内血栓、再狭窄及远期预后也均较差。对于远期预后,长病变患者的再住院率、TVR 率均高于对照组,弥漫病变的小血管接受 PCI 的患者,其远期临床事件如全因心源性死亡、非致命心肌梗死及 TVR 率均更高。

2.弥漫病变的传统治疗手段

(1)单纯球囊扩张:在支架未广泛使用前,研究者尝试单纯球囊扩张治疗长病变,由于内膜撕裂和夹层等急性并发症,导致球囊扩张结果欠佳,急性缺血并发症、再狭窄率和远期靶血管重建率均较高,而且病变长度越长,预后越差。

(2)切割球囊:与普通球囊扩张相比,急性并发症减少,边支血管急性闭塞减少,但远期结果与普通球囊扩张相比无明显优势,但在处理合并糖尿病的冠心病患者中,切割球囊治疗支架内再狭窄的近期和远期预后较普通球囊扩张具有明显优势。

(3)支架术:早期针对裸金属支架的大量研究发现,弥漫病变置入裸金属支架后再狭窄率高,支架数量越多、长度越长,再狭窄率更高,效果优于单纯球囊扩张。虽然在 IVUS 指导下的球囊成形术联合必要时裸金属支架置入比全程支架术效果更好,但随着药物洗脱支架在弥漫病变中的优势的突显,裸金属支架的应用日渐式微,多项临床研究均证实药物涂层支架较裸金属支架显著降低弥漫病变 PCI 术后的再狭窄率和远期靶血管的血运重建率。

3.弥漫病变治疗的新进展

(1)点支架技术(spot stent)比全金属夹套技术(full metal jacket):药物涂层支架处理长病变无论是近期还是远期临床效果都值得肯定,但处理长病变时无论是使用长的单个支架还是多个支架,一般都是将造影提示的正常冠状动脉之间的病变血管完全覆盖。有研究认为药物涂层的长支架或多个支架的重叠技术在长病变的处理中效果肯定,但也有研究认为这样做导致不良心脏事件的发生率增加。有研究对药物涂层长支架用于长病变进行了长达 8 年的跟踪随访,虽然长期的全金属夹套技术的研究结果提示临床效果满意,但同时指出支架长度超过80mm,其心脏不良事件的发生率增加。因此,有学者推荐在长病变中采用点支架术,在手术中仅对血流动力学重要的部位置入支架(狭窄>50%),跟踪随访 1 年及 3 年的临床结果均提示主要心脏不良事件(MACE)的发生率下降了60%。新近发表的一些临床研究纳入了 1619 例患者,对上述两种介入治疗方案进行了比较,结果发现点支架组支架使用的数量更少,总体长度更短,1 年间心源性死亡、靶血管相关心肌梗死及 TVR 率下降 60%。目前的全金属夹套技术往往是在造影结果的指导下进行的,而 IVUS 指导下的 PCI 治疗可以更好地评价冠状动脉的结构和病变的特征,评估支架释放的程度及支架位置和衔接情况,改善 PCI 治疗的效果。目前评估 IVUS 指导下药物涂层支架治疗弥漫病变效果的一项大型临床研究正在进行中,有望提供更多临床资料,评估长支架或全金属夹套技术的治疗效果。

(2)药物涂层球囊(DEB)联合药物涂层支架(DES):DEB 往往用于治疗新发冠状动脉疾病及支架内再狭窄的治疗,通过在局部释放抑制再狭窄药物,而不依靠金属或聚合物支架,较传统的单纯球囊扩张可以限制细胞增殖和再狭窄,与 DES 比较,可以克服长期抗血小板及晚期或极晚期支架内血栓的形成。鉴于支架数量和长度与再狭窄和血栓及 MACE 密切相关,仅仅使用 DEB 或与 DES 联合使用用于弥漫病变的治疗有可能成为一种新的选择。有研究发现 DEB+DES 的效果与 DES 相比,跟踪随访的 2 年中 MACE 类似,但使用支架的数量和总长度减少。

(3)可吸收生物支架(BVS):支架内再狭窄和血栓形成与支架的数量和长度相关,长期的抗血小板治疗增加患者出血的风险。生物可吸收支架的出现为弥漫病变的治疗提供了新的选择,虽然已经有不少生物可吸收支架的临床或个案报道,但缺乏大规模的临床对照研究,目前正在意大利开展的 IT-DISAPPEARS 研究对弥漫或多血管病变中生物可吸收支架的应用进行了研究,期待研究提供更多相关信息。笔者在临床中尝试过用 BVS 与 DES 联合治疗弥漫病变,近期临床观察效果好,既可减轻患者的经济负担又可以减少 DES 数量。

(4)基因治疗:鉴于弥漫病变往往合并小血管病变,部分病变无法置入支架或 CABG,有超过 50% 的患者无法完全血运重建,因此,有学者对目前基因治疗冠状动脉疾病进行了总结及评价,由于基因治疗牵涉的伦理问题及在人体中的不可预知性,目前尚无应用于临床的证据出现。

4.弥漫病变介入治疗的注意事项　鉴于以上临床研究证据及弥漫病变在老年患者中的多见情况,笔者推荐在处理弥漫病变时,尽量在 IVUS 指导下使用药物涂层支架,确保支架良好贴壁、衔接良好和病变组织完全被覆盖。采用全金属夹套技术时尽量注意对边支血管的保护,必要时才在边支置入支架;处理弥漫病变合并的小血管病变时,可考虑药物涂层球囊扩张。尽管临床证据不多,但以笔者在弥漫病变中 Absorb 生物可吸收支架的使用经验,推荐可尝试采用 BVS 联合 DES 方法。点支架技术由于 DES 支架存在边缘效应,有待更多的临床数据进行评价,因 OCT 或 IVUS 能提供更多冠状动脉病变的结构及斑块情况,初学者应考虑尝试。

(五)CTO 病变

慢性完全闭塞(CTO)病变是指闭塞时间>3 个月的病变,闭塞程度根据冠状动脉造影的结果分为 TIMI 0 级的绝对 CTO 病变和 TIMI 1 级的功能性 CTO 病变。以往只能通过 CABG 治疗 CTO 病变的稳定型冠心病患者,目前通过 PCI 治疗的比例逐渐增加。尝试通过 PCI 治疗的 CTO 病变患者往往需要通过无创性影像学技术获得梗阻血管相关区域有存活心肌的证据,但是很多介入医师不愿在老年患者中开展这些技术,并且老年患者与年轻患者在解剖和病理生理功能上的不同,导致有在老年患者中开展 PCI 治疗不易成功的错误认识,并致很多患者转而接受 CABG 治疗。Carlino 等亦指出,CTO 病变介入治疗开展难度大,很大程度上因为临床心内科医师或介入医师自认为难度大、预后差,因此不愿意尝试。

1.PCI 治疗 CTO 病变的可行性　治疗 CTO 病变 PCI 技术上的进步,使患者更好地获益于临床,临床症状和心肌功能得到更好的改善。目前促进 CTO 病变 PCI 治疗进步的重要技术主要在于:新型的指引钢丝,血管内导管和新的介入方法。越来越多的临床证据证实,通过 PCI

治疗 CTO 病变安全可行,近期及远期预后良好,鼓励更多的介入医师通过 PCI 及时治疗 CTO 病变。而且有研究发现,年龄并不是 CTO 病变 PCI 治疗不良预后的预测因素,病变的位置、多支血管病变、夹层、TIMI 0 血流、肌酐的水平和病变长度是手术成功的关键影响因素,而 PCI 是否成功是患者 1 年 MACE 的决定因素。

2.老年 CTO 病变患者 PCI 治疗 有学者对老年患者 CTO 病变的 PCI 治疗进行了研究,Saito 等开展了一项回顾性研究,将>75 岁的患者和年轻患者进行比较,评价 CTO 病变 PCI 治疗的有效性和安全性,研究中纳入了 300 例患者,其中年轻患者 217 例,>75 岁的患者 67 例,结果发现老年患者与年轻患者相比,手术成功率无显著差异(77% 比 79%),与手术相关的死亡率并未明显增加。最值得注意的是,在老年患者中,如果 CTO 病变治疗成功,3 年的生存率显著改善(97.6% 比 76.9%,与 PCI 失败组相比),同样明显改善的还有无心血管事件生存率,如心源性死亡、非致命性心肌梗死、靶病变重建率(TLR)或 TVR。这些临床获益与心室收缩功能和舒张功能的改善及室性心律失常的减少密切相关。另有一些多中心的研究涵盖了来自美国、意大利和韩国的数据,纳入了 213 例年龄>75 岁接受 PCI 治疗的 CTO 病变患者。跟踪随访 5 年,与年轻患者相比,手术成功率、心肌梗死(MI)率或病死率无显著差异。两组的 MACE 均下降,主要原因在于跟踪随访 5 年的 CABG 比例下降。CTO 病变的长度与成功率密切相关,在老年患者中病变段平均长度 21.1mm 或更短的手术成功率较高。因此,目前 ACC/AHA 关于 PCI 的指南中,认为 PCI 治疗 CTO 病变可行,尤其在临床和解剖结构合适的稳定型冠心病患者(ⅡaB),但需要注意的是,目前的研究以男性患者为主,女性患者的资料偏少。但也有性别差异对 PCI 治疗 CTO 的效果进行了研究,发现 CTO 病变的发生率两组之间类似,但女性患者早期和晚期的死亡率偏高。

3.CTO 病变介入治疗的并发症和影响成功的因素 CTO 病变的 PCI 并发症主要有死亡、再发心肌梗死、冠状动脉夹层、冠状动脉穿孔或破裂;甚至由于手术并发症需要急诊 CABG;术中采用较多器械,器械相关并发症如打结、嵌顿或断裂的风险增加。在失败的案例中导丝通过病变失败为最主要的原因,其次为球囊通过困难。研究发现影响 CTO 病变 PCI 成功的因素主要有:闭塞的时间,超过 1 年者难度明显增加;闭塞段的长度;闭塞段起始处是否存在分支血管或桥侧支;闭塞段或近端血管纤曲;严重钙化;开口病变。

由此可见,目前大量临床研究证据支持 PCI 治疗 CTO 病变,老年 CTO 病变患者 PCI 治疗的近期和远期疗效与年轻患者相比无显著差异,开展 PCI 治疗前要严格按照明确的指南选择合适的患者,术前充分评估手术的难度,做好各种预案,确保患者安全;CTO 病变技术难度大,对介入医师和团队的要求高,可通过与技术熟练的介入中心合作的方式逐步提高本中心的介入水平,同时还需要技术良好的外科团队的配合,若术中出现难以通过内科手段控制的出血等并发症,应果断请求通过外科手术确保患者的安全。以笔者经验看,术前冠状动脉 CT 评估患者的解剖结构可提供意外的收获,提高手术成功率。

三、老年冠心病患者介入治疗中的注意事项

①老年冠心病患者,斑块往往不稳定,凝血系统过度激活,需要充分抗血小板及抗凝治疗,但老年患者往往出血风险评分较高,易发生脑出血等并发症,因此,术前既要充分抗凝,抗凝期间又要密切监测 ACT;②老年患者外周血管条件往往较差,采用经股动脉途径介入治疗时,当

髂动脉和腹主动脉血管严重纤曲及钙化时可考虑使用延长鞘管或改用其他途径行介入治疗；③老年冠心病患者因血管病变复杂，难度大，操作时间相对较长，在合并慢性肾功能不全的情况下，严格限制造影剂用量，术前、术后应注意充分水化，对于服用二甲双胍的糖尿病患者来说，注意术前预先调整降糖方案，尽早改用胰岛素；④老年冠心病患者合并左心室功能不全或心力衰竭多见，易出现心源性休克，术中往往需要辅助循环支持，尤其是对侧支循环起源冠状动脉行介入操作时；⑤对于考虑完全血运重建的患者，由于老年人多支血管病变多见，可考虑分次 PCI，以减少手术风险及造影剂用量。

老年冠心病患者介入技术操作难度大，术前应进行仔细研究分析，术中要尽量合理组合多种介入器械的使用，提高手术成功率，降低术后并发症。对于高危患者，术中应做好充分的循环支持，必要时甚至需要做好心外科的支援准备。

（邓锡伟）

参 考 文 献

陈伟伟,高润霖,刘力生,等.2014.中国心血管病报告 2013 概要.中国循环杂志,29(7):487-491.

Capodanno D,et al.2011.Global risk classification and clinical SYNTAX(synergy between percutaneous coronary intervention with TAXUS and cardiac surgery)score in patients undergoing percutaneous or surgical left main revascularization.JACC Cardiovasc Interv,4(3):287-297.

Caputo RP,et al.2012.Impact of drug eluting stent length on outcomes of percutaneous coronary intervention(from the EVENT registry).Am J Cardiol,110(3):350-355.

Cassese S,et al.2014.Incidence and predictors of restenosis after coronary stenting in 10 004 patients with surveillance angiography.Heart,100(2):153-159.

Chen SL,et al.2010.Comparison between the NERS(New Risk Stratification)score and the SYNTAX(Synergy between Percutaneous Coronary Intervention with Taxus and Cardiac Surgery)score in outcome prediction for unprotected left main stenting.JACC Cardiovasc Interv,3(6):632-641.

Cho S,et al.2014.Rationale and design:Impact of intravascular ultrasound guidance on long-term clinical outcomes of everolimus-eluting stents in long coronary lesions.Contemp Clin Trials,40C:90-94.

Christiansen EC,Wickstrom KK,Henry TD,et al.2013.Comparison of functional recovery following percutaneous coronary intervention for ST elevation myocardial infarction in three age groups(<70,70 to 79 and ≥80 years).Am J Cardiol,112:330-335.

Costopoulos C,et al.2013.The role of drug-eluting balloons alone or in combination with drug-eluting stents in the treatment of de novo diffuse coronary disease.JACC Cardiovasc Interv,6(11):1153-1159.

Dagenais GR,et al.2011.Effects of optimal medical treatment with or without coronary revascularization on angina and subsequent revascularizations in patients with type 2 diabetes mellitus and stable ischemic heart disease.Circulation,123(14):1492-1500.

Farkouh ME,et al.2012.Strategies for multivessel revascularization in patients with diabetes.N Engl J Med,367(25):2375-2384.

Fitchett DH,et al.2011.Assessment and management of acute coronary syndromes(ACS):a Canadian perspective on current guideline-recommended treatment--part 2:ST-segment elevation myocardial infarction.Can J Cardiol,27(Suppl A):S402-412.

Fortuna D,et al.2013.Coronary artery bypass grafting *vs* percutaneous coronary intervention in a 'real-world' setting:a comparative effectiveness study based on propensity score-matched cohorts.Eur J Cardiothorac Surg,44(1):e16-24.

Genereux P,et al.2014.Relation between coronary calcium and major bleeding after percutaneous coronary intervention in acute coronary syndromes (from the Acute Catheterization and Urgent Intervention Triage Strategy and Harmonizing Outcomes With Revascularization and Stents in Acute Myocardial Infarction Trials). Am J Cardiol, 113 (6):930-935.

Gitsioudis G,et al.2014.When do we really need coronary calcium scoring prior to contrast-enhanced coronary computed tomography angiography? Analysis by age,gender and coronary risk factors.PLoS One,9(4):e92396.

Go AS,Mozaffarian D,Roger VL,et al.2013.Heart disease and stroke statistics——2013 update:a report from the American Heart Association.Circulation,127(1):e6-e245b.

Harskamp RE,et al.2013.Status quo of hybrid coronary revascularization for multi-vessel coronary artery disease.Ann Thorac Surg,96(6):2268-2277.

Hoebers LP,et al.2013.Long-term clinical outcomes after percutaneous coronary intervention for chronic total occlusions in elderly patients (≥75 years):five-year outcomes from a 1,791 patient multi-national registry.Catheter Cardiovasc Interv,82(1):85-92.

Iakovou I,et al.2005.Incidence,predictors,and outcome of thrombosis after successful implantation of drug-eluting stents.JAMA,293(17):2126-2130.

Johnman C,Mackay DF,Oldroyd KG,et al.2013.Quality of life following percutaneous coronary interventions in octogenarians:a systematic review.Heart,99:779-784.

Kim S,et al.2014.Comparison of full lesion coverage versus spot drug-eluting stent implantation for coronary artery stenoses.Yonsei Med J,55(3):584-591.

Kim YH,et al.2010.Validation of SYNTAX (Synergy between PCI with Taxus and Cardiac Surgery)score for prediction of outcomes after unprotected left main coronary revascularization.JACC Cardiovasc Interv,3(6):612-623.

Kong JA,et al.2006.Safety of single versus multi-vessel angioplasty for patients with acute myocardial infarction and multi-vessel coronary artery disease:report from the New York State Angioplasty Registry. Coron Artery Dis, 17 (1):71-75.

Lee CW,et al.2014.Long-term (8 year)outcomes and predictors of major adverse cardiac events after full metal jacket drug-eluting stent implantation.Catheter Cardiovasc Interv,84(3):361-365.

Lee MS,et al.2012.Percutaneous coronary intervention of unprotected left main coronary artery disease:procedural strategies and technical considerations.Catheter Cardiovasc Interv,79(5):812-822.

Lesiak M,Araszkiewicz A.2014.Leaving nothing behind:is the bioresorbable vascular scaffold a new hope for patients with coronary artery disease? Postepy Kardiol Interwencyjnej,10(4):283-288.

Lettieri C,et al.2005.Percutaneous coronary revascularization in patients over eighty:acute and long-term results.Ital Heart J Suppl,6(9):588-598.

Levine GN,et al.2011.2011 ACCF/AHA/SCAI Guideline for Percutaneous Coronary Intervention.A report of the American College of Cardiology Foundation/American Heart Association Task Force on Practice Guidelines and the Society for Cardiovascular Angiography and Interventions.J Am Coll Cardiol,58(24):e44-122.

Li Q,Zhang Z,Yin R X.2013.Drug-eluting stents or coronary artery bypass grafting for unprotected left main coronary artery disease:a meta-analysis of four randomized trials and seventeen observational studies.Trials,14:133.

Lim HS,et al.2014.The impact of age on fractional flow reserve-guided percutaneous coronary intervention:A FAME (Fractional Flow Reserve versus Angiography for Multivessel Evaluation) trial substudy. Int J Cardiol, 177 (1):66-70.

Marui A,et al.2014.Comparison of five-year outcomes of coronary artery bypass grafting versus percutaneous coronary intervention in patients with left ventricular ejection fractions</=50% versus >50% (from the CREDO-Kyoto

PCI/CABG Registry Cohort-2).Am J Cardiol,114(7):988-996.

Mehanna E,et al.2013.Volumetric characterization of human coronary calcification by frequency-domain optical coherence tomography.Circ J,77(9):2334-2340.

Mohr FW,et al.2013.Coronary artery bypass graft surgery versus percutaneous coronary intervention in patients with three-vessel disease and left main coronary disease:5-year follow-up of the randomised,clinical SYNTAX trial.Lancet,381(9867):629-638.

Nucifora G, et al. 2011. Coronary artery calcium scoring in cardiovascular risk assessment. Cardiovasc Ther, 29(6):e43-e53.

Palmerini T,Alessi L,Dangas G.2012.Revascularization of unprotected left main coronary artery disease:strategy selection and systematic risk assessment.Catheter Cardiovasc Interv,80(2):199-205.

Patel MR,et al.2012.Comparative effectiveness of drug-eluting versus bare-metal stents in elderly patients undergoing revascularization of chronic total coronary occlusions:results from the National Cardiovascular Data Registry, 2005-2008.JACC Cardiovasc Interv,5(10):1054-1061.

Patel VG,et al.2013.Angiographic success and procedural complications in patients undergoing percutaneous coronary chronic total occlusion interventions:a weighted meta-analysis of 18,061 patients from 65 studies.JACC Cardiovasc Interv,6(2):128-136.

Pijls NH,et al.2010.Fractional flow reserve versus angiography for guiding percutaneous coronary intervention in patients with multivessel coronary artery disease:2-year follow-up of the FAME (Fractional Flow Reserve Versus Angiography for Multivessel Evaluation)study.J Am Coll Cardiol,56(3):177-184.

Qi X,et al.2014.Comparing mortality and myocardial infarction between coronary artery bypass grafting and drug-eluting stenting in patients with diabetes mellitus and multivessel coronary artery disease:a meta-analysis.Arch Med Sci,10(3):411-418.

Rittger H,et al.2012.A randomized,multicenter,single-blinded trial comparing paclitaxel-coated balloon angioplasty with plain balloon angioplasty in drug-eluting stent restenosis:the PEPCAD-DES study.J Am Coll Cardiol,59 (15):1377-1382.

Salarifar M,et al.2014.Percutaneous coronary intervention to treat chronic total occlusion:predictors of technical success and one-year clinical outcome.Tex Heart Inst J,41(1):40-47.

Sinning JM, Asdonk T, Erlhofer C, et al. 2013. Combination of angiographic and clinical characteristics for the prediction of clinical outcomes in elderly patients undergoing multivessel PCI.Clin Res Cardiol,102(12):865-873.

Suh J,et al.2010.The relationship and threshold of stent length with regard to risk of stent thrombosis after drug-eluting stent implantation.JACC Cardiovasc Interv,3(4):383-389.

Tamburino C,et al.2013.Percutaneous recanalization of chronic total occlusions:Wherein lies the body of proof?. American Heart Journal,165(2):133-142.

Tanaka Y,et al.2013.Comparison of short- and long-term outcomes of percutaneous coronary intervention for chronic total occlusions between patients aged >/=75 years and those aged <75 years.Am J Cardiol,112(6):761-766.

Teo KK,et al.2014.Canadian Cardiovascular Society/Canadian Association of Interventional Cardiology/Canadian Society of Cardiac Surgery Position Statement on Revascularization-Multivessel Coronary Artery Disease. Can J Cardiol,30(12):1482-1491.

Wald DS, et al. 2013. Randomized trial of preventive angioplasty in myocardial infarction. N Engl J Med, 369 (12):1115-11123.

Wang FF,et al.2014.Prognostic value of coronary artery calcium score in patients with stable angina pectoris after percutaneous coronary intervention.J Geriatr Cardiol,11(2):113-119.

Wang TY,Masoudi FA,Messenger JC,et al.2012.Percutaneous coronary intervention and drug-eluting stent use among patients ≥85 years of age in the United States.J Am Coll Cardiol,59(2):105-112.

Windecker S,et al.2014.Revascularisation versus medical treatment in patients with stable coronary artery disease: network meta-analysis.BMJ,348:g3859.

Wu X,Yang D,Zhao Y,et al.2013.Effectiveness of percutaneous coronary intervention within 12 hours to 28 days of ST-elevation myocardial infarction in a real-world Chinese population.PLoS One,8(3):e58382.

第3章
老年冠心病介入治疗要点通则

第一节　术前评估

老年冠心病患者行介入治疗术前进行全面评估至关重要。术前全面评估患者的一般情况,心脏、肾脏等重要脏器功能、全面危险分层,有助于手术风险的充分估计、手术方式的制订及减少围术期的相关并发症。以下将对介入术前需要准备的内容进行阐述。

1.心功能的评估　心功能代表患者的手术承受能力,决定手术策略,是评估 PCI 风险的重要指标。除非有特殊情况,术前一定要行心脏彩超检查,了解心脏结构、功能,左心室大小、EF值,有无室壁节段性活动异常、室壁瘤、严重瓣膜反流等情况,尤其很多老年人合并瓣膜疾病,还要关注心率。

如果患者心脏增大,应力争将心功能在术前调整到最佳状态。术前心功能越差,即使心功能调整,也应提醒术者减少操作的复杂性,尽快恢复部分血运重建。左心室射血分数(LVEF)<50%,冠状动脉介入治疗危险度升高;LVEF<30%,冠状动脉介入治疗存在极高风险。对于心功能差的老年患者,注意控制造影剂用量。对于有陈旧性心肌梗死的患者,超声检查可以发现是否存在节段性室壁运动障碍,使用多巴胺负荷试验,可以确定是否有存活心肌。冠心病患者,左心室收缩功能不全、乳头肌功能失调、二尖瓣腱索瘢痕和乳头肌断裂等原因可导致二尖瓣反流,超声能可靠地显示反流的严重程度及机制,有助于确定治疗的方式。同时超声心动图是发现心脏内血栓的特异性检查,在前壁和心尖部梗死者,左心室血栓标志着栓塞和死亡的危险度增加。

2.心肌缺血分布的检测　通过心肌核素显像来明确缺血心肌的分布范围,根据分布范围来推测罪犯冠状动脉病变,精确指导冠状动脉介入治疗。

3.存活心肌检查　存活心肌是指那些因为严重缺血而导致功能障碍的心肌。静态下难以同坏死心肌相鉴别,根据血流灌注状态存活心肌分为顿抑心肌、冬眠心肌和伤残心肌。对于心肌梗死的患者,介入术前充分评估是否有存活心肌对于介入治疗效果评价至关重要。目前主要检测方法如下:正电子发射断层显像(positron emission tomography,PET);单光子发射计算机断层显像(single-photon emission computed tomography,SPECT),评价心肌的灌注和细胞膜完整性;药物负荷超声心动图,用于评价心肌的收缩储备等;磁共振心肌灌注成像。

(1)PET:被认为是检测存活心肌最准确的方法,称为"金标准"。其原理是根据存活心肌代谢存在这一特点,通过代谢显像(葡萄糖代谢和脂肪酸代谢)结合灌注显像评价心肌的代谢和(或)血流灌注是否相匹配来识别存活心肌。心肌缺血时利用脂肪酸减少,而利用葡萄糖增加,故[18]F-脱氧葡萄糖正电子发射断层显像(^{18}F-FDG-PET)是最常用的PET。在[18]F-FDG-PET显像中,顿抑心肌表现为血流正常,[18]F-FDG代谢降低;冬眠心肌表现为血流降低,[18]F-FDG高摄取,血流与代谢不匹配;而坏死心肌或纤维化、心肌梗死瘢痕则表现为血流减少,[18]F-FDG代谢降低,血流和(或)代谢缺损匹配。

有资料总结发现,[18]F-FDG-PET评估血运重建术后局部室壁运动改善的阳性预测值是88%,阴性预测值是72.6%;评价灌注改善的阳性预测值是84.1%,阴性预测值是85%。但PET设备昂贵,药源不便,且心肌对FDG的摄取受饮食情况、神经激素状态及心肌对胰岛素的敏感性等因素影响,使得PET常规用于临床评价存活心肌受到限制。

(2)SPECT:是基于存活心肌的细胞膜完整来识别的。目前有[201]TlSPECT和[99m]Tc甲氧基异丁异腈(^{99m}Tc-MIBI)SPECT两种方法。

[201]Tl心肌显像:主要方法有"负荷-再分布-再注射法"和"静息-再分布法"。细胞死亡后,细胞完整性消失,正常功能丧失,使细胞内基本成分不能保存,尤其是钾离子,[201]Tl是钾的类似物,静脉注射后心肌对其的摄取与心肌局部血流量及心肌对[201]Tl的摄取份数成正比,随后心肌与血液中的[201]Tl不断交换,形成[201]Tl再分布的基础。延迟摄取反映钠-钾泵和细胞膜的完整性。在血流灌注减少但心肌存活的区域,延迟显像出现再分布图像,而瘢痕及坏死组织则无再分布图像。[201]Tl负荷-再分布-再注射法与[18]F-FDG-PET对存活心肌检测的一致性可达88%。

[99m]Tc标记的示踪剂:[99m]Tc-MIBI是亲脂性化合物,通过跨膜被动扩散入心肌细胞,存在于线粒体中,故依赖于细胞膜及线粒体膜的完整性,只要细胞膜的完整性未被破坏,即便有缺血、缺氧等情况存在,心肌细胞仍能摄取[99m]Tc。心肌细胞不可逆损伤后,膜的完整性及其代谢功能受到损害,对其摄取能力显著降低,清除加快,说明[99m]Tc-MIBI的心肌浓聚与心肌的存活性和细胞膜的完整性密切相关。只要心肌细胞尚存活,就可以摄取这种示踪剂。研究表明,对于顿抑心肌,[99m]Tc可作为反映心肌活性的可靠指标;对于冬眠心肌,会不同程度低估存活心肌。与[18]F-FDG-PET比较,SPECT对存活心肌检测的符合率可达76%~100%。

(3)药物负荷二维超声心动图(2DE)试验:是通过检测存活心肌收缩功能储备来实现的。常用的药物有多巴酚丁胺、硝酸酯和双嘧达莫。小剂量多巴酚丁胺负荷超声心动图(LDDSE)试验包括小剂量多巴酚丁胺单用及其合用硝酸酯负荷二维超声心动图(2DE)试验。持续静脉注射小剂量[<15mg/(kg·min)]多巴酚丁胺,可使缺血心肌的收缩力呈剂量相关性增加,用超声心动图直接观察收缩运动异常节段的收缩功能储备,来检测存活心肌。LDDSE对运动异常区域通常能检出50%左右的存活心肌,并能准确预测所检存活心肌在CRV术后的收缩功能改善;识别存活心肌的敏感度、特异度和准确性均高达80%~85%。将硝酸酯与小剂量多巴酚丁胺合用,可使LDDSE更安全,甚至更敏感。

(4)心肌声学造影(MCE):通过评价心肌微血管的完整性检测存活心肌,指能通过毛细血管床的微泡在特殊的造影成像技术作用下,造影剂与超声相互作用,致使左心室或心肌成像。原理是直接在冠状动脉内注射(或经静脉内注射抵达冠状动脉循环)含有大量微气泡的声学造影剂,在超声心动图上可见到心肌内云雾状影像增强,通过观察梗死血管对应的心肌血流灌注的情况和微血管再充盈情况来判断心肌的存活。当微泡在心肌内分布均匀则提示心肌存活,反之则提示心肌坏死。有研究发现,与核素心肌显像的节段心肌灌注进行比较,心肌声学造影的敏感度和特异度分别为90%和60%,阳性预测值和阴性预测值为84%和72%,与心肌核素显像的符合率为81%。

(5)心血管磁共振成像(MRI):MRI具有无辐射、无创伤、分辨率高且主观影响因素小等特点而越来越多被人重视。其具有视野大、多角度、空间分辨力良好、高度的组织定性等优点,使用对比剂增强的心肌灌注扫描及延迟强化,用于探测心肌缺血、识别存活心肌和诊断心肌梗死。MR评价存活心肌主要应用三种技术:静息MR测量舒张末期室壁厚度;多巴酚丁胺MR评价收缩功能储备;增强MRI(CE-MRI)发现瘢痕组织的范围和透壁性。传统MRI扫描检查将心肌舒张期室壁厚度<5.3mm定义为坏死心肌。对于静息状态下难以判断心肌是否存活还可以行MR心肌灌注成像和多巴酚丁胺负荷心肌MRI。其中MR心肌灌注成像可以通过注射对比剂,观察对比剂血管外分布情况区分存活心肌和坏死心肌。研究显示,与PET相比,MRI评估心肌梗死后患者的存活心肌,敏感度为88%,特异度为87%。有研究报道通过注射钆螯合物后行延迟增强MRI,与^{18}F-FDG-PET对照,其敏感度为96%、特异度为84%。Bare等报道低剂量多巴酚丁胺断层MRI与^{18}F-FDG-PET对照,敏感度、特异度和准确性分别为88%、87%和92%。

(6)多排螺旋CT(MDCT):64层螺旋CT心脏延迟扫描不仅能提供心肌灌注、存活性信息,还可同时评价心功能及冠状动脉。MDCT可以通过实现心肌密度、收缩功能、厚度等清晰地评价心肌活力。当心内膜下缺血或心肌坏死时显示心肌变薄、低密度影。但螺旋CT在心肌存活识别方面的应用目前还缺乏大样本的病例报道,检查中患者接受辐射剂量过大及患者对对比剂的过敏反应在一定程度上限制了其临床应用。

4.术前冠状动脉CTA 主要针对冠状动脉形态、斑块性质及闭塞病变的特点进行评估。

(1)冠状动脉起源评价:冠状动脉CTA(CT angiography)在显示冠状动脉解剖方面有其独特优势,能清晰显示冠状动脉起源、走行,可以诊断冠状动脉起源异常、冠状动脉缺如、冠状动脉走行异常(包括冠状动脉纡曲)及其他解剖异常,如冠状动脉瘘、冠状动脉-肺动脉瘘等。

(2)斑块评估:评估斑块部位、范围、斑块性质、病变部位的形态学改变,包括狭窄程度及重塑情况等。

冠状动脉CTA可根据斑块成分将斑块分为钙化斑块、混合斑块、非钙化斑块。钙化斑块:冠状动脉CT可评价冠状动脉钙化,量化评估钙化程度,显示钙化分布,事先评估冠状动脉介入治疗的难度、指导旋磨技术的选择等;混合斑块及非钙化斑块:点状钙化斑块或非钙化斑块一般为不稳定斑块,CT值的测量可在一定程度上区分斑块成分,如脂核、纤维帽、钙化等,对斑块成分的定量、定性测量目前尚处在初步临床研究阶段,研究显示斑块成分的定量、定性测量对介入治疗有一定指导作用。

冠状动脉形态学改变:冠状动脉CTA较直观反映冠状动脉的形态学改变,血管直径、狭窄程度、斑块长度的测量对正常段参照血管的选择及支架直径、长度的选择有一定参考价值。

(3)慢性闭塞病变:慢性闭塞病变是否存在桥状侧支及闭塞段长度、钙化程度是预测介入治疗成败的最重要的因素。冠状动脉CTA可以准确地判断慢性完全闭塞(CTO)病变的走行,评价其斑块的性质及分布。闭塞病变远端有无血流及斑块的性质是PCI是否成功的预测因素。闭塞血管的不同及所处节段的不同是PCI操作时间长短的预测因素。

(4)分叉病变:冠状动脉造影显示的是被造影剂充填的管腔轮廓,冠状动脉粥样硬化斑块的三维空间分布是冠状动脉造影检测的盲区,这使得既往利用冠状动脉造影制定的分叉病变的分型与"真实世界"有一定差距。多排螺旋 CT 等能够确定斑块的空间分布构型,弥补了冠状动脉造影在形态学检测方面的空缺,研究显示采用冠状动脉分叉病变的空间分布构型进行分析,提出的分叉病变 CT 分型有助于分叉病变介入治疗策略的制订。

(5)PCI 术后再狭窄:直观显示 PCI 术后冠状动脉的狭窄程度,借助于血管仿真内镜图像显示支架的形态及支架内通畅与否、支架近远端和(或)段充盈狭窄情况,评价支架部位、数量、支架通畅程度,是否存在支架变形、移位等,由于空间、时间分辨率显著提高,0.625mm 层厚的扫描原始图像不仅能清晰显示腔内狭窄对于 PCI 术后再狭窄,还可同时观察管壁的改变(如钙化、软斑块及不规则附壁血栓的细微改变),有利于临床判断斑块的性质,有助于临床选择治疗方案改善预后,预防再次 CAG 及 PCI 所致血管壁夹层、内膜损伤、血管痉挛闭塞等并发症。

(6)CABG 术后再狭窄:冠状动脉 CTA 在评价 CABG 术后桥血管方面较冠状动脉造影存在较大的优势,且可对吻合口、自身冠状动脉同时进行评价,对于 CABG 术后再狭窄部位(近端吻合口、桥血管、远端吻合口、吻合口以远)及狭窄程度的评价有助于治疗方案的选择及介入治疗风险的评估。

5.术前化验检查评估　主要化验血常规,明确是否合并感染、贫血、血小板计数;凝血功能;肝肾功能,尤其对肾功能的评估很重要,根据患者肌酐水平、年龄、体重计算肾小球滤过率(eGFR),来预测发生对比剂肾病(CIN)的风险,对于 eGFR<60L/min 的患者发生 CIN 的风险显著升高,应特别小心,当 CIN 的患病风险超过 5%(高危患者)时,应术前、术后给予充分的水化。化验 BNP 或 NT-proBNP 有助于左心功能的判断。

6.术前风险分层　目前常用危险分层有 GRACE 评分和 SYNTAX 评分,GRACE 评分主要用于急性冠状动脉综合征(ACS)尤其是非 ST 段抬高型急性冠状动脉综合征(NSTE-ACS)患者。NSTE-ACS 患者若入院 GRACE 评分>140 分为高危患者,应在 24h 内行急诊冠状动脉造影术,必要时行 PCI 术;对于评分<140 分的中低危患者则推迟行冠状动脉造影及介入治疗,但最迟需在 72h 内进行。SYNTAX 评分主要用于多支冠状动脉病变患者血运重建策略的选择,SYNTAX 评分>32 分的患者推荐首选外科冠状动脉旁路移植术(CABG),对于≤32 分的患者选择 PCI 或 CABG 均可,最终取决于患者自身的身体状况及患者的选择。

出血风险评估也至关重要,评估包括患者年龄、体重,是否合并消化系统、血液系统疾病,目前临床常用 CRUSADE 评分来估计出血风险,CRUSADE 出血评分来自 CRUSADE 队列注册研究结果,是对高危 NST-ACS 住院患者进行观察的大规模、前瞻性数据库研究,目的为制订并验证一种在入院时评估非 ST 段抬高型心肌梗死患者住院期间发生大出血风险的评分系统,主要指标包括基线血细胞比容、肌酐清除率、心率、性别、心力衰竭体征、血管疾病病史、糖尿病、收缩压。积分≤20 分为极低危组、积分 21～30 分为低危组、积分 31～40 分为中危组、积分 41～50 分为高危组、积分>50 分为极高危组,CRUSADE 评分越高,患者的出血风险越高。2011 年欧洲心脏病学会新版指南首次推荐 CRUSADE 评分用于评估 NSTE-ACS 患者院内的出血风险,运用 CRUSADE 评分系统评估 NSTE-ACS 患者双重抗血小板治疗后的出血风险。其后 Albert Ariza-Solé 及其团队人员研究显示,CRUSADE 评分对于 STE-ACS 行 PCI 的患者院内出血事件也有很好的预测价值。应用 CRUSADE 评分对 PCI 患者术前出血风险进行分层,对高出血风险患者在围术期采用可降低出血风险的抗栓药物及非药物方法(桡动脉途径)。结果表明优化高出血风险患者围术期的抗栓治疗可以明显减少 30d 严重出血事件的发生,同时并不增加30d血管不良事件。

第二节　术前用药和手术时机

一、术前用药

冠心病介入术前用药直接关系到介入手术是否成功及其疗效。

1.择期PCI

(1)阿司匹林:术前已接受长期阿司匹林治疗的患者应在PCI前服用阿司匹林100~300mg。以往未服用阿司匹林的患者应在PCI术前至少2h,最好24h前给予阿司匹林300mg口服。

(2)氯吡格雷:PCI术前应给予负荷剂量氯吡格雷,术前6h或更早服用者,通常给予氯吡格雷300mg负荷剂量。如果术前6h未服用氯吡格雷,可给予氯吡格雷600mg负荷剂量,此后给予75mg/d维持。冠状动脉造影阴性或病变不需要进行介入治疗可停用氯吡格雷。

(3)肝素:是目前标准的术中抗凝药物。与血小板糖蛋白(GP)Ⅱb/Ⅲa受体拮抗药合用者,围术期普通肝素剂量应为50~70U/kg;如未与GPⅡb/Ⅲa受体拮抗药合用,围术期普通肝素剂量应为70~100U/kg。

2.NSTE-ACS的PCI

(1)阿司匹林:以往未服用过阿司匹林的患者应在PCI术前给予阿司匹林负荷剂量300mg口服,已服用过阿司匹林的患者术前给予阿司匹林100~300mg口服。

(2)氯吡格雷、替格瑞洛或普拉格雷:以往未服用过氯吡格雷的患者应在PCI术前给予600mg负荷剂量,其后75mg/d继续维持。有研究表明,术后氯吡格雷150mg/d,维持7d,以后改为75mg/d维持,可减少心血管不良事件而不明显增加出血。已服用过氯吡格雷的NSTE-ACS患者,可考虑术前再给予氯吡格雷300~600mg负荷剂量;或口服替格瑞洛负荷剂量180mg,维持剂量90mg,2次/日;或口服普拉格雷负荷剂量60mg,维持剂量10mg/d。

(3)GPⅡb/Ⅲa受体拮抗药:高危、缺血风险的患者实施PCI时使用替罗非班。

(4)术前及术后抗凝药物的使用:肝素和低分子肝素应避免交叉使用。磺达肝癸钠不建议应用于eGFR<20ml/(min·1.73m²)的患者;对eGFR≥20ml/(min·1.73m²)的肾功能不全患者不需要减少剂量。对eGFR<30ml/(min·1.73m²)的患者不建议用依诺肝素;对eGFR 30~60ml/(min·1.73m²)的肾功能不全患者建议减半。

二、手术时机

1.非ST段抬高型ACS(NSTE-ACS)的血运重建治疗　对NSTE-ACS患者应当进行危险分层,根据危险分层决定是否行早期血运重建治疗。推荐采用全球急性冠状动脉事件注册(GRACE)危险评分作为危险分层的首选评分方法。

冠状动脉造影若显示适合PCI,应根据冠状动脉影像特点和心电图来识别罪犯血管并实施介入治疗;若显示为多支血管病变且难以判断罪犯血管,最好行血流储备分数检测以决定治疗策略。建议根据GRACE评分是否>140分及高危因素的多少,作为选择紧急(<2h)、早期(<24h)及延迟(72h内)有创治疗策略的依据。

以下需要行紧急冠状动脉造影:①持续或反复发作的缺血症状;②自发的 ST 段动态演变(压低>0.1mV 或短暂抬高);③前壁导联 $V_2 \sim V_4$ 深的 ST 段压低,提示后壁透壁性缺血;④血流动力学不稳定;⑤严重室性心律失常。

2.急性 ST 段抬高型心肌梗死(STEMI)的血运重建治疗 对于多数 STEMI 的老年患者,若>70 岁存在相对溶栓禁忌证,应立即行急诊 PCI 术,在接诊 90min 内开始直接 PCI,尽早开通罪犯血管。

第三节 手术策略

一、完全血运重建(CR)还是不完全血运重建

CR 的定义为在参照直径>2.5mm 的血管中,所有直径狭窄>50% 的病变(包括前降支、回旋支、右冠状动脉及其主要分支)都获得成功治疗,不满足上述条件者则定义为不完全血运重建(ICR)。老龄患者是冠心病的高发人群,病变常见慢性闭塞病变、钙化、弥漫性、小血管病变、多支、多处病变等特点。完全或不完全血运重建策略对冠状动脉多支血管患者尤其是老年患者改善预后的作用尚无统一认识。Mclellan 等研究发现,对于择期 PCI 的患者,冠状动脉多支血管病变越重,最终选择 ICR 的可能性越大:年龄>65 岁、存在慢性完全闭塞(CTO)病变及心功能不全也都是预测 ICR 的独立危险因素。而在急性冠状动脉综合征(ACS)合并冠状动脉多支病变的人群中,仅选择处理"缺血相关冠状动脉"也是导致 ICR 的重要因素。Varani 等研究的 356 例年龄超过 80 岁的患者中 48% 接受了完全血运重建,754 例年龄低于 80 岁的患者 65% 接受了完全血运重建,前者住院期间死亡和血管并发症、30d 和 12 个月的死亡率均更高。Moon 等通过对 358 例高龄患者是否完全血运重建的疗效观察认为,完全血运重建与不完全血运重建对于该组患者的远期效果没有明显影响。Mariani 等对不同年龄组 208 例患者的观察结果显示,是否完全血运重建对他们近期与远期的主要不良心脏事件的发生率并没有明显影响。但是 Osswald 等的研究认为不能完全血运重建的原因主要是血管细小或广泛钙化,认为不完全血运重建的远期疗效不如完全血运重建者。Kloeter 等则通过对 250 例多支血管病患者的观察认为,随访 6 个月显示不完全血运重建者,甚至最初未接受血运重建的患者远期疗效不如完全血运重建者,但是完全血运重建者再狭窄率比较高。因此,是否完全血运重建对患者预后的影响在临床上尚无统一认识。但是,对于所有的可扩张的严重病变,只要安全,还是应尽可能选择完全血运重建。

二、一次处理还是分次处理

对于多支血管病变的老年患者是一次处理病变还是分次处理,一直是争论的焦点。分述如下。

1.ST 段抬高型急性心肌梗死(STEMI)伴多支病变 研究表明,超过 50% 的 STEMI 患者伴有多支病变,其 PCI 策略包括只处理梗死相关血管(IRA)、一次性处理多支血管和分次处理多支血管(即先开通 IRA,数周或数月后再处理非梗死血管)。理论上,STEMI 患者全身处于炎症状态,易损斑块不只是局限于 IRA,其他病变血管同样存在,处理多支病变可稳定易损斑块,达到完全性血运重建,显著改善患者预后。STEMI 患者处理多支病变可在急诊 PCI 时一次性完

成,也可分阶段进行。尽管两种策略的质量效果尚存争议,但多数研究结果仍支持 STEMI 伴多支病变患者采用分次 PCI 策略。HORIZON-AMI 研究亚组分析结果显示,随访 1 年时,与一次性 PCI 相比,分次 PCI 显著降低 STEMI 伴多支病变患者全因死亡率(2.3% 比 9.2%,$P >$ 0.0001)、心源性死亡率(2.0% 比 6.2%,$P = 0.005$)及明确的支架内血栓发生率(2.3% 比 5.7%,$P = 0.02$),主要心脏不良事件发生率亦有下降趋势(13.4% 比 18.1%,$P = 0.08$)。Hannan 等研究显示,将 STEMI 伴多支病变患者分为只处理 IRA 组和处理多支病变组,后者包括一次性 PCI 和分次 PCI(急诊处理 IRA,60d 内再处理其他血管)。结果表明,与只处理 IRA 组相比,一次性 PCI 组住院期间病死率明显增加(2.4% 比 0.9%,$P = 0.04$),而分次 PCI 组 1 年病死率显著降低(1.3% 比 3.3%,$P = 0.04$)。该研究结果提示,对于 STEMI 伴多支病变患者,采取分次 PCI 可达到完全性血运重建,并显著降低远期病死率。此外,一项纳入 18 项研究共 40 280 例接受 PCI 治疗的 STEMI 伴多支病变患者的荟萃分析显示,三种 PCI 策略(只处理 IRA、一次性 PCI 和分次 PCI)的比例分别为 80.8%、10.4% 和 8.8%;与只处理 IRA 及一次性 PCI 组相比,分次 PCI 组患者短期和长期病死率显著降低。尽管一次性 PCI 可减少患者痛苦、住院次数和经济负担,但手术耗时长,造影剂和抗栓药物使用量大,手术难度和风险明显增加,尤其是 STEMI 急性期的炎症反应及易栓倾向增加支架内血栓及急性血管闭塞的风险。此外,STEMI 急性期血管容易痉挛及内皮功能受损导致非梗死血管狭窄程度被高估,增加过度医疗的风险。与一次性 PCI 相比,分次 PCI 可减少 STEMI 患者单次手术时间和造影剂用量,降低心力衰竭、对比剂肾病和 PCI 相关并发症的发生率。在分次 PCI 间歇期,可更好地调整药物治疗,也可与外科医师探讨冠状动脉旁路移植术(CABG)或联合手术的可能,美国最新 PCI 指南亦推荐内外科医师应该组成"心脏团队"(heart team),综合评估复杂冠状动脉病变,为患者制订最佳的治疗方案。采用分次 PCI 也可对首次 PCI 存在支架扩张不全或贴壁不良等问题进行及时纠正。目前,欧美最新 STEMI 及 PCI 指南均不推荐 STEMI 伴多支病变患者急诊 PCI 时一次性处理所有病变血管,除非患者伴严重血流动力学不稳定(如心源性休克)。但当无法确定 IRA 或 IRA ≥ 2 支血管时,可采用一次性处理多支病变,必要时应用血管内超声(IVUS)或血流储备分数(FFR)协助判断罪犯血管。此外,关于 STEMI 伴多支病变患者行分次 PCI 的最佳时间间隔仍不确定,但 ACC 调查研究显示,多数介入医师选择在急诊 PCI 2 周以后对非梗死相关血管行 PCI。

2.非 ST 段抬高型急性冠状动脉综合征(NSTE-ACS)　伴多支病变不同于 STEMI 患者,需急诊 PCI 的高危 NSTE-ACS 患者有时判断 IRA 较为困难,此时采用只处理 IRA 的介入策略并不合适。Shishehbor 等入选 1240 例 NSTE-ACS 伴多支病变患者,比较急诊 PCI 只处理 IRA 及一次性处理多支病变的优劣。结果表明,平均随访 2.3 年,与只处理 IRA 组相比,一次性 PCI 组联合终点事件(包括死亡、心肌梗死及再次血运重建)发生率显著降低(风险比为 0.8,$P =$ 0.04)。令人遗憾的是,该研究未设分次 PCI 组,关于一次性 PCI 和分次 PCI 对 NSTE-ACS 伴多支病变患者预后的影响尚不明确。目前评价 NSTE-ACS 伴多支病变患者采用不同介入策略的研究很少,我们认为对于高危 NSTE-ACS 伴多支病变患者,如 IRA 容易确定,其 PCI 策略等同于 STEMI 伴多支病变,即首选分次 PCI;如 IRA 确定困难,且患者状态允许时,可考虑一次性处理多支病变。

3.稳定型心绞痛伴多支病变　随着介入技术的不断提高及介入器械的日臻完善,PCI 复杂程度和操作时间明显降低,对稳定型心绞痛伴多支病变患者,多数情况下所有病变血管的

PCI 可一次完成,达到完全性血运重建,保证所有存活心肌的正常血供。SYNTAX 研究纳入相当高比例的多支病变患者,在 PCI 组的 903 例患者中,接近 60% 为稳定型心绞痛患者,平均每例患者存在 4.3 处病变,却仅有 14.1% 患者进行分次 PCI,提示绝大多数稳定型心绞痛伴多支病变患者行一次性 PCI 安全有效。但对于高危患者,有时出于安全方面的考虑,可采用分次 PCI 策略。ACC 调查研究显示,影响心脏介入医师选择分次 PCI 的因素由强到弱分别为:肾功能、造影剂用量、病变复杂程度、是否存在 ACS、症状严重程度、X 线曝光时间、左心室功能、患者意愿及年龄等。因此,对稳定型心绞痛伴多支病变患者,分次 PCI 尤其适合以下几种情况:①某处病变处理结果不理想或有急性闭塞的可能;②合并复杂病变,如慢性完全闭塞(CTO)病变;③手术时间较长,患者不能耐受;④造影剂用量过大;⑤严重心、肾功能不全;⑥高龄患者;⑦存在 2 处或更多的供血面积较大的病变。此外,多支病变的干预顺序可以直接影响 PCI 的安全性和有效性。原则上应首先处理供血面积较大的靶血管,如 2 支血管供血范围相似,则先处理难度大的病变。如果存在 CTO 病变(尤其是有侧支循环供血),应首先开通闭塞血管,成功后再处理其他血管。对于靶血管的多处病变,应首先处理最狭窄处。如合并桥血管病变,最好先行自身血管 PCI,再处理桥血管病变,因后者操作难度大且再狭窄率高。

总之,多支病变患者的 PCI 策略应个体化,要综合考虑高危因素、预期寿命来选择血运重建方式和病变血管的处理顺序。老年患者以下情况考虑不完全血运重建:左心室射血分数<40% 或靶血管供应大面积心肌区域,仅对靶血管行成形术和(或)支架术;对于 ACS 患者,仅对罪犯血管行成形术或支架术,余下的严重狭窄留待患者病情稳定后再择期处理。

第四节　老年冠心病介入治疗中相关技术

在老年冠心病介入治疗中能够合理应用当前先进的介入技术,更有助于 PCI 的顺利进行。下面将就目前临床中常用的血流储备分数(FFR)、血管内超声(IVUS)、冠状动脉旋磨技术(ROTA)、光学相干断层成像(OCT)的应用进行分述。

一、血流储备分数

FFR 是指在冠状动脉存在狭窄病变的情况下,该血管所供心肌区域能获得的最大血流与同一区域理论上正常情况下所能获得的最大血流之比。FFR 主要通过计算冠状动脉狭窄远端压力与主动脉根部压力之比来获得,狭窄远端压力可以通过压力导丝在最大灌注血流(通过冠状动脉内或静脉内注射罂粟碱或腺苷或 ATP)时测得。$FFR = Pd/Pa$(Pd 为指引导管测量的主动脉压,Pa 为压力导丝测量的冠状动脉狭窄远端压力)。值得注意的是,FFR 是指最大充血状态下,不存在“静息 FFR”这个概念。正常心外膜冠状动脉对血流的阻力很小,FFR 的正常值为 1.0。当心外膜冠状动脉有狭窄病变存在时,FFR<1.0;FFR = 0.60 说明这支冠状动脉的血供只有正常时的 60%。FFR 有很清晰的阈值,FFR<0.75 的狭窄几乎都会导致心肌缺血,FFR≥0.75 的狭窄则造成心肌缺血的可能性非常小。

FFR 最重要的功能是对一个未知影响的冠状动脉狭窄的功能后果进行准确评价。Iskander 的研究已经证实,带有可诱发心肌缺血的狭窄病变的患者,其死亡和心肌梗死的比率远远高于不带有可诱发心肌缺血狭窄病变的患者,所以识别这两种狭窄病变是非常关键和重要的。在考虑对狭窄病变施行血运重建之前,必须找到心肌缺血的证据。如果一个狭窄病引起心肌缺血,导致患者出现心绞痛的症状,那么可以通过 PCI 缓解患者的症状、提高生活质量和降低长期心脏事件发生率的风险。对不诱发心肌缺血的狭窄病变进行处理,并不能改善缺血及患者的预后。FFR 为检测心肌缺血提供了一种非常好的方法。Pijls 等为评价 FFR 在冠状动脉中度狭窄中的应用价值,入选了 335 例中度狭窄(目测直径狭窄>50%)拟行 PCI 的患者,并将所有患者根据 FFR 结果分为 3 组:延期组(n=91),FFR≥0.75,推迟行 PCI 治疗;手术组(n=90),虽 FFR≥0.75,仍行 PCI 治疗;对照组(n=144),FFR<0.75,行 PCI 治疗。临床随访5 年,结果显示:延期组与手术组的无事件生存率无显著差异(80% 比 73%,P=0.52),但明显高于对照组(63%,P=0.03)。延期组、手术组和对照组的心源性死亡及急性心肌梗死的复合终点发生率分别为 3.3%、7.9% 和 15.7%,前两组间无显著差异(P=0.21),但显著低于对照组(P=0.003)。延期组和手术组患者的心绞痛缓解比率相似。该研究结果提示,对于冠状动脉中度狭窄的患者,根据 FFR≥0.75 而延期行 PCI 的方案是安全可行的,此类患者每年发生心源性死亡或心肌梗死的风险<1%,且并不会因为置入支架而降低。

1.FFR 在左主干病变的应用　左主干病变对患者的预后影响极大,一旦发生闭塞病死率极高。对于左主干病变仅依靠造影来进行评价,很难准确判断其病变的严重程度。许多研究证实 FFR 可安全用于评价左主干狭窄,指导进行下一步治疗。Courtis 等入选了 142 例左主干平均直径狭窄(42±13)% 的患者进行分组治疗,FFR>0.80 者给予药物非手术治疗,FFR<0.75 者则行血运重建,FFR 在 0.75~0.80 者根据其他临床资料进行个体化的临床决策,最终 60 例患者(42%)接受了血运重建治疗,82 例患者(58%)接受了药物治疗。随访时间为(14±11)个月,结果显示:药物治疗组及血运重建组的左主干狭窄相关的主要心血管不良事件(心源性死亡、心肌梗死及再次行冠状动脉血运重建)的发生率分别为 13%、7%(P=0.27);而两组心源性死亡或心肌梗死的发生率分别为 6%、7%(P=0.70)。该研究表明,FFR 对左主干病变血运重建的临床决策具有重要指导价值。

2.FFR 在急性心肌梗死后择期 PCI 术中的应用　发生急性心肌梗死后,部分心肌被瘢痕组织所取代。有资料证实梗死区内存活心肌的充血阻力仍然正常。De Bruyne 等通过对 57 例心肌梗死时间超过 6d 的患者的研究提示,FFR 能够用于心肌梗死时间≥6d 的患者,以 SPECT 为标准,以 0.75 作为阈值检测心肌血流异常分布的敏感度及特异度分别为 82% 和 87%,与 SPECT 的一致率为 85%;对于相同程度的狭窄,FFR 值依赖于存活心肌的数量。

3.FFR 在多支冠状动脉病变中的应用　对于冠脉多支病变的血运重建比较复杂,受相关影响因素较多,如病变部位、数目、各自的狭窄程度、心功能等。FAME 研究是评价 FFR 联合冠状动脉造影指导冠状动脉介入治疗是否可以改善多支病变患者预后的大型多中心随机对照临床试验。该研究包含了美国及欧洲 20 个医学中心的 1005 例多支血管病变患者,受试者分为冠状动脉造影指导的 PCI 组和 FFR 指导的 PCI 组。FFR 指导的 PCI 组只在 FFR 值≤0.8 时置入支架。主要终点是 1 年后的病死率、非致死性心肌梗死和再次血运重建。结果显示:造影指导的 PCI 组和 FFR 指导的 PCI 组的平均每人病变数分别为 2.7±0.9 和 2.8±1.0(P=0.34),而平均每人置入的支架数为 2.7±1.2 和 1.9±1.3(P<0.001);1 年的事件率分别为 18.3% 及 13.2%(P=0.02);两组分别有 78% 及 81% 的患者未出现心绞痛症状(P=0.20)。并且两组的手术耗时相似。但 FFR 指导的 PCI 组造影剂使用显著减少,费用显著低于造影指导的 PCI 组,总住院时间也明显降低。FAME 试验结果提示,和常规 PCI 相比,由 FFR 指导PCI 能显著改善多支病变患者的预后。

4.FFR 在冠状动脉分叉病变中的应用　分叉处病变解剖上较为复杂,在血管造影下分叉病变由于血管节段的重叠及伪影,对分叉处狭窄程度的评估较为困难,并且对分叉病变行 PCI 较规则的狭窄更为复杂。FFR 既反映狭窄程度又反映血流灌注,在评价分叉病变的作用中也受到重视。Koo 等研究了 97 处主支成功支架置入后的分支病变,94 处成功获得 FFR 数据。结果显示:狭窄<75% 的病变其 FFR 均>0.75,73 处狭窄≥75% 的病变只有 20 处的 FFR<0.75,造成缺血。而该作者在后来的一项包含 110 例患者的研究中也得出了类似的结果,FFR 对评价分叉处病变有重要意义,FFR 指导下的分叉处病变 PCI 策略的临床预后更好。

5.FFR 在弥漫性病变中的应用　既往病理学研究及最近的血管内超声证实,动脉粥样硬化是弥漫性的病变,很少有正常的血管腔内存在一个独立的狭窄。一般认为血管造影下狭窄不超过 50%,就没有反常阻尼的存在,就可以假定远段压力正常,因此,没有局部狭窄的弥漫性病变就不会导致心肌缺血。这个观念最近发生转变。笔者开始认为,弥漫性病变的存在会导致冠状动脉压力和血流逐渐下降,而这在造影下无法反映。压力的降低与总的斑块负荷相关。有大约 10% 的带有弥漫性病变的患者会出现心肌缺血,有时会认为他们的胸痛症状与冠状动脉病变无关,因为没有发现局限性的狭窄,心肌灌注成像的结果也被认为是假阳性。在一项大规模的调查中,750 例患者行支架置入术后,大约有 1/3 患者的 FFR<90%,而这些患者的预后也不良。多元分析显示,支架置入术后即刻的 FFR 值是各种不良事件的独立预测因素。唯一证实弥漫性病变对血流动力学影响的方法是保持最大充血状态的同时缓慢回撤压力导丝,连续记录全血管段 FFR。De Bruyne 等的一项研究也证实,血管造影下呈弥漫性病变但无局限性狭窄的冠状动脉,其压力随血管的延伸逐渐降低,这最终会导致心肌缺血。

当然,FFR 也有局限性,对于合并微血管病变和左心室肥大的患者,FFR 不能准确反映冠状动脉内的压力变化。有时随测量位置的不同,FFR 可能会发生明显的变化。心肌梗死急性期,FFR 对判断罪犯病变不可靠也不适用。

FFR 能对冠状动脉粥样硬化病变进行功能性评价,简单易行,过去的临床研究已经提供了很多的循证医学依据,它的临床价值已经被证实。FFR 对于判断冠状动脉病变的严重程度及指导我们对各种复杂冠状动脉病变行 PCI 具有重要意义。

二、血管内超声

血管内超声(IVUS)是诊断冠状动脉病变的一种手段,可以在冠状动脉内直接观察血管腔及血管壁,提供管腔、管壁横截面图像,能够分辨出斑块的大小、组成成分、分布及观察斑块处血管的重构情况,被认为是血管检查的新"金标准"。在此就 IVUS 在冠状动脉介入中的应用方面做一简要阐述。

1.IVUS 在冠状动脉支架术中的指导意义　冠状动脉造影与 IVUS 检查在评价病变的严重程度方面的相关度为 0.77~0.98,但对于冠状动脉临界病变的患者,冠状动脉造影常低估冠状动脉病变的严重程度。IVUS 能够更准确地判断病变的严重程度,并以此指导治疗方案的选择。正常参考血管的准确判断对于支架尺寸及长度的选择至关重要。研究发现,在冠状动脉造影判定为正常参考血管的部位,IVUS 往往发现存在病变。另外,通过冠状动脉造影测量冠状动脉病变的长度往往会受到影像缩短效应的影响,对于病变血管扭曲严重的病例,造影更难以准确地判断病变的长度。由于 IVUS 相比冠状动脉造影受到血管扭曲或影像缩短效应的影响较小,在判定病变长度方面有更明显的优势。因此,相比于冠状动脉造影,IVUS 能够更精确地测定冠状动脉病变的长度,从而能够更好地协助术者选择长度合适的支架处理病变。

2.IVUS在左主干病变介入治疗中的应用　冠状动脉造影在评价左主干病变时经常会受到以下几个因素的限制:①左主干弥漫病变使整个左主干管径减小;②左主干过短,难以对比正常血管段参考直径造成判断误差;③由于左主干纤曲、成角或血管重叠引起"假性狭窄"现象。正是这些因素的存在使得冠脉造影无法准确地反映左主干病变严重程度。相比于冠状动脉造影,IVUS能够精确地反映左主干病变的程度、范围、性质及参考血管的直径情况,有助于术者选择最佳的治疗策略和介入器械来处理病变,进而指导左主干病变介入治疗以达到最理想的治疗效果。通过IVUS测量出的最小管腔直径(MLD),是左主干病变患者晚期心脏事件(死亡、心肌梗死、再次血运重建)唯一的预测指标。在临床上可参考下列指标决定是否对左主干病变患者进行PCI治疗:左主干最小管腔面积(MLA)和IVUS测量出的直径狭窄(DS),当左主干MLA>6.0mm^{2}或者DS<50%,可推迟PCI治疗。

3.IVUS在CTO病变中的应用　IVUS在CTO介入治疗中的应用主要包括:①寻找分支开口闭塞的病变,将IVUS探头放入分支,在IVUS引导下寻找并穿刺CTO开口;②确认真、假腔:导丝通过闭塞段达远端后,沿导丝送入IVUS,根据IVUS图像判断真、假腔;③在IVUS引导下,导丝从假腔穿刺内膜片返回真腔。

4.IVUS在分叉病变中的应用　在分叉病变介入治疗方面,IVUS可以帮助术者测量主支、边支血管的参考直径,了解主、边支的解剖关系,评价边支开口部的狭窄程度及病变的性质特点。在评价分叉病变术后治疗效果方面,IVUS可以了解主支、边支血管支架的贴壁情况,边支血管的开通情况及有无"区域丢失"现象等。

5.IVUS在弥漫病变中的应用　在处理弥漫性长病变时,IVUS可以准确地测定冠状动脉病变近远端参考血管的管腔面积,有助于术者选择尺寸合适的支架进行治疗。支架术后及时发现局部支架段存在支架扩张不充分或贴壁不良的情况,可指导术者应用短的非顺应球囊在该部位进行高压后扩张。

6.IVUS在介入术中并发症方面的应用　IVUS可以较造影发现更多的支架边缘夹层,并对夹层是否需要支架覆盖提供有意义的信息。对那些管腔未受压,血流未受限;IVUS>4.5mm^{2}或>70%参考管腔面积;夹层弧度小于90°;漂动的夹层片突入管腔,但未指向管腔中心的低事件风险的小夹层可以不处理。球囊扩张及支架置入扩大管腔的同时会对管壁造成损伤,累及中膜时会造成壁间血肿,血肿压迫管腔导致支架远(近)端出现新的"狭窄",血肿可向更远(近)端蔓延,造成管腔闭塞。血管内超声可明确壁间血肿的存在及其累及范围,并对治疗策略提供帮助。

7.IVUS的局限性　当然,IVUS也具有明显的局限性,主要表现在:①纵向最大分辨率为100~150mm,无法识别真正意义上的薄的纤维帽及破裂斑块的漂浮,检测支架置入后血管再内皮化困难,对冠状动脉血栓不敏感;②成像中的伪像是至今仍无法得到解决的重要问题,这将极大地影响其图像质量及数据测量;③由于导管自身的直径较大,对于极度扭曲、重度钙化、严重狭窄的病变,超声导管难以通过;④IVUS仅能反映血管病变的解剖形态学特征,对于病变所引起的血管功能学改变的影响仍难以评估,同时不能提供病变部位的炎症信息。

三、光学相干断层成像

光学相干断层成像(optical coherence tomography,OCT)是一种新的高分辨率断层成像模式,它将光学技术与超灵敏探测器合为一体,应用现代计算机图像处理,发展成为一种新兴的断层成像诊断技术。自 2001 年开始国外首次报道 OCT 技术在人体冠状动脉内获得高清晰图像以来,OCT 技术在冠心病介入领域中应用报道逐渐增多,目前备受国内外专家的高度关注。

OCT 技术的原理与血管内超声成像原理有些类似,它是使用能量束在血管腔内进行 360° 扫描,获得血管横断面图像。OCT 技术是采用低相干的近红外线从组织反射回来的不同光学特征进行组织分析成像,成像速度快。OCT 的最大优势在于它的高分辨率,到目前为止,它是最高分辨率的血管内成像技术,分辨率约为 10μm,比血管内超声成像分辨率高 10 倍,接近观察到组织水平。OCT 导管与血管内超声导管比较,OCT 导管内仅有单一光纤维组成,不需要传感器,因而成像导管小。目前最小导管直径为 0.014in。

早期有关 OCT 技术用于检测动脉粥样硬化斑块是在离体标本中进行的。Brezinski 等应用 OCT 技术对尸解中获得的人主动脉粥样硬化斑块的内在微结构进行成像,认为 OCT 对组织结构的高对比性、高分辨率及穿透严重钙化组织的能力,使得其有希望成为冠状动脉内诊断的新成像技术。

1.应用 OCT 识别易损斑块　易损斑块最主要的特征是薄纤维帽和大脂质核心,并伴有巨噬细胞的浸润和新生血管形成。目前 OCT 是识别易损斑块最有意义的血管内成像技术,尸检结果显示,斑块破裂处纤维帽的平均厚度是(23 ± 19)μm,95% 的破裂斑块纤维帽的厚度不超过 65μm,也就是 TCFA。Kume T 等分别应用 OCT 和组织学方法对 35 例富含脂质斑块患者进行纤维帽厚度的测量,结果显示两者之间具有很好的相关性($r = 0.90, P < 0.001$)。另有临床研究证实,通过 OCT 检测的 TCFA 与超敏 C 反应蛋白水平相关,并且研究中 TCFA 在冠状动脉内的分布情况与之前的尸检结果一致。Sawada 等应用虚拟组织学 IVUS 和 OCT 对病变斑块进行分析,两者发现 TCFA 的阳性率分别为 45.9% 和 77.8%。另外凭借 OCT 在测量纤维帽厚度方面的可行性和可靠性,临床上可以用来评价稳定斑块治疗的效果。Takarada 等的 OCT 研究显示,高胆固醇血症的患者经他汀治疗 9 个月后,纤维帽厚度明显增加[(151±110)~(280±120)μm,$P < 0.001$]。Kubo 等分别应用血管镜和 OCT 分析冠状动脉斑块,发现通过 OCT 测得的纤维帽厚度和血管镜检测到的斑块颜色呈负相关,80% 的深黄色斑块通过 OCT 证实为 TCFA。

新生血管形成是易损斑块的共同特征,并且和斑块内出血及斑块的不稳定性密切相关。OCT 因其具有较高组织分辨率,为活体内新生血管的检测提供了条件。Kitabata 等的 OCT 研究显示,在 TCFA 内新生血管的密度较高,并且和正性重构及超敏 C 反应蛋白水平相关。因此,通过 OCT 检测斑块内新生血管形成有利于易损斑块的识别。

OCT 还可以用来检测巨噬细胞,Tearney 和 MacNeill 的研究均证实 OCT 在评价纤维帽中巨噬细胞浸润方面的可行性,通过 OCT 对巨噬细胞的定量分析结果与通过组织学方法测得的结果呈高度正相关($r < 0.84, P < 0.0001$)。

2.应用 OCT 评价 ACS 罪犯病变特征　2004 年 Jang 等首次应用 OCT 观察 ACS 患者的罪犯病变特征,结果表明,相比稳定型心绞痛(stable angina pectoris,SAP),ACS 中 TCFA 的发生率较高。随后,Kubo 等分别应用 OCT、IVUS 和血管镜对急性心肌梗死 6h 内的患者进行检查,结果显示,OCT 在识别斑块破裂、溃疡和血栓方面相比其他两种检测方法具有一定的优势。Ino 等应用 OCT 比较 STEMI 与 NSTEMI 斑块破裂特征,发现尽管两组之间最小管腔面积并无明显差别,但是在 STEMI 中破裂处空洞的面积较大。斑块破裂不同的形态学特征可能和 ACS 患者不同的临床表型有关,有研究表明,不同类型的 UAP(Braunwald 分型)斑块破裂和溃疡的发生率不同,并且纤维帽厚度、最小管腔面积、血栓的发生率也有一定的差别。

总之,易损斑块破裂是 ACS 发生的决定性因素,尽早识别易损斑块并采取积极有效的干预措施,对于减少 ACS 等不良心血管事件的发生具有重要意义。OCT 作为一种有创性血管内检测手段,具有组织分辨率高的特点,在识别易损斑块、斑块破裂及血栓形成方面具有独特的优势;在 ACS 中具有非常重要的应用价值,为临床理解 ACS 的发生机制及制订合理的治疗方案提供了新的思路。

四、冠状动脉旋磨技术(ROTA)

冠状动脉旋磨技术系采用呈橄榄形的带有钻石颗粒旋磨头,根据"差异切割"或"选择性切割"的原理选择性地去除纤维化或钙化的动脉硬化斑块,而具有弹性的血管组织在高速旋转的旋磨头通过时会自然弹开,即旋磨头不切割有弹性的组织和正常冠状动脉。对于一些严重狭窄伴重度钙化或纤维化的病变,球囊可能无法通过或病变难以扩张开,不仅即刻效果不理想,远期再狭窄率也较高。冠状动脉旋磨术是用物理的方法将动脉硬化斑块去除,以提高即刻效果,并有可能降低远期再狭窄率,是临床上应用较多的一种去除粥样硬化斑块的手段。

1.旋磨术的适应证

(1)球囊不能扩张的钙化病变:由于病变僵硬,或球囊不能通过病变,或出现显著弹性回缩导致 PTCA 失败,这种情况下可以选择旋磨术,系最佳适应证。

(2)钙化病变:旋磨可以有效地清除钙化病变,减少病变内的钙质成分。对于中度钙化的病变,冠状动脉球囊扩张术(PTCA)和定向冠状动脉内旋切术(DCA)的成功率降低、并发症增加。旋磨的成功率高,并发症低。

(3)开口病变:开口病变 PTCA 的成功率较低,且再狭窄率高;而旋磨治疗开口部病变非常有效,尤其开口部病变有明显钙化,成功率高,并发症发生率低。Popma 等报道操作的成功率为 97%,17% 出现夹层,2.8% 发生痉挛,1.9% 急症旁路移植。造影证实再狭窄率为 32%。

(4)复杂病变和(或)分叉病变:已证实旋磨治疗复杂病变的成功率高。分叉病变是 PTCA 的难题,球囊扩张后常常出现斑块移位致结果欠佳,且再狭窄率增加。与 PTCA 相比,置入支架可以减少很多病变类型的再狭窄率,但分叉部病变置入支架的再狭窄率仍很高。有学者提出现分叉病变可以选择斑块消融(debulking)技术。国外有的导管室对分叉病变的 2 支先后行旋磨,然后用"对吻球囊"同时加压扩张以取得满意结果。需指出,同时加压的球囊压力一般为 2~4 个大气压,并同时抽瘪球囊。

(5)支架内弥漫性再狭窄:支架应用日益普遍,支架内再狭窄是一大难题。弥漫性支架内再狭窄单纯行 PTCA 的再狭窄率很高,debulking 这样的病变后影像结果满意,有些报道支架内弥漫性再狭窄旋磨的再狭窄率为 30%,因此,目前对于支架内再狭窄可以选择旋磨。

(6)置入支架前 debulking 复杂病变:置入支架前,对于钙化或复杂病变进行旋磨,容易将支架送到位,且扩张后支架很好地展开。有研究证明,旋磨较单纯置入支架可以降低再狭窄,但也有研究不支持。

2.旋磨术的禁忌证

(1)急性心肌梗死:急性心肌梗死时冠状动脉病变或斑块有溃疡形成或斑块内血栓存在。在发生急性冠状动脉综合征时,斑块常常伴有溃疡形成和存在血栓。由于这种溃疡斑块的特有性质,旋磨头会发生偏离,而且磨碎的血栓可以释放血管活性物质。理论上,旋磨会加重血栓倾向和加重慢血流状况。因此,在旋磨的大多数随机研究和多中心登记中一般不包括含有血栓的溃疡性病变。如果急性冠状动脉综合征的罪犯病变难以扩张或球囊不能通过,也可以考虑选择使用旋磨,辅以血小板 GP II b/ III a 受体拮抗药为宜。一般而言,对于急性冠状动脉综合征的患者,如果斑块有溃疡和血栓形成,最好避免使用旋磨术。

(2)螺旋性夹层病变:理论上,旋磨头可缠绕夹层撕裂片扩大夹层而出现并发症,故出现螺旋夹层时,应避免使用旋磨术。

(3)存在退行性变的大隐静脉旁路血管病变:静脉桥血管 PTCA 时,病变处碎屑的脱落常常形成栓塞。存在退行性变时旋磨会增加栓塞的发生。因此对弥漫性桥血管病变,旋磨术应属禁忌。

(4)极度呈角病变:对于角度极大的病变,旋磨术会伤及深层管壁,甚至引起穿孔,故应避免使用。

(5)弥漫性病变:早期的研究证明,对于弥漫性病变施行旋磨术并发症高,常常出现血流缓慢。但旋磨装置的改进使长病变的治疗成为可能。以下措施可以提高旋磨术的安全性:①每次旋磨持续时间短(<15s);②每次旋磨间隔时间长;③冲洗液中加入血管扩张药。由于血流缓慢的危险性增加,对于 15~20mm 的病变,不应使用旋磨术。对于 15~25mm 的病变和钙化病变,应注意操作的每个细节,仅限于有经验的术者。

(6)伴有左心功能不全的病变:有学者报道,旋磨术可以使左心节段性室壁运动异常加重。由于存在一过性恶化室壁运动的可能,故对于有严重左心室功能异常的患者应慎重。在进行旋磨时,最好监测肺动脉压和主动脉内球囊反搏装置备用。

3.并发症

(1)1.8%~9.5%的病例会发生血流缓慢:若为持续性血流缓慢,9%的患者会发生 Q 波心肌梗死,33%的患者会发生非 Q 波心肌梗死;在大的斑块负荷、远端血流不好及严重钙化的长病变,常常容易发生血流缓慢。多变量分析表明,2 周内发生心肌梗死、靶病变为梗死相关血管、有高血压病史、长病变及总旋磨时间长,血流缓慢发生率最高。血流缓慢的病因不十分明确,可能由于旋磨的小碎屑阻塞了毛细血管床的远段、小动脉痉挛及血小板激活。

(2)旋磨术也可导致冠状动脉夹层和穿孔:夹层的发生率为 13%,其中 73%在旋磨头通过狭窄引起,余在辅以 PTCA 后发生。以弯曲血管、偏心性病变、较长病变多见,其中 14%的夹层会发生急性闭塞。旋磨术急性闭塞的发生率相对较低,一般为 1.4%~7.8%。冠状动脉的穿孔发生率为 1.4%,病变位于弯曲处容易发生。一旦发生明显穿孔,应用鱼精蛋白中和肝素,并可扩张球囊封住穿孔。进一步治疗有赖于穿孔的大小、是否封住及患者的血流动力学状态。小的穿孔往往非手术治疗可以成功,但应警惕迟发性心脏压塞。大的穿孔有时需急诊外科修补。

总之,旋磨装置通过自身特有的机制增加了 PTCA 的成功率和 PTCA 的适应证,对于某些病变的介入治疗,旋磨术起到了对 PTCA 的补充作用。但仍存在问题,主要为:①费用高;②再狭窄率高。其在介入治疗的确切地位仍有待于进一步研究。

第五节　老年冠心病介入治疗并发症处理

与青年人群相比,老年冠心病患者介入治疗相关的并发症发生率均较高,处理更加棘手,下面对老年冠心病介入治疗主要并发症及处理方法进行分述。

一、冠状动脉损伤并发症

1.死亡、AMI、急诊 CABG　死亡是指 PCI 后至出院前住院期间的死亡。AMI 是指 PCI 后有下列任何一种 AMI 证据:①心电图两个以上相邻导联出现 ST 段抬高及 ST-T 的动态演变、病理性 Q 波形成或出现新的完全性 LBBB;②连续测定心肌酶 CK-MB 或总 CK 异常升高,测定值≥正常高限值的 3 倍。急诊 CABG(emergency CABG)是指在药物治疗或 IABP 不能控制的心肌缺血(或胸痛)或已有心源性休克的状态下进行的 CABG,包括在送入手术室途中经历心肺复苏的抢救性 CABG(salvage CABG)。无上述紧急情况,但为将发生不良后果的机会降至最低程度而需在本次住院期间完成的非择期又非急诊的 CABG 称为紧急性 CABG(urgent CABG)。死亡、AMI 和急诊 CABG 是老年冠心病介入治疗最严重的并发症,是冠状动脉损伤导致急性闭塞或濒临闭塞的结果。冠状动脉一旦急性闭塞或濒临闭塞(血流≤TIMI 2 级)将导致严重心肌缺血,表现为剧烈胸痛,心电图示 ST 段抬高或压低、房室传导阻滞或室性心律失常(包括频发室性期前收缩、室性心动过速),甚至出现心室颤动;严重时(如左心功能低下或冠状动脉近端闭塞、大面积心肌缺血)立即出现血压降低、心率减慢、心室停搏而死亡。冠状动脉急性闭塞的治疗关键是迅速使闭塞的冠状动脉恢复血流。应首先在冠状动脉内注射硝酸甘油解除冠状动脉痉挛。若为冠状动脉夹层,应紧急置入支架;若为支架近、远端夹层,应置入新支架覆盖夹层部位。由冠状动脉血栓形成或栓塞引起的急性闭塞,通常可通过球囊扩张使之再通。这类患者若不能在短时间内恢复冠状动脉血流,需在 IABP 和升压药的支持下行急诊 CABG,否则将导致 AMI 或死亡。

2.冠状动脉穿孔和心脏压塞　发生率约为 1%,若诊断和处理不及时,可危及患者生命。冠状动脉穿孔常发生于小分支和末梢血管,其原因多数是钢丝(特别是亲水涂层和中等硬度以上的钢丝)直接穿出,或球囊在闭塞病变的假腔内或桥状侧支内扩张,或斑块消蚀器械过硬、血管相对小而弯曲导致直接损伤。冠状动脉穿孔可产生心脏压塞,应先用球囊在血管穿孔近端长时间扩张,封堵破口,阻止血液漏入心包,再通过静脉注射鱼精蛋白中和肝素的抗凝作用,这对小穿孔往往能奏效;若无效可置入带膜支架(在大血管内)覆盖破口或用缠绕塞栓堵出血口(小血管和末梢)。若出现心脏压塞则在维持血流动力学稳定(扩容并应用升压药,如多巴胺)的情况下立即行心包穿刺引流或外科心包切开引流术。

3.无复流现象　无复流现象是指 PCI 后冠状动脉原狭窄病变处无夹层、血栓、痉挛和明显的残余狭窄,但血流明显减慢(TIMI 0~1 级)的现象;若血流减慢为 TIMI 2 级时称为慢血流现象。发生率为 1%~5%。多见于血栓性病变(如 AMI)、退行性大隐静脉旁路移植血管病变的介入治疗和使用斑块旋磨术、旋切吸引导管及人为误推入空气时。临床表现与冠状动脉急性闭塞相同。发生无再复现象时病死率增高 10 倍。其产生机制尚不清楚,可能与微循环功能障碍有关,包括痉挛、栓塞(血栓、气栓或碎片)、氧自由基导的血管内皮损伤、毛细血管被红细胞和中性粒细胞堵塞及因出血所致的心肌间质水肿。治疗措施:①冠状动脉内给予硝酸甘油和钙拮抗药(维拉帕米 0.1~0.2mg,总量 1.0~1.5mg;或地尔硫䓬 0.5~2.5mg,总量 5~10mg);②循环支持(包括多巴胺升压、IABP),维持血流动力学稳定;③若为气栓,可通过引导导管加压注入动脉血,清除微循环内气栓子。

4.分支闭塞　分支闭塞较常见。小分支闭塞可无缺血症状,大分支闭塞则可引起严重的后果,如 AMI、急诊 CABG 或死亡。分支闭塞应以预防为主,原则上根据分支大小和分支开口本身有无病变来确定是否使用双钢丝技术保护分支,或对吻球囊技术扩张分支。对分支病变置入支架时应选用侧孔大的支架以免影响分支;分支一旦闭塞,应再行扩张。分支病变处置入 Y 形或 T 形支架,因技术复杂、易损伤冠状动脉主支和再狭窄率很高,已很少使用。

二、穿刺血管损伤并发症

主要是因穿刺血管(包括动、静脉)损伤或局部损伤导致。

压迫止血不当产生的夹层、血栓形成、栓塞、出血、血肿、假性动脉瘤和动静脉瘘等并发症,可引起严重后果。穿刺动脉血栓形成可致动脉闭塞,产生肢体缺血坏死,需立即行外科手术修补或取栓;穿刺静脉血栓形成或栓塞可引起致命性肺栓塞,应给予抗凝或溶栓治疗;穿刺部位出血、巨大血肿应及时发现并处理,包括输血和压迫止血,必要时行外科修补止血。经腹动脉穿刺途径者应警惕并及时发现腹膜后出血和血肿,其主要表现有低血压或休克,背部或下腹部剧烈疼痛,腹股沟上部肌张力增高、压痛,血细胞比容降低 5% 以上。腹部超声或 CT 可确诊腹膜后血肿。80% 的腹膜后血肿可经输血等非手术治疗而好转,不需手术处理。应当注意及时发现穿刺局部的假性动脉瘤和动静脉瘘。假性动脉瘤经局部加压多可治愈,压迫不愈合者应外科手术修补;动静脉瘘分流量较大者亦应手术修补。

三、非血管并发症

非血管并发症是指与血管损伤无关的全身并发症,包括低血压、脑卒中、心功能损害和对比剂肾病。PCI 术后低血压很常见,主要是低血容量、血管扩张和严重并发症的结果,最常见的原因有血容量不足、失血、血管神经性迷走反射和血管扩张药(如硝酸甘油)过量等,少见的原因有 PCI 术后冠状动脉急性闭塞、冠状动脉破裂穿孔致心脏压塞、急性肺栓塞和严重的过敏反应,应及早做出诊断和治疗。治疗原则为扩容(生理盐水或糖盐水)、使用血管活性药物和对因处理。脑卒中包括血栓栓塞和脑出血。栓子可来自冠状动脉近端血栓病变或颈动脉、升主动脉和头臂动脉损伤及介入器械形成的血栓,也可是进入引导导管的气栓。故术中应适度抗凝,操作轻柔和规范。对高血压患者应有效控制高血压。在左心室功能低下或心力衰竭患者的介入治疗操作过程中可出现心功能恶化,诱发急性肺水肿,应重点予以预防。术前应纠正心力衰竭,术中和术后控制输液量,并酌情给予利尿药。肾功能损害或对比剂肾病(contrast agent nephropathy)是指在 PCI 后出现的急性肾功能不全,血肌酐>176.8μmol/L(2.0mg/dl)或比术前基础值升高>50% 或需要血液透析,在原有肾功能受损和糖尿病肾病的患者多见,是 PCI 后较为常见的、潜在的严重并发症。一般均表现为暂时性血肌酐升高,但尿量不减少;少数患者也可发展到少尿性肾衰竭伴氮质血症,需要行血液透析治疗。造成肾衰竭的原因包括原有肾功能受损、糖尿病肾病、低血容量、左心功能低下及造影剂用量过大,少见的原因有血管紧张素转化酶抑制药(ACEI)诱发的肾缺血、肾动脉粥样硬化斑块脱落引起的栓塞、降主动脉夹层和 IABP 放置位置过低影响肾血流。肾功能损害的治疗除针对病因外,药物治疗以扩容、利尿为主,还可给予低剂量多巴胺扩张肾血管、增加肾血流。

第六节　老年冠心病患者术后管理

一、术后用药

术后阿司匹林 100mg/d 长期维持。接受 BMS 的患者术后合用氯吡格雷或替格瑞洛的双联抗血小板药物治疗至少 1 个月,最好持续应用 12 个月。置入 DES 的患者双联抗血小板治疗至少 12 个月。但对 ACS 患者,无论置入 BMS 或 DES,双联抗血小板药物治疗至少持续应用 12 个月。双联抗血小板药物应用过程中应监测并预防出血。

二、术后观察

1. 严密观察血压、心率、心律等生命体征及尿量情况,注意血容量是否充足。

2. 注意穿刺局部有无出血、血肿,经股动脉径路者应注意足背动脉搏动情况,并警惕腹膜后血肿的发生。

3. 常规复查全导联心电图并与术前比较,有疑似心绞痛症状时应随时复查心电图变化。介入治疗后不少患者主诉有胸痛(或胸部不适)症状,心电图改变有助于识别有血管急性闭塞风险的患者。当术后出现心绞痛或缺血性心电图改变时,应根据血流动力学是否稳定、缺血范围大小及进一步处理的可能性个体化地决定进一步治疗方案。

4. 监测血清心肌损害标志物水平:介入治疗后 5% ~ 30% 的患者血清心肌损害标志物水平增高,其发生机制包括分支闭塞、远端血管栓塞、内膜撕裂、冠状动脉痉挛等。这些患者以后发生心脏事件的危险增高。术中及术后有可疑缺血征象者应及时检查心肌损害标志物 TnT 或 TnI、CK-MB、CK。术后 6 ~ 8h、术后 24h 分别取血进行系列检查,能准确检出小范围心肌梗死。如 CK-MB 达到正常高限 3 倍以上者应按 AMI 处理,并做进一步观察。

5. 有肾功能障碍和糖尿病的患者应监测有无对比剂肾病,对比剂用量较大及 72h 内再次使用对比剂者也应检查肾功能。如有可能,术前 24 ~ 48h 至术后 48h 内应停用有肾毒性的药物(某些抗生素、非甾体抗炎药、环孢素等)。

第七节　老年女性冠心病介入治疗要点

随着年龄的增长,冠心病患者中女性比例增加。荟萃分析表明,女性冠心病患者的年龄更大,并存糖尿病、高血压病等更多,不稳定型心绞痛和充血性心力衰竭更多见。由于老年女性冠心病患者较男性合并临床危险因素多,冠状动脉粥样硬化性病变更弥漫、严重,且女性患者小冠状动脉(冠状动脉直径<3mm)病变更多见,这些都是影响老年冠心病患者预后的重要因素。因此,我们要更加关注老年女性冠心病的介入治疗。

一、指征

老年女性冠心病患者中介入治疗的应用主要根据临床情况,主要指征如下。

1.缓解心绞痛　既往的研究指出,老年女性患者如果 PCI 治疗成功,75% 可以获长时间心绞痛缓解。尤其是对于药物控制心绞痛不佳者,PCI 可以明显改善其生活质量。某些药物治疗失败及不能接受旁路移植术的老年患者,也可以考虑试行PCI。

2.治疗急性心肌梗死　PCI可以有效治疗老年女性急性心肌梗死的患者,罪犯血管的开通率高达74%~91%,尤其是高龄女性患者(>75岁)、合并严重高血压、脑卒中等存在溶栓禁忌证,可行急诊PCI。对老年女性急性心肌梗死患者行急诊PCI治疗,可以明显提高患者的生存率。

3.改善心肌缺血　由于女性患者胸痛等症状不如男性患者典型,其可以表现出无症状性心肌缺血,而以心律失常或心力衰竭等主要表现就诊,当行冠状动脉造影术证实冠状动脉严重狭窄时,行PCI治疗解除狭窄,改善心肌供血,对应的心律失常或心力衰竭等得到缓解,提高生活质量。

二、术前准备及评估

老年女性PCI术前准备如前面所述老年冠心病患者PCI术前准备(在此不再详细阐述),完善相关检查包括心功能评估、心肌缺血分布、存活心肌检查,对于慢性闭塞病变的患者要行术前冠状动脉CT明确闭塞段远端血管情况、闭塞段起始端和终止端、确定闭塞的长度及钙化情况,指导手术;术前还要化验血常规明确是否合并贫血、肾功能是否正常,对于肾功能异常的患者,必要时进行术前水化。老年女性患者中低体重的比例相对偏高一些,多数合并高血压病、糖尿病等,因此应合理评估出血、缺血风险。目前主要应用GRACE评分来评价缺血风险,CRUSADE评分来估计出血风险。减少围术期并发症。

三、术中处理

对于严重左心室功能低下或在对提供侧支循环的冠心病介入治疗时,应做辅助循环支持,如置入主动脉内球囊反搏。

在介入治疗时,应仔细选择指引导管,避免影响冠状动脉血流。对于有可能发生心脏传导异常的患者(如右冠状动脉介入治疗时),必要时需预防性临时起搏。老年女性冠心病患者行介入治疗时,最理想的是建立完全性血运重建,但是由于操作过程复杂,手术时间较长,对比剂用量较大等原因,易导致多种相关并发症。因此,目前大家还是主张对于老年尤其是高龄患者主要对罪犯血管进行介入治疗,实在必要时再分次行PCI术。关于完全血运重建与不完全血运重建,分次还是一次血运重建,前面已有详细阐述。

对于存在冠状动脉弥漫病变或严重钙化的病变,要合理应用新技术。严重钙化病变,置入支架困难时,可应用冠状动脉内旋磨术;对于左主干或分叉病变可合理应用血管内超声技术指导手术。在多支严重病变的老年女性患者中,难以确定罪犯血管时,可以借助FFR进行判断。

(杨　滨)

参 考 文 献

中华医学会心血管病学分会,中华心血管病杂志编辑委员会.2013.抗血小板治疗中国专家共识.中华心血管病杂志,41(3):183-194.

Courtis J,Rodes-Cabau J,Larose E,et al.2009.Usefulness of coronary fractional flow reserve measurements in guiding clinical decisions in intermediate or equivocal left main coronary stenoses.Am J Cardiol,103(7):943-949.

Hannan EL, Racz M, Holmes DR, et al. 2006. Impact of completeness of percutaneous coronary intervention revascularization on long-term outcomes in the stent era. Circulation, 113(20): 2406-2412.

Jang IK, Tearney GJ, MacNeill B, et al. 2005. *In vivo* characterization of coronary atherosclerotic plaque by ues of optical coherence tomogrphy. Circulation, 111(12): 1551-1555.

Kitabata H, Tanaka A, Kubo T, et al. 2010. Relation of microchannel structure identified by optical coherence tomograghy to plaque vulnerability in patients with coronary artery disease. Am J Cardiol, 105(12): 1673-1678.

Kume T, Akasaka T, Kawamoto T, et al. 2006. Measurement of the thickness of the fibrous cap by optical coherence tomography. Am Heart J, 152(4): 755.

Mclellan CS, Ghali WA, Labinaz M, et al. 2005. Association between completeness of percutaneous coronary revascularization and postprocedure outcomes. Am Heart J, 150: 800-806.

Pijls NH, van Schaardenburgh P, Manoharan G, et al. 2007. Percutaneous coronary intervention of functionally nonsignificant stenosis: 5-year follow-up of the DEFER Study. J Am Coll Cardiol, 49(21): 2105-2111.

Varani E, Aquilina M, Balducelli M, et al. 2009. Percutaneous coronary intervention in octogenarians: Acute and 12-month results in a large single-centre experience. Catheter Cardiovasc Interv, 73(4): 449-454.

第4章
老年心血管疾病合并肾病围术期处理

第一节 慢性肾病流行病学特点和预防

慢性非感染性疾病已经成为人类面临的主要健康问题和死亡原因。WHO 在 2005 年的报告中指出:全球死亡人数 0.58 亿人中有 0.35 亿人死于慢性病。其中心血管疾病、慢性肾脏病(CKD)、糖尿病是目前关注的焦点,而这三者在疾病的转归上互为促进。北京市 18 岁以上城、乡人群中慢性肾脏病(CKD)的患病率达到 13%。美国国家健康研究所的一项调查表明:1999—2000 年 20 岁以上成年美国人中慢性肾脏病的患病率已达 13%,较 1988—1994 年上升 30%。

慢性感染性疾病治疗应以预防为主。当前慢性肾脏病的防治面临费用昂贵、高并发症、低知晓率等情况。慢性肾衰竭的肾替代治疗挽救了大批患者生命,提高了患者的生活质量,但是日益增长的患病人群造成透析医疗费用的飞速增长,无论是社会和家庭都难堪重负。占全球人口80% 的发展中和欠发展国家仅占透析人群的 10%,多数终末期肾病患者得不到透析治疗机会。

另外,慢性肾脏病高并发症发生率也是难题。据我国 1999 年透析登记资料,患者死亡原因 50% 以上为心血管并发症。第七次美国高血压联合报告及美国心脏学会的研究报告中均已明确提出肾脏病是心血管疾病的独立高危因素。在对北京市石景山区中老年人群调查中也验证了这一点。因此,对于 CKD 的二级预防已引起临床医务工作者广泛重视。多个研究证明在 CKD 早期通过治疗高血压、降低尿蛋白、纠正贫血、高血脂和钙磷代谢紊乱等措施,可以有效减少肾功能损害,降低心血管并发症。慢性肾脏病防治模式也由重治疗转变为预防、诊疗并重。CKD 的早期诊断和防治已经成为全球性公共卫生事件。

对 CKD 的一级预防关注度也日益增高。肾小球的高滤过状态可以导致 CKD 的发生,这些血流动力学改变经过 10 年左右可导致微量蛋白尿。微量蛋白尿不仅是肾小球高滤过状态的后果,也是全身性内皮细胞损伤在肾血管的表现,可以说糖尿病和高血压是预测肾脏和心血管受累及终点事件发生的表现。但目前对 CKD 一级预防所面临的疑难之处在于:明确预防对象;合理治疗手段。这都需要更进一步的临床和实验研究探索。

第二节 对比剂肾病发病机制

当前心血管疾病患病率日益升高,心血管疾病的介入诊疗成为临床医师一个必不可少的有力武器,其中对比剂的使用及其诱发的对比剂急性肾损伤(contrast induced-acute kidney injury,CI-AKI)也逐渐引起重视。尤其是老龄化和多种慢性疾病的交织(心血管疾病、糖尿病、慢性肾脏病)更加重了医患对 CI-AKI 的担忧。

对比剂肾病(contrast induced nephropathy,CIN),亦称对比剂急性肾损害(CI-AKI),是指排除其他肾脏损害因素使用对比剂后 2~3d 发生的急性肾功能损害。目前本病尚无统一诊断标准,一般认为血清肌酐(Scr)水平较使用对比剂前升高 25%~50% 或升高 0.5~1mg/dl 便可诊断。

使用对比剂后部分患者可表现为一过性尿检异常(轻度蛋白尿、颗粒管型、肾小管上皮细胞管型等)及尿酶升高、尿渗透压下降、尿糖、尿钠排泄增加等,Scr 通常于造影后 24~48h 升高,峰值出现在 3~5d,7~10d 后恢复到原水平。CIN 多表现为非少尿型急性肾衰竭,故造影后 2~5d 如果忽略检查尿及肾功能容易造成漏诊。多数 CIN 患者肾功能可于 7~10d 后恢复,部分患者(<2.6%)需短暂透析维持,其中 25%~30% 的患者将存在长期肾功能损害,另有 10% 的患者需长期透析治疗。

对比剂肾毒性发生的病理机制目前尚不十分明确,一般认为与对比剂的直接肾毒性作用、继发肾血流动力学改变和肾小管阻塞有关。

一、药物性肾损害的主要机制

1.急性肾小管坏死或肾小管损伤　是药物性肾损害最常见的表现之一。急性肾小管损伤主要表现为肾小管上皮细胞肿胀、空泡变性、脱落和细胞凋亡。药物性肾损害程度较轻时,表现为急性肾小管损伤,损伤较重时表现为急性肾小管坏死。同一药物引起的肾损害可以同时引起急性肾小管损伤和急性肾小管坏死,或在受损早期表现以急性肾小管损伤为主,受损晚期以肾小管坏死为主。引起急性肾小管坏死或急性肾小管损伤的药物中以氨基糖苷类药物最为常见。其他如头孢菌素、两性霉素 B、万古霉素、对比剂、重金属(汞、铅等)、顺铂等也可引起。急性肾小管损伤和急性肾小管坏死均表现为急性肾衰竭。

2.急性间质性肾炎　药物引起的急性间质性肾炎常伴有皮疹、关节痛、发热等全身症状,但也可不伴上述症状。患者可有肾增大,肾间质广泛细胞浸润,个别情况下可伴有肾小管损伤。引起急性间质性肾炎的药物以青霉素较为常见,尤以半合成青霉素引起者最为常见,多于用药后 1~2 周发病。其他如头孢菌素 A、巯甲丙脯酸、青霉胺、利福平、西咪替丁、别嘌醇、喹诺酮类、尹米配能等也可引起急性间质性肾炎。任何可引起过敏的药物均有可能伴发急性间质性肾炎。

3.肾前性急性肾衰竭　能够引起肾前性急性肾衰竭的药物有多种,如非固醇类抗炎药、血管紧张素转化酶抑制药、环孢素 A、对比剂等。非固醇类消炎药对已有肾损害者或老年人可引起肾小球滤过率下降。转化酶抑制药可引起肾动脉狭窄(尤其双侧肾动脉狭窄或移植肾动脉狭窄)、严重肾动脉硬化者肾小球滤过率急剧下降。对比剂能够引起血管收缩,导致肾脏缺血的发生,使肾小球滤过率下降,进而引起肾衰竭的发生。

4.梗阻性急性肾衰竭　引起的药物有磺胺、甲氨蝶呤、无环鸟苷、对比剂、二甲麦角胺新碱等。这些药物的结晶可阻塞肾小管或集合管,造成"肾内阻塞性"急性肾衰竭。

5.慢性间质性肾炎　药物引起的慢性间质性肾炎其肾脏病理变化主要表现为间质纤维化、肾小管萎缩和局灶性淋巴单核细胞浸润。严重者可伴有局灶或完全性肾小球硬化。慢性间质性肾炎临床症状常不典型,往往通过实验室检查发现慢性肾衰竭。引起慢性间质性肾炎的药物以镇痛药较为常见,其他如某些非固醇类抗炎药。某些金属制剂(顺铂、锂、铅、汞、镉等)、硝基化合物、甲氨蝶呤等也可引起慢性间质性肾炎。

6.肾小球疾病 药物引起的慢性或急进性肾小球疾病有以下几种:①微小病变型肾病,引起的药物有转化酶抑制药、非固醇类抗炎药;②局灶-节段性肾小球硬化,如海洛因等引起;③膜性肾病,如青霉胺、转化酶抑制药、金制剂、汞制剂等引起;④急进性肾小球肾炎,如青霉胺、碳氢化合物等引起。

7.肾小管功能损害 包括肾小管转运障碍所引起的电解质紊乱(低钾血症、高钾血症、低钠血症等)、肾小管酸中毒等。这类药物主要有四环素、两性霉素、环孢素、转化酶抑制药、利尿药(氨苯蝶啶、呋塞米等)、链霉素、重金属,以及其他引起急、慢性间质性肾炎的药物,均可导致肾小动脉和毛细血管损害。

8.肾血管损害 如环孢素 A 等,可引起肾小动脉和毛细血管损害,致血压升高和肾功能损伤。如氟尿嘧啶、丝裂霉素、环孢素 A 等引起的微血管病变和溶血性贫血,酷似溶血-尿毒综合征,还有的药物可引起系统性血管炎、致死性肾小球肾炎和急性肾衰竭。

9.其他 某些药物(如肼屈嗪、普鲁卡因胺、苯妥英钠、他巴唑等)可致狼疮样综合征,其表现与系统性红斑狼疮相似,但累及肾脏者较少。有的药物可引起抗利尿激素增多,致抗利尿激素过多综合征,远端小管水重吸收过多引起水肿、低钠血症等(如巴比妥、苯妥英钠、长春新碱、环磷酰胺、氯磺丙脲、噻嗪类利尿药、安妥明、某些麻醉药等)。

二、不同药物引起 ARF 的机制

1.变态反应介导的药物过敏反应 主要包括Ⅰ型、Ⅱ型及Ⅳ型变态反应。某些抗生素(尤其青霉素类及头孢菌素类药物)及其他药物可引起过敏性休克,即Ⅰ型变态反应而造成 ARF,这与患者的特异体质有关,与药物剂量无关。药物为抗原或半抗原,进入体内后可致免疫反应,造成免疫性溶血(Ⅱ型变态反应)导致溶血危象。引起 ARF 药物也可损害肾小管上皮细胞而产生自身抗原,进一步刺激机体产生抗肾小管基底膜抗体,引起肾小管免疫损伤及小管间质性疾病,导致 ARF。

另外,某些药物引起Ⅳ型变态反应,表现为药物疹和(或)急性间质性肾炎(多表现为ARF),此时主要是通过细胞免疫介导,肾间质浸润的细胞主要有 CD4$^+$ 或 CD8$^+$T 细胞和嗜酸性粒细胞。这些药物主要有磺胺药、二甲氧基青霉素、头孢菌素、别嘌醇、利福平、苯妥英钠等。药物引起的急性间质性肾炎日益受到重视,其临床表现为发热、皮疹、关节痛、淋巴结肿大、血、尿中嗜酸性粒细胞增多,少量蛋白尿及肾衰竭等,但许多病例仅有肾脏损害而无肾外症状,需行肾活检才能确诊,病理检查示肾小球基本正常,肾小管呈现不同程度的病变,如间质局灶或弥漫单个核细胞浸润、嗜酸性粒细胞浸润和非干酪样肉芽肿等,提示药物介导的肾间质迟发变态反应。有些药物在发生变态反应过程中,可能同时或先后涉及前述的两种类型的变态反应,而药物引起Ⅲ型变态反应导致肾衰竭者相对少见。

2.药物肾毒性的直接作用 许多药物主要以原型或其代谢产物从肾脏排泄,而某些药物的原型或代谢产物具有肾毒性。肾小管近端上皮细胞的刷状缘对肾毒性药物非常敏感,同时肾小管上皮细胞多种酶的活性可被巯基结合物抑制或灭活,从而导致功能受损,引起上皮细胞变性坏死,甚至引发 ARF。这类损伤的发生常与药物剂量过大、疗程过长及肾毒性药物联合使用有关。各类药物造成肾毒性的机制不同。如氨基糖苷类抗生素主要损伤肾小管上皮细胞内溶酶体，抑制 Na^+-K^+-ATP 酶及 DNA 合成，产生过氧化物导致细胞坏死。汞剂则是许多酶的非特异性抑制药，而顺铂肾毒性可能与硫氨基代谢及氧化物损害有关。直接导致肾小管损伤、坏死的药物常见的有氨基糖苷类抗生素、头孢菌素类抗生素、对比剂、金属类（含汞、铋、砷、银及铁剂）、麻醉药（甲氧氟烷等）、磺胺类、万古霉素、多黏菌素、抗肿瘤药物（顺铂）、乙酰唑胺等，以前三者最常见。近年来有报道中草药如木通、雷公藤、厚朴、防己、苍耳子、朱砂等用量过多可引起 ARF。

3.肾血流动力学改变　药物可通过降低有效循环血容量、影响肾素-血管紧张素-醛固酮（R-A-A）系统及前列腺素代谢、损伤内皮细胞功能等途径使肾血流动力学改变，甚至使肾丧失自我调节能力，导致 ARF。利尿药造成有效血容量下降，若下降过快则导致肾前性 ARF，进而发展成急性肾小管坏死。血管紧张素转化酶抑制药抑制 R-A-A 系统，通过扩张肾出入球小动脉的程度不同，从而降低血压及肾小球内压，起到治疗和延缓肾病进展的作用，但在老年患者及脱水、肾血管性高血压时应用易导致 GFR 急剧下降诱发 ARF。非类固醇类抗炎药（NSAIDs）通过抑制环氧化酶，减少前列腺素的合成能够导致肾缺血，肾缺血会继发地引起血中儿茶酚胺、加压素上升，造成肾小动脉及肾小球系膜细胞收缩，GFR 进一步下降而引起ARF。研究发现，对比剂能够通过减少内皮细胞 NO 的合成，造成肾缺血，同样会导致 ARF 的发生。环孢素诱发 ARF 机制有：激活 R-A-A 系统及交感神经兴奋作用，引起血管收缩；使TXA2 及内皮素合成增多；心房肽分泌减少。

4.肾小管阻塞　肾小管在酸化过程中 pH 改变可影响某些药物的溶解度，使药物易在肾小管内沉积引起肾小管阻塞，如磺胺类药物、甲氨蝶呤、乙酰唑胺、无环鸟苷、6-巯基嘌呤及 X线对比剂均可引起药物晶体沉积而导致 ARF；某些药物引起溶血，大量血红蛋白可阻塞肾小管；化疗引起肿瘤细胞大量破坏，产生急性高尿酸血症，尿酸结晶阻塞肾小管而致 ARF；肾毒性药物造成小管上皮细胞极性变化，细胞坏死脱落形成细胞管型阻塞小管，引起肾小管液回漏，同样导致 ARF。

5.渗透性损伤　过量应用低分子右旋糖酐、甘露醇及离子型对比剂等，由于渗透作用，在其经肾滤过后在肾小管内造成高渗，使远曲小管细胞损伤，引起渗透性肾病。近年有报道大剂量静脉输注丙种球蛋白引起 ARF，认为与高渗透损伤有关。

6.其他　少数药物可导致过敏性血管炎。肾小动脉和毛细血管内血栓形成或泌尿系统排尿梗阻而引起 ARF。6-氨基己酸治疗 DIC 时能引起肾小动脉及毛细血管血栓形成，导致 ARF，由于其尿中浓度明显增高，可抑制尿激酶活性，可产生不溶性血凝块而阻塞输尿管导致 ARF。严重的药源性尿潴留久之亦可引起 ARF。少数药物可引起腹膜后纤维化压迫输尿管致肾衰竭等。

三、血流动力学因素导致肾功能损害

动物实验表明，注射对比剂后可见肾血管短暂扩张，血流量明显增加。随后出现较持续的肾血管收缩，肾血流量下降造成肾灌注损伤。离体肾灌注实验发现，对比剂直接引起肾血管阻力增加，肾灌流量下降；实验还发现，对比剂注入可直接引起肾血管收缩和肾小球滤过率下降；高渗对比剂对肾血流的改变呈双相反应，开始肾血管扩张，肾血流增加，既而持续强烈肾血管收缩，肾血流减少导致肾缺血，其机制可能由于对比剂引起渗透性利尿后，反射性引起肾素释放增加所致。肾小球的损伤可通过蛋白尿的出现得到证实,此外,尿液中肾小管酶的增加(酶尿)是肾小管受损伤的直接证据。离体肾灌注研究观察到,灌注对比剂后近端小管上皮细胞有空泡形成,尿钠排泄分数增加。Heman 等在亨利袢观察到了对比剂所致的显著组织学损害。体外培养肾小管细胞进一步证实,对比剂对肾小管细胞有直接毒性作用,其机制可能与破坏肾小管上皮细胞线粒体完整、干扰细胞代谢有关。阻塞性肾病变可能与对比剂分子在肾小管内沉淀、尿内蛋白质含量异常及肾小管细胞的碎片出现有关。目前认为上述因素中肾髓质缺血是对比剂引起肾毒性作用的一个重要原因。大剂量或高浓度的对比剂可直接作用于肾小管上皮细胞,引起肾小管上皮细胞坏死,尿酸盐结晶或 Tamm-Hosfall 蛋白沉积阻塞肾小管,同时对比剂的肾小管毒性还可引起近端肾小管细胞质空泡化,破坏肾小管细胞线粒体的完整,干扰细胞氧化代谢。

四、对比剂肾病发病机制——渗透压理论和黏度理论

对比剂肾病的发病机制至今仍不完全清楚,目前普遍认为对比剂肾病是由多因素共同作用造成的,包括对比剂引起肾血流动力学异常,使肾髓质外层血流量降低并且对肾小管细胞具有直接毒性作用等。但对于对比剂肾病发病机制中那种因素占主导地位仍存在争议,争论的焦点主要集中在两种学说,一是渗透压学说,另一种为黏滞度学说。这两种学说也反映了对比剂的两种特性(渗透压和黏滞度)对肾功能的影响。

1.渗透压学说　目前临床应用的含碘对比剂除了碘克沙醇外,其余的渗透压均显著高于血浆渗透压,即使目前心血管介入方面应用最广泛的所谓低渗对比剂,其渗透压仍然是血浆渗透压的 2~3 倍。

高渗透压致对比剂肾病的主要原因为肾髓质缺血,机制如下:①对比剂可使肾小管内液体渗透压显著上升,髓袢升支粗段致密斑细胞感受到肾小管内渗透压变化,通过管球反射,使肾小球血管收缩,肾小球滤过率下降;②对比剂高渗性引起红细胞变形能力降低,导致肾髓质血黏滞度增加;③高渗对比剂刺激血管内皮释放血管活性物质(内皮素、腺苷等),引起肾髓质血管收缩。上述三种作用途径最终导致肾髓质缺血,引起肾功能损害。

Nygren 等在对静脉肾盂造影的研究证实,高渗对比剂可使肾血浆流量显著下降,并且高渗对比剂的致血管收缩作用比低渗对比剂强。研究发现,血浆内皮血管收缩素水平与肾内血管收缩程度一致,在对比剂注射后 5min 增加,30min 回复至基线水平。

此外,对比剂的物理、化学毒性可对肾小管上皮造成直接毒性作用,还可引起尿酸盐沉积、Tamm-Horsfall 蛋白分泌和沉积,从而导致肾小管阻塞,尤其在容量不足的情况下更易发生。细胞外高渗环境还可通过氧自由基引起的氧化应激诱导肾小管上皮细胞凋亡。使用高渗对比剂后肾损伤患者的肾组织活检中可发现渗透性肾病组织学改变。最主要的特征是近端肾小管上皮细胞的空泡形成,这种改变可以是局灶性或是弥漫性。对 211 例患者 10d 内行肾动脉造影或静脉肾盂造影,进行肾组织活检,其中 47 例发现渗透性肾病变证据,29 例伴有肾小管萎缩和(或)坏死。对 34 例应用高渗对比剂行心导管术后死亡的儿童进行尸体解剖,3 例发现肾髓质坏死,4 例发现近端肾小管上皮细胞空泡形成。对比剂毒性还可导致渗透性利尿和肾性贫血。

COURT 研究(高危患者 PTCA 中应用对比剂的随机试验),共收录行 PTCA 高危患者 815 例。患者包括曾有静息时心绞痛的发作、心肌梗死或心肌梗死后缺血症状。比较等渗对比剂

碘克沙醇和低渗对比剂碘克酸盐对院内重要心脏不良事件(MACE)的影响。其结果为:碘克沙醇组的院内 MACE 发生率比碘克酸盐组低 43%($P=0.027$),心肌梗死发生率比碘克酸盐组低 55%($P=0.05$)。结论:高危患者行冠状动脉介入术,应用等渗对比剂碘克沙醇与使用低渗对比剂碘克酸盐相比,能显著降低院内 MACE 事件发生,并且发生心肌梗死的风险也显著降低。VICC 研究、NEPHRIC 研究等也得到类似结果。

2.黏滞度学说　对比剂黏滞度特性在对比剂肾病中的影响也日益得到重视。理想的含碘对比剂应该具有等渗、低黏的特性,但当前临床应用的含碘对比剂无一兼具。以碘克沙醇为例,虽然其渗透压和血浆渗透压相当,但黏滞度远远高于低渗对比剂。黏滞度学说引起肾功能损害的发病机制如下。

(1)黏滞度学说认为,血管及肾小管长度、直径及黏滞度决定血流的阻力,在红细胞不发生形变的情况下,渗透压对血流阻力无影响。正常情况下,由于超滤作用肾小管内液体的黏度比血浆黏度低,因此,肾小管对黏度变化更为敏感。黏度增加使肾小管,尤其是集合小管内阻力增加、肾间质压力增加,进而降低肾髓质血流及 GFR。而等渗对比剂的黏度明显增加,使得肾小管内阻力增加、肾间质压力增加达 50mmHg。

(2)黏度增加可使对比剂滞留时间延长。Love 等研究显示,24h 内肾皮质的对比剂滞留(由 CT 显示决定)比 24h 肌酐水平对 CIN 具有更高的预测价值。研究者发现在应用对比剂后 22~26h 进行 CT 扫描显示肾皮质中对比剂平均衰减时间与血尿素氮(BUN)和 Scr 水平的密切相关。

(3)黏度与对比剂的肾小管细胞毒性作用有关。Hardiek 等研究发现,在体外培养的条件下,渗透压相同而黏度不同的碘必乐和甘露醇对肾小管的毒性并不相同,碘必乐对肾细胞活性的抑制作用强于甘露醇。该研究还发现,碘美普尔、碘必乐、碘克沙醇、碘克酸、泛影葡胺对肾小管细胞活性的抑制作用逐渐增加,而与对比剂的渗透压并不完全相关。单体、低黏滞性的低渗对比剂毒性最小,双体、高黏滞性对比剂次之,离子型对比剂毒性最强。

(4)对于渗透压学说中强调的球管反射机制,即渗透压升高,通过球管反射引起肾小管收缩的理论,黏滞度学说认为,球管反射是通过位于髓袢升支粗段致密斑细胞膜上的 Na^+-K^--$2Cl^-$ 共同转运体感受肾小管内钠、钾及氯离子浓度变化后产生的,而其中氯离子的亲和性较低,因此在生理情况下,体内有充足的钠离子及钾离子进行转运,而氯离子的浓度是限制球管反射的关键,并非是渗透压。

Seeliger 等对预先经 12h 脱水处理的小鼠使用碘浓度相同而物理化学性质不同的两种对比剂:低渗对比剂碘普罗胺(渗透压比血浆高 2 倍),等渗而高黏滞度的碘克沙醇、非碘化物甘露醇(与碘普罗胺渗透压相同)和右旋糖酐(与碘克沙醇黏滞度相同)研究,发现两种对比剂均可使肾血流发生一过性增加,碘普罗胺和甘露醇显著增加尿液的生成,而碘克沙醇使尿量减少,同时尿液的黏度增加。只有高黏度的药物碘克沙醇和右旋糖酐使肾髓质血流量、红细胞浓度及氧分压下降。此外,碘克沙醇可延长管球反馈效应,增加血浆肌酐水平的程度大于碘普罗胺及右旋糖酐。试验证明,对比剂黏滞度在对比剂肾病的发病中起到重要作用。Seeliger 认为,正是由于碘普罗胺的渗透压比血浆渗透压略高,可以使细胞外液容量增加,容量增加也许可以使肾髓质血流量增加,而等渗对比剂则无此作用。

目前,规模最大的瑞典注册研究支持黏滞度学说的观点,研究包括57 925例行冠状动脉造影或支架置入术后的患者,其中45 485例患者应用碘克沙醇、12 440例患者应用碘克酸。统计结果显示,应用碘克沙醇的患者肾衰竭的发生率为 1.7%,而应用碘克酸的患者发生率为 0.8%(P<0.01)。并且使用碘克沙醇的患者有 0.2% 介入治疗术术后需要接受透析治疗,显著高于应用碘克酸的患者(0.1%,P<0.01)。研究结果提示,应用等渗对比剂碘克沙醇后患者出现肾衰竭及需要透析治疗的风险明显高于低渗对比剂碘克酸。但该试验为注册研究,两组患者的基线资料并不能完全匹配,碘克沙醇组患者既往存在肾功能不全病史的比例较高,可能对研究结果造成一定的影响。

近年来一些前瞻、随机、双盲临床试验的结果也为黏滞度学说提供了依据。Solomon 等发表在 Circulation 杂志上的 CARE 实验入选 414 例患者,随机分为使用等渗对比剂(碘克沙醇)及低渗对比剂(碘帕醇)两组。两组患者基线资料相似,PCI 术后血清肌酐升高 0.5mg/dl 的发生率,碘帕醇组为 4.4%,碘克沙醇组为 6.7%(P=0.39);在合并糖尿病的患者中血清肌酐升高 0.5mg/dl 的发生率,碘帕醇组为 5.1%,碘克沙醇组为 13.0%(P=0.11),并且对血清肌酐水平升高大于 50% 的发生率两组间也无明显差异(10.3% 比 15.2%,P=0.37)。此外,刚刚发表的 ICON 研究选用另一种低渗对比剂(ioxaglate),与等渗对比剂相比也得到类似的结论,PCI 术后两组患者血清肌酐升高 0.5mg/dl 的发生率并无统计学差异(15.9% 比 18.2% ioxaglate)。对于既往存在肾功能不全病史的患者,CONTRAST 研究是迄今最大的一个在接受 PCI 治疗的肾功能不全患者中评价 CIN 发生率的临床试验。该研究显示,接受冠状动脉介入治疗的慢性肾病患者,应用碘克沙醇引起的肾毒性与应用低渗对比剂碘美普尔相似。设定的情况下,两组 90d 主要不良心血管事件发生率无差异。上述三项研究均证明,虽然与碘帕醇相比,碘克沙醇渗透压较低,但并未明显降低对比剂肾病的发生率,强调了对比剂的其他特性,如黏滞度等,可能在对比剂肾病发病机制中起着重要作用。

Heinrich 等2009 年发表的一项包括 25 个随机试验的荟萃分析显示,使用 iodixanol 并不能降低对比剂肾病的发生率,对于肾功能不全的患者,动脉内注射 iodixanol 与 iohexol 相比,出现对比剂肾病的风险显著降低(RR,0.38;95% CI:0.21,0.68)。但是与其他低渗对比剂相比,使用 iodixanol 出现对比剂肾病的风险并无明显改善(RR,0.95;95% CI:0.50,1.78)。Seeliger 等的研究发现,与其他低渗对比剂相比,iohexol 对近曲小管的毒性和毛细血管充血作用较强,这也许可以部分解释在荟萃分析中应用 iohexol 与其他低渗对比剂在对比剂肾病风险的差异。

对于渗透压及黏滞度两种理论,哪种在对比剂肾病的发病机制中起主导作用至今仍无定论。两种学说均具有各自的理论基础,并且有大量动物实验及临床证据支持,因此,对比剂肾病很可能是由两者共同作用造成的。但不论是低黏度对比剂,或是等渗对比剂都不能完全避免对比剂肾病的发生,期待未来能出现显影清晰、安全、无毒的完美对比剂,彻底攻克对比剂肾病这一介入治疗难题。

第三节　急性肾损伤肾功能评价

CIN 尚无统一的诊断标准。多数文献报道,Scr 常于使用对比剂后 24~48h 升高,3~5d 出现峰值,7~10d 恢复到基线水平。目前临床试验中最常用的定义是,碘对比剂暴露后 48~72h,Scr 绝对值升高>44.2μmol/L(0.5mg/dl)或比基线升高>25%,除外长期腹膜透析或血液透析患者及其他引起急性肾功能损伤的因素(胆固醇栓塞、血栓形成、缺血、其他肾毒性药物的使用)。欧洲放射学会的定义是血管内使用对比剂后 3d 内出现的肾损伤(Scr 升高 0.5mg/dl 以上或超过基础值 25%）并排除其他原因。急性肾损伤网的定义更为严格,为 Scr 升高 0.3mg/dl 合并少尿。

从以上的定义不难看出,目前的 CIN 的诊断均基于 Scr 水平的升高和（或）发生少尿。然而,Scr 对于早期肾功能失调的诊断并不理想。首先,Scr 水平受很多非肾性因素,如体重、种族、年龄、性别、体液量、药物、肌肉代谢水平、蛋白摄入及受肾小管分泌的影响。Scr 的正常参考值范围较大,利用 Scr 监测病情的发展变化缺乏特异性。其次,由于肾脏的强大的储备功能、肾小管分泌功能的增加或其他因素,在一些严重的肾疾病如纤维化患者中 Scr 可能并不升高,因此 Scr 作为 AKI 的生物标志物缺乏灵敏性。再次,在急性肾损伤状态下,患者体内外环境不是处于稳态,Scr 水平变化滞后于肾损伤的发生,Scr 水平并不能及时反映肾功能状态。总之,由于肾的功能特点及肌酐代谢的生理影响因素,采用 Scr 作为 CIN 的诊断标志物缺乏及时性、敏感性和特异性。

上述问题增加了临床对于 CIN 的诊断、治疗的难度,也导致临床预后差异很大。另外,也增加了临床研究的难度,导致临床研究结果的变异很大,不利于研究成果的重复验证,既增加了临床研究的成本,也不利于研究成果的进一步推广应用。因此,迫切需要探索一种或几种新的标志物,像肌钙蛋白对于急性心肌梗死的诊断和对治疗的评价一样,能及时、准确地诊断 CIN 的发生,能对治疗效果或疾病转归进行监测和评估。近几年随着对比剂在临床诊疗中的应用越来越多,对于 CIN 也越来越重视,针对患者血液和尿液中的 CIN 早期生物标志物的研究也有很大进展,几种标志物对 CIN 的诊断和预测方面显示出很大优势。

一、临床常见评价肾功能指标

常用反映肾功能的主要检查指标有以下几种:①内生肌酐清除率;②血尿素氮;③血肌酐;④血红蛋白和红细胞数;⑤尿比重;⑥尿渗透压;⑦尿酚红排泄试验等。其中以前 3 种最为重要。内生肌酐清除率、血尿素氮、血肌酐的指标主要反映肾小球的滤过功能,慢性肾衰竭的贫血是由肾实质损伤所导致的,其程度与肾功能的损害程度相平行。而尿比重、尿酚红排泄试验、尿渗透压是检查肾小管功能的主要指标,直接反映肾的浓缩功能。

评估肾功能的"金标准"是肾小球滤过率,虽然测定比较困难,但对于血肌酐浓度处于正常上限的患者或由于服用非甾体抗炎药、血管紧张素转化酶抑制药而造成早期肾损害的患者来说,测定肾小球滤过率评估肾功能极其有利。肾小球滤过率正常范围是 80～120ml/min。目前临床上多推荐简化 MDRD 公式（肾脏病饮食调整研究公式）计算成人估测肾小球滤过率（eGFR）。

在肾功能不全时,血肌酐水平增高。血中肌酐主要由肾小球滤过,肾小管分泌量很少,所以,血肌酐浓度与肾小球滤过功能成反比关系。血肌酐的倒数值或对数值与 GFR 呈线性相关。定时检查血浆肌酐清除率,以其倒数值或对数值作纵坐标,时间为横坐标,可描绘出肾功能变化的斜率,可供判断病情进展状况与预后,观察药物疗效或制订治疗计划,如安排造瘘透析时间等。实验证明,当 GFR 降低至 35% 左右时,Scr 已全部超过正常范围。

较为实用的替代肾小球滤过率的指标为肌酐清除率,肌酐清除率测定的是 24h 期间肾清除循环中肌酐至尿中的能力。此项指标易于测定,但血肌酐浓度易受肌肉量和年龄影响（肌酐浓度随肌肉量增加而增多,随年龄增长而下降）。体格健壮的人具有高肌酐浓度的趋势,而瘦小年长的妇女可能就会出现误差。当肾小球滤过率下降 50% 时,血肌酐浓度仍可处于正常范围内,因此,肌酐不能作为早期肾脏损害的敏感指标。当血肌酐浓度异常时,早已出现了显著的肾脏损害(肾脏已丧失了至少50%的滤过能力)。单独测定血尿素浓度也具有限制性,因其受蛋白质代谢、脱水状态、激素的使用和肾功能的影响。具有肾损害的患者如存在严重的营养不良,不进食,其血尿素浓度会处于正常范围内。

肾功能障碍一般涉及肾小球和肾小管功能异常两个方面,绝大多数肾功能障碍同时有肾小球和肾小管功能异常。肾功能轻度或中度障碍的患者,可能没有明显的临床迹象,但手术导致急性肾功能障碍甚至肾衰竭的危险性明显增加。因此,术前应根据病史、体检、尿量及一些生化检查了解患者肾功能,对疑有肾脏病、肾功能损害的患者应做详细的肾功能检查,以便对其功能和机体的影响有一个正确的评价。

CIN,亦称CI-AKI,是使用碘对比剂的重要并发症。近年来,随着接受对比剂诊疗的患者逐渐增多,目前对比剂肾损伤已成为继低灌注性急性肾损伤、药物性急性肾损害之后的继发性急性肾损害的第三大病因,约占其总体的11%,是获得性AKI的主要原因,尤其对于合并肾功能不良的患者,明显导致近、远期不良事件的增加和医疗费用的增加。研究显示,AKI是可以预防或者通过一些措施治疗的,最好在血清肌酐水平(serum creatinine,Scr)升高之前。因此,早期预测CIN的发生并且及时采取措施对于减少冠状动脉造影(coronary artery angiography,CAG)及PCI术后的事件发生率非常重要。然而,目前临床诊断CIN都是依赖Scr水平,其灵敏性及特异性均较差,更重要的是损伤发生后肌酐水平的滞后性,不能满足临床早期诊断的需要,亟须寻找一种类似于急性MI的血肌钙蛋白的血液或尿液AKI生物标记物,能灵敏、特异、快速反映AKI的发生及严重情况。近几年的研究发现,有几种标志物表现出很好的诊断特性。本书对目前AKI早期标志物的进展做一综述。

二、CIN早期诊断标志物

(一)中性粒细胞明胶酶相关脂质运载蛋白(neutrophil gelatinase-associated lipocalin,NGAL)

Lipocalin2,LCN2,是由位于染色体9q34上全长5869bp的基因编码而成(Gene ID:3934),最早是在1993年由Kjeldsen等分离纯化得到,分子量约为25kDa,含有178个氨基酸残基。生理状态下,NGAL共价结合到基质金属蛋白酶-9(matrix metalloproteinase-9,MMP-9)。和其他脂质运载蛋白一样,NGAL形成一个桶形三级结构,有一个疏水区能结合小的脂溶性分子。NGAL最主要的配体是一种小的铁结合分子。另外,铁载体由细菌合成从环境中获取铁,NGAL通过耗竭铁载体起到抑菌的作用。另外,真核细胞产生的铁载体参与到NGAL介导的铁转运,这个过程对于各种细胞反应如增殖和分化过程都是非常重要的。尽管NGAL在几种人体组织中的表达水平很低,但是在受损的上皮细胞中可以显著升高,如在肾脏、结肠、肝脏和肺。由于在NGAL基因启动子区包含很多转录因子如NF-κB的结合位点,并且研究表明在肾小管急性损伤后NF-κB最快被激活,NF-κB在调控细胞存活、凋亡和增殖中发挥核心作用。上述研究结果为NGAL在肾脏发育和AKI条件下的表达变化提供了可能的分子机制。

临床前期的动物模型研究发现,NGAL在AKI早期升高。在单侧肾动脉夹闭45min后再灌注制备的小鼠肾脏缺血再灌注模型中,通过基因芯片检测发现在再灌注3h时即有NGAL基因转录上调。在肾毒性药物造成急性肾损伤的大鼠模型中,通过芯片检测也证实NGAL基因转录上调。随后的蛋白质组学研究也证实NGAL在AKI的早期即被诱导增加。Mishra等在缺血及肾毒性损伤的小鼠动物模型通过蛋白质组学分析证实,NGAL在肾组织及尿液中都是在急性肾损伤时最早被显著诱导的蛋白质之一。上述动物模型研究发现急性肾损伤早期尿液中NGAL显著升高,这些结果激发人们开始研究在患者中 NGAL 是否能作为一种诊断急性肾损伤的非侵入性生物标志物。

在一项横断面研究中,研究者收集了各种原因导致的急性和慢性肾衰竭患者的血液、尿液及部分肾脏组织标本,检测结果显示,与正常对照组比较,患者血、尿中 NGAL 显著增高,而且血清和尿液中的 NGAL 水平与血清肌酐水平显著相关。在检测确诊发生 AKI 的患者的肾组织时发现,NGAL 免疫反应在肾皮质肾小管强烈聚集。证实 NGAL 是 AKI 的敏感指标。后续的多个研究均显示 NGAL 是多种疾病状态下发生 AKI 的早期诊断标志物。在择期行心脏手术的儿童中,按照 Scr 升高 50% 标准,AKI 在手术后 1~3d 才可检测到,而利用酶联免疫吸附法(enzyme-linked immuno sorbent assay,ELISA)检测发现,在发生 AKI 的患者,其血液和尿液中的 NGAL 均在术后 2~6h 有明显的升高,可达 10 倍以上。尿及血中的 NGAL 水平都是 AKI 的很好的独立预测因子,其 AUC-ROC >0.9。因此,对于接受心脏手术的儿童,血浆和尿的 NGAL 被认为是敏感、特异、对 AKI 具有高度预测价值的早期生物标志物。

鉴于 NGAL 在动物模型和儿童患者 AKI 早期诊断的表现,Wagener 等在择期行心脏手术的成年患者中观察 AKI 早期尿中 NGAL 的变化。共观察 81 例行择期心脏病手术的患者,按照术后血清水平肌酐水平峰值较术前增高 50% 的标准,其中 16 例术后发展为 AKI。检测尿中NGAL 显示,在发展为 AKI 的患者术后早期尿中的 NGAL 水平显著高于未发展为 AKI 的患者[术后 1h 尿中 NGAL 分别为(4195±6520)ng/ml 和(1068±2129)ng/ml;$P < 0.01$],发生 AKI 的患者尿中 NGAL 水平在术后 3h 和 18h 仍持续较高水平,尿 NGAL 的 AUC-ROC 分别为 0.74 和0.80。而未发生 AKI 的患者术后尿 NGAL 水平很快下降。研究者认为尿 NGAL 是心脏手术后发生 AKI 很好的早期标志物,更有利于 AKI 的早期检测和防治进展。随后的研究证实,尿NGAL 在肾移植患者中可以作为肾功能延迟恢复的早期标志物。

Bachorzewska-Gajewska 等对行冠状动脉介入治疗的患者的多个时间点检测发现,血清NGAL 水平在术后 2h 和 4h 即升高,尿 NGAL 在术后 4h 和 12h 升高。在接受对比剂的患儿中,术后 2h 尿 NGAL 对 CIN 的诊断敏感度、特异度及 AUC-ROC 分别为 73%、100% 和 0.92,而血清 NGAL 分别为 73%、100% 和 0.91。一项荟萃分析了 19 项研究、2538 例患者,其中 487 例发展为 AKI,评价 NGAL 对 AKI 的诊断性能,结果显示:NGAL 对 AKI 的诊断诊断比值比(diagnostic odds ratio, DOR)/AUC-ROC 为 18.6/0.815。心脏手术患者 DOR/AUC-ROC 为13.1/0.775,重症患者为 10.0/0.728,对比剂暴露的患者为 92.0/0.894。同时发现,在儿童中DOR/AUC-ROC 为 25.4/0.930,而在成人中为 10.6/0.782。同时结果显示,NGAL 可以很好地预测是否需肾移植治疗(12.9/0.782)及住院病死率(8.8/0.706)。目前的研究结果显示,NGAL 是 AKI 很好的早期生物标志物,既可以预测 AKI 的发生又可以预测 AKI 患者的预后。

目前的研究均显示,无论是尿液还是血清 NGAL 均可以敏感而特异地预测 AKI 的发生,还能预测患者的预后。NGAL 是目前认为最有应用价值的 AKI 早期标志物。

(二)半胱氨酸蛋白酶抑制药 C(Cystatin C,CysC)

又名 CST3,由染色体 20p11.21 上的含 4281 个碱基编码合成(gene ID:1471)。CysC 在1982 年由 Grubb and Lofberg 从人尿液中分离出来,含 120 个氨基酸残基,分子量约 13.26 kDa。CysC 属半胱氨酸蛋白酶抑制药超家族中的 II 型。CysC 基因位于染色体 20p11.2,含 3 个外显子,约为 4.3kb。通过对启动及结构基因的研究显示,它的氨基酸序列在人类大多数组织中能够稳定地表达,机体内几乎所有的有核细胞均能产生 CysC,无组织学特性,因此,认为 CysC 是体内最重要的半胱氨酸蛋白酶抑制药。CysC 在体内产生比较恒定,不受年龄、性别、肌肉重量等因素的影响。只有极少的情况会影响 CysC 的产生。有报道大剂量的糖皮质激素会增加 CysC 的生成,而中或低剂量的糖皮质激素不影响其生成。另外,甲状腺素功能失调也会影响 CysC 的生成,在高甲状腺素水平时 CysC 水平升高,而甲状腺素水平低时 CysC 水平也低。

因 CysC 分子量小,可以自由地通过肾小球基底膜,肾脏是清除血液中 CysC 的唯一场所,在近曲小管内几乎完全被吸收和降解,同时无肾小管分泌,其产生量受其他因素的影响小,故血清 CysC 水平主要由 GFR 决定,所以 CysC 是一种理想地反映 GFR 变化的内源性标志物。CysC 比肌酐更能准确反映 GFR,已经被美国 FDA 批准使用。将来有望取代 Scr,成为反映肾小球滤过功能的新指标。在 GFR 降低时,CysC 水平较肌酐水平升高要快。因此,CysC 可以作为 AKI 的早期诊断的生物标志物。

一项观察 85 例有急性肾衰竭高危患者的研究显示,按照其中肾功能失调危险(risk of renal dysfunction,R)、损伤(injury to the kidney,I)、肾衰竭(failure of kidney function,F)、肾功能丧失(loss of kidney function,L)和终末期肾病(end-stage renal disease,E)分层,肌酐水平增加 50% 为 R 标准,增高 100% 为 I 标准,增高 200% 为 F 标准;相应地,将血 CysC 定义为增加相同的水平。结果有 45 例发生急性肾衰竭。按照 R、I、F 标准,血清 CysC 增加早于肌酐升高。在肌酐检测到 R 标准前的 2d CysC 升高的诊断 AUC-ROC 分别为 0.82 和 097,敏感度分别为 55% 和 82%。按照 I 和 F 标准,CysC 较肌酐早 2d 即检测到肾功能损伤。而且,甲状腺激素水平和糖皮质激素水平均不影响 CysC 水平。由此可见,血清 CysC 是急性肾衰竭很好的检测标志物,可以早于肌酐 1~2d 检测到。

Briguori 等对 401 例行冠状动脉造影和(或)介入治疗的慢性肾功能不全的患者 [eGFR <60ml/(min·1.73m²)]研究,在术前、术后 24h 和 48h 检测 Scr 水平,并在术前和术后检测 CysC 水平,随访术后 12 个月的主要不良事件(包括全因死亡和透析治疗)。在对比剂暴露 48h 后,CIN(定义为 Scr 升高≥0.3mg/dl)的发生率为 8.2%(34 例)。而 24h CysC 水平升高≥10% 的患者达 21.2%(87 例)。CysC 水平升高≥10% 是早期辨别 CIN 高危患者的最佳 cutoff 值(阴性预测值为 100%,阳性预测值为 39.1%)。按照 CysC 水平升高≥10% 且 Scr 升高≥0.3mg/dl 的标准,在两者均不满足的患者中主要不良事件发生率为 5.4%,在仅有 CysC 水平升高≥10% 的患者中发生率为 18.4%,两者都升高的患者中则为 29%。在校正了其他因素后,1 年不良事件的独立预测因子为:仅有 CysC 水平升高(OR = 2.52,95% CI:1.17~5.41;P = 0.02),两者均升高(OR = 4.45,95% CI:1.72~11.54;P = 0.002)。Solomon 等在 CARE 研究中采用血浆 CysC 升高标准诊断 CIN,结果显示,CIN 的发生率高于以 Scr 升高作为诊断标准的发生率,并且可以预测长期不良预后。因此,对比剂暴露后 24h 血浆 CysC 升高可以较特异地诊断 CIN,而且能很好地预测患者长期预后,但采用较低的标准可能会导致发病率升高。目前已有 CysC 标准化检测试剂盒,可以方便准确地检测血浆 CysC 水平。

(三)白细胞介素 18(interleukin-18,IL-18)

IL-18 又称干扰素 γ 诱导因子(interferon-gamma-inducing factor,IGIF),在 1995 年由 Okamura 等克隆得到 IL-18 的基因序列,编码产生含 192 个氨基酸的前体蛋白,其成熟蛋白含 157 个氨基酸残基,能增强自然杀伤细胞的活性,并推测该因子可能参与 Th1 细胞的功能及炎症反应时的组织损伤。Nolan 将 IL-8 基因定位在染色体 11q22.2—q22.3。IL-18 是很重要的促炎因子,能诱导 T 细胞产生干扰素 γ。

Parikh 观察 20 例在心脏手术后发生 AKI(Scr 升高 50%)的患者,与未发生 AKI 的患者相比,术后 4~6h 尿 IL-18 显著增加,在 12h 升高达 25 倍,持续到术后 48h。术后 4h、12h 和 24h 的 AUC-ROC 分别为 61%、75% 和 73%。同时观察到尿 NGAL 也显著增加,作者认为 IL-18 是早期有预测价值的生物标志物。NGAL 和 IL-18 先后升高,可以联合检测这两个标志物以使 AKI 的早期诊断更加可信及评价预后。Liangos 等在 142 例心肺旁路移植术患者中研究血浆 IL-8 水平与 AKI 的关系。对 AKI 采用两个定义标准:Scr 升高 ≥0.3mg/dl 或相对升高 50% (AKI 协作网-AKIN-1 stage);仅相对升高 50% (AKI-50%)。术后 2h 血浆 IL-8 水平显著升高,预测 AKIN-1 stage 的 AUC-ROC 为 0.62($P=0.02$),预测 AKI-50% 的 AUC-ROC 为 0.72 ($P<0.01$)。多元回归分析显示,术后 2h 血浆 IL-8 水平升高者发生 AKIN-1 stage 和 AKI-50% 的相对风险分别是 1.36 倍和 1.59 倍($P=0.05$)。认为血浆 IL-8 水平可以预测 AKI 的发生,可能参与 AKI 的发病机制。在儿童心脏手术患者中同样观察到血浆 IL-8 水平升高,并能预测机械通气时间延长。

Bulent 等设计了巢式病例对照研究,评价尿中 IL-18 能否作为 CIN 的早期标志物。研究发现,在因心绞痛行择期 PCI 的 157 例患者中,15 例发生 CIN(9.5%)。以 2.5∶1 的比例选择年龄和性别匹配的患者为对照,检测术前、术后 24h 和 72h 尿液 IL-18 水平。结果显示,两组之间尿液 IL-18 水平未有显著性差异,在所有队列人群中,术前及术后尿 IL-18 水平也未显示明显差异。研究者认为,尿液 IL-18 并不是含碘对比剂诱导的 CIN 的有益生物标志物。当然,研究的样本量偏小,因此,还需大样本的临床研究来证实。另一项在 150 例患者中进行的研究结果则显示对比剂暴露后 24h 尿 IL-18 水平可以很好预测 CIN 的发生,而且与晚期(至少 17 个月)主要心血管事件显著相关(RR=2.09,$P<0.01$)。因此,认为尿液 IL-18 水平可以作为 CIN 早期诊断标志物并可以预测患者预后。

(四)肝脂肪酸结合蛋白(liver fatty acid-binding protein,L-FABP)

脂肪酸结合蛋白(fatty acid-binding protein,FABP)为富含在胞质内的一类小分子,是比较保守的蛋白,作为伴侣蛋白分子,通过结合脂质分子转运到相应部位参与脂质的转运和代谢。FABP 家族有 9 个亚型,如肝型、心型、脑性等,在人体多种组织广泛分布。L-FABP 最初在大鼠肝脏分离得到,是游离脂肪酸携带蛋白。人的 L-FABP 基因定位于染色体 2p11(Gene ID:2168)。FABP 家族成员之间的同源性变异很大,为 15%~70%,而 L-FABP 与其他亚型的同源性较差,为 25%~30%。L-FABP 不仅在肾表达,在肝细胞及小肠隐窝至绒毛、胰腺、肺和胃等都有表达。在肾脏,除 L-FABP 外,还有 Heart-FABP(H-FABP)表达。L-FABP 仅存在于近曲小管上皮细胞的胞质区,而 H-FABP 则在远曲小管的上皮细胞。但是,有报道啮齿动物的肾脏在正常情况或病理生理下不表达 L-FABP,主要是由于在该基因启动子区上游存在一段静默序列。由于野生啮齿动物等同于先天缺陷状态,因此,有研究者将含全部启动子区域序列的人类 L-FABP 基因转染到小鼠培育了人 L-FABP 转基因小鼠模型,其肾脏不能表达小鼠的 L-FABP,但能表达人的 L-FABP,用于相关研究。

Wang 等通过在体外转染肝细胞表达 L-FABP,并制备缺氧/复氧模型,结果发现 L-FABP 可以减少细胞的氧化应激反应,增加 L-FABP 表达,细胞内氧化应激负荷降低,表明 L-FABP 具有抗氧化应激作用。利用人 L-FABP 转基因小鼠模型进行的多个研究均显示 L-FABP 对肾损伤具有保护作用。Kamijo 等在单侧输尿管结扎的转基因小鼠中发现,与假手术组相比,

L-FABP在结扎小鼠中的表达显著增加；与野生型小鼠比，转基因表达 L-FABP 的小鼠肾小管间质损伤较轻。Negishi 等利用不同量顺铂注射（0mg/kg，5mg/kg，10mg/kg，20mg/kg）和不同缺血时间（0min，5min，15min，30min）的缺血再灌注诱导 AKI 的小鼠模型，检测尿中 L-FABP。结果显示，顺铂注射组所有动物在注射 2h 后 L-FABP 都有较小但显著地增加，而且除了 2h 时间点外，L-FABP 均表现出顺铂剂量依赖的增加。在缺血再灌注诱导的 AKI 模型中，所有手术组均显示尿中 L-FABP 显著增加，在再灌注 3h 达高峰，然后逐渐下降，直到再灌注 24h 仍保持在较高水平（约增高 60 倍）。该作者同时发现在顺铂组及缺血再灌注组，无论剂量大小还是缺血时间长短，尿 L-FABP 可以较准确预测组织学的损伤程度，并且预测肾功能的损伤。这个结果在目前进行的关于生物标志物的研究中还是非常令人兴奋的，但还需在 AKI 患者中进一步研究确证。另外，Doi 等在盲肠结扎穿孔术脓毒症小鼠中观察到在术后 3h，动物尚未出现临床休克症状前，在不同程度脓毒血症组，尿 L-FABP 均显著升高，而在 6h 后重症组的 L-FABP 显著高于轻症组。表明 L-FABG 可以早期（3h）检测到脓毒血症，而且能较准确预测严重程度。在气管内注射脂多糖所致的脓毒血症小鼠中，也证实 L-FABG 可以准确预测严重程度。

在临床研究中也证实 L-FABP 能早期检测到 AKI。Portilla 等观察 40 例行心脏手术的患儿术前及术后尿中的 L-FABP 水平。按照 Scr 升高>50% 标准诊断 AKI，其中 21 例患者发生 AKI，在术后 4h 和 12h 尿中的 L-FABP 水平分别增加 94 倍和 45 倍。在校正了其他因素后，术后 4h 尿中 L-FABP 水平是 AKI 独立危险指标，AUC-ROC 为 0.810，敏感度为 71.4%，特异度为 68.4%，显示尿 L-FABP 是心脏术后发生 AKI 敏感的、具有预测价值的标志物。Nakamura 等观察 66 例择期冠状动脉造影或介入治疗的患者，基础 Scr 水平为 106~221μmol/L，按照术后 2~5d Scr 升高 44μmol/L 或相对升高 25% 标准定义 CIN，其中 13 例发生 CIN。在这些患者中，术前尿中的 L-FABP 水平显著高于未发生 CIN 的患者和健康对照人群。发生 CIN 的患者在术后第 1 天和第 2 天 L-FABP 水平均显著升高，在术后 14d Scr 已经降至基线水平，但 L-FABP 仍维持在较高水平。对于未发生 CIN 的患者在研究观察期间尿 L-FABP 变化都很小。研究表明，尿 L-FABP 是很好的可以用于临床的 CIN 的早期标志物。Bachorzewska 等在 Scr 水平正常的行介入治疗的患者中观察到对比剂使用后 4h，尿 L-FABP 显著升高，一直持续到术后 48h。这些证据表明，尿 L-FABP 是 CIN 敏感的标志物，应在对比剂应用前及应用早期进行检测。

（五）肾脏损伤分子-1（kidney injury molecule-1，KIM-1）

KIM-1 又称甲型肝炎病毒细胞受体-1（hepatitis A virus cellular receptor 1，HAVCR-1）、TIM-1（T-cell immunoglobulin and mucin-containing molecule）。KIM-1 基因位于染色体 5q33.2 上，全长 29.4kb（Gene ID：26762）。KIM-1 是一种跨膜蛋白，含细胞外免疫球蛋白样和黏液样结构域及跨膜区和短的胞内区。KIM-1 在正常肾中低水平表达，而在肾缺血再灌注损伤的动物模型中表达明显增加，通过原位杂交及免疫组化检测发现 KIM-1 蛋白主要在肾受损伤区域的近曲小管新生上皮细胞表达。KIM-1 的外功能区断裂后产物能够通过尿排出，因此，检测尿中 KIM-1 水平可以间接评价肾脏损伤的情况。

Han 在 6 例已确诊急性肾小管坏死的患者的组织活检中发现，KIM-1 在肾小管上皮细胞的顶端高表达，在肾小球区无表达，而正常肾组织却无表达。Timmeren 等对 102 例不同肾脏疾病病理标本及正常对照标本的肾小管中 KIM-1 表达的差异进行了分析，并对尿中 KIM-1 水平与肾损伤程度进行了相关性分析。结果表明，与正常对照组相比，在所有肾疾病中肾组织

KIM-1 的表达和尿中 KIM-1 水平均明显增高。免疫组化检测显示,肾脏损伤时 KIM-1 主要集中在失分化近曲小管的靠近管腔一侧,或在发生纤维化及炎症反应部位,与钙黏蛋白分离,与波形蛋白紧密结合。另一个特点是无论造成肾损伤的原发疾病是否相同,KIM-1 的表达与肾脏损伤的程度呈正相关,而与肾功能明显呈负相关,与蛋白尿的水平之间并没有相关关系。尿中 KIM-1 水平在肾病患者显著升高,与局部组织中 KIM-1 表达水平具有密切的正相关关系,与肾功能呈负相关,但与蛋白尿水平同样没有明确的相关关系。因此,作者认为,在肾疾病患者中,KIM-1 在肾小管细胞表达增加并与肾脏损伤程度密切相关;尿中 KIM-1 水平能够反映组织中 KIM-1 表达情况,并与炎症反应程度及肾脏功能密切相关,可将 KIM-1 作为监测肾病损伤状态的非侵入性生物标志。Jost 在健康大鼠和肾损伤 ZSF1 大鼠模型(作为与年龄和糖尿病相关的肾损伤模型)给予优维显 300 和碘克沙醇 320。在高黏度的碘克沙醇组大鼠肾 KIM-1 表达显著增加,尤其对于肾损伤大鼠。Malyszko 在肾功能正常的糖尿病患者评价几种血清和尿液中的生物标志物在 CIN 时的变化,并与非糖尿病患者比较,结果显示,尿液中 KIM-1 在介入治疗术后 48h 显著增加。

Liangos 在 103 例心脏手术的成年患者中比较了尿中 KIM-1、N-乙酰基 β-氨基葡糖苷酶(NAG)、NGAL、CysC、IL-18 和 α_1 微球蛋白这 6 个标志物对术后 AKI 的诊断价值,结果显示术后 2h 尿液 KIM-1 表现出最好的诊断特性,AUC = 0.78(95% CI:0.64~0.91),NGAL 及 NAG 次之。在校正了术前 AKI 预测风险评分(cleveland clinic foundation score;P = 0.02)和心肺旁路灌注时间(P = 0.006)后,只有 KIM-1 独立与 AKI 相关。在这个小规模的研究中,KIM-1 作为 AKI 的早期诊断标志物是最好的。当然,需要更大样本量的研究证实。另外,还需要评价在其他临床状况下对 AKI 的诊断价值。

最近的研究结果显示,KIM-1 除了可以作为肾损伤的标志物外还与损伤的修复相关。Ichimura 等在肾损伤模型大鼠的肾小管中观察到凋亡小体在表达 KIM-1 的肾小管上皮细胞的内化。同时在体外培养的大鼠原代肾小管上皮细胞及猪和犬的上皮细胞中观察到 KIM-1 直接与细胞吞噬作用相关。研究显示,KIM-1 能特异地识别凋亡细胞表面特有的磷脂酰丝氨酸及凋亡的肾小管上皮细胞表达的氧化脂蛋白。因此,KIM-1 是目前我们所了解的第一个非髓系磷脂酰丝氨酸受体,这使受损的肾小管上皮细胞具有吞噬功能,促进了损伤修复。其机制可能是脱落的外功能区含免疫球蛋白样功能区,可以与肾小管顶端膜的整合素结合,防止整合素去极化,作用结果会阻止脱落的片状细胞互相黏附或黏附于纤连蛋白进而减少脱落体形成和肾小管堵塞。

由于 KIM-1 只在缺血再灌注肾损伤和肾毒性药物性肾损伤中升高,因此,尿液中的 KIM-1 可能是对 CIN 早期诊断比较特异的生物标志物。而且 KIM-1 在 AKI 的早期可能起保护作用并参与上皮损伤的修复及再生,因此,KIM-1 在 CIN 中既可以作为标志物也可能会成为治疗的新靶点,这些作用还需更深入研究。

三、CIN 早期诊断目前存在的问题及研究前景

CIN 早期诊断标志物应具备几个特点或满足以下要求:①首先应是无创的,并易于在床旁或中心实验室检测,如血液或尿液;②检测方法应标准化,快速并可靠,重复性好;③对早期诊断应高度敏感,同时指标应具备一定的范围和较宽的界值,以利于患者的危险分层;④对 CIN 的诊断应相对特异,以能区别于其他情况造成的损伤,如慢性肾疾病、泌尿系感染等疾病状态;

⑤标志物水平能反映损伤的程度,对标志物的监测既可以用于诊断亦可以用于对治疗效果的监测;⑥能反映病理损伤的程度并预测患者预后。

然而,目前一些比较有价值的标志物很难达到这样的要求,如肌钙蛋白在急性心肌梗死诊断中的价值。其中一些指标表现出很好的敏感性,如血及尿中的 NGAL 水平,而有些标志物特异性较高,如血 CysC 和尿 KIM-1。仅凭一种标志物很难达到敏感又特异地早期诊断的要求,因此,可能的合理做法是联合应用其中的几种标志物进行早期诊断,以利于 CIN 的早期预防和干预,改善患者预后。而且有些标志物还可能成为治疗的靶点,如 KIM-1。对其进行深入的研究既可以提供较高的诊断价值,同时也可能对 CIN 的发生机制和治疗策略提供更新的认识和更多的证据。

总之,尽管我们看到有些标志物在 CIN 的诊断上表现出很好的特性,但必须强调,AKI 仍是临床经常遇到的难题,发病率及病死率都很高。尽管目前对此进行了大量深入的研究,但尚未发现一个理想的标志物能准确、快速、敏感地早期诊断 AKI。上述讨论的一些新型标志物的研究都有很大进展,可能会成为在 AKI 的诊断、临床预后的预测及治疗效果监测等方面非常有效的标志物。然而,目前仍需要进一步的证实。因此,更大样本的临床研究及稳定的检测方法是目前研究的方向和重点。

第四节　对比剂肾病预防和处理策略

一、应用对比剂前应注意的问题

目前临床上预防对比剂肾病(CIN)尚缺乏有效的方法,对已经发生的 CIN 也无有效对策,但患者术前最大限度地改善及纠正相关危险因素,可以有效预防对比剂肾病发生。因此,避免发生 CIN 或最大限度地减少这一并发症的危害是防治的关键。

因此,应用对比剂前应充分评估,了解患者有无危险因素,对有危险因素的患者应权衡利弊,严格掌握适应证,在造影前尽可能纠正危险因素,选择合适的对比剂并严格控制对比剂剂量,造影后及时检测 Scr。术前应着重注意以下几点。

1.用药前应详细询问病史及药物过敏史,禁用曾经有过敏征象的药物。

2.严格掌握肾毒性药物的使用,对老年人、幼儿、糖尿病、高血压、高血凝及血容量不足的患者,用药时应慎重,这些患者易发生药源性急性肾衰竭。脱水患者用药前应补足液体。心功能不全和肝疾病的患者分别由于肾灌注问题及肝对药物的解毒能力下降,因此应考虑到药物的使用剂量;肾病患者应尽量避免使用非甾体抗炎药。即使正常人群,当有需要用药(如感冒)时亦要严格掌握肾毒性药物剂量与疗程。

3.避免合用肾毒性药物,如不宜将头孢菌素与氨基糖苷类药物联合使用。氨基糖苷类药物尽量不与利尿药合用。

4.对比剂的肾毒性仅次于氨基糖苷类药物,其易感因素有:对比剂剂量过大或连续多次造影、老年人、脱水、原有肾灌注不足或肾损害、糖尿病、高血压或多发性骨髓瘤等。因此,有上述疾病者应尽量不做造影检查,如必须进行碘造影检查则在应检查前补充足量的液体。

5.肿瘤化疗前应预先服用别嘌醇,以减少尿酸的形成及排泄。

6.化疗(顺铂等药物)前及化疗期间应补足液体,可降低其肾毒性发生率。

7.某些易在尿液中形成结晶的药物,使用时宜同时碱化尿液及水化治疗,避免肾小管阻塞。

8.肾源性出血时不宜使用6-氨基己酸治疗,以免引起输尿管内血凝块阻塞,其他出血性疾病即使使用该药亦应密切观察。

9.必要时行药物血液浓度监测,如庆大霉素血浆峰浓度>12mg/L 时肾毒性显著增加。对环孢素浓度进行测定也有助于及时调整其剂量,以避免引起 ARF。

10.当使用可能造成急性肾衰竭的药物,尤其使用直接肾毒性损伤药物时宜进行监测,如测定尿溶菌酶、乙酰氨基葡萄糖苷转移酶、β_2-微球蛋白等反映肾小管损害的敏感指标,以便早期发现其肾损害,尽早停药,以免发生急性肾衰竭。对那些通过血流动力学介导急性肾衰竭的药物,如血管紧张素转化酶抑制药,则可测定血尿素氮、肌酐,甚至直接测肾小球滤过率(GFR)以观察其是否引起可逆性肾损害。早期肾损害停药后即可恢复正常。

二、危险因素评估

术前对预应用含碘对比剂患者行危险分层可以有效地评估患者术后出现 CIN 的风险,此种危险分层亦也能有效起到预防、示警作用。CIN 的主要危险因素为原有慢性肾病、糖尿病和过量使用对比剂,其他可能危险因素有心力衰竭、高血压、主动脉内气囊反搏、使用肾毒性药物、高龄和贫血等。研究证实危险因素具有累加效应,合并危险因素越多,发生 CIN 的概率就越大。现将临床上常遇到的危险因素分述如下。

(一)肾功能损害

几乎每篇报道在描述 CIN 危险因素时均包括基础血清肌酐异常、GFR 降低和基础肾疾病,而且所有的多因素分析均显示基础肾功能损害是 CIN 的独立预测因子。综合各种资料后发现,eGFR<60ml/min(相当于男性血清肌酐≥1.3mg/dl 或 115μmol/L,女性血清肌酐≥1.0mg/dl 或 88.4μmol/L)的患者发生 CIN 的危险显著升高,应特别小心。

(二)高龄

很多研究表明,随着年龄的增长 CIN 的发生率升高,这可能和肾功能下降有关。但也有研究发现年龄是 CIN 的独立预测因子。随着年龄的增长,血管僵硬度增加,内皮功能下降,结果导致血管舒张功能减退及多能干细胞修复血管的功能下降。这些因素导致老年人发生 CIN 的危险增加,肾脏快速修复功能下降。

(三)糖尿病

绝大多数研究显示,糖尿病是 CIN 的预测因子,而其中大部分(尽管并非全部)研究通过多因素分析发现糖尿病是 CIN 的独立预测因子。但在没有肾损害的糖尿病患者中 CIN 的危险性是否增加尚不清楚。Lindsay 等进行的大规模研究显示,基础血清肌酐水平正常的患者,糖尿病是 CIN 的独立预测因子。Dangas 及其同事也认为肾功能正常的患者,糖尿病是 CIN 的独立预测因子。在接受 PCI 治疗的糖尿病患者中,肾功能损害是 CIN 的独立预测因子。另外一项回顾性分析显示,糖尿病基础肾功能正常或轻度受损的患者(血清肌酐<1.2mg/dl 或1.2~1.9mg/dl),PCI 术后发生肾衰竭的危险增加;而基础肾功能中重度受损的患者,PCI 术后发生肾衰竭的危险并没有显著增加。在 Parfrey 等进行的更早的一项试验表明,没有肾损害的糖尿病患者应用对比剂和不应用对比剂相比,肾损害的危险并没有显著增加。糖尿病病程长及出现并发症的患者发生 CIN 的危险增加。Turcot 等进行的前瞻性观察性研究表明,急性血

糖升高是 CIN 的危险因素。在肾功能损害的基础上糖尿病可导致 CIN 危险倍增,这是对二者之间相关性的最恰当的表述。也就是说,eGFR <60ml/min 时,糖尿病进一步增加了 CIN 的危险,并增加了术后控制血糖及治疗其他合并症的复杂程度。相反,肾功能正常时,糖尿病并不必然地导致 CIN。

(四)心力衰竭

心力衰竭(HF)常与 CIN 危险增加相关,但这种相关性目前仅在接受心导管检查的患者中观察到。使用地高辛和利尿药(尤其是呋塞米)也与 CIN 危险增加有关。

(五)围术期血流动力学不稳定

几项在 PCI 患者中进行的大规模研究显示,CIN 与血流动力学不稳定相关,如围术期低血压和使用主动脉内球囊反搏泵(IABP)。低血压增加 CIN 危险并不奇怪,因为低血压增加了肾缺血的可能性,因此,是血流动力学不稳定患者发生 ARF 的显著危险因素。使用 IABP 对 CIN 的影响比较复杂,可能的机制包括:使用 IABP 是血流动力学不稳定的标志,是围术期并发症的标志,也是严重动脉粥样硬化性疾病的标志。使用 IABP 还可能造成主动脉动脉粥样硬化斑块处血栓脱落,可导致肾功能损害。其他增加 CIN 危险的标志还包括与操作相关的血细胞比容下降及穿刺部位的外科修复。

(六)肾毒性药物

Alamartine 等报道使用肾毒性药物(包括利尿药、NSAIDs、环氧化酶-2 抑制药、氨基糖苷类、两性霉素 B)的患者发生 CIN 危险有升高的趋势。有报道使用利尿药增加 CIN 危险,但这可能意味着心力衰竭的存在。研究血管紧张素转化酶抑制药对 CIN 影响的结果不一致。应用这些药物会使基础血清肌酐升高 10%～25%,造影前后评估肾功能时对此应予以考虑。顺铂具有剂量依赖性的蓄积肾毒性,与肾小管上皮细胞坏死有关。

(七)其他合并症

1.贫血 Nikolsky 等报道,基础血细胞比容下降是 PCI 术后发生 CIN 的预测因子。eGFR 和血细胞比容最低的患者 CIN 的发生率最高。导致 CIN 危险增加的血细胞比容阈值为<41.2%(男性)或<34.4%(女性)。肾功能正常的患者肾髓质外层的氧分压很低,因此,在对比剂诱导的血管收缩和贫血的双重作用下氧供进一步下降,足以导致肾髓质缺氧。因此,认为贫血在 CIN 的发生中可能起到了一定的作用。

2.肝病 Swartz 等研究显示,肝、肾联合损害的患者发生 CIN 的危险特别高。但更多新近围绕肝损害的影响的研究表明,肝硬化本身并不是 CIN 的危险因素。一项回顾性的病例对照研究显示,肝硬化和非肝硬化患者接受强化 CT 扫描后 CIN 的发生率没有显著差别。其他前瞻性研究也发现,肝硬化患者使用对比剂对肾功能没有不良影响。

(八)累加危险

危险因素具有累加效应,危险因素数量的增多将导致 CIN 危险急剧升高。这种累加危险由 Cochran 及其同事首次证实。他们发现在接受肾动脉造影的患者中,具有多重危险因素的患者发生 CIN 的危险高达 50%。其他研究者的结果与 Cochran 一致,也证实在外周动脉造影或 PCI 患者中,多重危险因素与 CIN 危险增加的相关性。在外周动脉疾病患者中进行的研究显示,具有 4 个独立危险因素的患者接受动脉造影检查后,约 50% 发生了 CIN。在急性心肌梗死接受直接 PCI 治疗的患者中,具有 4～5 个危险因素的患者全部发生了 CIN。不同的研究中,危险评分最高的患者因 CIN 需要接受透析治疗的患者比率达到 12.6% 和 16%。Mehran R 根据这种危险因素的累加效应建立一个评分系统,以简化危险评估,满足临床需要。

三、肾功能损害的评估项目

基础肾功能损害是预测接受碘对比剂检查的患者是否会发生 CIN 危险的最重要因素。因此,在应用碘对比剂之前评估基础肾功能非常重要,它可以确保采取恰当的策略以降低 CIN 危险。临床相关检查主要包括如下几项。

1.血常规检查　明显贫血,为正常细胞性贫血,白细胞数正常或增高,血小板降低,红细胞沉降率加快。

2.尿常规检查　随原发病不同而有较大差异。其共同点是:①尿渗透压降低,多在每千克 450mOsm 以下,比重低,多在 1.018 以下,严重时固定在 1.010~1.012,做尿浓缩稀释试验时夜尿量大于日尿量,各次尿比重均超过 1.020,最高和最低的尿比重差小于 0.008;②尿量减少,多在每日 1000ml 以下;③尿蛋白定量增加,晚期因肾小球绝大部分已毁坏,尿蛋白反而减少;④尿沉渣检查,可有多少不等的红细胞、白细胞、上皮细胞和颗粒管型、蜡样管型最有意义。

3.肾功能检查

(1)血尿素氮(BUN):过去多采用血浆非蛋白氮(NPN)测定,NPN 是指血浆蛋白以外的所有含氮化合物,包括尿素氮、尿酸、肌酸、肌酐、氨基酸、谷胱甘肽、铵等,其中,一些物质与肾功能无关或受肾外因素的影响大,故目前已很少应用。BUN 占 NPN 中的绝大多数,为 50% 以上,肾功能不全时其较迅速地明显增加,虽然也受一些肾外因素的影响(如蛋白摄入量、胃肠道出血、高分解代谢、肝代谢能力及尿量的多少等),但方法简便,临床仍在广泛应用。BUN 的正常值为 2.9~7.5mmol/L(8~21mg/dl),NPN 的正常值为 14.3~25mmol/L(20~35mg/dl)。BUN 和 NPN 的高低取决于人体蛋白质分解代谢与肾脏的排泄功能,当血中这两种物质分别超过 7.5mmol/L 和 25mmol/L 时,提示肾小球滤过率(GFR)已至少降到 60% 以下。

(2)血清肌酐(Scr):其生成、代谢与排出受肾外影响因素很少,是较为理想的指标。红细胞中也含有肌酐。其正常值:苦味酸法为 44~133μmol/L(0.8~1.5mg/dl);酶法男性为 53~106μmol/L(0.6~1.2mg/dl),女性为 44~97μmol/L(0.5~1.1mg/dl)。但血清肌酐水平升高需在肾功能受损到一定程度以后才开始有所反应,因此,单用血清肌酐水平不足以准确评价肾功能。依据美国国家肾脏病基金会制定的"肾脏病患者预后及生存质量指导"(K/DOQI)建议,临床医师需根据血清肌酐计算 eGFR 值作为评估肾功能的指标,而不是单纯依据血肌酐水平,实验室也应当同时提供 eGFR 的估算值。K/DOQI 推荐使用简化肾脏病饮食调整研究公式(MDRD 公式)计算成人 eGFR。MDRD 公式的有效性已在不同的人群得到验证。根据我国慢性肾脏病患者群特征,我国肾脏病学者已经将该公式进行调整,使之更适合我国人群。在条件允许的情况下所有患者在使用碘对比剂检查之前均应计算 eGFR 值。MDRD 公式中血清肌酐的测定方法也是目前普遍采用的碱性苦味酸法。简化 MDRD 公式的原始形式:

$$GFR[ml/(min \cdot 1.73m^2)] = 186 \times Scr(mg/dl) - 1.154 \times 年龄 - 0.203 \times (0.742,女性) \times (1.21,黑种人)$$

适合中国人的改良形式:

$$GFR[ml/(min \cdot 1.73m^2)] = 175 \times Scr(mg/dl) - 1.154 \times 年龄 - 0.203 \times (0.79,女性)$$

另外,以血清肌酐作为基线肾功能和肾损伤的指标,既不直接也不灵敏。因此,需要寻找一种高特异、反映 CIN 的血液和尿液生物标志物,中性粒细胞明胶酶相关脂质运载蛋白(NGAL)目前来看是一个不错的选择。NGAL,是载脂蛋白家族的成员之一,由于其分子量小(25kDa)而且不易降解,因此,易于从尿液中排泄并易于检出。当发生肾毒性或发生缺血性损伤后,如接触对比剂,皮质肾小管、血液、尿液中会出现 NGAL 大量蓄积。全血 NGAL 可能是一个早期、敏感的 CIN 标志物,因此,其可在导管室现场使用。另外 CysC 也可作为肾功能的检测指标,其为肾脏从血液中滤出的一种血清蛋白。体内所有有核细胞都能稳定产生 CysC。由于它的分子量很小,所以在肾内能自由通过肾小球膜滤过,其血液浓度与肾小球滤过率有关。CysC 的水平与身高、体重、肌肉量、年龄、性别无关。作为肾小球滤过率和肾功能的标志物,CysC 优于 Scr,且已经为美国食品药品监督管理局批准应用。可以预计,将来这种标志物有望取代 Scr,成为反映肾脏滤过功能的血液标志物。当然这些新的预测 CIN 生化标志物在广泛应用之前,还需要对其更深入的研究和认识。

4.血生化检查　血浆中白蛋白减少,血钙偏低,血磷增高,血钾和血钠随病情而定。

5.其他检查　X 线尿路平片和造影、放射性核素肾图、肾扫描、肾穿刺活组织检查等,对于病因诊断有帮助。

四、对比剂肾病进展为肾衰竭的治疗

对于已经发生了对比剂肾病,并进展为肾衰竭的患者,治疗应当遵循以下原则。

1.一般治疗　在肾功能不全的代偿期,应积极治疗原发病,防止发展为尿毒症。在氮质血症期除应治疗原发病外,要减轻工作,避免受凉、受湿和过劳,防止感冒,不使用损害肾脏的药物。已出现尿毒症状者,应休息和治疗。

2.饮食疗法　对氮质血症和尿毒症患者应给予低蛋白饮食,且以含有人体必需氨基酸多的动物蛋白为主,成人每日蛋白摄入量为 30g 左右。食物要易于消化并保证充足的维生素摄入。尿量少、有水肿者,应限制钠的摄入。

3.去除诱发因素　各种感染是常见的诱发因素,由急性吐泻、发热、电解质紊乱和肾毒性药物引起者亦不少见。此外还有外伤、手术等诱因。

4.纠正代谢性酸中毒　轻度代谢性酸中毒者,可通过纠正水、电解质平衡失调得到改善,亦可加用碳酸氢钠,每日 4~8g,分 2~4 次口服。

5.纠正水、电解质平衡失调

(1)脱水和低钠血症:尿毒症患者容易发生脱水和低钠血症,一旦发生,应及时补充。

(2)低钾血症和高钾血症:前者应口服氯化钾或枸橼酸钾,紧急情况下静脉补钾。高钾血症的处理见急性肾功能不全章节。

(3)低钙血症和高磷血症:口服葡萄糖酸钙或乳酸钙可使低血钙得到改善,当发生低钙性搐搦时,应静脉注射 10% 葡萄糖酸钙或 5% 氯化钙 10~20ml。口服碳酸钙每日 3~4 次,0.5~1g/次,可减少磷从肠道吸收这吸收使血磷降低。

6.心力衰竭　纠正和去除诱因,治疗以透析和血液滤过最有效。

7.蛋白合成激素疗法　苯丙酸诺龙或丙酸睾酮 25~50mg,隔 2~3d 肌内注射 1 次,或葵酸诺龙 25mg,每 2 周肌内注射 1 次,可促进蛋白合成,改善贫血。

8.血液净化疗法　用人工方法代替失去了的肾功能,使血液得到净化,以维持患者生命。常用的方法有:①血液透析;②腹膜透析;③结肠透析;④血液滤过疗法;⑤序贯血液透析和血液透析滤过;⑥血液灌流。

9.对症治疗 ①恶心、呕吐不能进食者,用氯丙嗪、甲氧氯普胺;②血压高者,给予肼屈嗪、甲基多巴、可乐定、哌唑嗪;③贫血者补充叶酸、铁剂。

对于未达到透析指标的患者,一般先采用饮食、运动及对症等治疗。

(1)减轻残余肾单位的负荷:主要通过饮食调节,如在补足每日所需热量的基础上,采取低盐低蛋白饮食,目前也有人提倡不限盐,一般每日摄入盐以3g左右为宜。关于低蛋白饮食,目前认为辅以必需氨基酸或必需氨基酸的前体α-酮酸,效果更好。

(2)消除肾损害的加重因素:高血压是肾的易损因素,并与肾疾病相互加重,应严格控制。心功能不全、贫血、感染等可减少肾脏血流量,影响肾脏灌注,加重其损害,应当及早纠正。

(3)积极防治并发症:慢性肾功能不全患者常有水电解质、酸碱平衡的紊乱,如低血钙、高血磷、高钾血症、高尿酸血症、低蛋白血症及代谢性酸中毒。可给予相应的对症治疗。

(4)慢性肾功能不全患者应保持一定的体力活动:可根据患者的具体情况制订相应的运动计划。参加适量活动,有助于患者身体素质的提高,同时可增加其重返社会的信心,利于维持患者健康的身心状态。许多患者采用非透析疗法可以取得良好效果,使血浆尿素氮、肌酐保持在相对不高的水平,患者也没有过多的不适。

10.透析疗法 当非透析治疗无法维持时,可采用透析治疗。血液透析疗法是治疗急性肾衰竭(ARF)的重要手段,其目的在于:①清除过多的水分及毒素;②维持酸碱平衡;③为用药及营养治疗创造条件;④避免出现多脏器功能衰竭。

下述指征可供选择透析时参考:①水钠潴留严重,如出现急性肺水肿和脑水肿等;②电解质紊乱,尤其是高钾血症(血清钾≥6.5mmol/L或心电图提示高钾);③高分解代谢型,每日尿素氮上升≥14.3mmol/L,肌酐上升≥177μmol/L;④如果是非高分解代谢型,有少尿或无尿2d以上,肌酐≥442μmol/L,尿素氮≥21.4mmol/L,肌酐清除率≤10ml/(min·1.73m²);⑤尿毒症症状严重,如嗜睡、昏迷、抽搐、癫痫发作等;⑥误型输血者,游离血红蛋白≥800mg/L。

对难以控制的高血压或高度水肿、无尿伴心力衰竭或并发肺水肿、脑水肿患者;合并心包炎、消化道出血、出现中枢神经系统症状(恍惚、嗜睡、昏迷、抽搐等)的患者及伴有严重代谢性酸中毒(pH<7.2)的患者,可行急诊血液透析。对于并发周围神经病变的糖尿病、结缔组织病患者、血细胞比容<0.15的患者及儿童或高龄患者可以进行早期透析。

五、对比剂肾病预防

(一)患者危险性评价

冠状动脉介入治疗术前对患者行危险性评价十分有必要,它直接决定了选择合适预防对比剂肾病的策略。术前患者经过评价分为低度危险和高度危险。低度风险患者简单讲就是无肾功能损害病史,肌酐<120μmol/L(1.36mg/dl)。高度风险患者包括(两项任具一项):①肾功能损害,肌酐>120μmol/L(1.36mg/dl)。②具备以下任何3项,年龄>70岁、糖尿病且伴蛋白尿、心力衰竭、肝硬化、肾病综合征、肾毒性药物、高血压、高胆固醇血症、高尿酸血症、多发性骨髓瘤。低危风险患者术前只要保证患者有充分的水化状态即可,其余不需要特殊处理。高危患者术前处理相对较为复杂,包括避免肾毒性药物、水化、服用NAC、减少对比剂用量、应用等渗或低渗性对比剂等。

*Mehran*等通过一种较为简单方法(对比剂肾病危险积分)也验证了具备多种高危因素患

者更易发生对比剂肾病的观点。Mehran 将危险因素分为 8 项(糖尿病、年龄>70 岁、冠状动脉旁路手术、多支血管 PCI、女性、应用 IABP、急性冠状动脉综合征、CrCl<50ml/min),研究显示,危险因素具备越多,患者发生对比剂肾病的风险就越高。

(二)对比剂的用量

对比剂的用量和对比剂的碘含量都需要考虑在内。最常见的对比剂的碘含量为 300~370mg/ml。碘含量决定对比剂的对比性。冠状动脉介入术中冠状动脉病变越复杂,需要对比剂的量就越大,这样大大增加了对比剂肾病的发病率。多个研究显示:在冠状动脉介入治疗和周围血管造影中,对比剂的用量是对比剂肾病的独立预测因子。术后血清肌酐的升高(或对比剂肾病的发生率)与对比剂的用量有显著关系。有关报道显示,如果对比剂用量小于 5ml/kg,对比剂肾病出现较少。如果用量大于 5ml/kg,对比剂肾病发生率将升高。在一项对 16 000 例冠状动脉介入的研究中显示,当对比剂用量超过应给对比剂的量时,对比剂肾病 OR 值达到 6.2。当前共识认为对于 $GFR<60ml/(min \cdot 1.73m^2)$ 的患者,对比剂用量应该小于 100ml。对比剂的剂量使用有一个公式可供参考:最大推荐对比剂用量(MRCD)= 5(ml)×患者体重(kg)/ 血清肌酐(mg/dl)。

(三)应用等渗或低渗性对比剂

高渗对比剂的渗透压是造成不良反应的主要原因,因此,降低渗透压是迫切需要的。对比剂其他的特性,如黏性、临床药物毒性等也可造成肾损害。对比剂的黏性与温度有关,温度越高,黏性越低。

目前临床常用的低渗和等渗对比剂比原先的离子型高渗对比剂更安全。第三代的非离子型等渗对比剂碘克沙醇与以往的对比剂不同,优点为它的渗透压为 290mOsm/kg,与血液几乎完全相等(285~295mOsm/kg),较以往高渗的同类对比剂相比具有更好的安全性。目前已有多个研究证实了等渗对比剂的安全有效性,较为典型的有 VICC 研究、COURT 研究、NEPHRIC 研究、RECOVER 研究等。

COURT 研究(高危 PTCA 中应用对比剂的随机试验),共收录行 PTCA 高危患者 815 例。患者包括曾有静息时心绞痛的发作、心肌梗死或心肌梗死后缺血症状。目的:比较等渗对比剂威视派克和低渗对比剂碘克酸盐对于院内重要心脏不良事件(MACE)的影响。结果:威视派克组的院内 MACE 发生率比碘克酸盐组低 43%($P=0.027$),心肌梗死发生率比碘克酸盐组低 55%($P=0.05$)。结论:对于高危患者行冠状动脉介入术,使用等渗对比剂威视派克和低渗对比剂碘克酸盐比较,能显著降低院内 MACE 事件的发生,并且发生心肌梗死的风险也显著降低。

NEPHRIC 研究是一项针对高危患者使用等渗及低渗的非离子型对比剂的肾毒性的研究,为随机双盲多中心的临床研究。入选标准为,男性 Scr = 133~308μmol/L,女性 Scr = 115~308μmol/L,肌酐清除率<60ml/min。主要终点为 Scr 浓度从基线到术后 3d 的升高幅度。碘克沙醇引起 Scr 升高的幅度明显低于碘海醇($P=0.001$)。碘克沙醇组的对比剂肾病发生率明显低于碘海醇组,分别为 3.1% 和 26.2%($P=0.002$)。使用碘克沙醇的患者发生 CIN 的危险性比使用碘海醇的患者低 88%,其发生 CIN 的可能性比使用碘海醇的患者少 11 倍。RECOVER 研究也得到类似结果,等渗对比剂较低渗对比剂在慢性肾脏病患者中预防对比剂肾病更有效。

因此,在 2007 年前一度认为慢性肾脏病患者中对比剂首选等渗对比剂,渗透压可能是对比剂影响肾功能的一个最主要因素。但是随后以 CARE 研究为代表的对照研究及一系列低渗和等渗对比剂最新临床荟萃分析显示结果却不相同。

Solomon 等 2007 年在 circulation 杂志上公布了慢性肾脏病患者应用含碘对比剂的研究结果——CARE 研究。CARE 研究是一个多中心、随机、双盲临床研究,对比分析等渗对比剂(碘克沙醇)和低渗对比剂(碘帕醇)在慢性肾脏病患者(eGFR 在 20～59ml/min)中的优劣。440 例入选人群行冠状动脉介入诊疗术后,等渗组和低渗组对比剂肾病发生率相似。两组糖尿病亚组分析提示低渗对比剂肾病发生率低于低渗组,但无统计学差异。低渗对比剂组术后平均肌酐升高水平显著低于等渗组。最后 CARE 研究认为,在高危患者中选择应用等渗和低渗对比剂差别很小,无太多临床意义。

Heinrich 等荟萃了 25 个随机临床试验对比分析等渗对比剂和低渗对比剂在肾毒性方面的差异。研究显示等渗对比剂不能明显减少对比剂肾病的发病率。慢性肾病患者动脉内应用等渗对比剂和低渗对比剂(除碘海醇)后对比剂肾病发生率无差异。

依据当前最新的临床研究及荟萃分析结果,2009 年美国 ACC/AHA/SCAI 对 2007 年《UA/NSTEMI 指南》,慢性肾病患者心脏介入诊疗对比剂应用做出了调整。2007 年指南中合并慢性肾脏病患者行血管造影推荐应用等渗对比剂;2009 年新版指南中指出合并慢性肾脏病但未长期透析治疗的患者接受冠状动脉介入治疗手术,推荐使用低渗对比剂(除外碘海醇和碘克酸)或等渗对比剂。这些研究结果和临床应用的变化也提示渗透压并不是影响肾功能的唯一因素,黏度也是一个不可忽略的对比剂特性。

(四)水化治疗

水化可以明确降低对比剂肾病发生率。许多对比剂肾病的患者术后出现脱水,水化可以增加肾血流量,降低肾血管收缩,减少对比剂在肾停留时间,改善肾小管中尿酸流量、减少管型成分,并通过神经激素效应降低对比剂肾病的发生率。Mueller 和他的同事随机对 1620 例患者进行对比试验,在造影前 24h 一组给予 0.9% 生理盐水,另一组给予 0.45% 生理盐水,以 1ml/(kg·h)给予,对比剂肾病的发生率在 0.9% 生理盐水组明显低于 0.45% 生理盐水组。另一个随机试验在 119 例患者进行,另一组给予静脉碳酸氢钠,另一组给予氯化钠,对比剂肾病在碳酸盐组中明显下降。我们可以推测出,碱化尿液可以降低对比剂的肾毒性,因为碱化尿液可以改变氧化还原的能力和降低血管收缩物质。

目前普遍采用的方法为:静脉滴注 0.9% 生理盐水溶液 1ml/(kg·h),从注射对比剂前 12h 用到造影后 12~24h。对于门诊患者,造影前饮水,造影后给予 0.9% 生理盐水溶液静脉滴注 6h,在预防 CIN 方面与住院患者同样有效。

另一种较有吸引力的门诊水化治疗方案是给予碳酸氢钠静脉注射。Gregory 等将 119 例合并 CRF 的冠心病患者随机分为两组,一组患者接受等渗碳酸氢钠水化,另一组患者接受等渗盐水水化,水化于注射对比剂前 1h 开始,并持续至对比剂应用后 6h。结果显示,碳酸氢钠水化治疗较等渗盐水水化治疗能更有效地预防 CIN 的发生,但此方法还有待于进一步研究。

(五)心房利钠肽

利钠肽(natriuretic peptide,NP)是一类人体内分泌的血管调节肽,具有排钠利尿、松弛血管平滑肌及抑制醛固酮分泌等作用,参与体内多器官系统病理生理全过程。利钠肽家族主要包括心钠肽(atrial natriuretic peptide,ANP)、脑钠肽、C 型利钠肽(C-type natriuretic peptide,CNP)。心钠肽主要由心房肌细胞分泌,脑钠肽主要由心室肌细胞分泌,C 型利钠肽主要由血管内皮细胞分泌并在局部发挥血管扩张和抗增殖作用。研究证实,心力衰竭情况下血浆心钠肽和脑钠肽水平显著增加。如前所述,心力衰竭状态下由于心功能低下及神经内分泌激素紊乱导致肾小球滤过率下降、水钠潴留。因此,在应用对比剂后肾损害更为显著,对比剂肾病发生率显著增加。在对比剂肾病风险预测模型中心力衰竭是一个重要部分。

ANP 和 BNP 有明显利钠、利尿、降低血压作用,其主要生理功能体现在 4 个方面:①利钠及利尿作用。ANP 和 BNP 可以增加肾小球滤过率、增加肾髓质血流量及抑制近曲小管和集合管对钠的重吸收,产生利钠利尿作用。这在相当程度上降低了对比剂渗透压和黏度对肾脏的毒害作用。②抑制肾素-血管紧张素-醛固酮系统。心钠素能抑制肾近球旁细胞释放肾素,并通过对肾素-血管紧张系统的抑制及对肾上腺皮质的直接作用,抑制醛固酮的分泌,它不仅抑制醛固酮的基础分泌率,亦能抑制由 ACTH、血管紧张素、钾等刺激的醛固酮分泌。③抑制垂体后叶加压素的合成、释放及作用。心钠素不仅抑制中枢加压素的释放,而且抑制其对肾集合管和血管平滑肌的作用。④舒张血管、降低血压、改善心功能的作用。A 型和 B 型利钠肽可以扩张动静脉,减少心脏前后负荷,还能增加心肌血流量,改善心功能。

由 ANP 和 BNP 的生理机制分析,理论上在对比剂肾病高危患者术前应用利钠肽可以有效降低对比剂肾病发生率,尤其是在合并慢性心力衰竭的慢性肾脏病患者中。Morikawa S 等对此进行了一项随机对照研究,研究中纳入 254 例慢性肾脏病患者,研究组术前 4~6h 接受 ANP 并持续至术后 48h,对照组应用林格液。研究发现,ANP 组对比剂肾病发生率显著下降(3.2% 比 11.7%,$P=0.015$)。多因素分析显示,接受 ANP 治疗是预防对比剂肾病的保护因子(OR:0.24,$P=0.016$)。研究最后认为,慢性肾脏病患者在水化基础上应用 ANP 可以有效预防对比剂肾病,并且这种保护效应可以持续 1 个月。

Zhang J 等对合并心力衰竭的急性心肌梗死患者 PCI 术前应用 BNP 预防对比及肾病的效果以分析。该随机对照研究中研究组在入院时应用 BNP 持续至术后 24h。研究发现,围术期应用 BNP 较常规治疗可以促进肾功能恢复,降低对比剂肾病发生率。

(六)血滤

血液透析是将碘对比剂从人体内排出的有效方法,但对比剂一旦通过肾,对比剂肾病过程就出现了,因此血液透析对这一结果并无影响。然而对严重肾病的患者在术前数小时和术后即刻进行血滤仍是必要的措施。一项 114 个研究对象的研究显示,对严重慢性肾功能不全的患者,持续静脉血滤比静脉扩容更显著降低对比剂肾病的风险。血滤和扩容都在介入前 4~8h 开始并持续至术后 18~24h。研究结果显示,血滤组较少出现对比剂肾病,住院患者 1 年病死率明显下降。然而,由于血滤本身影响该研究的终点,所以不能确定血滤是否更有益,而且血滤高额费用和需要在专门场所中进行都会限制此预防措施的应用。

(七)有益和中性作用药物

1.腺苷受体拮抗药　　腺苷是肾脏缩血管物质,参与 CIN 的发生。腺苷受体分为 A1 受体、A2 受体。A1 受体主要分布在入球小动脉和肾小管,A2 受体主要分布在出球小动脉。A1 受体激动可引起肾血管收缩,而 A2 受体激动则引起肾血管舒张。CRF 患者,对比剂可激动 A2 受体和 A1 受体,前者引起早期舒血管作用,后者可引起持续的血流动力学变化。茶碱是非特异性腺苷受体拮抗药,DPCPX 是特异性 A1 受体拮抗药(8-环戊基-1,3-二丙基黄嘌呤,8-cyclopentyl 1,3 -dipropy1xanthme,),二者均可通过改变肾脏血管舒缩而发挥预防 CIN 的作用。一项荟萃分析对茶碱预防 CIN 的作用进行了综合评估,共分析了 7 项临床研究结果,其中 4 项表明茶碱可以预防 CIN 的发生,3 项显示茶碱并不能降低 CIN 的发生率,最后得出结论:预防性应用茶碱可以防止对比剂引起的肾功能降低。因此,可将腺苷受体拮抗药试用于临床。但茶碱对高危患者,尤其是合并 CRF 的患者是否比单独补液效果更好尚有待进一步证实。

2.他汀类药物　已有研究显示,他汀类药物羟甲基戊二酰辅酶 A 抑制药具有对内皮细胞的保护作用、维持氧化亚氮产物,并能减少氧化应激,可降低 CIN 发生的风险。一项对 1002 例行冠状动脉造影术的肾损伤患者(基础血清肌酐水平≥1.5mg/dl,即≥132.6μmol/L)进行的回顾性研究显示,术前使用他汀类药物组,CIN 的风险较低。对 29 409 例患者记录资料的回顾性分析显示,术前接受他汀类药物治疗的患者,CIN 和需要透析治疗的肾病发病率都低于未接受他汀类药物治疗的患者。他汀组和非他汀组 CIN 发病率分别为 4.37% 和 5.93%($P<0.0001$),需要透析治疗的肾病发病率分别为 0.32% 和 0.49%($P=0.03$)。这些资料再次加强了 PCI 术前使用他汀类药物治疗的理论依据。

3.维生素 C 和前列腺素 E_1　此两种药物认为在氧化应激和消除肾血管收缩方面有效,可以在一定程度上降低对比剂肾病发生概率。

4.N-乙酰半胱氨酸　Kay 等报道了一项大规模行 PCI 术的患者应用 NAC 预防 CIN 的随机对照研究。共纳入 200 例伴轻至中度肾功能不全,即血清肌酐浓度>1.2mg/ml($106μmol/L$)或肌酐清除率<60ml/min 的患者。随机接受安慰剂或 NAC(600mg,每日 2 次)口服,所有患者均于术前 12h、术后 6h 静脉滴注 0.9% 生理盐水(1ml/kg),均使用非离子型、低渗对比剂。结果显示,对照组 CIN 的发生率明显高于 NAC 组。

Birck 等进行的一项包括 7 个临床试验的荟萃分析表明,应用 NAC 合并水化治疗要比单独水化治疗能更明显降低合并慢性肾病的冠心病患者 PCI 术后 CIN 的危险性。而 Zagler A 最新发表的一项包括 13 个随机临床试验的荟萃分析评价了冠状动脉造影前给予 NAC 对 CKD 患者的肾功能保护作用,结果未能得出确定性的结论。虽然目前尚不能确定 NAC 预防 CIN 是否有效,但由于 NAC 价格低廉、使用方便、不良反应小,推荐将其作为高危患者特别是老年患者预防 CIN 的常规用药,与水化联用。用法:在成人于使用对比剂前后 24h 内口服乙酰半胱氨酸 600mg,每日 2 次。

2007 年 Circulation 发表的对比剂肾病预防策略的研究(REMEDIAL 研究)引起医务人员较为广泛的关注。REMEDIAL(renal insufficiency following contrast media administration trial)试验对 3 种预防造影剂肾病的方法予以比较。试验设计认为,水化治疗联合应用 N-乙酰半胱氨酸(NAC)可以有效预防造影剂肾病的发生。既往的初步研究结果表明,碳酸氢钠和维生素 C 对于预防造影剂肾病也可能有效。研究入选了 326 例行冠状动脉介入治疗的慢性肾功能不全患者[Scr≥2.0mg/dl 和(或)eGFR<40ml/(min·1.73m²)]。经过随机分配分组如下:术前预防性联合应用生理盐水和 NAC 患者 111 例;联合应用碳酸氢钠和 NAC 患者 108 例;生理盐水联合维生素 C 和 NAC 患者 107 例。所有患者均应用等渗性造影剂碘克沙醇,研究的主要终点是术后 48h CIN 发生率。三组术中造影剂用量和造影剂肾病危险积分无显著差异。结果显示,碳酸氢钠联合 NAC 组中对比剂肾病发生率最低(1.9%,$P=0.019$),生理盐水联合 NAC 组造影剂肾病发生率 9.9%,维生素 C 组 10.3%。最后研究认为,碳酸氢钠联合应用 NAC 可以更有效预防中高危患者对比剂肾病的发生。

REMEDIAL 研究结果有令人感兴趣之处。水化治疗可以有效预防造影剂肾病发生,此种方法已经通过多个临床试验得到证实。Mueller 等研究证实半渗生理盐水预防造影剂肾病效果不如等渗生理盐水。2007 ACC 公布 Meenal 试验结果证实应用碳酸氢钠水化方案不优于普通等渗生理盐水。因此,目前公认水化治疗首选液体为等渗生理盐水。NAC 药物机制有很多吸引人的地方,理论上讲可以有效预防对比剂肾病,但是在多项研究和荟萃分析中显示 NAC 对于预防对比剂肾病有争议,目前认为其为一个中性作用药物。维生素 C 目前较大规模研究较少。REMEDIAL 研究显示,单用并无优势的药物碳酸氢钠,联用 NAC 后取得的效果令人吃惊——明显优于生理盐水联合 NAC。

虽然 NAC 在预防对比剂肾病中的作用还没有肯定性的结论,但是由于 NAC 药物价格便宜,临床上应用简单,因此,在有的治疗中心高危对比剂肾病患者的术前预防策略中包括了服用 NAC 药物。

5.多巴胺　多巴胺在 $0.5 \sim 2\mu g/(kg \cdot min)$ 浓度时可增加肾血流量、GFR 及尿钠排泄率。Hall 等对 232 例周围血管造影患者进行前瞻性研究,提出多巴胺可能对 CIN 有预防作用。但也有临床研究发现,多巴胺对非糖尿病患者有保护作用,而糖尿病患者应用后 CIN 的发生率反而增加。对于小剂量多巴胺在 CIN 预防中的作用,临床试验结论并不统一。在对慢性肾病患者对比剂肾病干预试验中,小剂量多巴胺对 CIN 的预防作用并不优于单独静脉输入生理盐水。对 CIN 高危人群的研究也未发现小剂量多巴胺的预防作用。因此,临床上尚不主张将多巴胺作为常规预防用药。

6.钙通道阻滞药(CCB)　动物实验表明,CCB 能改善对比剂引起的肾血流量减少,一些小样本临床试验也发现了其对 CIN 的发生有一定的预防作用,但最终结论还需更多的临床研究证实。因此,钙通道阻滞药不作为常规预防用药,但服用该药的患者接受对比剂时可以不必停药。

(八) 有害药物

1.呋塞米　目前研究还没有发现呋塞米对 CIN 的有利作用,因为它具有减少血管内容量和肾血流量的作用。虽然通过强制性利尿可缩短对比剂的肾循环时间,但一项试验显示,它对 CIN 的整体发病率没有作用。

2.甘露醇　对于将甘露醇应用于有 CIN 患病风险的患者,随机、前瞻性试验没有为其提供证据支持。在一项试验中,对于预防心脏造影术后的急性肾功能减退,甘露醇(术前即刻给予 25g)与盐水合用效果不如单用 0.45% 的生理盐水。一个包括静脉内晶体、甘露醇、呋塞米和小剂量多巴胺在内的强制性利尿方案,对 CIN 的总体发病率没有起任何作用,试验的设计使甘露醇的作用能被单独的评价,结果却显示其并没有提供更多的益处。

3.二甲双胍　冠心病是糖尿病一个较为常见的合并症,二甲双胍是糖尿病患者常用的一种口服降糖药物。二甲双胍可以减少肝糖原生成,提高外周组织对胰岛素的敏感性,增强对血糖的摄取。二甲双胍最严重的不良反应是乳酸性酸中毒。据统计每千人年其发生率为 0 ~ 0.084 例。发生乳酸性酸中毒病死率约为 50%,临床上此严重不良反应多与用药禁忌和患者合并症有关。

二甲双胍由肾排泄,服用 24h 内肾通道可以清除约 90% 已吸收的药物。二甲双胍可以通过肠道增加乳酸分泌。机体任何降低二甲双胍排泄或增加血乳酸水平的因素都是引起乳酸性酸中毒的重要原因。其中慢性肾疾病是一个重要原因。

同样,合并降低乳酸代谢和增加无氧代谢的情况均是应用二甲双胍的禁忌,前者如肝功能不全、酗酒,后者如心力衰竭、心脏或外周肌肉组织缺血、严重感染。应用含碘对比剂并不是服用二甲双胍患者的独立危险因素,但在有潜在肾功能不全情况下需要重视。CIN 在正常肾功能患者中发生罕见,但是老年人由于肌肉数量减少(肌酐生成减少),因此有时即使已出现肾小球滤过率下降但是血肌酐仍表现为正常水平。

服用二甲双胍患者血管内应用含碘对比剂有一定潜在危险性。据报道 1968—1991 年有 110 例服用二甲双胍患者出现乳酸性酸中毒,其中 7 例患者在酸中毒出现前应用含碘对比剂。美国食品药品监督管理局已同意服用二甲双胍患者在静脉内应用含碘对比剂时可以暂时停用。应用含碘对比剂后出现的急性肾衰竭和肾功能受损可以导致二甲双胍在体内蓄积,增加乳酸性酸中毒风险。目前,仅对于已知、临界或早期肾疾病患者术前停服二甲双胍。

术前限制对比剂用量及水化可以有效减少患者的对比剂风险。已知或早期肾疾病患者在应用对比剂前更需要及时应用上述措施。其他可以减少对比剂肾毒性的方法(如 NAC),在预防二甲双胍相关的乳酸性酸中毒方面的效果还没有得到证实。

服用二甲双胍接受含碘对比剂处理策略:①研究证实 CIN 在正常肾功能人群中发生率少;②应用含碘对比剂不是服用二甲双胍患者的独立危险因素,但对肾脏排泄延迟、乳酸代谢降低和无氧代谢增加患者需要警惕;③在经过术前筛选排除上述危险因素的患者,服用二甲双胍患者应用含碘对比剂后未发现乳酸性酸中毒;④老年患者中依据血清肌酐水平估测肾功能不准确,易高估肾功能水平。

依据人群基础情况不同,将服用二甲双胍患者分为 3 类,在术前予以相应处理方案:① I 类肾功能正常并无已知合并症(乳酸代谢降低、无氧代谢增加)人群,术前不需要停用二甲双胍,也不需要术后检测血肌酐水平。② II 类对于有前述合并症但肾功能正常患者,需术前停用二甲双胍至术后 48h。应用对比剂后需要重新评价肾功能。临床策略也依据具体环境不同有差异,如血肌酐监测、临床观察、水化。术后重复监测血肌酐水平并非强制性要求。若患者基线肾功能正常,临床状态稳定,无肾功能损害的危险因素(肾毒性药物、大手术、心力衰竭、败血病、重复用大量对比剂),可以在不复查血肌酐情况下重新使用二甲双胍。③ III 类已知有慢性肾疾病患者,在术前需要停用二甲双胍,术后仔细随访肾功能情况,只有确定肾功能安全才能重新使用二甲双胍。钆增强的磁共振造影检查,若钆用量在 0.1~0.3mmol/kg 范围内,则无须停用二甲双胍。

虽然目前对于对比剂肾病预防方面研究较热,但总体仍处于起步阶段。一些方法在体内和体外、理论和实际表现的差异值得进一步研究,多种策略的联合应用往往可以取得出人意料的效果,如 REMEDIAL 研究所示。在理想对比剂出现前,对比剂肾病的预防仍是关注的焦点,多策略联合应用预防对比剂肾病是未来的一个研究方向。

第五节　心血管疾病常用药物在慢性肾病患者中的应用

肾在药物的代谢和清除中起着极其重要的作用。肾含有多种肝富含的药物代谢酶,从而使某些药物能够在肾中代谢与清除。药物在肾的清除包括肾小球滤过、肾小管分泌和肾小管重吸收。因此肾脏具有强大的转运系统,既能组织尿中营养物质的丢失,又能使未经肝脏代谢清除的药物在肾小管中分泌排泄。

慢性肾功能不全者常需要使用多种药物,大多数药物以原型或代谢产物的形式从肾排泄,肾衰竭时药物排泄障碍引起药物蓄积,因此,需要对药物剂量进行调整。

慢性肾功能不全者应尽量避免下述药物:各种长效制剂、磺胺类。肾衰竭时由于药物排泄时间延长,致使毒性小的抗生素可显示出明显的肾毒性。因此,在肾功能不全时药物应用应遵循以下原则:避免使用肾毒性药物;一些主要由肾排泄的药物需调整剂量。临床上一般根据药物血浆半衰期和患者肌酐清除率决定药物剂量和方法(此部分请参照专业肾脏病学专著)。

临床常用心血管药物在慢性肾功能不全患者中的用药剂量和间隔见表4-1。

表4-1　临床常用心血管药物在慢性肾功能不全患者中的用药剂量和间隔

药名	剂量/方法	GFR>50ml/min	GFR10~50ml/min	GFR<10ml/min
阿卡波糖	调整剂量	50%~100%	避免	避免
胺碘酮	调整剂量	100%	100%	100%
氨氯地平	调整剂量	100%	100%	100%
氨力农	调整剂量	100%	100%	50%~75%
贝那普利	调整剂量	100%	50%~75%	25%~50%
倍他洛尔	调整剂量	100%	100%	50%
比索洛尔	调整剂量	100%	75%	50%
丁尿胺	调整剂量	100%	100%	100%
卡托普利	调整剂量,时间	100%,q8~12h	75%,q12~18h	50%,q24h
卡维地洛	调整剂量	100%	100%	100%
地高辛	调整剂量,时间	100%,q24h	25%~75%,q36h	10%~25%,q48h
地尔硫䓬	调整剂量	100%	100%	100%
多巴酚丁胺	调整剂量	100%	100%	100%
依那普利	调整剂量	100%	75%~100%	50%
非洛地平	调整剂量	100%	100%	100%
呋塞米	调整剂量	100%	100%	100%
格列齐特	调整剂量	不明	不明	不明
格列吡嗪	调整剂量	100%	100%	100%
格列本脲	调整剂量	不明	避免	避免
吲达帕胺	调整剂量	100%	100%	避免
氯沙坦	调整剂量	100%	100%	100%
洛伐他汀	调整剂量	100%	100%	100%
低分子肝素	调整剂量	100%	100%	50%
哌替啶	调整剂量	100%	75%	50%
二甲双胍	调整剂量	50%	25%	避免
美西律	调整剂量	100%	100%	50%~75%
米力农	调整剂量	100%	100%	50%~75%

续表

药名	剂量/方法	GFR>50ml/min	GFR10~50ml/min	GFR<10ml/min
吗啡	调整剂量	100%	75%	50%
硝酸甘油	调整剂量	100%	100%	100%
硝普钠	调整剂量	100%	100%	100%
培哚普利	调整剂量	100%	75%	50%
普罗布考	调整剂量	100%	100%	100%
普罗帕酮	调整剂量	100%	100%	100%
辛伐他汀	调整剂量	100%	100%	100%
索他洛尔	调整剂量	100%	30%	15%~30%
托拉塞米	调整剂量	100%	100%	100%
维拉帕米	调整剂量	100%	100%	100%
华法林	调整剂量	100%	100%	100%

（聂　斌）

参 考 文 献

Briguori C, Airoldi F, D'Andrea D, et al.2007.Renal Insufficiency Following Contrast Media Administration Trial (RE-MEDIAL):a randomized comparison of 3 preventive strategies.Circulation,115(10):1211-1217.

Coresh J, Selvin E, Stevens LA, et al. Prevalence of Chronic Kidney Disease in the United States. JAMA, 2007, 298:2038-2047.

Heinrich MC, Häberle L, Müller V, et al.2009.Nephrotoxicity of iso-osmolar iodixanol compared with nonionic low-osmolar contrast media:meta-analysis of randomized controlled trials.Radiology,250(1):68-86.

Hunstall-Pedoe H.2006.Preventing Chronic Diseases.A Vital Investment:WHO Global Report.Geneva:World Health Organization,2005.Int J Epidemiol,35:1107.

Jo SH, Youn TJ, Koo BK, et al.2006.Renal toxicity evaluation andcomparison between visipaque (iodixanol) and hexabrix (ioxaglate) inpatients with renal insufficiency undergoing coronary angiography:theRECOVER study:a randomized controlled trial.J Am Coll Cardiol,48:924 -930.

Juergens CP, Winter JP, Nguyen-Do P, et al.2009.Nephrotoxic effects of iodixanol and iopromide in patients with abnormal renal function receiving N-acetylcysteine and hydration before coronary angiography and intervention:a randomized trial.Intern Med J,39(1):25-31.

King SB III, Smith SC Jr, Hirshfeld JW Jr, et al.2008.2007 focused update of the ACC/AHA/SCAI2005 guideline update for percutaneous coronary intervention:Areport of the American college of cardiology/American heartassociation task force on practice guidelines:2007 writing groupto review new evidence and update the ACC/AHA/SCAI 2005guideline update for percutaneous coronary intervention,writingon behalf of the 2005 writing committee.Circulation,117:261-295.

Morikawa S, Sone T, Tsuboi H, et al.2009.Renal protective effects and the prevention of contrast-induced nephropathy by atrial natriuretic peptide.J Am Coll Cardiol,53(12):1040-1046.

Nikolsky E, Mehran R, Lasic Z, et al. 2005. Low hematocrit predictscontrast-induced nephropathy after percutaneous coronary interventions. Kidney Int, 6:706 -713.

Reed M, Meier P, Tamhane UU, et al. 2009. The relative renal safety of iodixanol compared with low-osmolar contrast media: a meta-analysis of randomized controlled trials. JACC Cardiovasc Interv, 2(7):645-654.

Solomon RJ, Natarajan MK, Doucet S, et al. 2007. Cardiac Angiography in Renally Impaired Patients (CARE) study: a randomized double-blindtrial of contrast-induced nephropathy in patients with chronic kidneydisease. Circulation, 115:3189-3196.

Zagler A, Azadpour M, Mercado C, et al. 2006 . N-acetylcysteine and contrast-induced nephropathy: a meta-analysis of 13 randomized trials. Am Heart J. 151(1):140-145.

Zhang J, Fu X, Jia X, et al. 2010. B-type natriuretic peptide for prevention of contrast-induced nephropathy in patients with heart failure undergoing primary percutaneous coronary intervention. Acta Radiol, 51(6):641-648.

Zhang L, Zhang P, Wang F, et al. 2008. Prevalence and factors associated with chronic kidney disease: a population study from Beijing. Am J Kidney, 51:373-384.

Zhang L, Zuo L, Wang F, et al. 2006. Cardiovascular disease in early stages of chronic kidney disease in a Chinese population. J Am Soc Nephrol, 17:2617-2621.

第5章

老年心血管疾病合并呼吸系统
疾病围术期处理

第一节　老年呼吸系统疾病流行病学特点

呼吸系统疾病是一种常见病、多发病,主要病变在气管、支气管、肺部及胸腔,病变轻者多咳嗽、胸痛、呼吸受影响,重者呼吸困难、缺氧,甚至呼吸衰竭而致死。在城市的死亡率占第4位,而在农村则一直处于第1位。更应重视的是,由于大气污染、吸烟、人口老龄化及其他因素,使国内外的慢性阻塞性肺疾病[简称慢阻肺(COPD),包括慢性支气管炎、肺气肿、肺源性心脏病]、支气管哮喘、肺癌、肺部弥散性间质纤维化,以及肺部感染等疾病的发病率、病死率有增无减。预测至2020年,全球引起死亡率最高的10种疾病中有慢性阻塞性肺疾病、下呼吸道感染、肺癌、肺结核。这些疾病多见于老年人。据统计当前COPD在全球人群中发病率约是10%,在中国预计有2500万例COPD患者,北京、辽宁、湖北农村地区的15岁及以上的人群调查中COPD发病率平均为3%。自从我国改革开放以来,国民经济、工业等快速发展,空气污染、人口老龄化、吸烟等不良的生活习惯和生活环境,导致呼吸系统疾病的发病率呈现上升趋势。根据国家卫生统计,2011年,我国患者疾病中呼吸系统疾病占据第1位,而且这种疾病的病死率在所有疾病病死率中居第4位,而老年人由于机体功能减退,自身免疫功能降低,更易发生呼吸道感染,特别是吸烟者患慢性支气管炎是最常见的呼吸系统疾病,病程长,反复发作。更由于老年人各器官功能开始衰退,抗衰老能力下降,反应减弱,症状不典型,容易延误诊断,导致治疗效果及预后均较年轻人差。原发性肺癌(以下简称肺癌)是我国最常见的恶性肿瘤之一。2010年卫生统计年鉴显示,2005年,肺癌病死率占我国恶性肿瘤病死率的第1位。目前困扰老年人健康的主要呼吸系统疾病仍然是肺心病、肺癌、肺部感染和肺结核。提高我国呼吸系统疾病诊治水平,降低其发生率和病死率,已成为呼吸科医师共同努力的目标。

引起呼吸系统疾病的常见危险因素有以下几种。

1.吸烟　吸烟是呼吸系统发病的危险因素之一。目前全世界吸烟人数约有13亿,每年有490万人死于烟草相关疾病,占总死亡构成的1/10,预计2030年该数目将升至1000万人,其中的700万人分布在发展中国家,占总死亡构成的1/6。烟草相关死亡目前已占全球死因构成的第1位,到2025年其死亡总数将超过肺结核、疟疾、生产和围生期并发症及艾滋病的总和。吸烟是许多疾病的患病危险因素,烟草几乎可以损害人体的所有器官,诸如心血管系统、呼吸系统、生殖系统、内分泌腺和皮肤等。与吸烟相关的疾病及病变包括高血压、冠心病(CHD)、脑卒中、消化性溃疡、癌症(肺、唇、口、鼻、咽、喉、食管、胃、肝、肾、膀胱、胰腺和子宫颈)、COPD、哮喘、血栓闭塞性脉管炎、阳痿、主动脉瘤、周围血管病、粒细胞性白血病、肺炎、白内障、克罗恩病、髋关节骨折、牙周病等。吸烟量越大、烟龄越长和开始吸烟的年龄越早,吸烟相关疾病和死亡的风险越大。由于吸烟造成的健康损害具有长期滞后性的特点,吸烟10年、20年甚至更长时间相关疾病才能出现,所以在疾病出现之前,吸烟者往往认识不到吸烟的危害。吸烟者有15%~20%可发展为COPD。据WHO估计,被动吸烟导致成人COPD发病的危险性上升10.5%~43%,儿童和慢性暴露人群中更是如此。在希腊,35岁以上、吸烟100支以上总的COPD发病率为8.4%,其中,男性11.6%,女性4.8%,且吸烟强度与COPD发病率显著相关。40~55岁瑞典城市及郊区吸烟人群的筛查中,COPD发病率27%。吸烟者在发达国家数量缓慢下降,而在发展中国家上升,尤其是亚洲和非洲。相对于男性来说,吸烟对于女性的危险性更大,并且与女性烟草的消耗量增长成正比。另外,吸烟能使支气管上皮纤毛变短、不规则、纤毛运动障碍,降低局部抵抗力,削弱肺泡吞噬细胞的吞噬、灭菌作用,引起支气管痉挛,增加气道阻力。吸烟者肺功能的异常率较高,FEV_1的年下降率较快。有资料表明,在非吸烟者中,成人FEV_1每年平均下降速率是20~30ml;在大多数吸烟者中,年平均下降速率增加到30~45ml;在易患COPD的吸烟者中,年下降速率可达80~100ml。若早期戒烟,可以明显延缓肺功能的下降,减少COPD的发病率,使吸烟者发病危险降低至近似于不吸烟者的水平。我国15岁以上约67%的男性和4%的女性吸烟,占世界吸烟者的1/3。基于目前的吸烟比率,中国吸烟者的病死率将大幅增加。钟南山指出,吸烟者COPD发病率明显高于不吸烟者,而且吸烟的种类和开始吸烟的年龄对COPD发病率有明显影响。有吸烟史并且吸烟指数大于400支/年、高危职业接触史(如接触石棉)及肺癌家族史等,年龄在45岁以上者,是肺癌的高危人群。

2.职业暴露　矽尘是职业性呼吸道毒物的重要粉尘之一,慢性暴露于矽尘可不引起硅沉着病(矽肺),但可引起慢性支气管炎,肺气肿和(或)小气道疾病,可引起气道阻塞。而硅尘暴露也可致COPD,甚至在没有两肺放射学征象时,其可以和气道阻塞独立存在。从事水泥厂工作的工人,其肺功能降低且呼吸道症状发病率增高。从事橡胶工作,肺功能每年下降0.08%。亦有材料证实纺织业是COPD的高危因素。暴露于钢铁粉尘其COPD发病率男性为16.1%,女性为4.4%。暴露于粉尘和金属采矿业及镉矿气体中均和气道阻塞有关。

3.空气污染　近年来,室内空气污染与COPD发病率的相关性日益受到关注。约50%发展中国家依赖于动物粪便、柴草为燃料,这些物质的开放燃烧会造成室内通气不良,有机烟尘中会有许多有害物质,如颗粒和一氧化碳,燃煤的烟尘中含有硫氧化物和氮氧化物及碳氢化物,它们可引起呼吸道疾病。每年,农村约有190万人死于室内污染,而城市约45万人死于此。室内可吸入颗粒物是室外的2~4倍,因此,应用有机燃料是COPD很强的高危因素。土耳其的调查结果显示,使用生物燃料在室内做饭,其COPD发病率为12.4%,高于不使用该燃料者的3.9%。COPD的另一重要影响因素是室外空气污染。长时间暴露在空气的有毒颗粒物中,如二氧化硫、氮氧化物及光化学物质,可增加COPD发病率。空气污染,尤其是在拉丁美洲、印度和中国的城市是个突出的问题,每年约有50万人死于空气中的悬浮颗粒物(TSP)和SO_2。我国一些城市,非吸烟者肺气肿病死率比美国的几乎高100倍,这与城市中的空气污染密切相关。有研究表明,面包烘烤、地毯编织、生物燃料是造成肺疾病的重要危险因素,家禽饲养、使用煤油、气体燃料是相对危险因素。取暖造成的污染与COPD发病率有关,尤其是取暖月份长短与 COPD 发病率存在剂量反应关系。

大气污染暴露可能增加肺癌发病率,特别是颗粒物的暴露水平和肺癌发病的危险呈线性关系,近期对欧洲 17 个研究中心的 12.8 年的前瞻性队列研究荟萃分析表明,肺癌风险与 PM10 之间的相关性具有显著性差异。2004 年 WHO 公布了吸烟可导致全世界 510 万人死亡,其中 71% 由肺癌导致;而大气污染导致全世界 120 万人死亡,8% 由肺癌导致。多项研究对我国及全球肺癌发病率的分析表明,无论是肺癌的高发地区,还是低发地区,其发病率均呈不同程度的上升趋势。

4.呼吸道感染　呼吸道感染是 COPD 发病和加剧的另一个重要因素,有证据表明,潜在的腺病毒感染或细菌可能与 COPD 的发病有关。儿童期下呼吸道感染是以后形成 COPD 的独立危险因素之一,在英国的一项对 618 例 70 岁以上的人群调查中,发现 2 岁以前曾患呼吸道疾病与成年后 COPD 的发生有因果关系。值得注意的是,随着医疗条件的改善,药物尤其是抗生素的广泛使用,使肺炎的构成比呈现出上升趋势。

5.遗传因素与宿主因素　有资料表明,COPD 发病具有典型的多基因遗传特点和家族聚集倾向,患者各级亲属的发病率高于群体发病率,亲代中有 COPD 患者,是子女第 1 秒用力呼气容积(FEV_1)(ml)降低和 $FEV_1 < 70\%$ 预计值的独立危险因素,但目前尚不能解释这种聚集性是遗传因素所致还是环境因素造成。重度吸烟者中也仅有 20% 左右发展成 COPD,COPD 患者体内可能存在遗传易感基因。α_1-抗胰蛋白酶(AAT)的 ZZ 纯合子引起的 α_1AT 缺乏是迄今为止唯一证实的 COPD 遗传易感因素。COPD 尤其是无放射性肺气肿表现的 COPD 的发生,与肿瘤坏死因子(TNF-α)、489G/A 基因多态性相关。其他基因如 α_1-抗凝乳蛋白酶基因,可以解释吸烟者的 COPD 基因易感性,微粒体环氧化物水解酶可能与 COPD 有关。

6.营养状况　有研究表明,营养状况可以影响肺功能及患 COPD 的倾向。尤其多食用新鲜水果及鱼类对肺部健康有益,饮食中富含水果和蔬菜,可以降低呼吸道疾病的危险。可能和这些食物中含有抗氧化剂营养素(维生素 C 和维生素 E 等)有关。因此,改善饮食健康,食用富含水果、蔬菜和整粒谷物的食物及低酒精、低脂肪的食物,能保护儿童及成人的呼吸道健康。

7.其他　如社会经济状况、气象因素、性别等也与 COPD 相关。社会经济状况愈低下,肺功能降低率愈高。而气候条件的不同,COPD 的发病高峰不同,秋末冬初增多,隆冬反而减少,但到了 3 月又出现发病高峰,这种发病情况与大气环流的季节变化有密切关系。在一项美国 1979~1993 年的死因调查中,31 314 160 例死者,8.2% 死于 COPD,其中男性增长了 17.1%,女性则增长了 126.1%。

第二节　介入治疗前肺功能评估对心血管疾病的临床意义

介入治疗(interventional treatment)由于其创伤小、简便、安全、有效、并发症少和明显缩短住院时间等特点,目前广泛应用于临床,尤其适用于老年患者。但老年患者大多合并有慢性呼吸系统疾病,即使患者自诉无慢性呼吸系统症状,也大多存在肺功能异常,尤其长期大量吸烟者,故建议行介入手术前常规行肺功能检测。术前行肺功能检查,予以客观判断,对加强呼吸管理,预防和治疗术后肺部并发症,降低术后病死率均有重要意义。

肺功能检查是以呼吸生理为基础的临床实验室检查。随着肺功能测定技术的不断发展,其在呼吸系统疾病中的应用日益广泛与标准化,肺功能检测已作为常规检测项目,在呼吸系统疾病诊断和治疗等各方面均显示出其重要性,但心肺功能密不可分,肺功能的改变对心血管疾病也有诸多影响,只有综合评估心血管疾病对体循环、肺循环和肺通气、换气的影响才能做到全面认识患者病情。对心血管疾病患者进行肺功能检查作为一种无创性循环功能受限评估的辅助手段,具有重要的临床应用价值,应当予以重视。冠心病支架置入术后随着心功能的好转,血流动力学改变,有效改善通气/血流值,肺顺应性恢复;同时充血性心力衰竭好转,心脏不同程度缩小,减少对肺组织的压迫,增加了气体交换面积。故支架置入术在有效改善心肌供血的同时,也间接促进了肺功能的恢复。

一、冠心病

Ckman 等对 883 例无冠心病受试者进行前瞻性研究发现,在调整年龄、实测第 1 秒用力呼气容积(FEV_1)占预计值 FEV_1 的百分比($PFEV_1\%$)、吸烟、高血压和高胆固醇后,心血管病病死率随 FEV_1 下降而升高。因而认为 FEV_1 与冠心病之间呈负相关关系,$PFEV_1\%$ 的减少是冠心病危险因素之一。有研究显示,COPD 患者的严重程度与冠状动脉支架置入术后的预后相关。重度 COPD 的患者冠状动脉支架置入术后的病死率高于轻中度及非 COPD 的患者。Konecny 等研究显示,冠状动脉介入治疗的患者 COPD 显著增加全因死亡率、心源性死亡率及心肌梗死的复发率,通过肺功能检查评估 COPD 的严重程度,随着 COPD 严重程度的增加 PCI 患者生存率降低。此外,COPD 患者有更高的住院率,因 COPD 的反复发作,影响冠心病二级预防的药物治疗也是导致心血管事件增加的原因之一。基础肺功能检查在冠心病与肺间质纤维化鉴别中有一定的提示作用,并为患者的后续治疗选择专业科室。

二、充血性心力衰竭

Kannel 等对 5209 例 30~62 岁的受试者随访 18 年发现,在任何年龄组充血性心力衰竭危险均与肺活量有明确的关联,在随访研究中,考虑年龄、血压、相对体重、脉搏、吸烟、心脏肥大、心电图显示左心室肥大、血糖等因素后,充血性心力衰竭的危险随肺活量(VC)的降低而升高。孙庆国等对 288 例慢性心力衰竭患者进行回顾性研究发现,近 1/3 的慢性心力衰竭患者存在肺通气功能障碍,以阻塞性最为常见,而且近 2/3 的患者存在弥散功能异常。上述结果提示心力衰竭患者中不少存在肺功能异常,这是由于心肺在胸腔中毗邻,功能密不可分,心功能减退可以造成肺组织结构及功能的异常。但是在临床上,尤其是心脏科医师在肺功能解读中一般不会把患者的循环改变作为首当其冲的主要变量来考虑(假设循环相对稳定或者不变),这就造成了对心力衰竭患者肺功能结果的不解甚至误解。随着心功能下降,心力衰竭患者的 FVC、PEF 和 DLCO 明显下降,这可能与相对有限的胸腔空间在心脏扩大后肺可用空间缩小和肺淤血使肺组织弹性降低有关。弥散功能减退是心力衰竭患者最重要的肺功能改变,在轻度心力衰竭(NYHA 分级 Ⅰ 级)时就可发现明显降低,是发现早期心力衰竭的潜在敏感指标。

三、高血压

Sparrow 等对 1270 例 23~80 岁的美国男性随访 10 年后发现,用力肺活量(FVC)与高血压的发生呈显著负关联,这种关联独立于他们的年龄、体重、每日吸烟量、心电图显示左心室肥大。

四、心脏瓣膜病

马莉等对经心脏超声确诊的 327 例风湿性心脏瓣膜病患者的研究发现,超过 50% 的瓣膜病患者通过肺功能发现通气功能异常,阻塞性和混合性通气功能障碍最为多见,而纯限制性通气障碍较少,提示心脏瓣膜病导致肺静脉压升高,支气管黏膜淤血水肿,气道管腔变窄、受牵拉挤压是导致气流受限的主要原因,另外,心脏扩大会导致肺容积压缩和顺应性降低。

五、心律失常

心律失常与肺功能密切相关,肺功能越差,血氧含量越低,而心肌细胞代谢的特点是对缺氧的低耐受性,心律失常发生率越高。

虽然肺功能作为心血管疾病的独立预测因子仍有争论,但国外多数前瞻性研究发现,肺功能损害可以作为心血管疾病独立的预测因子。

事实证明,安排好术前肺功能检查,并根据检查结果制定和实施针对手术前后处理方案,可以提高手术的疗效。进行术前肺功能检查的适应证:①已知肺功能异常者;②目前正在吸烟者,尤其是吸烟量每天超过 1 包者;③慢性咳嗽咳痰患者;④年老者;⑤肥胖者,体重超过正常体重 30% ;⑥胸廓畸形;⑦神经肌肉性疾病,如重症肌无力。

肺功能检查包括肺容量、肺通气功能、生理性无效腔、肺泡气体分布、小气道通气功能、气道阻力、肺顺应性、弥散功能、血液气体分析、运动等的多项测定。在临床实际应用中肺功能以肺容量、通气功能、血气分析测定作为常规检查内容。

肺功能检查只能显示肺生理与病理生理的改变,而不能提示病原性诊断与病变发生的部位,只能显示相当广泛病变的病理生理改变,而不能对轻微的局限性病灶提示功能上的改变。因此不能代替病史、体检、肺部 X 线检查、化验检查,只能在这些重要数据具备的情况下起到相辅相成的作用。

临床上常做的肺功能检查实际上都属于通气功能检查。利用肺量计可以测定的肺通气指标有:用力肺活量(FVC);第 1 秒用力呼气容积(FEV_1);1 秒率(FEV_1/FVC);最大呼气中期流速(MMEF);每分钟最大通气量(MVV)。以上参数通常以占预计值的百分数表示。术前 FEV_1>2L 安全;1~2L 有一定风险;<0.8L 风险极大。但此测量值未考虑患者的身高、体重、年龄、性别及手术切除范围。

术前肺功能检查对术后风险评估的指导意义见表 5-1。

表 5-1　术前肺功能检查对术后风险评估的指导意义

检查类型	风险增加	高风险
FVC	<50% 时提示风险加大	≤1.5L
FEV_1	<2.0 或<50% 时提示风险加大	<1.0L
MVV		<50%
$PaCO_2$		≥45mmHg

注:FVC.用力肺活量;FEV_1.第 1 秒用力呼气容积;MVV.每分钟最大通气量;$PaCO_2$.动脉二氧化碳分压

肺弥散量(DLCO)测定的指标目前还没有明确指定。对于患有 COPD 的患者,建议进行肺弥散量的测定,以评估其气体交换异常的严重程度,这种异常可能会比单独根据同期损害程度预计的要严重得多。

心肺运动试验(CPET),能精确地检测出由运动诱发的心肌缺血,当足够大的运动耐量诱发的心肌缺血使氧气的供需出现不平衡时,心肌缺血区域就出现功能性的运动障碍。有研究提示,CPET的相关指标和冠状动脉造影的结果有较好的相关性,冠状动脉造影结果有明显狭窄的患者在最大运动负荷和AT时的耗氧量要显著低于正常人群,也显著低于对照组。但CPET这种检测形式需要昂贵的仪器和相当专业的人员支持,因此检查费用较高,且此项检测有诸多禁忌证,临床较少应用。

第三节 呼吸衰竭对冠心病介入治疗的影响

呼吸衰竭是由各种原因引起的肺通气和(或)换气功能严重障碍,以致在静息状态下亦不能维持足够的气体交换,导致低氧血症伴(或不伴)高碳酸血症,进而引起一系列病理生理改变和相应临床表现的综合征。其临床表现缺乏特异性,明确诊断有赖于动脉血气分析:在海平面、静息状态、呼吸空气条件下,动脉血氧分压(PaO_2)<60mmHg,伴(或不伴)CO_2分压($PaCO_2$)>50mmHg,并排除心内解剖分流和原发于心排血量降低等致低氧因素,可诊断为呼吸衰竭。按动脉血气分为:①Ⅰ型呼吸衰竭,血气分析示PaO_2<60mmHg,$PaCO_2$降低或正常。主要见于肺换气功能障碍疾病,如严重肺部感染性疾病、间质性肺疾病、急性肺栓塞等。②Ⅱ型呼吸衰竭,血气分析示PaO_2<60mmHg,同时伴$PaCO_2$>50mmHg。为肺泡通气不足所引起。

呼吸衰竭是一种功能障碍状态,而不是一种疾病,可因肺部疾病引起,也可能是各种疾病的并发症。呼吸衰竭的病因临床常分为以下几类:①气道阻塞性病变,常见于慢性阻塞性肺疾病、重症哮喘等,为临床最常见的引起呼吸衰竭的病因;②肺组织病变,如肺炎、肺气肿、严重肺结核、弥漫性肺纤维化、肺水肿、硅沉着病等;③肺血管病变,如肺栓塞、肺血管炎等;④胸廓及胸膜病变;⑤神经肌肉病变。

呼吸衰竭能够影响全身各系统器官的代谢、功能,甚至使组织结构发生变化。对循环系统的影响根据呼吸衰竭程度不同有不同的影响。一定程度的PaO_2降低和$PaCO_2$升高,可以引起反射性心率增快、心肌收缩力增强,使心排血量增加;冠状动脉血流量在缺氧时明显增加,心脏的血流量远超过脑和其他脏器。严重的缺氧和CO_2潴留可直接抑制心血管中枢,造成心脏活动受抑和血管扩张、血压下降和心律失常等严重后果。急性严重缺氧可导致心室颤动或心搏骤停。缺氧和CO_2潴留均能引起肺动脉小血管收缩而增加肺循环阻力,导致肺动脉高压和右心负担加重。

对于存在呼吸衰竭患者在行PCI前应常规做术前肺功能检查,有助于筛选合适患者,同时可以制订合理的手术方案及术后护理计划,减少术后肺部并发症的发生。心律失常与肺功能密切相关,肺功能越差,血氧含量越低,而心肌细胞代谢的特点是对缺氧的低耐受性,心律失常发生率越高。因此肺功能的损害程度与原发病的严重程度相关。

Ⅰ型呼吸衰竭患者出现严重低氧血症,且通过吸氧不能纠正,应暂缓PCI的治疗。即使进行PCI,术中和术后也应严密监测血氧及心脏情况,以及早发现心律失常。

Ⅱ型呼吸衰竭患者在决定行PCI时,要行肺功能检测,综合评估患者肺功能。安全的术前肺功能标准:肺活量(VC)、第1秒用力呼气容积(FEV_1)、残气量与肺总量百分比(RV/TLC)、肺弥散量(DL_{co})均大于预计值的50%。危险肺功能标准是指上述检查项目均低于预计值的50%。Ⅱ型呼吸衰竭患者在术后要定期检测血气分析,若呼吸衰竭加重,应警惕手术后肺部并发症,及时行胸部 X 线片、胸部 CT、血常规等检查。若 CO_2 潴留急性加剧,可给予无创呼吸机辅助通气。

第四节　肺功能异常的改善治疗与常用心血管药物的交互作用

各种原因引起的肺部病变均有可能引起肺功能异常,部分肺外疾病也可引起肺功能异常,如神经系统疾病、心力衰竭等。对于急性疾病引起的肺功能异常,积极治疗原发病,部分患者肺功能可恢复正常。临床肺功能异常见于慢性肺部疾病,如慢性阻塞性肺疾病(简称慢阻肺)、肺间质纤维化、呼吸睡眠暂停综合征等,积极治疗原发病有助于肺功能的改善。慢性阻塞性肺疾病是临床最常见的慢性肺部疾病,而心血管疾病是慢阻肺患者最常见和最重要的合并症,可能与慢阻肺共存。常见的有:①缺血性心脏病;②心力衰竭;③心房颤动;④高血压。

根据慢性阻塞性肺疾病诊治指南(2013 年修正版),治疗 COPD 常用药物有:①支气管扩张药,主要的支气管扩张药有 β_2 受体激动药、抗胆碱药及甲基黄嘌呤类;②糖皮质激素;③磷酸二酯酶抑制药;④其他药物,包括祛痰药、抗氧化剂、免疫调节剂、疫苗等。其中支气管扩张药应用是急性发作期缓解症状的重要手段。

治疗心血管疾病的常用药物,常按药物作用机制进行大的分类,如血管紧张素转化酶抑制药(ACEI)、血管紧张素受体拮抗药(ARB)、β 受体阻滞药、硝酸酯类、利尿药、α 受体阻滞药、强心药及洋地黄类、调血脂药物、抗心律失常药、钙通道阻滞药、心肌营养药等。也有按具体疾病的治疗药物选择进行分类的,如降血压药物、治疗冠心病药物、治疗心功能不全药物、抗凝抗栓药物等,不同分类各有其优点。其中硝酸酯类、钙通道阻滞药和 β 受体阻滞药的应用是控制冠心病心绞痛急性发作和减少复发的重要保证。

由此可见,COPD 与缺血性心脏病两者的治疗方式是不同的,有时甚至是相反的,其中一种疾病的积极治疗,有可能导致另一种疾病的医源性加重。

冠心病治疗对 COPD 的影响:作为改善心肌缺血的重要治疗,硝酸酯类药物具有其他药物不可替代的作用。但对严重的 COPD 患者,该类药物可明显增快本已过速的心率,增加心肌耗氧量。因此,对于明显心动过速的 COPD 患者应用硝酸酯类药物应慎重;而 β 受体阻滞药虽可减慢心率、降低血压、减弱心肌收缩、延缓心脏舒张时间,从而降低心肌氧耗、有利于心肌血流灌注,但可加重或诱发支气管痉挛,加重 COPD 症状,因而在合并 COPD 的冠心病治疗中受到明显限制。选用具有高度选择性作用的 β_1 受体阻滞药在一定程度上可缓解此矛盾。目前认为,心脏选择性 β 受体阻滞药(cardioselective beta-blockers,CSBB)对 β_1 受体的亲和力超过 β_2 受体的 20 倍,理论上致支气管收缩的危险性已明显降低。近年的临床研究发现,使用 CSBB 治疗 COPD 和肺源性心脏病,可降低病死率,提高患者生活质量。孙思庆等 Meta 分析共汇总 22 个 CSBB 治疗 COPD 的随机对照试验(RCT),结果显示使用单剂量 CSBB 对 COPD 患者的 FEV_1 改变无影响[SMD 为 -0.367,95% CI 为(-0.786,0.052)],使用单剂量 CSBB 对 COPD 患者的呼吸症状无影响[RR 为 1.000,95% CI 为(0.848,1.179)],长期使用 CSBB 对 COPD 患者的 FEV 改变无影响[SMD 为 -0.236,95% CI 为(-0.523,0.051)],长期使用 CSBB 对 COPD 患者的呼吸症状无影响[RR 为 1.000,95% CI 为(0.830,1.205)],长期使用 CSBB 之后吸入 β_2 受体激动药对 FEV_1 无影响[SMD 为 -0.200,95% CI 为(-0.586,0.187)],使用单剂量 CSBB 后吸入 β_2 受体激动药对 FEV_1 无影响[SMD 为 -0.078,95% CI 为(-0.654,

0.497）]，本 Meta 分析提示使用 CSBB 治疗伴有心绞痛、缺血性心脏病或高血压的 COPD 患者是安全的，提示这些药物能较好耐受。另外，评价 CSBB 治疗高血压（多数伴有肺部疾病）未发现呼吸系统疾病或 FEV_1 变化。2008 年欧洲心力衰竭诊治指南指出：选择性 β 受体阻滞药可应用于伴有肺部疾病的心力衰竭患者。2009 年中国《β 肾上腺素能受体阻滞剂在心血管疾病应用专家共识》认为：β 受体阻滞药可导致危及生命的气道阻力增加，故禁用于哮喘或支气管痉挛性 COPD。但对某些 COPD 患者而言，使用 β 受体阻滞药利大于弊，故 COPD 并非禁忌证，除非有严重的反应性气道疾病。选择性 β 受体阻滞药比索洛尔相比非选择性 β 受体阻滞药而言，更为安全，且有更进一步改善肺功能情况的趋势。但对重症心力衰竭者进行治疗时需密切随诊。ACE-I 对所有的收缩期功能不全患者都应给予，除非有禁忌证。

COPD 治疗对冠心病的影响：扩张支气管、解痉平喘是 COPD 治疗的重要环节，常用的药物有茶碱类、β 受体激动药和抗胆碱能制剂三种。抗胆碱能制剂虽然对 COPD 疗效显著，但易引起口干、视物模糊、便秘、尿潴留等不良反应，并可显著增加心率，因而对老年冠心病合并 COPD 患者，应用此类药物要慎重；而茶碱及 β 受体激动药则有剂量效应关系。

慢性阻塞性肺疾病诊治指南（2013 年修正版）指出：①COPD 合并缺血性心脏病，治疗此类患者的缺血性心脏病应按照缺血性心脏病指南进行。无论是治疗心绞痛还是心肌梗死，应用 $β_1$ 受体阻滞药治疗是安全的，如有应用指征，则益处多于潜在风险，即使是重症慢阻肺患者。治疗此类患者的慢阻肺应按照慢阻肺的常规治疗进行。合并不稳定型心绞痛时应避免使用高剂量 β 受体激动药。②慢阻肺合并心力衰竭，治疗此类患者的心力衰竭应按照心力衰竭指南进行，选择性 $β_1$ 受体阻滞药可显著改善心力衰竭患者的生存率，一般而言，也是安全的。通常选择性 $β_1$ 受体阻滞药优于非选择性 $β_1$ 受体阻滞药，选择性 $β_1$ 受体阻滞药治疗心力衰竭的优越性明显高于潜在风险；治疗此类患者的慢阻肺应按照慢阻肺的常规治疗进行，但对重症心力衰竭者进行治疗时需密切随诊。③慢阻肺合并心房颤动，这是慢阻肺最常见的心律失常。治疗房颤应按照心房颤动指南进行，如应用 β 受体阻滞药应优先应用选择性 $β_1$ 受体阻滞药；慢阻肺应按照慢阻肺的常规治疗进行，但应用大剂量 $β_2$ 受体激动药治疗时应格外小心。④慢阻肺合并高血压，治疗高血压应按照高血压指南进行，可选用选择性 $β_1$ 受体阻滞药；慢阻肺应按照慢阻肺的常规治疗进行。目前尚无证据证明，慢阻肺与上述 4 种心血管病同时存在时，心血管疾病的治疗和慢阻肺的治疗与常规治疗有点不同。故二病共存患者在治疗时按各自指南进行，仅在使用 β 受体激动药或阻滞药时选用高选择性的 β 受体激动药或阻滞药，咳嗽明显患者尽量避免使用 ACEI 类药物。

总之，就老年冠心病合并 COPD 患者而言，年龄、冠心病和 COPD 三者构成一个特定的系统，其治疗必须兼顾三个方面，充分权衡利弊，本着利多弊少的原则进行。

第五节 呼吸系统疾病致心律失常的处理

心律失常是呼吸系统疾病的常见并发症，尤其是慢性肺源性心脏病（肺心病）常见的并发症之一，文献报道发生率为 17.3%～73.3%。一旦发生快速心律失常病死率可高达 37%。心力衰竭患者合并 COPD 的患病率高达 20%～30%。如果诊断和治疗不及时，直接影响疾病的预后，甚至导致死亡。其类型可表现为激动起源异常和激动传导异常，以前者较为多见，其中尤以房性期前收缩更多见，其次为心房颤动。呼吸系统疾病所致心律失常呈继发性、暂时性、可变性,与感染、缺氧、心力衰竭、低血钾、低血镁等多种因素有关。心肌细胞代谢的特点是对缺氧的低耐受性,心律失常与肺功能、低血氧密切相关,肺功能越差,血氧含量越低,心律失常发生率越高。

经临床观察,很多患者经过控制肺感染,纠正缺氧,改善心肺功能,纠正低钾、低镁后心律失常自行消失。因此,呼吸系统疾病并发心律失常除严重心律失常需积极对症处理外,一般不宜盲目使用抗心律失常药物,而积极治疗原发病,控制感染,纠正缺氧、水电解质紊乱,改善心肺功能,对症支持等综合治疗是肺心病合并心律失常得以控制的关键。

多数抗心律失常药物对心肌有明显的抑制作用,呼吸系统疾病所致的心律失常通常只在严重心律失常引起血流动力学改变时,才在严密监护下使用此类药物。各种偶发期前收缩,如房性期前收缩、偶发室性期前收缩、房性心动过速、一度房室传导阻滞,一般不需处理。对快速心律失常,如阵发性室上性心动过速、快速心房颤动等,尤其同时存在心力衰竭时,可在密切观察下应用小剂量洋地黄;频发室性期前收缩、室性心动过速可选用利多卡因、乙胺碘呋酮等药物;对重度房室传导阻滞可考虑安装临时心脏起搏器。严重心律失常导致血流动力学恶化者,如心室颤动、心房扑动、持续性室性心动过速等,可采用直流电复律治疗。既往报道 β 受体阻滞药可使心肌收缩力减低和支气管痉挛,需禁用,但慢性阻塞性肺疾病诊治指南(2013 年修正版)指出,慢性阻塞性肺疾病合并房颤时,治疗房颤应按照心房颤动指南进行,如应用 β 受体阻滞药应优先应用选择性 β_1 受体阻滞药;慢性阻塞性肺疾病应按照慢性阻塞性肺疾病的常规治疗进行,但应用大剂量 β_2 受体激动药治疗时应格外小心。大量证据已证实,选择性 β 受体阻滞药在治疗心力衰竭领域具有改善心功能的作用。

第六节　常见合并呼吸系统疾病处理

一、阻塞性睡眠呼吸暂停低通气综合征

阻塞性睡眠呼吸暂停低通气综合征(OSAHS)是指每晚睡眠过程中呼吸暂停反复发作 30 次以上或睡眠呼吸暂停低通气指数(AHI)≥5/h 并伴有嗜睡等临床症状。呼吸暂停是指睡眠过程中口鼻呼吸气流完全停止 10s 以上;低通气是指睡眠过程中呼吸气流强度(幅度)较基础水平降低 50% 以上,并伴有血氧饱和度较基础水平下降≥4% 或微醒觉;睡眠呼吸暂停低通气指数是指每小时睡眠时间内呼吸暂停加低通气的次数。分为中枢型(CSAS)、阻塞型(OSAS)、混合型(MSAS)3 种。

(一)临床表现

临床表现和症状主要来自上呼吸道狭窄、阻塞和由此造成的血氧饱和度下降。主要临床表现有:①打鼾;②日间极度嗜睡;③睡眠中呼吸暂停发生异常行为和症状;④夜间遗尿症;⑤头痛;⑥性格变化。严重者可伴发心血管系统和其他重要生命器官的疾病表现。由于颌骨畸形造成的 OSAHS 还有相应的口腔颌面部症状,如下颌后缩、下颌后移、下颌畸形、紊乱及开口困难等。

(二)疾病危害

其危害主要表现在以下几个方面。

1.对心血管的影响　睡眠结构的紊乱及频繁的间歇低氧较易损害多种器官和系统,因此

高血压等心脑血管疾病经常与之并存。

（1）原发性高血压：资料表明，OSAHS是高血压发生和发展的重要因素，至少30%的高血压患者合并OSAHS，45%~48%的OSAHS患者有高血压。近年来部分学者提出患者呼吸睡眠紊乱可能是引起冠心病形成的又一危险因素。

（2）冠心病：经冠状动脉造影显示有单支或多支冠状动脉狭窄的冠心病患者，有35%合并OSAHS。

（3）心力衰竭：主要原因为呼吸暂停造成心肌缺血、缺氧和胸腔内压力改变，使心脏负荷加重，心排血量下降OSAHS可引起或加重心脏病患者的心力衰竭。

（4）心律失常：约80%的OSAHS患者有明显的心动过缓，57%~74%的患者出现室性期前收缩，10%的患者发生二度房室传导阻滞。

（5）卒中：呼吸暂停发作时血流降低（胸内负压和颅内压增高所致），高凝状态，动脉粥样硬化和高血压使OSAHS的发生率明显增加。OSAHS患者呼吸暂停后被憋醒而突然坐起、胸闷、心悸、心前区不适，极易误诊为心源性哮喘。

2.对肾脏的损害　OSAHS可以合并蛋白尿或肾病综合征，其临床表现为夜尿增多和水肿，严重者可出现肾功能不全的一系列表现。

3.对神经系统的影响　可有入睡前幻觉、无意识行为、入睡后肢体抽搐、痉挛等。由于缺氧和循环障碍引起的脑损害可造成智力减退、记忆力下降和性格改变等。

4.对精神系统的影响

（1）认知功能障碍：患者的认知功能全面受到影响，其中以注意力、集中力、复杂问题的解决能力和短期记忆损害最为明显。OSAHS患者的警觉性降低，增加了机动车事故的发生率。

（2）精神障碍：其中以抑郁、焦虑、疑病等症状为著。也有个别患者表现有单纯型类偏执狂精神病、躁狂性精神病等。行为异常也不少见，如睡眠中不安稳，手脚乱动，有时还会出现梦游现象。

5.对血液系统的影响　血氧过低可刺激肾脏分泌红细胞生成素，引起继发性红细胞增多症，导致血黏度增加、血流缓慢、脑血栓的概率增大。另外，可加速动脉粥样硬化，使血管性疾病发病率增加。

6.对内分泌系统的影响　患有阻塞性睡眠呼吸暂停的患儿，由于快速眼动睡眠的减少，生长激素的释放有不同程度减少，导致患儿生长发育缓慢。

7.对性功能的影响　睡眠呼吸暂停患者可出现性功能障碍。

（三）辅助检查

1.多导睡眠图仪监测。多导睡眠图仪（PSG）监测是诊断OSAHS最权威的方法，它不仅可判断其严重程度，还可全面定量评估患者的睡眠结构，睡眠中呼吸紊乱、低血氧情况，以及心电、血压的变化。特别是借助食管压检测，还可与中枢性和混合性睡眠呼吸暂停相鉴别。

2.X线头影测量。

3.鼻咽纤维镜检查。

（四）鉴别诊断

应鉴别的是甲状腺功能减低、发作性睡眠病、肌无力症、肢端肥大症，癫痫，胃液食管反流及肾衰竭等。

（五）治疗

OSAHS 的治疗除戒烟酒、肥胖者减肥和控制饮食外,分为非手术治疗和手术治疗两类。非手术治疗包括:①经鼻持续气道正压呼吸。此法是目前治疗 OSAHS 最有效的非手术治疗方法。②各种矫治器。

资料显示,治疗睡眠疾患可防止和减轻心血管病的发生和发展。目前主张对中重度 OSAS 患者首选经气道(鼻)持续正压通气(CPAP)治疗。CPAP 的治疗机制为通过气道持续正压通气使患者残气量增加,减少上气道阻力,通过刺激气道感受器增加上气道张力,避免睡眠时上气道塌陷,从而减少呼吸暂停和低通气的次数。资料显示,OSAS 合并高血压者经 CPAP 治疗后,白天和夜间的平均血压降低 10mmHg。CPAP 可防止 OSAS 患者出现缓慢性心律失常,减少电转复后心房颤动复发率;CPAP 可降低 OSAS 患者夜间猝死发生率,增加心力衰竭患者的 LVEF 和改善心功能;CPAP 可改善脑循环,增加脑血流量;CPAP 也降低肺动脉压力(特别是对肺动脉高压患者,此作用更明显);CPAP 可降低夜间及白天交感神经张力,降低血液的凝固性和一些炎性指标,故可防止动脉粥样硬化发展和降低冠状动脉事件发生率;CPAP 可减少内脏脂肪沉积,改善胰岛素敏感性,降低血清瘦素水平,减轻和逆转 OSAS 对机体代谢产生的一些负面影响。故临床应重视 OSAS 的治疗及健康宣教。

二、慢性阻塞性肺疾病

COPD 简称慢阻肺,是以不完全可逆的气流受限为特征的疾病,气流受限通常呈进行性发展,并与肺对有害颗粒或气体的异常炎症反应有关。COPD 是一种可以预防和治疗的慢性气道炎症性疾病,COPD 虽然是气道的疾病,但对全身的系统影响也不容忽视。COPD 在世界范围内发病率和病死率都很高,目前居全球死亡原因的第 4 位。在我国,COPD 同样是严重危害人民身体健康的重要慢性呼吸系统疾病,经济社会负担严重,已经成为一个重要的公共卫生课题。

COPD 不仅是一种气道疾病,还具有许多显著的肺外效应和严重的合并疾病,如体重减轻、骨骼肌功能障碍、心肌梗死、心绞痛、骨质疏松等。其中 COPD 患者发生心血管疾病(cardiovascular disease,CVD)的风险明显增加。研究证明,COPD 患者发生 CVD 的风险比非 COPD 患者增加 2~3 倍,因心血管事件住院率和病死率也增加,心血管事件也成为 COPD 的重要死亡原因之一。既往研究表明,COPD 的心血管合并症主要表现为发生缺血性心脏病(心绞痛、心肌梗死)、充血性心力衰竭及各种心律失常的风险增加。合并 CVD 的 COPD 患者,肺功能情况较单纯的 COPD 患者差,提示肺功能的下降与 COPD 合并 CVD 有一定的关系。Johnston 等的一项大型前瞻性队列研究证实,肺功能下降是发生 CVD 的危险因素之一,GOLD Ⅱ~Ⅳ级的 COPD 患者,发生 CVD 的风险均明显增加。Sin 等的研究证实,FEV_1 的下降是缺血性心脏病发病率和病死率的独立预测因素之一,不受年龄、性别等因素的影响,即使是轻度 FEV_1 下降,也会导致 CVD 的发生率和病死率升高。心血管合并症的存在对于 COPD 的预后有着重要影响。

感染是 COPD 发生发展的重要因素之一,病毒、细菌和支原体感染是本病急性加重的重要因素,病毒主要为流感病毒、鼻病毒、腺病毒和呼吸道合胞病毒等;细菌以肺炎链球菌、流感嗜血杆菌、卡他莫拉菌及葡萄球菌为多见。当职业性粉尘及化学物质,如烟雾、过敏原、工业废气及室内空气污染等,浓度过大或接触时间过长,均可能产生与吸烟无关的 COPD。大气中的有害气体如二氧化硫、二氧化氮、氯气等损伤气道黏膜和其细胞毒作用,使纤毛清除功能下降,黏液分泌增加,为细菌感染创造了条件。

(一)主要症状

1.慢性咳嗽　随病程发展可终身不愈,常晨间咳嗽明显,夜间有阵咳或排痰。

2.咳痰　一般为白色黏液或浆液性泡沫样痰,偶带血丝,清晨排痰较多,急性发作期痰量增多,可有脓性痰。

3.气短或呼吸困难　早期在劳累时出现,后逐渐加重,以致在日常活动甚至休息时也感到气短,是 COPD 的标志性症状。

4.喘息和胸闷　部分患者特别是重度患者或急性加重时出现喘息。

5.其他　晚期患者有体重下降、食欲减退等。

(二)体征

早期可无异常,随疾病进展出现以下体征。

1.视诊及触诊　胸廓前后径增大,剑突下胸骨下角增宽（桶状胸）,部分患者呼吸变浅,频率增快,严重者可有缩唇呼吸等;触觉语颤减弱。

2.叩诊　肺部过清音,心浊音界缩小,肺下界和肝浊音界下降。

3.听诊　两肺呼吸音减弱,呼气延长,部分患者可闻及干啰音和(或)湿啰音。

(三)辅助检查

1.肺功能检查　是判断气流受限的主要客观指标,对 COPD 的诊断、严重程度评价、疾病进展、预后及治疗反应等有重要意义。

(1)FEV_1 占用力肺活量百分比(FEV_1/FVC):是评价气流受限的一项敏感指标,第 1 秒用力呼气容积占预计值百分比(FEV_1% 预计值),是评估 COPD 严重程度的良好指标,其变异性小,易于操作,吸入支气管舒张药后 $FEV_1/FVC<70\%$ 及 $FEV_1<80\%$ 预计值者,可确定为不能完全可逆的气流受限。

(2)肺总量(TLC):功能残气量(FRC)和残气量(RV)增高,肺活量(VC)减低,表明肺过度充气,有参考价值,由于 TLC 增加不如 RV 增高程度大,故 RV/TLC 增高,一氧化碳弥散量(DLCO)及 DLCO 与肺泡通气量(VA)比值 (DLCO/VA)下降,该项指标供诊断参考。

2.胸部 X 线检查　COPD 早期胸片可无变化,以后可出现肺纹理增粗、紊乱等非特异性改变,也可出现肺气肿改变。X 线胸片改变对 COPD 诊断特异性不高,主要作为确定肺部并发症及与其他肺疾病鉴别之用。

3.胸部 CT 检查　CT 检查不应作为 COPD 的常规检查,高分辨 CT 对有疑问病例的鉴别诊断有一定意义。

4.血气检查　对确定发生低氧血症、高碳酸血症、酸碱平衡失调及判断呼吸衰竭的类型有重要价值。

5.其他　COPD 合并细菌感染时,血白细胞增高,核左移,痰培养可能检出病原菌;常见病原菌为肺炎链球菌、流感嗜血杆菌、卡他莫拉菌、肺炎克雷伯杆菌等。

(四)诊断

COPD 的诊断应根据临床表现、危险因素接触史、体征及实验室检查等资料,综合分析确定。任何有呼吸困难、慢性咳嗽或咳痰,且有暴露于危险因素病史的患者,临床上需要考虑慢阻肺的诊断。诊断慢阻肺患者需要进行肺功能检查,吸入支气管舒张药后 $FEV_1/FVC<70\%$ 即

明确存在持续的气流受限,除外其他疾病后可确诊为慢阻肺。有少数患者并无咳嗽、咳痰症状,仅在肺功能检查时 $FEV_1/FVC<70\%$,而 $FEV_1 \geqslant 80\%$ 预计值,在除外其他疾病后,亦可诊断为 COPD。

COPD 的病程可分为:①急性加重期。患者呼吸道症状超过日常变异范围的持续恶化,并需改变药物治疗方案,在疾病过程中,患者常有短期内咳嗽、咳痰、气短和(或)喘息加重,痰量增加,脓性或黏液性痰,可伴有发热等炎症加重的表现。②稳定期。患者的咳嗽、咳痰和气短等症状稳定或症状轻微,病情基本恢复到急性加重前的水平。

(五)治疗

包括早期干预、稳定期治疗和急性加重期治疗。

1.早期干预　最重要的措施是戒烟。研究证明,任何年龄或烟龄的患者在戒烟后都可有效地减缓 FEV_1 下降和病情发展的速度。《中国临床戒烟指南(2009 版)》指出,30 岁以前戒烟能使肺癌的风险减少 90%;戒烟 5 年后,由于吸烟所致的口腔和食管肿瘤风险的增加将减少50%;戒烟后患心脏病的风险降低更为迅速,1 年内吸烟所致的死亡就将减半,15 年内绝对风险与从未吸烟者类似。吸烟使肺功能随年龄降低的速度加快,戒烟能轻度升高肺功能,逆转肺功能降低的速度。无论何时戒烟,戒烟者的寿命都将长于持续吸烟者。所有吸烟者都需要得到戒烟教育和治疗。吸烟者的吸烟依赖性治疗包括家庭社会的支持和尼古丁替代疗法等。治疗需要一个长期的过程,任何戒烟失败者都需要得到再教育和再治疗。即使是药物戒烟,其费用也要比治疗吸烟所致健康损害的费用省很多。

2.稳定期治疗　包括药物治疗、氧疗、呼吸康复和肺的手术治疗等措施。药物有支气管扩张药,如口服或吸入 β 受体激动药和 M 受体阻断药、茶碱类口服药和 β 受体激动药与糖皮质激素的联合吸入治疗。研究发现,激素可以作用在 COPD 性炎症的多个环节,在稳定期患者中,可以小幅度地增加 FEV_1,改善支气管的反应性;在重度 COPD 患者中,可以减少急性加重的次数,但不改变 FEV_1。两种以上药物联合治疗的疗效优于单药治疗。动脉血氧分压<55mmHg 者应给予长期氧疗,使患者在任何状态下(包括运动、活动与睡眠)的动脉血氧饱和度>90%。有呼吸困难或运动活动受限的患者要进行康复治疗,包括采用健康生活方式,进行呼吸肌锻炼和体力锻炼。手术治疗是 COPD 治疗的一大进展,包括肺大疱切除、肺减容和肺移植。

3.急性加重期治疗　患者平日的咳嗽、咳痰和呼吸困难程度加重被定义为 COPD 急性加重。治疗措施包括氧疗、抗菌治疗、支气管扩张药、使用激素、无创性或有创性机械通气治疗等。控制性吸氧,发生低氧血症者可鼻导管吸氧,或通过文丘里(Venturi)面罩吸氧。鼻导管给氧时,吸入的氧浓度与给氧流量有关,估算公式为吸入氧浓度(%)= 21+4×氧流量(L/min)。一般吸入氧浓度为 28%~30%,应避免吸入氧浓度过高引起二氧化碳潴留。

(六)支气管舒张药

包括短期按需应用以暂时缓解症状,以及长期规则应用以预防和减轻症状两类。

1.$β_2$ 肾上腺素受体激动药($β_2$-RA)　主要有沙丁胺醇(salbutamol)气雾剂、特布他林(terbutaline)气雾剂。

2.抗胆碱药　主要品种为异丙托溴铵(ipratropium)气雾剂、噻托溴铵粉吸入剂等。

3.茶碱类　除以上支气管舒张药外,尚有沙美特罗(salmeterol)、福莫特罗(formoterol)等长效 $β_2$ 肾上腺素受体激动药,必要时可选用。不良反应:①心脏不良反应。$β_2$-RA 虽然有较高的选择性,但是仍可能兴奋心脏 β_1 受体而引起心血管系统的不良反应,特别是原有心血管基础疾病患者或者在使用可以引起心律失常的药物,如氨茶碱。在所有 β_2-RA 中,其心血管方面的不良反应以沙丁胺醇较为显著,其为浓度依赖性药物,一般减少 β_2-RA 用量后心血管方面的不良反应就可消失,必要时可应用抗心律失常药物。②代谢紊乱。β_2-RA 可引起血乳糖和丙酮酸升高,并出现酮体。在糖尿病患者应用时尤其注意。同时 β_2 受体激动药可能使钾离子重新分布,过量应用或与糖皮质激素合用时,可能引起低血钾,从而导致心律失常。对于高血压、心律失常(尤其快速型)应权衡利弊慎重选药,并在用药过程中特别注意观察心率、心律和血压变化情况。

(七)机械通气

近年来,采用鼻面罩 BiPAP 呼吸机进行无创正压通气(NPPV)治疗 COPD 呼吸衰竭已在临床逐渐普及,但其对于 CHD 患者循环系统及血流动力学的影响尚不明确。BiPAP 通气模式相当于压力支持(PSV)+呼气末正压(PEEP),采用双水平正压提供压力支持通气,同时有流量同步触发与漏气补偿功能,兼有自主呼吸与控制呼吸,可避免人机对抗,从而减少容积性损伤及对血流动力学的影响。刘宝珍等研究表明,BiPAP 通气治疗对 COPD 合并 CHD 患者心功能的负面影响尚不足以引起呼吸及循环系统的改变,不仅不会加重心功能损伤,而且明显纠正酸血症,提高氧分压并减轻二氧化碳潴留。可能机制为:①低氧和高碳酸血症可使心肌收缩力降低,心排血量减少,冠状动脉供血减少。BiPAP 呼吸机通气改善了缺氧和二氧化碳潴留,增加了心肌收缩力,增加的冠状动脉供血远大于机械通气对心功能的负面影响。②提高胸内压,减少回心血量,减轻前负荷,同时胸内压增加,使左心室跨壁压下降,从而降低心脏后负荷;前后负荷下降,必然使心肌张力下降,使冠状动脉供血改善,提高心肌供血和心肌供氧增加,增强心脏功能。③肺泡内正压对肺内有挤压作用,减少渗出,有利于减少肺组织渗出,间接改善心功能不全患者的心脏功能。对严重病例可予以有创呼吸机辅助通气。

三、弥漫性实质性肺疾病

弥漫性实质性肺病(diffuse parenchymal lung diseases,DPLD)即以往所指的弥漫性肺间质疾病,是一组呼吸系统的常见病,其中大多数病例诊断较困难,是呼吸科医师经常面临的临床难题之一。间质性肺疾病(interstitial lung disease,ILD)是一组以肺间质炎症和纤维化为主要表现的异源性疾病,因病变主要发生在肺间质,故而得名。近年来,随着对该类疾病研究的不断深入,人们发现多数 ILD 病变在累及肺间质的同时,也常累及肺实质(肺泡腔、肺泡上皮细胞)、肺毛细血管内皮细胞和细支气管等,而出现如肺泡炎、肺泡腔内蛋白渗出等肺实质改变,在胸部影像学上表现为肺泡-间质性疾病类型,因此,也有人称之为 DPLD。ILD/DPLD 在概念上所表达的意思是相同的,ILD/DPLD 不是一种独立的疾病,它包括 200 多个病种。尽管每一病种的临床表现、实验室和病理学改变有各自特点,然而,仍具有一些共同的临床、呼吸病理生理学和胸部 X 线特征。

(一)病因

按病因可大致分为吸入性、药物性[包括胺碘酮及抗肿瘤药物或细胞毒药物(甲氨蝶呤、白消安、博来霉素等)、六烃季胺、麦角新碱、肼屈嗪、苯妥英钠(大仓丁等)、呋喃妥因等]、感染性、肿瘤性、特发性、遗传性、肉芽肿性、特殊病因性、结缔组织疾病相关性等。

（二）临床表现

这一组间质性肺疾病在临床症状、胸部影像学、肺功能和肺部病理生理改变等方面有许多相似的地方。

1.病史　询问病史,特别是发病情况、症状持续时间、病情进展速度及伴随症状(如咯血、发热等),对 ILD/DPLD 的诊断和鉴别诊断极为重要。①年龄和性别:特发性肺间质纤维化几乎都发生在 50 岁以上的成年人,而结节病以青年常见,肺淋巴管平滑肌瘤病均发生于育龄期妇女。②既往史:职业史、环境接触史、吸烟史、药物诊治过程等都必须详细询问。③家族史:可能发现与遗传相关的 ILD/DPLD,如家族性肺纤维化、结节性硬化病等。④吸烟史:可为诊断疾病提供线索。呼吸性细支气管炎伴间质性肺病、肺朗格汉斯组织细胞增多症及肺出血、肾炎综合征患者多有吸烟史,而过敏性肺炎患者少有吸烟史。

2.症状和体征　不同原因引起的 ILD/DPLD,其临床症状各有不同,主要症状如下。①进行性呼吸困难:这是 ILD/DPLD 患者最具有特征性的症状,最初只发生于运动时,随着病情的进展,呼吸困难也可发生在静息时。②咳嗽:多为刺激性干咳,可因劳动或用力呼吸而诱发。继发感染时可有脓痰。③胸痛:不常见,但类风湿关节炎、系统性红斑狼疮、混合性结缔组织病和某些药物诱发的 ILD/DPLD,可发生胸膜疼痛。结节病患者常有胸骨后疼痛。④肺外症状:有些 ILD/DPLD 患者可有乏力、发热。继发于结缔组织疾病的患者可有肌痛、疲乏、发热、眼干、口干、关节疼痛或肿胀、光过敏现象、雷诺现象、胸膜炎等。⑤体征:大多数 ILD/DPLD 患者听诊可发现双侧肺基底部有 Velco 啰音(爆裂音),偶可闻及喘鸣音和湿啰音,也可以完全正常。晚期患者常有呼吸急促、发绀、心率增快。杵状指(趾)多见于特发性肺纤维化患者。病程晚期可出现肺动脉高压和肺源性心脏病(肺心病),此时有肺动脉瓣第二心音亢进、三尖瓣关闭不全、右心室功能不全和周围性水肿等临床表现。

3.辅助检查

（1）肺功能:绝大多数 ILD/DPLD 患者为限制性通气障碍和弥散功能降低,表现为肺活量、肺总量、功能残气量和残气量减少,FEV/FVC 正常或偏高,一氧化碳弥散率和动脉血分压降低。阻塞性通气功能障碍主要见于肺淋巴管平滑肌瘤病、肺朗格汉斯组织细胞增多症及部分结节病患者。

（2）影像学:胸部 X 线平片检查是诊断 ILD/DPLD 的第一线索,ILD/DPLD 的异常表现有:①毛玻璃样改变。为早期肺泡炎的表现。②细网状阴影,是渗出、浸润、水肿、周围肺组织间隔纤维化的结果。③弥漫性结节影。小结节影 1~5mm,为间隔纤维化的断面或肉芽肿。④蜂窝肺。随着炎症和纤维化的进展,肺野上出现圆形的囊样空腔,大小 4~10mm,壁厚 0.5~1mm,此时患者往往已处于疾病的晚期。⑤纵隔和肺门淋巴结肿大。气管旁和对称性双肺门淋巴结肿大往往为结节病的重要表现,但也可见于淋巴瘤和转移瘤。⑥胸腔积液。多见于充血性心力衰竭、恶性肿瘤淋巴管转移或结缔组织疾病。

胸部高分辨 CT 对肺间质结构的显示更细致。常呈现:①胸膜下弧线状影。表现为胸膜下 0.5cm 以内的与胸壁内面弧度一致的曲线形影,长 5~10cm,主要见于特发性肺间质纤维化。②不规则线状、网状影。为小叶间隔增厚所致,多见于肺周边和基底部。不规则线状影见于各种原因所致的肺纤维化,包括慢性外源性过敏性肺泡炎和结节病。③小结节影。1~5mm,常见于血行播散性病变,如粟粒性肺结核、转移癌、播散性组织胞浆菌病、巨细胞病毒感染等。④囊性变。肺内弥漫分布的囊性变多见于淋巴管平滑肌瘤病、朗格汉斯组织细胞增多症和卡氏肺孢子虫病。⑤毛玻璃样改变。是指均匀薄雾状的透光减低区,提示过敏性肺炎、肺水肿、肺出血、肺泡蛋白沉积症、急性间质性肺炎及免疫抑制时出现的卡氏肺孢子虫感染、病毒感染等。⑥蜂窝状影。两肺下叶背面多见,为边缘清楚的空腔,其病理基础为肺泡管及呼吸性细支气管的扩张,有的为肺泡性气肿。⑦肺实变影。急性弥漫性肺疾病时,肺实变提示感染、出血或炎症;慢性弥漫性病变时则无特异性,可见于结核、淋巴瘤、细支气管肺泡癌、闭塞性细支气管炎伴机化性肺炎和结节病等。

(3)支气管肺泡灌洗检查:支气管肺泡灌洗检查能获得相关病因的第一手资料,如感染、肺出血、肺泡蛋白沉积症、肺朗格汉斯组织细胞增多症及一些职业性肺病。

(4)肺活组织检查:经支气管镜肺活组织检查(活检)的优点为操作较简便,安全性大,可作为常规检查,但因受取材部位和标本量的限制,不能全面反映肺部病变的范围和程度,漏诊率较高。对一些特异性疾病,如结节病、结核、肺出血、肺泡蛋白沉积症、肺泡癌等具有诊断价值,而对特发性间质性肺炎的鉴别诊断无意义。

(三)治疗

迄今,对肺纤维化尚没有一种令人满意的治疗方法。临床较常用的药物包括糖皮质激素、免疫抑制药/细胞毒药物和抗纤维化制剂。上述药物可以单独或联合应用,其使用剂量和疗程应视患者的具体情况制定。推荐治疗方案为:糖皮质激素联合环磷酰胺或硫唑嘌呤。

(四)疗程与疗效判定

1.疗程 ①一般治疗3个月后观察疗效,如果患者耐受好,未出现并发症和不良反应,可继续治疗至少6个月以上。②已治疗合用其他药物若病情恶化,应停止治疗或改用,若病情稳定或改善,应维持原有治疗。一般多主张联合用药。③已治疗12个月以上者若病情恶化,应停止治疗或改用、合用其他药物治疗;若病情稳定或改善,也应维持原有治疗。④治疗满18个月以上的患者,继续治疗应个体化。

2.疗效判定

(1)反应良好或改善:①症状减轻,活动能力增强。②X线胸片或HRCT异常影像减少。③肺功能表现TLC、VC、DLCO、PaO_2较长时间保持稳定。以下数据供参考:TLC或VC增加≥10%,或至少增加≥200ml;DLCO增加≥15%;SaO_2增加>4%;心肺运动试验中PaO_2增加≥4mmHg(具有2项或2项以上者认为肺生理功能改善)。

(2)反应差或治疗失败:①症状加重,特别是呼吸困难和咳嗽。②X线胸片或HRCT异常影像增多,特别是出现了“蜂窝肺”或肺动脉高压迹象。③肺功能恶化。以下数据供参考:TLC或VC下降≥10%或下降≥200ml;DLCO下降≥15%或至少下降≥3ml/mmHg;SaO_2下降≥4%,或运动试验中$P(A-2a)O_2$增加≥4mmHg(具有2项或2项以上者认为肺功能恶化)。

(五)疗效尚不能肯定,正处于研究观察阶段的药物

1.N2乙酰半胱氨酸(NAC)和超氧化物歧化酶(SOD)能清除体内氧自由基,作为抗氧化剂用于肺纤维化。

2.γ干扰素、甲苯吡啶酮、前列腺素E_2及转化生长因子等细胞因子拮抗药,对胶原合成有抑制作用。NAC推荐大剂量(1.8g/d)口服。

3.红霉素具有抗炎和免疫调节功能,对肺纤维化治疗作用是通过抑制PMN功能来实现的。主张小剂量(0.25g/d)长期口服。

4.秋水仙碱可抑制胶原合成和调节细胞外基质,起到抗纤维化作用。口服剂量0.6mg/d

耐受性良好。但也有研究表明,秋水仙碱不能改善肺纤维化的预后。

四、肺癌

肺癌是严重危害人类健康的疾病,根据世界卫生组织 2003 年公布的资料,肺癌无论是发病率还是病死率,均居全球癌症首位。在我国,肺癌已超过癌症死因的 20% ,发病率及病死率均迅速增长,2010 年卫生统计年鉴显示,2005 年,肺癌死亡率占我国恶性肿瘤死亡率的第 1 位;冠心病(冠状动脉性心脏病)是严重危害人类健康的常见病,近年来呈增长趋势,当两者并存时,互相作用,使病情更加复杂,增加治疗难度。老年肿瘤患者由于自身器官老化,生理功能明显减退,多伴有其他慢性疾病。文献报道 200 例肺癌患者 70 例合并冠心病。在众多合并症中,比较常见的有心血管疾病(23%)、高血压(12%)。

肺癌高危因素:有吸烟史并且吸烟指数大于 400 支/年、高危职业接触史(如接触石棉)及肺癌家族史等,年龄在 45 岁以上者,是肺癌的高危人群。吸烟是肺癌最重要的风险因素之一,吸烟也同样是心血管疾病的高危因素,这也从一个方面解释了这些疾病在肺癌患者中高发的原因。

(一)临床表现

1.症状

(1)肺癌早期:可无明显症状。当病情发展到一定程度时,常出现以下症状:①刺激性干咳;②痰中带血或血痰;③胸痛;④发热;⑤气促。当呼吸道症状超过 2 周,经治疗不能缓解,尤其是痰中带血、刺激性干咳,或原有的呼吸道症状加重,要高度警惕肺癌存在的可能性。

(2)当肺癌侵及周围组织或转移时,可出现如下症状:①癌肿侵犯喉返神经出现声音嘶哑。②癌肿侵犯上腔静脉,出现面、颈部水肿等上腔静脉梗阻综合征表现。③癌肿侵犯胸膜引起胸膜腔积液,往往为血性;大量积液可以引起气促。④癌肿侵犯胸膜及胸壁,可以引起持续剧烈的胸痛。⑤上叶尖部肺癌可侵入和压迫位于胸廓入口的器官组织,如第一肋骨、锁骨下动、静脉,臂丛神经、颈交感神经等,产生剧烈胸痛,上肢静脉怒张、水肿、臂痛和上肢运动障碍,同侧上睑下垂、瞳孔缩小、眼球内陷、面部无汗等颈交感神经综合征表现。⑥近期出现的头痛、恶心、眩晕或视物不清等神经系统症状和体征应当考虑脑转移的可能。⑦固定部位持续的骨痛、血浆碱性磷酸酶或血钙升高应当考虑骨转移的可能。⑧右上腹痛、肝大,碱性磷酸酶、谷草转氨酶、乳酸脱氢酶或胆红素升高应当考虑肝转移的可能。⑨皮下转移时可在皮下触及结节。⑩血行转移到其他器官可出现转移器官的相应症状。

2.体格检查

(1)多数肺癌患者无明显相关阳性体征。

(2)患者出现原因不明、久治不愈的肺外征象,如杵状指(趾)、非游走性肺性关节疼痛、男性乳腺增生、皮肤黝黑或皮肌炎、共济失调、静脉炎等。

(3)临床表现高度可疑肺癌的患者,体检发现声带麻痹、上腔静脉梗阻综合征、Horner 征、Pancoast 综合征等提示局部侵犯及转移的可能。

(4)临床表现高度可疑肺癌的患者,体检发现肝大伴有结节、皮下结节、锁骨上窝淋巴结肿大等提示远处转移的可能。

(二)辅助检查

1.影像检查

(1)胸部 X 线检查:X 线胸片是早期发现肺癌的一个重要手段,也是术后随访的方法之一。

（2）胸部 CT 检查：胸部 CT 可以进一步验证病变所在的部位和累及范围，也可大致区分其良、恶性，是目前诊断肺癌的重要手段。低剂量螺旋胸部 CT 可以有效地发现早期肺癌，而 CT 引导下经胸肺肿物穿刺活检是重要的获取细胞学、组织学诊断的技术。

（3）超声检查：主要用于发现腹部重要器官及腹腔、腹膜后淋巴结有无转移，也用于双锁骨上窝淋巴结的检查；对于邻近胸壁的肺内病变或胸壁病变，可鉴别其囊、实性及进行超声引导下穿刺活检；超声还常用于胸腔积液抽取定位。

（4）MRI 检查：MRI 检查对肺癌的临床分期有一定价值，特别适用于判断脊柱、肋骨及颅脑有无转移。

（5）骨扫描检查：用于判断肺癌骨转移的常规检查。当骨扫描检查提示骨可疑转移时，可对可疑部位进行 MRI 检查验证。

（6）PET-CT 检查：不推荐常规使用。在诊断肺癌纵隔淋巴结转移时较 CT 的敏感性、特异性高。

2.内镜检查

（1）纤维支气管镜检查：纤维支气管镜检查技术是诊断肺癌最常用的方法，包括纤支镜直视下刷检、活检及支气管灌洗获取细胞学和组织学诊断。上述几种方法联合应用可以提高检出率。

（2）经纤维支气管镜引导透壁穿刺纵隔淋巴结活检术（TBNA）和纤维超声支气管镜引导透壁淋巴结穿刺活检术（EBUS-TBNA）：经纤维支气管镜引导透壁淋巴结穿刺活检有助于治疗前肺癌 TNM 分期的精确 N2 分期。但不作为常规推荐的检查方法，有条件的医院应当积极开展。经纤维超声支气管镜引导透壁淋巴结穿刺活检术更能为肺癌 N1 和 N2 的精确病理诊断提供安全可靠的支持。

（3）纵隔镜检查：作为确诊肺癌和评估 N 分期的有效方法，是目前临床评价肺癌纵隔淋巴结状态的"金标准"。尽管 CT、MRI 及近年应用于临床的 PET-CT 能够对肺癌治疗前的 N 分期提供极有价值的证据，但仍然不能取代纵隔镜的诊断价值。

（4）胸腔镜检查：胸腔镜可以准确地进行肺癌诊断和分期，对于经纤维支气管镜和经胸壁肺肿物穿刺针吸活检术（TTNA）等检查方法无法取得病理标本的早期肺癌，尤其是肺部微小结节病变行胸腔镜下病灶切除，即可以明确诊断。对于中晚期肺癌，胸腔镜下可以行淋巴结、胸膜和心包的活检，胸腔积液及心包积液的细胞学检查，为制定全面治疗方案提供可靠依据。

3.其他检查技术

（1）痰细胞学检查：痰细胞学检查是目前诊断肺癌简单方便的无创伤性诊断方法之一，连续 3d 留取清晨深咳后的痰液进行痰细胞学涂片检查可以获得细胞学的诊断。

（2）经胸壁肺内肿物穿刺针吸活检术。

（3）胸腔穿刺术。

（4）胸膜活检术。

（5）浅表淋巴结活检术。

4.血液免疫生化检查

（1）血液生化检查：对于原发性肺癌，目前无特异性血液生化检查。肺癌患者血浆碱性磷酸酶或血钙升高考虑骨转移的可能，血浆碱性磷酸酶、谷草转氨酶、乳酸脱氢酶或胆红素升高考虑肝转移的可能。

（2）血液肿瘤标志物检查：目前尚并无特异性肺癌标志物应用于临床诊断，故不作为常规检查项目，但有条件的医院可以酌情进行如下检查，作为肺癌评估的参考：①癌胚抗原（carcinoembryonic antigen，CEA）。目前血清中 CEA 的检查主要用于判断肺癌预后及对治疗过程的监测。②神经特异性烯醇化酶（neurone specific enolase，NSE）。是小细胞肺癌首选标志物，用于小细胞肺癌的诊断和治疗反应监测。③细胞角蛋白片段 19（cytokeratin-19-fragment，CYFRA21-1），对肺鳞癌诊断的敏感性、特异性有一定参考意义。④鳞状细胞癌抗原（squarmous cell carcinoma antigen，SCC），对肺鳞状细胞癌疗效监测和预后判断有一定价值。

5.组织学诊断

（1）鉴别诊断：良性肿瘤、结核性病变、肺炎、其他包括发生在肺部的一些少见、罕见的良、恶性肿瘤，如肺纤维瘤、肺脂肪瘤等，术前往往难以鉴别。

（2）肺癌的分期：①非小细胞肺癌分期。目前非小细胞肺癌的 TNM 分期采用国际肺癌研究协会（IASLC）2009 年第 7 版分期标准（IASLC 2009）。②小细胞肺癌分期。对于接受非手术的患者采用局限期和广泛期分期方法，对于接受外科手术的患者采用国际肺癌研究协会（IASLC）2009 年第 7 版分期标准。

（三）治疗

1.治疗原则　应当采取综合治疗的原则，即根据患者的机体状况，肿瘤的细胞学、病理学类型，侵及范围（临床分期）和发展趋向，采取多学科综合治疗（MDT）模式，有计划、合理地应用手术、化疗、放疗和生物靶向等治疗手段，以期达到根治或最大程度控制肿瘤，提高治愈率，改善患者的生活质量，延长患者生存期的目的。目前肺癌的治疗仍以手术治疗、放射治疗和药物治疗为主。老年肺癌存在的问题是就诊晚，不能早期诊断与及时诊断，治疗单一，拒绝治疗的相对多，存在过度治疗和无效治疗现象。

2.外科手术治疗　手术切除是肺癌的主要治疗手段，也是目前临床治愈肺癌的唯一方法。肺癌手术分为根治性手术与姑息性手术，应当力争根治性切除，以期达到最佳、彻底地切除肿瘤，减少肿瘤转移和复发，并且进行最终的病理 TNM 分期，指导术后综合治疗。冠状动脉旁路移植手术已经广泛地应用于治疗老年冠心病患者，而冠心病合并肺癌的治疗方法观点尚不一致。目前有三种治疗方法：一种是先行冠状动脉的介入治疗，置入支架开通狭窄的冠状动脉，再行肺切除术；另一种是传统的一期先行冠状动脉旁路移植术，二期再行肺切除术；第 3 种是同期行冠状动脉旁路移植和肺切除术。近年来有冠状动脉支架后 3 个月内再行肺切除术支架内血栓形成的报道，严重危及生命。非体外循环冠状动脉旁路移植（OPCABG）近年来越来越多地应用于冠心病的治疗，该手术对于老年及高危患者有着明显的优势。OPCABG 同期肺切除术，可以成功地应用于老年患者，对于冠心病合并可切除的肺癌的患者是一种安全有效的治疗方法，降低了病死率，近期效果良好，而远期生存率取决于肺癌术后的生存率，有待进一步分析。

对可切除的非小细胞肺癌，手术是有效的治疗方法。胸部正中切口相对于后外侧切口，患者疼痛较轻，肺功能差的患者更容易耐受，术后恢复时间短。

老年胸部肿瘤手术后心律失常发生率明显高于非肿瘤患者。Barbetakis 等发现肺癌术后室上性心律失常的发生率为 21.6%。ACC/AHA 2007 及一些研究均建议使用 β 受体阻滞药预防非心脏手术心血管事件的发生，尤其合并有冠心病或存在冠心病高危因素的患者可获得更大的益处。

3.放射治疗 肺癌放疗包括根治性放疗、姑息放疗、辅助放疗和预防性放疗等。冠心病患者接受胸部放疗后可对心功能造成损伤,并可能影响其相关生活质量。胸部放疗损伤冠心病患者心功能的可能机制为:①冠状动脉各主干分布于心脏的位置表浅,放射线可直穿心外膜损害冠状动脉;②放射线可引发接受投照区域心肌细胞间发生灶状纤维化,并出现程度不等的心肌嗜酸性坏死、变性,降低心肌收缩力;③放射线照射心前区后,心肌毛细血管内皮细胞水肿、变性,并发生血管内凝血及血栓形成,加重心肌缺血、缺氧,导致收缩力降低;④放射线可加速原有冠状动脉粥样硬化进程,致使冠状动脉内膜纤维组织进一步增生、加厚,管腔狭窄加重。对此医护人员应提高警惕,及时予以监测,并给予有针对性的康复治疗,这对改善患者长期预后及生活质量具有重要意义。

4.肺癌的药物治疗 肺癌的药物治疗包括化疗和分子靶向药物治疗(EGFR-TKI 治疗)。化疗分为姑息化疗、辅助化疗和新辅助化疗,应当严格掌握临床适应证,并在肿瘤内科医师的指导下施行。化疗应当充分考虑患者病期、体力状况、不良反应、生活质量及患者意愿,避免治疗过度或治疗不足。应当及时评估化疗疗效,密切监测及防治不良反应,并酌情调整药物和(或)剂量。

患有冠心病的肺癌患者在化疗期间,由于病变、化疗药物、精神因素及并发症等诸多因素影响,有可能出现或加重胸闷、心慌、心悸等症状,诱发或加重心肌缺血,心电图出现缺血型改变。无冠心病的老年患者由于化疗药物、体质虚弱、精神心理等诸多因素,也可出现胸闷、心慌、心悸等类似冠心病的临床症状。心电图出现 ST-T 异常。究其原因,除了患者对化疗的全身反应、神经内分泌功能紊乱等影响因素外,很重要的原因是在于化疗药物对心脏的直接损害所致。因而,对接受化疗的癌患者出现 ST-T 改变,可以考虑为化疗对心肌代谢的影响,而针对性进行治疗。原有冠心病史的患者,在化疗药物的作用下可诱发心肌缺血及加重冠心病症状,甚至诱发心绞痛、心肌梗死,以致有可能引起严重后果,故应在症状出现的早期及时治疗。

第七节　病例分析与学科对话

一、病例资料

患者男性,80 岁。住院日期:2014 年 9 月 18 日。出院日期:2014 年 10 月 9 日。共住院 21d。

1.主诉 间断咳嗽、咳痰 40 余年,喘憋 20 余年,再发加重 3d。

2.入院时情况 主因"间断咳嗽、咳痰 40 余年,喘憋 20 余年,再发加重 3d"于 2014 年 9 月 18 日 10:56 收住入院。查体:体温 36.5℃,脉搏 80 次/分,呼吸 22 次/分,血压 137/64mmHg。神志清楚,查体合作,轻度憋喘,浅表淋巴结未触及,口唇轻度发绀,颈静脉轻度充盈,双肺呼吸音粗,可闻及大量哮鸣音,左肺闻及湿啰音,未闻及胸膜摩擦音。心界不大。心率 80 次/分,律齐,各瓣膜听诊区无额外心音、杂音及心包摩擦音。腹软,无压痛、反跳痛,肝脾肋下未及。双下肢轻度水肿。血常规:WBC $15.97×10^9$/L,RBC $4.16×10^{12}$/L,HB 113g/L,N 88.8%,L 6.5%,PLT $174×10^9$/L。血气:pH 7.316,$PaCO_2$ 45.2mmHg,PaO_2 60.5mmHg,SaO_2 89.8%,

HCO_3^- 22.4mmol/L,SBE－2.8mmol/L,ABE－3.2mmol/L。生化 11 项：K^+ 4.0mmol/L,Na^+ 136mmol/L,Cl^- 105mmol/L,GLU 9.0mmol/L,BUN 16.2mmol/L,Cr 158μmol/L,ALT 11U/L, AST 50U/L,LDH 322U/L,CK 249U/L,CKMB 38U/L。血凝五项：PT 13.9s,PA 69%,INR 1.18,APTT 36.8s,TT 10.9s,Fib 7.85g/L,BioD-Di 1.07mg/L。proBNP:6182pg/ml。

3.入院时诊断

①慢性阻塞性肺疾病急性发作合并肺部感染。

②低氧血症。

③支气管扩张。

④慢性肺源性心脏病。

⑤冠状动脉粥样硬化性心脏病。

⑥急性心肌梗死。

⑦心功能Ⅳ级。

⑧高血压病 3 级(极高危组)。

⑨2 型糖尿病。

⑩糖尿病周围神经病变。

⑪糖尿病肾病。

⑫腔隙性脑梗死。

⑬失眠。

4.诊疗经过　入院后急查生化提示心肌酶升高,后复查心肌酶 ALT 8U/L,AST 39U/L,LDH 260U/L,CK214U/L,CKMB 25U/L,TNT 2129pg/ml,完善心电图提示Ⅱ、Ⅲ、aVF、V_3R、V_4R、V_5R 导联 ST 段抬高,$V_4 \sim V_6$ 导联 ST 段压低。请心内科会诊,明确诊断:急性下壁、右心室心肌梗死。对症予以阿司匹林、硫酸氢氯吡格雷口服,低分子肝素肌内注射抗凝,静脉泵入硝酸甘油及静脉滴注丹红注射液扩张冠状动脉,静脉滴注磷酸肌酸钠营养心肌,口服瑞舒伐他汀降脂稳定斑块,便通胶囊及芪蓉润肠口服液通便等对症支持治疗,建议患者行冠状动脉造影及支架置入,患者及家属出于自身原因拒绝;复查血气:pH 7.329,$PaCO_2$ 49mmHg,PaO_2 109mmHg,SaO_2 98.2%,HCO_3^- 25mmol/L,SBE－0.1mmol/L,ABE－0.6mmol/L。TNT 2518pg/ml;ESR 90mm/h;风湿三项:CRP 366.4mg/L,ASO 34.9U/ml,RF 22.3U/ml;尿常规未见异常;结核抗体三项:结核菌 38KD 蛋白抗体阳性,余阴性;肿瘤标志物:CA125 53.3U/ML,余均阴性;生化:LDH 248U/L,CK 135U/L,CKMB 65U/L,UREA 15.1mmol/L,Cr 174μmol/L,UA 481μmol/L,TP 56.5g/L,ALB 32.6g/L,PA 63.2mg/L;余钾钠氯电解质、肝功能、血糖等基本正常。对症静脉滴注头孢噻肟钠/舒巴坦钠联合甲磺酸左氧氟沙星抗感染,多索茶碱平喘,盐酸氨溴索祛痰,静脉雾化吸入复方异丙托溴铵及布地奈德平喘,口服桉柠蒎肠溶胶囊、乙酰半胱氨酸胶囊止咳化痰;瑞舒伐他汀降脂稳定斑块,孟鲁司特改善喘憋,马来酸依那普利降压,阿卡波糖降糖等支持治疗。后复查血常规:WBC 9.29×10^9/L,RBC 3.45×10^{12}/L,HB 92g/L,N 82.2%,L 8.2%,PLT 163×10^9/L。生化:电解质基本正常,Glu 6.6mmol/L,UREA 11.3mmol/L,Cr 145μmol/L,心肌酶均正常,TNT 1577pg/ml;复查心电图Ⅱ、Ⅲ、aVF、V_3R、V_4R、V_5R 导联 ST 段较前略下降,$V_4 \sim V_6$ 导联 ST 段恢复正常。痰细菌培养及真菌培养均提示白色假丝酵母菌,伏立康唑敏感;涂片可见真菌孢子及假菌丝;革兰染色可见革兰阳性球菌及阴性杆菌,可见真菌孢子及假菌丝;涂片找抗酸杆菌阴性。超声提示双侧胸腔积液伴沉积物;超声心电图:EF 70%,主动脉瓣钙化,左心室舒张功能减低。肺功能：FEV_1 21.4%预计值，FEV_1/FVC% 43.34%，肺活量降低，第 1 秒时间肺活量（FEV_1）降低，FEV_1/FVC 降低，提示阻塞性通气功能障碍，小气道功能障碍。胸部 CT：双肺改变符合慢性阻塞性肺疾病伴感染表现，部分病变考虑肺结核，较陈旧，建议随诊右肺上叶病变；双肺支气管扩张；双肺肺大疱形成；纵隔淋巴结增大；双侧胸腔积液；冠状动脉钙化；胸 7 及胸 11 椎体压缩性骨折；肝右叶囊性结节，囊肿可能，请随诊。与 2013 年 12 月 23 日 CT 片比较：双肺感染较前加重；新见右侧胸腔积液，左侧胸腔积液较前增多。换为哌拉西林钠舒巴坦钠联合利复星抗感染，并加用口服伏立康唑抗真菌治疗，静脉泵入硝酸异山梨酯扩张冠状动脉支持治疗，加用口服比索洛尔降低心率减少心肌耗氧，卡托普利改善心肌重构，静脉泵入呋塞米联合托拉塞米加强利尿治疗，口服百乐眠改善患者睡眠；后复查血常规：WBC 6.69/L，RBC $3.44×10^{12}$/L，HB 91g/L，N 71.8%，L 15.4%，PLT $240×10^9$/L。血气：pH 7.349，pCO_2 50.3mmHg，PaO_2 109mmHg，SaO_2 98.2%，HCO_3^- 27mmol/L，SBE 1.9mmol/L，ABE 1.5mmol/L。复查 TNT、心肌酶、BNP 均降至正常范围，患者出院。

二、讨论

呼吸科医师：患者既往患慢性阻塞性肺疾病，长期咳嗽咳痰喘憋，此次因喘憋加重 3d 以慢性阻塞性肺疾病急性加重入院。入院后急查心肌酶及心电图提示心肌梗死，入院后反复询问患者是否有心前区疼痛及放射痛、胸骨后压榨感等症状，患者均否认，只诉近 3d 感胸闷明显加重，有时感心前区不适或感恶心，今日感胸闷憋气不能耐受来医院就诊。故对于长期患慢性阻塞性肺疾病者，尤其是合并糖尿病、冠心病者，诉喘憋急性加重，一定要详细询问病史，及时查心肌酶及心电图，X 线胸片或胸部 CT 检查，以免漏诊心绞痛或急性心肌梗死，或心源性呼吸困难。

心内科医师：对于合并慢性阻塞性肺疾病（COPD）急性发作期伴呼吸衰竭的心肌梗死患者，尤其老年人，不建议积极溶栓，一般给予抗凝、扩张冠状动脉等治疗，可考虑择期行冠状动脉支架置入术。心肌梗死急性期建议患者绝对卧床，避免情绪激动，但对合并 COPD 患者，卧床极易诱发肺部感染、泌尿系感染，加重心功能不全。且呼吸衰竭患者，使用无创呼吸机，有引起血压下降的不良反应，反过来影响冠心病的治疗。故此类患者治疗期间积极心电监护，监测心率、心律、血压、血氧饱和度，监测血常规、血气、电解质，监测心功能。一旦发现患者咳嗽咳痰加重，喘憋加重，及时行 X 线胸片或胸部 CT 检查，及早给予抗生素治疗。

呼吸科医师：对于合并急性心肌梗死的慢性阻塞性肺疾病急性发作期患者，应积极抗感染及化痰止咳平喘等对症治疗。确定引起感染的病原体（最好能进行细菌学诊断和体外药敏试验），选择疗效高、毒性低的抗菌药物治疗。如果尚未确定，常采用联合用药或使用广谱抗菌药物。另外，还应考虑抗菌药物的抗菌活性、药动学特点、不良反应及经济性等。在应用抗菌药物时，应考虑患者的情况，如年龄、体重、遗传、机体的抵抗能力、肝、肾功能等。对老年人用药，要考虑肝、肾功能已衰退，常造成血药浓度过高，半衰期延长，应避免使用对肝、肾有损害的药物。选择剂量和疗程要适当，剂量过小达不到治疗效果，又易引起细菌耐药；剂量过大，造成浪费，而且可能还会出现严重的不良反应。一般选用青霉素、头孢类、喹诺酮类。老年患者尽量避免使用氨基糖苷类抗生素及喹诺酮类，以免引起肾功能障碍或出现精神症状如幻视等。避免大剂量应用 β_2 肾上腺素受体激动药。合并心力衰竭或心房颤动时，按相关指南进行，选择性 β_1 受体阻滞药一般而言也是安全的，通常选择性 β_1 受体阻滞药优于非选择性 β_1 受体阻滞药,但对重症心力衰竭者进行治疗时需密切随诊。发生低氧血症者可鼻导管吸氧,或通过文丘里(Venturi)面罩吸氧。鼻导管给氧时,一般吸入氧浓度为 28%~30%,应避免吸入氧浓度过高引起二氧化碳潴留。

参 考 文 献

陈晓笑,姚坚,丁松云.2006.34 例肺癌误诊分析.临床肺科杂志,11(5):584.

高琳.2010.肺癌合并冠心病心电图分析.中华实用诊断与治疗杂志,24(10):256.

廖纪萍,王广发.2014.大气污染与呼吸系统疾病.中国医学前沿杂志(电子版).6(2).

刘杰.2010.左室功能不全所致的慢性心力衰竭患者心肺运动试验声明实施和解释建议.中国康复理论与实践,11(9):1239-1240.

陆再英,钟南山.2008.内科学.第 7 版.北京:人民卫生出版社:123.

马莉,孙兴国,潘世伟,等.2013.心脏瓣膜病患者肺功能改变及其临床意义.中国循环杂志,8(28):82.

孙思庆,林勇,等.2013.心脏选择性 β 受体阻滞剂对 COPD 患者呼吸功能的影响——Meta 分析. Chin J Respir Crit Care Med,V01.12,No.2.

孙兴国,谭晓越,张健,等.2013.慢性心衰患者肺功能检查的临床意义及其特征性改变.中国循环杂志,8(28):81-82.

徐坚.2010.冠心病患者心肺功能指标测定的临床意义.心脑血管病防治,30(6):418-419.

Brichon PY,Biotet P,Dujon A,et al.2006.Perioperative in—stent thrombosis after lung resection performed within 3 months of coronary stenting.Euro J Cardio Thorac Surg,30:793-796.

Can beta-blockers be used for people with COPD? Drug Ther Bull,2011,49:2-5.

Dickstein K,Vardas PE,Auricchio A,et al.2010.2010 Focused Update of ESC Guidelines on device therapy in heart failure:an update of the 2008 ESC Guidelines for the diagnosis and treatment of acute and chronic heart failure and the 2007 ESC guidelines for cardiac and resynchronization therapy.Developed with the special contribution of the Heart Failure Association and the European Heart Rhythm Association.Eur Heart J,31:2677-2687.

Etienne PY,Papadatos S,Glineur D,et al.2007.Reduced mortality in high-risk coronary patients operated off pump with preoperative intraaortic balloon counterpulsation. Ann Thorac Surg,84:498-503.

Padeleni M,Jelic S,Le Jemtel TH.2008.Coexistent chronic obstructive pulmonary disease and heart failure in the elderly.Int J Cardiol,125:209-215.

第6章

老年心血管疾病合并消化系统疾病围术期处理

一、老年消化系统疾病特点

目前,我国已全面进入老龄化社会,年龄老化对消化系统疾病的发生、发展、诊断和治疗有着重要的影响。与中青年相比,老年人消化系统脏器细胞减少,器官萎缩,其生理功能明显减退,消化系统疾病的成因、临床表现和治疗效果都具备独有的特征。

1.易受身心因素影响　慢性生活应激事件和恐惧程度与疾病的发生明显相关。老年人特有的人格特征对心理健康具有直接的影响作用。长期持续的心理压力易造成自主神经功能紊乱,导致胃肠平滑肌和血管的痉挛,局部组织营养障碍,胃肠黏膜抵抗力下降,易导致消化系统溃疡病的发生;自主神经功能紊乱可引起胃肠道分泌功能亢进,胃酸和消化酶分泌增多,长期作用使胃肠保护机制下降,从而导致溃疡病的发生。

2.临床症状和体征不典型　老年人消化道黏膜呈退行性变,神经反应迟钝,感受性降低;疼痛阈值增高后,对疼痛耐受性增强,患者患病后常缺乏典型的症状和特征,临床症状隐匿;再加上相关的药物的作用,常使症状、体征被掩盖,这就给早期诊断和正确的治疗带来不便。同时老年人胃肠蠕动减慢,当发生上消化道出血时,常不能及时地呕出或由大便排出,造成疾病诊治延误。

3.病程长,恢复慢　老年人消化系统疾病病程长,常在青年时期发病,慢性反复发作,整个病程迁延不愈。有些疾病常在进入老年期后发病,多起病隐匿,症状轻微,易被忽视,常在疾病加重或出现并发症时被发现。例如老年胃十二指肠溃疡病,以无痛性溃疡多见,当并发出血时才被确诊,此外应用止血药的止血疗效明显不如年轻人。这与老年人多存在明显的动脉粥样硬化、机体修复功能减低有关。

4.并发症多,治疗困难,病死率高　这与老年人往往合并多种器官疾病,脏器的代偿能力差有密切关系。老年胃溃疡患者易并发出血、穿孔、幽门梗阻等并发症,故治疗难度大而且病死率高。这就要求在处理老年消化性溃疡病,应及早认识并发症及合并症,及时的给予正确治疗。

5.药物治疗时易发生不良反应　老年人消化系统各脏器功能常明显减退,对药物吸收、分布、代谢和排泄出现改变。老年人最大的药动学改变在于药物的肝代谢和肾排泄减慢,致使药物在机体内的半衰期明显延长,血药浓度升高,药物的作用和不良反应增加。此外,老年人的血浆蛋白常明显减低,致使游离型药物浓度增加,从而增加了中毒风险。

二、合并消化系统疾病老年冠心病患者用药和常见心血管药物的交互作用

抗血小板治疗是急性冠状动脉综合征(ACS)和经皮冠状动脉介入治疗(PCI)中最常用的治疗策略。临床研究证实,当阿司匹林与氯吡格雷联合应用时,消化道出血发生率明显高于单用一种抗血小板药物。对老年患者 PCI 术后双重抗血小板的 3 个月随访发现,90% 的患者至少存在一种消化道损伤。PPI 是近十几年来临床应用于治疗老年消化性溃疡最广泛、疗效最好的一类药物。专家共识文件指出,对于采用阿司匹林和氯吡格雷双重抗血小板的冠心病患者服用质子泵抑制药(PPI)可预防和治疗药物相关性胃和十二指肠损伤。然而,近年研究显示,氯吡格雷和 PPI 存在着药物交互作用,PPI 可能会降低氯吡格雷对血小板聚集的抑制作用,导致心血管事件的增加。

氯吡格雷作为一前体药物,本身不具有抗血小板活性,需由肝细胞色素 P450(CYP)同工酶的氧化水解,生成活性代谢产物才能不可逆地结合血小板表面的 ADP 受体,从而发挥抑制血小板聚集的作用。参与氯吡格雷氧化水解的 CYP 同工酶主要有 CYP2C19、CYP3A4、CYP2C9、CYP2B6。氯吡格雷的激活过程以 CYP2C19 为主,CYP2C19 的活性直接影响氯吡格雷的疗效,该酶受到抑制会降低氯吡格雷的抗血小板活性。PPI 也主要通过 CYP450 系统在肝脏代谢,参与它们代谢的同工酶主要是 CYP2C19 和 CYP3A4。目前常用的 PPI 有 5 种:奥美拉唑、雷贝拉唑、埃索美拉唑、泮托拉唑和兰索拉唑。不同的 PPI 的药动学特点及代谢途径并不完全相同。奥美拉唑、兰索拉唑、泮托拉唑、埃索美拉唑代谢的主要途径是通过CYP2C19,次要途径为 CYP3A4。雷贝拉唑其主要经还原消除且无须代谢酶介导,因此,受CYP2C19 和 CYP3A4 影响较少,但其代谢产物雷贝拉唑硫醚对 CYP2C19 具有较强的抑制力。竞争性抑制 CYP2C19 是 PPI 与氯吡格雷交互作用的主要机制。各种 PPI 对氯吡格雷活性抑制的排序为:奥美拉唑>埃索美拉唑>兰索拉唑>雷贝拉唑>泮托拉唑。

尽管药理学上 PPI 与氯吡格雷存在相互作用,但 PPI 对氯吡格雷抗血小板作用的影响和心血管事件终点试验的临床结果并不一致。不同机构和学会已发布警告,提醒医务人员联用PPI 可能会削弱氯吡格雷对血小板的抑制作用。PPI 作为防治抗血小板药物相关的胃肠道损害的首选药物,目前仍广泛的应用于临床,必须认真权衡抗血小板降低"心血管风险"和增加"消化道出血风险"的利弊,加强缺血-出血评估,合理选择抗血小板药物和预防胃肠道损伤,并强调个体化治疗。2010 年美国心脏学会基金会/美国胃肠学会/美国心脏学会(ACCF/ACG/AHA)联合发作专家共识指出,具体如下:①高龄、同时使用华法林、类固醇或非类固醇抗炎药(NSAID),或幽门螺杆菌感染等均可引起抗血小板治疗相关的胃肠道出血风险增高。②对于伴有上消化道出血危险因素的人群,接受 PPI 治疗,降低风险,获益超过风险。③对于不伴上述消化道出血危险因素的患者,如果服用 PPI 不能带来显著获益,可不服用。2010 年美国 FDA 新警示指出,避免合用氯吡格雷与奥美拉唑,泮托拉唑可能是一个可选择的替代治疗方案。2011 年 ESC 指南更新中对氯吡格雷和 PPI 联合用药问题做出了新的推荐:既往有消化道溃疡或消化道出血史的患者,氯吡格雷可与 PPI 合用,最好除外奥美拉唑,如果患者有其他多重危险因素,如幽门螺杆菌阳性、年龄≥65 岁,或同时接受抗凝或皮质激素治疗,氯吡格雷可与 PPI 合用(IA)。2012 年抗血小板药物消化道损伤的预防和治疗中国专家共识指出:①消化道出血的高危人群包括年龄≥65 岁、消化道溃疡或出血病史、合并 Hp 感染、联合抗血

小板治疗或抗凝治疗、联合使用 NSAIDs、糖皮质激素类药物治疗的患者；②对于长期服用抗血小板药物的高危人群应筛查并根除 Hp，可联合应用 PPI 或 H2RA 进行防治，首选 PPI；③服用氯吡格雷的患者需联合使用 PPI 时，尽量避免使用奥美拉唑及埃索美拉唑。

三、合并消化系统疾病患者的介入治疗处理原则

(一)术前消化道出血风险的评估(表 6-1,表 6-2)

消化道出血会增加死亡、心肌梗死和卒中的风险，因此，预防出血与预防缺血事件同等重要，并且可显著降低死亡、心肌梗死和卒中的风险。所以，如何做好对消化道出血的评估，是出血风险预防的关键所在。评估内容应包括：①高龄、低体重、女性及基线 Hb 等；②伴随疾病，肾功能减退、贫血、脑血管病、消化系统疾病(如胃息肉和恶性肿瘤)；③伴随用药，如阿司匹林剂量、口服抗凝药和服用非甾体抗炎药有关；④患者的依从性。这些因素都可以导致患者出血风险增加，我们要对患者进行总体出血评价，确定抗血栓药物剂量、用药时间及联合抗凝药物等。

表 6-1 CRUSADE 出血风险评估表(2011 年 ESC 指南推荐)

危险因素	积分	危险因素	积分
基线血小板容积(%)		性别	
<31.0	9	男性	0
31.0~33.9	7	女性	8
34.0~36.9	3	糖尿病	
37.0~39.9	2	否	0
≥40.0	0	是	6
肌酐清除率(ml/min)		心率(次/分)	
≤15	39	≤70	0
16~30	35	71~80	1
31~60	28	81~90	3
61~90	17	91~100	6
91~120	7	101~110	8
≥121	0	111~120	10
收缩压(mmHg)		≥121	11
≤90	10	心力衰竭体征	
91~100	8	否	0
101~120	5	是	7
121~180	1	外周血管疾病或卒中	
181~200	3	否	0
≥201	5	是	6

表 6-2　CRUSADE 出血风险分级

风险	积分	出血发生率（%）
很低	1~20	3.1
低	21~30	5.5
中度	31~40	8.6
高	41~50	11.9
很高	51~91	19.5

（二）围术期用药

正确识别出消化道出血的高危人群并给予预防性治疗是预防消化道出血的关键。消化道出血的高危人群包括：年龄≥65 岁的患者，有消化道溃疡或出血病史的患者，合并 Hp 感染的患者，联合抗血小板治疗或抗凝治疗的患者，联合使用 NSAIDs、糖皮质激素类药物治疗的患者。对于消化道出血高风险的患者，则要求检测 Hp 并给予相应的治疗。目前推荐 PPI、克拉霉素、阿莫西林加铋剂的四联疗法，疗程 10~14d。对于低风险但伴随出血高危因素的患者，均应预防性使用 PPI 或 H2RA。

（三）围术期消化道出血用药和抗凝、抗血小板药物的调整

1.抑酸治疗　发生消化道出血后，抑酸治疗很关键。发生消化道出血后，胃肠黏膜形成血痂，自我修复的过程均为 pH 依赖性，最佳胃内 pH 为 5 左右，常规剂量的 H2RA 达不到该抑酸要求，控制上消化道出血效果较差，因此，发生消化道出血后首选 PPI。该药通过抑制 H^+，K^+-ATP 酶而使胃酸分泌减少，提高胃内 pH，使胃蛋白酶活性减低或失活，从而防止胃、十二指肠黏膜出血后的血凝块被消化，促进了溃疡部位的肉芽组织生成；胃内 pH 提高，会使黏膜凝血机制相对增强，使血小板易于聚集，促进止血。研究表明，奥美拉唑和氯吡格雷联用时可增加心肌梗死的病死率。泮托拉唑是胃壁质子泵抑制药，生物利用度比奥美拉唑高，对壁细胞的选择高，研究证实，泮托拉唑与氯吡格雷合用不增加心肌梗死风险，是安全有效的。双联抗血小板时抗血小板时，联用质子泵抑制药，建议连续使用不超过 6 个月，此后可换用 H2RA 或间断使用质子泵抑制药。

2.抗凝、抗血小板药物的调整　出血消化道出血后，首先要考虑的是否停用抗血小板/抗凝治疗，以减少出血和预防再出血。停用抗血小板/抗凝治疗取决于出血的严重程度、支架血栓形成的风险与支架置入后多长时间发生的出血等因素有关。阿司匹林和氯吡格雷，停用哪种，停多长时间，目前尚无明确回答。需对个体情况充分分析，做出利大于弊的选择。在不得已停用抗血小板药物后，根据患者出血情况尽快恢复使用。Rockcall 评分系统可用于急性消化道出血患者再出血及死亡的评估，评分项目包括：年龄、是否合并休克状态、伴随疾病和内镜下黏膜表现。评分<5 分认为再出血风险较低，建议继续服用抗血小板药物；评分≥5 分认为再出血风险较高，则停用抗凝、抗血小板治疗48h，同时静脉给予 PPI 治疗。48h 后如出血停止，重新服用氯吡格雷，继续停用阿司匹林，2 周后加用阿司匹林口服。如出血持续，则继续停用阿司匹林和氯吡格雷，建议 1~2 周重新口服氯吡格雷。患者止血后，在 PPI 的保护下重新口服抗血小板药物是比较安全的。对于阿司匹林所致的溃疡、出血患者，不建议氯吡格雷替代阿司匹林，推荐阿司匹林联合 PPI 治疗。

四、肝功能异常冠心病患者围术期处理

围术期用药的原则如下：①不宜使用主要经肝脏代谢、排泄的药物，特别是可引起肝损伤的药物。②经肝、肾双途径代谢的药物，在肝功能异常但肾功能正常时，不用减量；但肝肾功能均明显减退时，应当减量。③主要经肾脏代谢的药物。在肝功能减退或受损不严重时，不需做剂量调整。肝功能异常的冠心病患者，需及时调整冠心病用药（主要是他汀类药物）的使用。如肝酶升高超过正常上限的3倍，应停用他汀类药物。如果肝酶不超过正常上限的3倍，他汀类药物不需要停药，可减少他汀类的剂量。及时减量和停药是防治老年人发生他汀相关肝损害的关键。同时给予甘利欣等护肝药物促进肝细胞再生修复，有明显降酶作用药，以保护肝功能。

五、病例分析和学科对话

病案 患者女性，68岁，既往患有慢性胃炎病史20年，患高血压病病史10年，血压最高达到180/100mmHg，平素使用洛丁新10mg每日1次控制血压，血压波动在130～140/70～80mmHg；糖尿病史10年，目前口服阿卡波糖50mg每日3次，空腹血压波动于6.0～7.0mmol/L；陈旧性脑梗死病史1年。本次主因发作性胸痛2d，加重4h入院。患者于入院前2d无原因出现胸骨后闷痛，向左侧肩背部放射，伴心悸、出汗，无头晕、恶心、呕吐，症状持续约10min后可自行缓解。

入院前4h，再次出现胸骨后闷痛发作，程度较前加重，伴心悸、出汗、恶心、呕吐，呕吐物为胃内容物，无咖啡色样液体。入院时测血压为90/60mmHg，神志清，精神差，双肺呼吸音清，未闻及干、湿啰音。心率为60次/分，律齐，未闻及杂音。入院时心电图提示窦性心律，Ⅱ、Ⅲ、aVF导联ST段抬高0.2～0.3mV，V_2～V_5导联ST段压低0.05～0.1mV。急查肌钙蛋白Ⅰ为17.10ng/ml，肌酐130.4μmol/L。

入院诊断为：冠心病、急性下壁心肌梗死、心源性休克。立即给予脉通静脉滴注扩容，多巴胺升压，同时予阿司匹林、氯吡格雷各300mg口服后，在IABP支持下行急诊冠状动脉造影，提示LAD近端完全闭塞，远段可见来自侧支循环逆行供血；LCX管壁不规则；RCA近端完全闭塞。患者LAD为慢性闭塞，首先尝试开通RCA，RCA开通后，近段残留70%～90%弥漫性狭窄，成功于RCA近段病变处置入Firebird 3.5mm×33mm支架。术中共用普通肝素8000U。

术后继续以补液、升压、IABP辅助循环，同时继续给予阿司匹林、氯吡格雷、立普妥等药物治疗，给予欣维宁、肝素钠静脉滴注强化抗栓治疗；同时给予0.9%生理盐水100ml+潘妥洛克40mg以20ml/h静脉滴注保护胃黏膜。术后6h患者出现胃部不适，伴恶心、呕吐，呕吐物为咖啡色样液体，约200ml，测血压为90/60mmHg。考虑存在消化道出血，立即停用欣维宁，监测ACT，根据ACT值调整肝素剂量。继续给予0.9%生理盐水500ml静点扩容，多巴胺升压，IABP辅助循环，潘妥洛克维持静脉滴注。5min后血压升至100/60mmHg。复查血常规提示血红蛋白由术前152g/L降至106g/L。查便隐血示阳性。暂停用阿司匹林。继续监测血常规、便隐血。同时予以凝血酶2000U每4小时1次口服。术后5d，患者无胸痛、胸闷气短、恶心、呕血等不适症状，复查血常规提示血红蛋白升至128g/L，大便隐血试验示阳性，血压波动于120～140mmHg/60～80mmHg，心率波动于60～70次/分，拔除IABP。术后第7天，复查血常规血红蛋白升至136g/L，连续2次便隐血阴性。口服拜阿司匹林0.1g/d，泮托拉唑40mg每日1

次口服。经积极扩容、升压、PPI治疗,抗凝、抗血小板等对症支持治疗近10d后,患者各项指标恢复正常,病情好转出院。

术后3个月,再次入院择期处理LAD。复查冠状动脉造影提示RCA血流通常,并成功开通LAD,在LAD近段成功置入支架。术后坚持服用拜阿司匹林、氯吡格雷、立普妥等药物,间断服用泮托拉唑,术后随访1年无胸痛、胸闷、恶心、呕吐、黑粪。

心血管内科会诊　该患者为高龄女性患者,存在高血压、糖尿病等冠心病危险因素,本次以发作性胸痛2d,加重4h入院。入院时心电图提示下壁导联ST段明显抬高,测血压偏低,心肌损伤标志物明显升高,诊断为急性下壁心肌梗死、心源性休克。该患者为缺血的高危人群,应当进行强化抗栓和积极血运重建治疗。同时该患者为高龄女性,有慢性胃病史多年,存在肾功能不全,入院时血压偏低,心电图、冠状动脉造影提示存在多支血管病变,这些特点提示患者发生消化道出血的可能性很大。对于急性心肌梗死患者,在评估缺血风险的同时也要评估出血风险,高危因素越多,消化道出血的风险也就越大。对于消化道出血的高危患者,在诊治过程中,要密切关注患者的腹部症状和体征,观察呕吐物的颜色和大便颜色,监测血红蛋白变化和大便隐血,对于消化道出血的高危人群在服用抗血小板药物的同时预防性地使用质子泵抑制药。根据GRUSADE评分,该患者属于出血高危人群。故在血运重建后早期预防性的应用PPI。急性心肌梗死发生消化道出血的可能机制如下。

第一,应激导致的消化性溃疡。①急性心肌梗死时机体处于应激状态,胃肠道黏膜处于相对低灌注、缺氧状态,造成胃黏膜缺血和缺氧,黏液和碳酸氢盐分泌减少,黏膜屏障破坏和氢离子反弥散,黏膜内pH下降,造成血管和黏膜的损伤,引起糜烂和出血;②急性心肌梗死发生时机体自主神经功能紊乱,交感神经兴奋,儿茶酚胺分泌增加,使胃肠黏膜血管收缩、痉挛、缺血,引起急性胃肠黏膜损害。

第二,急性心肌梗死后泵衰竭或恶性心律失常,导致体循环低血压,外周灌注不足,胃肠道血流量减少,在这种情况下容易出现胃肠黏膜缺血,糜烂以致出血。

第三,老年患者消化道的储备功能减退,本身存在消化道疾病,加上心肌梗死时心脏射血能力下降,造成消化道组织血流量不足,组织出现缺氧、胃肠道黏膜的损伤,最终导致溃疡的发生。

第四,急性心肌梗死发病早期,大剂量的阿司匹林、氯吡格雷、肝素等抗血小板、抗凝药物的联合使用大大增加了消化道出血的风险。通过以上分析和患者发病过程,考虑存在应激性溃疡的可能性大。在患者发生消化道出血后,要充分权衡出血和缺血风险,及时调整抗凝、抗血小板治疗方案:对于严重消化道出血的患者,可停用阿司匹林和氯吡格雷24h,根据胃肠道损伤的情况及针对出血治疗的反应,尽可能在1~2d恢复氯吡格雷的使用,在1~2周恢复阿司匹林的使用。本患者在发生消化道出血后,首先停用欣维宁、拜阿司匹林,考虑患者刚刚置入长支架,在给予PPI维持静脉滴注的情况下,保留了氯吡格雷。在出血停止后及时加用阿司匹林,防止支架内血栓的形成,避免出现心肌的再次梗死。因患者为消化道出血的高危人群,术后长期间断服用PPI,避免了消化道出血的再次发生。

消化内科会诊　急性心肌梗死合并消化道出血的诊断标准包括:①新近出现的大便隐血强阳性,伴随或不伴随血红蛋白下降20g/L以上;②急性心肌梗死在诊治的过程中出现黑便、柏油样便或者血便;③急性心肌梗死在治疗过程中出现呕血或者胃液隐血强阳性。符合上述诊断标准之一便可诊断。本例患者在诊治的过程中出现了呕血、大便隐血阳性和血红蛋白的下降,故诊断急性心肌梗死合并消化道出血明确。在患者发生消化道出血后,抑酸治疗是关键。首选PPI。虽然药理学研究提示PPI可以干扰氯吡格雷的代谢,但是临床上是否有意义尚存在争议。对于消化道出血危险因素较多的患者可以预防性使用PPI,但对于低危患者,不推荐常规使用。此外,PPI和氯吡格雷的药物半衰期均很短,是否可以通过间隔给药的方式减少药物的相互作用,有待于进一步证实。单纯消化道出血就诊的患者,应在24h内行急诊胃镜检查。对于急性心肌梗死合并消化道出血的患者,既往研究提示仍应积极行胃镜检查,有利于及早明确出血部位,进行内镜下止血,为评估再出血风险提供依据。本例患者既往存在消化道疾病,在病情稳定的情况下,应进一步行胃镜检查。此外,消化道出血时还可采用内镜下注射肾上腺素及口服凝血酶、铋剂、硫糖铝,但这些治疗手段效果尚缺乏大规模临床研究验证。

（王　乐　王庆胜）

参 考 文 献

抗血小板药物消化道损伤的预防和治疗中国专家共识组.2013.抗血小板药物消化道损伤的预防和治疗中国专家共识.中华内科杂志,52(3):264-268.

李军,吴本俨.2011.老年消化性溃疡的特点及治疗的现代理念.现代消化及介入诊疗,16(4):248-252.

赵兴胜,贺利平.2013.急性心肌梗死合并消化道出血的病例分析.心脏病学实践 2013.北京:人民卫生出版社:466-471.

Abraham NS,Hlatky MA,Antman EM,et al.2010.ACCF/ACG/AHA 2010 expert consensus document on the concomitant use of proton pump inhibitors and thienopyridines:a focused update of the ACCF/ACG/AHA 2008 expert consensus document on reducing the gastrointestinal risks of antiplatelet therapy and NSAID use.J Am Coll Cardiol, 56:2051-2066.

Barret MO,Anglen JO,Hoernschemeyer DG.2009.Case report:associated both-column acetabulum frature with an ipsilateral centrally dislocated interochanteric femur fracture.J Trauma,66(3):918-921.

ESC Committee for Practice Guidelines.2011.ESC Guidelines for the management of acute coronary syndromes in patients presenting without persistent ST-segment elevation.Eur Heart J,32:2999-3054.

Macaione F,Montaina C,Evola S,et al.2012.Impact of dual antiplatelet therapy with proton pump inhibitors on the out-come of patients with acute coronary syndrome undergoing drug-eluting stents implantation. ISRN Cardiol:692-761.

Ng FH,Lam KF,Wong SY,et al. 2008. Upper gastrointestinal bleeding in patients with asprin and clopidogrel cotherapy.Digestion,77:173-177.

Ng FH,Tunggal P,Chu WM,et al.2012.Esomeprazole compared with famotidine in the prevention of upper gastrointestinal bleeding in patients with acute coronary syndrome or myocardial infarction. Am J Gastroenterol, 107 (3):389-396.

Roden DM,Stein CM.2009.Clopidogrel and the concept of high-risk pharmacokinetics.Circulation,119:2127-2130.

第7章

老年心血管疾病合并血液系统疾病围术期处理

心血管疾病在老年期具有高患病率、高致死率和高医疗资源利用率的"三高"特点,现有的临床流行病学资料表明,老年患者呈现一体多病的特点,衰老变化与疾病相混杂,使疾病表现变得复杂。随年龄的增长,血液系统也和其他器官系统一样发生一系列变化,如造血的红骨髓容量减少,黄骨髓转化为红骨髓的代偿能力下降,易造成贫血或对贫血的耐受力下降;老年人胸腺、脾、扁桃体重量下降,淋巴细胞减少,T、B淋巴细胞功能改变易造成免疫力低下。一些血液系统疾病的发生还可能与老年人免疫功能低下及老年人的一体多病致继发性血液系统缺陷有关。老年人血液循环中的血小板黏附性和聚集性增加,易罹患动脉硬化,血小板活性增加是老年人发生动脉血栓性疾病的原因之一。当老年人心血管疾病与血液系统疾病并存时,两种疾病常相互作用,加速病情恶化。一些心血管疾病常用的治疗药物还能对血液系统造成影响。针对老年心血管病患者如何权衡利弊,选择合理的治疗方案常常是临床上需要格外慎重考虑的问题,尤其是那些需要接受心血管病介入治疗的老年心血管病患者。本章将对老年心血管疾病患者常见的血液学异常及围术期某些特殊的血液学问题的处理做系统介绍。

第一节 贫血与心血管疾病

世界卫生组织(WHO)对贫血的定义为:男性血红蛋白<130g/L,女性<120g/L;或男性血细胞比容<39%,女性<36%时即为贫血。在慢性心血管疾病患者中贫血比较常见,统计资料表明,约1/3的慢性充血性心力衰竭患者和10%~20%的冠状动脉粥样硬化性疾病患者伴有不同程度的贫血。贫血是心血管疾病的独立危险因素之一。慢性心血管病合并贫血的患者往往临床症状更加严重,再住院率及病死率更高。有关慢性心血管疾病发生贫血的具体原因不明,多种因素促进了心血管疾病患者贫血的发生与发展,如合并慢性肾疾病、各种原因导致的促红细胞生成素减少、阿司匹林引起的胃肠道慢性失血、胃肠道吸收功能障碍、肾素-血管紧张素-醛固酮抑制药的应用、细胞因子介导的免疫反应、铁缺乏等。贫血可以导致慢性心血管病患者心功能恶化,运动耐力减低和生活质量下降,病死率增加。此外,随着经皮冠状动脉介入术(PCI)尤其是药物涂层支架的广泛应用,强化或长时间的抗凝及抗血小板药物治疗的推荐,包括急性冠状动脉综合征患者在内的心脏缺血事件大大降低,但随之而来的出血并发症增加,一旦发生出血可能会抵消抗栓治疗所带来的临床获益。研究显示,基线贫血患者接受PCI或

PCI 术后发生贫血都是影响预后的重要因素。目前尚不清楚贫血是否为上述慢性心血管疾病预后不良的直接原因。通过输注红细胞、补充外源性的促红细胞生成素和铁剂以提高血红蛋白水平能否改善严重心血管疾病患者的预后,仍需要更多的临床循证医学证据。

一、贫血与慢性心力衰竭

慢性心力衰竭(CHF)是大多数心血管疾病发展的终末阶段。根据《中国心血管病报告2013》提供的数据,我国目前有心力衰竭患者约 450 万人,且随着我国人口老龄化的加剧,CHF患者的数量会大幅度增加。越来越多的研究发现,CHF 患者合并不同程度的贫血,且贫血是心力衰竭患者死亡的独立预测因子。早在 2005 年 ACC/AHA 修订的《成人慢性心力衰竭诊断治疗指南》中就阐明了贫血对 CHF 的影响,指出"在无心脏病变的人群中,贫血很少会引起心力衰竭,只有贫血达到比较严重的程度,血红蛋白<50g/L 时,才会引起高排血量心力衰竭。而心力衰竭患者往往会因为种种原因出现贫血,严重贫血可以加重心力衰竭。"近年来,围绕着CHF 与贫血在流行病学、病因及治疗学方面展开了一系列广泛而深入的研究,进一步证明贫血在 CHF 患者中很常见,并且与其不良预后有关,贫血是影响 CHF 病死率的独立危险因素。

(一)贫血在 CHF 患者中的发生率及其对预后的影响

在不同的报道中,贫血在 CHF 患者中的发生率差异很大,为 4% ~ 55%。这种差异主要归因于不同报道中对贫血定义的不同,如 WHO 界定贫血定义为:男性 Hb<130g/L、女性 Hb<120g/L;欧洲肾脏最佳临床实践(European Renal Best Practice,ERBP)指南则考虑了性别和年龄的因素,将贫血定义为男性(年龄<70 岁)Hb<135g/L、男性(年龄>70 岁)Hb<120g/L,女性Hb<115g/L;而美国国家肾脏病学会将男性和绝经期后妇女 Hb<120g/L 定义为贫血。其次,心力衰竭的严重程度与贫血的发生密切相关,根据纽约心脏病分级(NYHA)标准,不同的临床试验中所纳入的各级心力衰竭患者的比例不尽相同,也会影响该类人群中贫血的患病率。尽管存在统计上的差异,但大多数研究认为在高龄、NYHY 心功能分级Ⅲ ~ Ⅳ 及存在并发症包括糖尿病、高血压、慢性肾病的 CHF 患者中贫血发生率较高,高达 30% ~ 61%,明显高于较轻的CHF 患者(4% ~ 23%)。显然贫血与心力衰竭的严重程度、病死率、住院频率和住院费用密切相关。

贫血是 CHF 患者病死率增加的独立危险因素。多数研究显示血红蛋白水平与 CHF 预后呈负相关。对 34 项研究共计153 180例心力衰竭患者的荟萃分析结果显示,合并贫血的 CHF 患者病死率为 46.8%,明显高于不伴贫血的 CHF 者 29.5%(OR 1.96,$P<0.001$)。即使是校正其他混杂影响因素后,基线贫血仍为死亡风险增加的独立预测指标(HR1.46,$P<0.001$)。而且无论是收缩性心力衰竭,还是舒张性心力衰竭,贫血都是增加 CHF 患者病死率的独立危险因素(收缩性心力衰竭伴贫血 OR 1.96,$P<0.001$;舒张性心力衰竭伴贫血 OR 2.09,$P<0.001$)。该研究还显示,合并贫血不仅增加 CHF 心血管风险,也会使患者活动耐量和生活质量降低,再住院率增加。

然而,必须指出的是虽然贫血影响 CHF 的预后,但过高的血红蛋白浓度也会导致 CHF 患者的死亡率增加。在缬沙坦心力衰竭试验(Val-HeFT)中,在 Hb 水平较低组和 Hb 水平增高组死亡风险都是增加的,提示 Hb 水平和 CHF 患者病死率存在一种 U 形关系。对中等严重 CHF患者进行的 ELLIT-Ⅱ研究也发现 Hb 浓度与 CHF 病死率之间存在明显的 U 形曲线,Hb 超过154g/L 时 CHF 的病死率开始增加。ANCHOR 研究显示,CHF 患者 Hb 水平在 130 ~ 170g/L时,对 CHF 的预后无显著影响;当 Hb 水平<130g/L 或>170g/L 时心力衰竭患者的病死率和再入院率均明显增加,尤其是当 Hb 水平为 90~129g/L 时,随着血红蛋白水平的降低,心力衰竭患者死亡的风险增大,危险度从 1.16(95% CI 1.11~1.21)增加到 3.48(95% CI 3.25~3.73)。进一步证实 Hb 水平对 CHF 患者预后的影响呈 U 形相关关系。在严重 CHF 患者中进行的 PRAISE 研究对 1130 例左心室射血分数低于 30%、纽约心功能分级为 ⅢB 或 Ⅳ 级,且一直应用血管紧张素转化酶抑制药、利尿药和洋地黄治疗的患者,前瞻性调查了基线水平血清血细胞比容(hematocrit,HCT)和各种原因所致死亡危险性之间的关系。在 15 个月的随访期间,有 407 例患者死亡,在校正潜在混杂因素如糖尿病、吸烟和 CHF 病因等结果显示,与 HCT 正常者相比,低 HCT(<37.6%)者的死亡危险性增高 52%。HCT 每降低 1%,死亡危险性就增高 11%(P<0.01)。而 HCT 明显增高者心源性猝死的风险增加。研究认为,CHF 接受 β 受体阻滞药治疗者类似的 U 形相关关系消失。一般来说,对于 CHF 患者适宜的 Hb 水平应在 14.5~15.4g/L 较为有利。

(二)CHF 患者发生贫血的病因

多因素参与了 CHF 贫血的发生、发展。归纳起来 CHF 患者发生贫血的可能原因主要包括以下 4 个方面(图 7-1)。

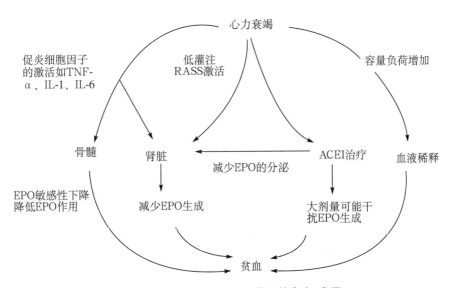

图 7-1　多因素参与了 CHF 贫血的发生、发展

1.**慢性疾病性贫血**　可能是导致 CHF 患者贫血最主要的原因。慢性疾病性贫血属于继发性贫血范畴。CHF 出现贫血多属轻至中度,发展缓慢,多为正细胞正色素性贫血,可能与心力衰竭后导致的铁利用不良有关。一项旨在调查 CHF 患者中贫血的流行性及其对预后的影响的研究,分析了 1993 年 4 月至 2001 年 3 月在加拿大 Alberta 地区从 138 所医院出院的一群初发充血性心力衰竭患者的资料,运用逻辑回归法、Kaplan-Meier 生存分析和 Cox 危险比例模型,结果显示在平均年龄为 78 岁的 12 065 例 CHF 患者中 17% 患有贫血,其中 58% 属于慢性疾病性贫血,21% 为铁缺乏,8% 为其他营养素缺乏,其余 13% 为各种有明确病因所致的贫血。有学者认为,导致慢性疾病性贫血的机制包括促炎细胞因子的激活作用,如肿瘤坏死因子-α(TNF-α)通过直接免疫和骨髓抑制作用使 EPO 敏感性下降,干扰铁离子从用于骨髓红细胞生成的网状内皮系统释放及利用。研究证实,严重 CHF 患者血液中的 TNF、可溶性 TNF 受体-1、可溶性 TNF 受体-2、白介素-1(IL-1)、白介素-6(IL-6)及可溶性 CD14 水平均与 Hb 水平显著相关,提示慢性疾病性贫血可能与炎症性免疫激活有关。

2.铁缺乏　人体内铁缺乏可能是"绝对性"的,是指体内储存铁耗尽的结果;也可以是"相对性"的,其原因在于铁代谢障碍,或者铁的利用减少,可能继发于慢性炎症的过程。对于 CHF 和其他慢性疾病相关性贫血患者而言,多数为功能性缺铁(表 7-1)。诊断"功能性缺铁"的"金标准"是骨髓活检,应用此诊断技术可能比血清铁蛋白测定能更多发现铁缺乏的病例。Nanas 等对 37 例 CHF 合并贫血的患者[平均年龄(58±11)岁,左心室射血分数 22%±6%]进行骨髓穿刺检查,结果显示缺铁性贫血患者共 27 例(占 73%),稀释性贫血患者 2 例(占 5.4%),药物诱导性贫血患者 1 例(占 2.7%),还有 7 例患者贫血属慢性疾病性贫血(占 19%)。临床实践中,CHF 患者中不可能常规进行骨髓活检检查来确定贫血是否为缺铁所致,因此,新的较少受炎性因素影响的标志物如铁调素(hepcidin)和可溶性转铁蛋白受体可能更具有诊断价值。导致 CHF 患者铁缺乏的常见原因有:肠道淤血水肿,导致铁的吸收障碍;合并其他心血管疾病如冠心病、心房颤动等需要长期服用抗凝药物,易致胃肠道长期慢性失血;CHF 患者体内铁调素水平升高,抑制转铁蛋白活性和肠道内铁的吸收,并能抑制内皮网状系统中铁的释放。另外,CHF 时许多炎性细胞因子激活,可在转录水平增加铁蛋白的合成与减少运铁蛋白的合成,增加肝细胞对铁的摄取,从而导致铁向网状内皮系统储存库分流,而阻止铁向红细胞前体的运送。此外,慢性炎症可造成黏膜上皮细胞对铁摄取与运输发生障碍。关于铁缺乏的定义目前通用的标准为血清铁蛋白水平<100μg/L(绝对铁缺乏),或者血清铁蛋白水平 100~300μg/L,同时转铁蛋白饱和度<20%(功能性铁缺乏)。大样本的临床研究结果显示,在所有 CHF 患者中存在铁缺乏者占 37%,提示缺铁是 CHF 时发生贫血另一重要原因。

表 7-1　与不同类型贫血相关的实验室指标变化

贫血类型	可溶性转铁蛋白受体	转铁蛋白饱和度	总铁结合力	铁蛋白	血清铁
缺铁性贫血	↑	↓	↑	↓	↓
慢性疾病性贫血	一或↑	↓	↓	一或↑	↓
CHF 相关性铁缺乏	↑	↓	一或↑	↑	↓

3.稀释性贫血　CHF 患者在心力衰竭发作期间由于肾素-血管紧张素-醛固酮系统(RASS)激活,血管紧张素分泌增加,产生水钠潴留,常常会导致引起稀释性贫血。在贫血患者中,稀释性贫血患者的预后比真性贫血患者要差,容量超负荷是其预后不良的一个重要机制。

4.肾性贫血　研究显示在所有 CHF 患者中有近半数存在慢性肾疾病,其慢性肾疾病的发生与 CHF 导致的肾血管收缩,造成长期肾缺血有关,而慢性肾疾病可引起促红细胞生成素的生成不足导致贫血。此外,CHF 合并慢性损害后也可导致促红细胞生成素、转铁蛋白从肾的丢失增加,从而造成贫血。目前还有研究显示应用血管紧张素转化酶抑制药,特别是大剂量应用时,会干扰肾促红细胞生成素产生和骨髓活性。心力衰竭时,由于心排血量下降及神经内分泌的激活,使肾的血液灌注下降,肾功能进一步降低,两者又可通过多种方式引起贫血,而贫血又使心力衰竭恶化,使肾功能进一步下降,EPO 产量进一步减少,形成的这种恶性循环,称之为心-肾-贫血综合征(cardio-renal-anemia syndrome,CRAS)(图 7-2)。

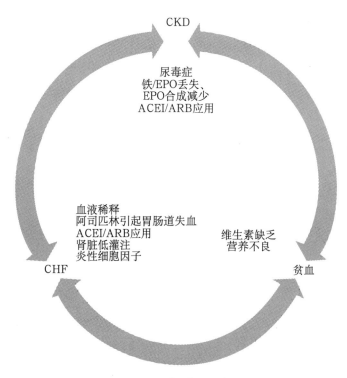

图 7-2 心-肾-贫血综合征

(三)CHF 合并贫血时的病理生理改变

贫血是慢性心力衰竭的结果,同时贫血本身也可导致和加重心力衰竭。贫血对 CHF 患者心功能的影响比对正常心脏的影响更加严重。贫血的基本病理生理改变是 Hb 降低,血液携氧能力下降,引起全身组织缺氧,无氧代谢增加,酸性产物增多,引起外周血管的扩张与血压下降,而激活交感神经系统,使心率加快、每搏量增加,并造成肾血管的收缩和钠水潴留;肾血流量的下降进一步激活肾素-血管紧张素系统,增加抗利尿激素的分泌,加重钠水潴留,引起水肿及回心血量增加,加重心脏前负荷,引起心室内压升高。上述病理生理变化持续存在,最终引起心脏与血管的重构,左心室扩大,心肌间质纤维化,心肌缺血加重,并通过坏死与凋亡途经引起心肌细胞的死亡。另外,心肌长期处于缺氧状态,能量生成减少和利用障碍,心肌收缩力进一步下降。红细胞内含有许多的抗氧化剂,贫血时氧化应激增加,可以产生大量的自由基对心肌细胞造成损害。

轻度贫血即可使神经体液系统激活,重度贫血(Hb<60g/L)总是伴随着水钠潴留、肾血流量及 eGFR 减低,神经体液系统激活,使心力衰竭进一步恶化。CHF 患者缺乏正常的生理储备以代偿贫血,使贫血患者缺氧更加明显。Kalra 等的研究显示,在 Hb<130g/L 的心力衰竭患者中,Hb 降低值与氧消耗峰值(PVO_2)存在线性关系。研究排除性别对 Hb、运动耐力的影响,入选的患者均为男性,62% 的患者是冠心病心力衰竭,38% 为扩张型心肌病心力衰竭。所有患者进行症状限制性心肺运动试验,结果发现,随着 Hb 水平的下降,PVO_2 明显下降($r=0.36, P=$

0.004),这种相关性在 Hb 水平越低的患者更有显著意义($r=0.41,P=0.014$)。在 Hb 水平正常的患者,两者之间无明显相关性。Hb 低的患者 NYHA 分级高,运动耐力差,运动能力明显依赖于 Hb 水平。

除血红蛋白降低造成的影响外,CHF 合并贫血时的铁缺乏症也是影响预后的重要原因,铁缺乏本身甚至可能比贫血造成的影响更严重。铁不仅是合成血红蛋白必不可少的原料,也是肌红蛋白、细胞色素氧化酶等细胞进行氧化和能量代谢所必需的元素。缺铁不仅可以引起 Hb 减少而影响血液携氧能力,也可以通过影响细胞色素氧化酶等而影响细胞对氧的利用。实验研究显示,缺铁可以通过分子信号传导通路,导致左心室肥大及扩张、心肌纤维化。一项针对慢性心力衰竭患者平均 4 年的长期随访研究结果显示,CHF 合并缺铁性贫血的死亡风险最高,其次为单纯缺铁而无贫血者,而单纯贫血但不缺铁的 CHF 者最低。CHF 合并铁缺乏症(转铁蛋白饱和度<20%)的患者,无论有无贫血,死亡风险均比无铁缺乏的患者高 3.38 倍(OR 3.38,95% CI 1.48~7.72,$P=0.004$)。新近的欧洲心脏协会急、慢性心力衰竭诊断和治疗指南中专门就心力衰竭合并缺铁和(或)贫血的情况进行了阐述,建议对于慢性心力衰竭患者,推荐常规进行血常规的情况评价是否存在贫血,其中男性患者血红蛋白低于 130g/L、女性患者血红蛋白低于 120g/L 就可诊断贫血,并建议进一步检查评价病因(如血液稀释、铁丢失或失利用、肾衰竭、肿瘤等)。对于所有慢性心力衰竭患者均建议进行铁蛋白/总铁蛋白结合力检测,以评价患者是否存在铁缺乏症。

(四)CHF 合并贫血的治疗

纠正 CHF 患者的贫血理论上可以带来临床获益,包括改善血液的携氧能力,增加运动耐量和最大运动量时的氧利用;减少心肌缺血、缺氧带来的细胞凋亡,延缓心室重构和改善心功能;减少利尿药的用量和降低住院率;改善营养状态和提高生活质量等。但目前有关增加 Hb 值是否改善 CHF 合并贫血患者的长期预后还不清楚。CHF 伴贫血患者采取输血治疗一直存在争议。输血并不是 CHF 合并贫血的一线治疗方案,除非重度贫血(Hb<70g/L)导致临床症状严重或经过规范的药物治疗,心力衰竭症状无法纠正,输血可以作为急性期的治疗手段之一。输血除本身可能增加容量负荷之外,还可引起许多不良反应,如免疫抑制、增加感染风险、对人组织相容性抗原敏感、铁负荷过重等。2008 年 ESC 心力衰竭指南也指出"尽管贫血可能通过多种病理生理机制对慢性心力衰竭造成不利影响,但是纠正贫血尚未确定为心力衰竭的常规治疗。不推荐单纯的输血去治疗 CHF 患者的慢性贫血。在可能的治疗中,推荐使用促红素,通常合并铁剂来增加红细胞生成的疗法尚未被证实。"促红素或促红细胞生成素刺激因子或铁剂对改善心功能、心力衰竭症状和降低住院率的潜在益处已在几项小样本研究中被证实。然而,关于何时开始治疗和采取何种最佳组合治疗方案目前还缺乏明确的指征。总之,纠正贫血对 CHF 长期预后的影响尚缺乏大规模循证研究的证据。

1.补充铁剂

(1)补充铁剂治疗的循证依据:Bolger 等首先报道了一组 CHF 合并轻至中度贫血患者应用静脉内补铁治疗的前瞻性临床研究,入选患者 NYHA 心功能 Ⅱ~Ⅲ级,平均左心室射血分数为 26%±13%,Hb≤120g/L,血清铁蛋白水平<400μg/L,2 周内接受静脉补充蔗糖铁平均剂量(950±137)mg。随访 3 个月后复查,患者 Hb 水平由(112±7)g/L 上升至(126±12)g/L($P=$ 0.000 7),平均铁蛋白水平也由 87μg/L 升至 217μg/L,与此同时患者心功能、生活质量和 6min 步行距离得到改善。一个随机、双盲、安慰剂对照的小样本研究观察了 40 例 CHF 合并贫血者

静脉补铁的疗效,入选标准为男性 Hb≤120g/L,女性≤115g/L;血清铁蛋白水平<100μg/L 和(或)转铁蛋白饱和度<20%,且有轻度的肾功能不全。治疗组每周接受 200mg 的静脉内蔗糖铁治疗,疗程 5 周。随访 6 个月,静脉铁剂治疗组 Hb 水平由(103±6)g/L 上升至(118±72)g/L,与安慰剂对照组比较心功能分级、NT-proBNP、左心室射血分数、6min 步行距离明显改善(均 P<0.01),并且治疗组再入院率明显减少(P<0.01)。FERRIC-HF(Ferric Iron Sucrose in Heart Failure)研究是一项单盲、随机对照研究,以 35 例 CHF 合并缺铁伴有贫血或不伴有贫血的患者为研究对象,铁缺乏的定义为:铁蛋白<100μg/L 或 100~300μg/L 且转铁蛋白饱和度<20%,以 Hb<125g/L 为贫血组,经过 16 周静脉补铁治疗,结果显示无论伴有或不伴有贫血,合并缺铁的 CHF 患者经补充铁剂治疗后其运动耐量均得到改善,运动耐力的增加,临床症状和心功能得到明显改善,进一步证实铁缺乏症的 CHF 合并贫血的患者中,静脉补铁治疗的有效性和安全性。FAIR-HF(Ferinject Assessment in Patients With Iron Deficiency and Chronic Heart Failure)研究是迄今针对收缩性 CHF 合并贫血患者评价静脉补铁治疗是否获益的最大规模的一项多中心、随机、安慰剂对照研究,入选了 LVEF≤40%(NYHAⅡ级)或 LVEF≤45%(NYHA Ⅲ)的 CHF 合并缺铁性贫血患者 459 例,其缺铁性贫血的入选标准为 Hb 95~135g/L,血清铁蛋白<100μg/L 或 100~299μg/L 伴转铁蛋白饱和度<20%,治疗组给予静脉注射羧基麦芽糖铁治疗,随访血红蛋白或血清铁水平的变化直至 Hb>160g/L 或血清铁蛋白>800μg/L 或血清铁蛋白>500μg/L 伴转铁蛋白饱和度>50%,主要终点为患者自我整体评分(self-reported patient global assessment,PGA)和 NYHA 心功能分级。次要终点为 6min 步行距离和健康相关生活质量。结果平均随访 24 周,与安慰剂进行比较虽然两组在总的死亡率方面没有显著区别,但治疗组整体生活质量评分较安慰剂组明显增高,改善率分别为 50% 和 28%(OR=2.51,95%CI 1.75~3.61,P<0.0001);NYHA 心功能Ⅰ级或者Ⅱ级的患者在治疗组及安慰剂组分别为 47% 和 30%(OR=2.4,95%CI 1.55~3.71,P<0.0001);治疗组 6min 步行距离也有所提高。亚组分析显示,存在铁缺乏症的慢性心力衰竭患者,无论是否合并贫血,静脉补铁治疗均可改善患者的心功能分级及生活质量,并且独立于年龄、心力衰竭严重程度及左心室射血分数。

值得一提的是,目前已经发表的有关 CHF 合并贫血静脉补铁治疗的研究样本量较少,且存在许多局限性,如多数研究采用的终点为 NYHA 分级或生活质量量表等主观性较强,缺乏诸如改善心室重构、减少心力衰竭再入院率、心血管事件率或死亡率等更客观的终点等。补充铁剂治疗能否真正改善这部分患者的临床预后还期待更多大样本、长期随访研究的结论。

(2)补充铁剂治疗的指南推荐:2013 年 12 月美国医师协会(American College of Physicians,ACP)发布的心脏病患者贫血治疗指南,汇总了近年来研究中关于贫血及铁缺乏与心血管疾病的文献,重点介绍了补铁治疗的作用。该指南指出,铁缺乏症可以在 CHF 患者出现贫血之前就影响患者的症状、运动能力及 NYHA 心功能分级。尽管目前尚无充分的研究证据证实静脉铁剂治疗对 CHF 患者心血管事件发生率和病死率的影响,但在该指南中推荐静脉铁剂治疗以改善 CHF 患者的运动耐量和生活质量,提高患者的 NYHA 心功能分级和 6min 步行距离。目前尚未确定 CHF 合并贫血的患者中,开始进行补铁治疗的血红蛋白水平及铁代谢指标,补铁治疗的剂量和疗程也不统一。有文献推荐只有在心力衰竭患者症状严重,血清铁蛋白<100μg/L 或 100~299μg/L 伴转铁蛋白饱和度<20% 时才推荐应用铁剂治疗。

(3)补铁治疗的方法:由于 CHF 患者体内铁调素水平上升及普遍存在的不同程度的胃肠道淤血,导致铁元素的吸收障碍,而且部分患者对口服补铁不能耐受,因此,口服补铁受到很大限制。有临床研究也显示，口服铁剂并未能改善心力衰竭患者的症状及预后。静脉输注铁剂是较为快速和安全的手段。故目前临床上补铁治疗多通过静脉途径进行。根据 FDA 的报道，一般常见的静脉用铁剂的不良反应包括恶心、腹泻、注射部位疼痛、瘙痒、眩晕等，严重不良反应如过敏性休克、呼吸暂停、喘息甚至死亡等的报道较少。从分子机制上看，铁有抗氧化作用，可以抑制一氧化氮，因此，补铁治疗在理论上可能加重血管内皮细胞功能障碍，从而增加冠心病的危险。但迄今为止，在已经发表的研究中并未发现补铁治疗增加冠心病的发生率。

一项纳入了 14 项随机临床研究的荟萃分析，包括 2348 例静脉用羧基麦芽糖铁、832 例口服铁剂、384 例静脉用蔗糖铁的患者。结果显示静脉铁剂治疗在疗效上要优于口服铁剂，而不良反应却无显著区别。蔗糖铁等传统静脉铁剂存在一定的输液反应，而新型静脉用铁剂如羧基麦芽糖铁、右旋糖酐铁等不良反应相对较小。羧基麦芽糖铁允许常规给予 1000mg 的单次较大剂量，给药间隔时间也可延长至 1 周，患者的依从性较好。各种静脉铁剂补铁剂量均可按 Ganzoni 公式计算：补铁累积量（元素铁）（mg）＝体重（kg）×[Hb 目标值－实测值（g/L）]×0.24+贮铁量（贮铁量：体重>35kg 者为 500mg，<35kg 者以 15mg/kg 计算）。

2.使用促红细胞生成制剂　促红细胞生成素（EPO）是机体内调节红细胞生成的主要体液因子。其主要生物学功能是刺激幼红细胞前体的分化和增殖，刺激网织红细胞释放进入血液循环，并刺激细胞内蛋白质合成而起到调节红细胞生成的作用。体内很多器官和组织包括肾小管旁间质细胞、肝、大脑、子宫、血管内皮细胞、平滑肌细胞及心肌细胞等都可以产生 EPO 和表达 EPO 受体。临床研究和动物实验证实，EPO 通过抗心肌细胞凋亡和缺血性损伤，减轻局部的炎症反应和促进新生血管形成等方式减少心肌细胞的凋亡和增加心肌的血液供应而起到心肌保护的作用，这些作用部分是由于增加来自骨髓内祖细胞的数量和活性所致。

1989 年美国 FDA 批准首个用于治疗慢性肾功能不全相关贫血的人重组 EPO（rHuEPO）上市。该药能使慢性肾病伴严重贫血的患者 Hb 水平提高，从而减少了这些患者对输血的需要。但有研究显示，EPO 治疗有潜在增加心血管疾病事件的风险，尤其是应用剂量较大时，由于其可以升高血压、增加血流速度，从而可能会增加心血管不良事件的发生率。因此，2007 年美国 FDA 对所有 EPO 在慢性肾病合并贫血患者的应用处方信息中发出"黑框警告"。该警告推荐使用 EPO 的最低合理剂量以缓慢增加 Hb 浓度至不需输血的最低水平，从而预防严重心血管和动静脉血栓栓塞事件的发生。美国国家肾脏基金会（NKF）和 K/DOQI 指南规定 Hb 的靶目标水平为 110~120g/L，上限不超过 130g/L。Hb 目标值对 CHF 合并贫血患者是否合适尚无确切的循证医学证据。

Silverberg 等首次报道了 rHuEPO 治疗 CHF 贫血患者的治疗效果。26 例患者（NYHA Ⅲ~Ⅳ级，Hb<120g/L）皮下注射 rHuEPO（平均剂量每周 5277U），同时静脉给予蔗糖铁（平均剂量 185mg/mol）4~15 个月。rHuEPO 治疗后提高 Hb 从 102~121g/L，而且 NYHA 心功能分级从治疗前平均（3.7±0.5）级降至治疗后的（2.7±0.7）级（$P<0.05$），左心室射血分数也由平均（28±5）%增至平均（35±8）%（$P<0.001$）。患者的住院次数及口服、静脉利尿药的用量明显减少。另一项心力衰竭合并贫血患者的小样本临床研究采用 EPO 每周 15 000~30 000U 治疗 3 个月，结果显示 EPO 在 CHF 患者中应用具有很好的耐受性，与安慰剂组相比患者的心力衰竭症状改善，Hb 水平上升，PVO_2 增加，运动耐力提升，6min 步行距离增加 11.9%。其他一些随机和非随机的小规模试验结果均显示，用 EPO 或促红细胞生成素刺激因子能纠正 CHF 患者贫血，同时可使心功能和生活质量达到显著改善。一项共纳入 11 个随机临床试验的荟萃分

析中总计 794 例 CHF 合并轻至中度贫血患者,Hb 的平均基线值为 101~118g/L,采用 EPO 治疗后 Hb 平均升高 20g/L,患者 NYHA 心功能分级改善,左心室射血分数绝对值增加 5.8%,6min 步行距离平均增加 69m、运动持续时间提高 96s,PVO$_2$ 每分钟平均增加 2.3ml/kg,明尼苏达(MLHFQ)和堪萨斯(KCCQ)标准的生活质量评分得到显著改善,其结果与 β 受体阻滞药临床试验中受试者的改善程度类似。值得关注的是,与对照组相比,EPO 治疗组中因心力衰竭住院者明显减少了 36%,B 型利钠肽水平平均下降了 40%,这同样与 β 受体阻滞药联合血管紧张素转化酶抑制药或血管紧张素受体阻滞药治疗后的改善效果类似。尽管在部分癌症或慢性肾病临床试验中 EPO 与不良事件发生率的增加存在相关性,该项荟萃分析并未显示 EPO 治疗增加不良事件发生率。目前对 CHF 合并贫血患者采用 EPO 治疗的最佳剂量、治疗时机、最佳 Hb 靶目标值尚缺乏相关证据,有关 EPO 治疗是否会对该类患者的死亡和急性心肌梗死发生率产生潜在的不良影响还没有结论。

然而,并非所有临床研究证实 CHF 合并贫血患者采用 EPO 或促红细胞生成剂(ESA)治疗增加 Hb 水平能带来理想的临床获益。阿法达贝泊汀(darbepoetin-α)是一种促红细胞生成剂,具有与肾脏分泌的促红细胞生成素作用相似蛋白,能通过刺激骨髓促进红细胞生成。2001 年被 FDA 批准用于治疗慢性肾衰竭引起的贫血。STAMINA-HeFT(Studies of Anemia in Heart Failure Trial)研究是一项关于阿法达贝泊汀治疗有症状 CHF 合并贫血患者的多中心、随机、双盲、安慰剂对照的临床研究。共入选 319 例左心室射血分数≤40%,Hb 为 90~125g/L 的患者,分为阿法达贝泊汀治疗组 157 例,安慰剂对照组 162 例。研究结果显示,治疗组仅有症状改善和住院减少的趋势,与安慰剂相比阿法达贝泊汀并没有显著改善运动时间、NYHA 心功能分级或生活质量评分,两组间不良事件的发生率相似。更大样本的 RED-HF(Reduction of Events with Darbepoetin Alfa in Heart Failure)研究共计入选 2278 例 NYHA II~IV级、左心室射血分数≤40% 的心力衰竭合并轻中度非缺铁性贫血的患者,旨在观察阿法达贝泊汀对 CHF 合并贫血患者死亡率和致残率的影响。其中 1136 例患者接受了阿法达贝泊汀治疗,使 Hb 升高的靶目标值为 130g/L。结果中位随访 28 个月后,治疗组平均血红蛋白水平从基线 112g/L 上升至 132g/L,安慰剂组平均血红蛋白水平未见明显变化为 115g/L。阿法达贝泊汀治疗组死亡或因 CHF 恶化住院的发生率为 50.7%,安慰剂组为 49.5%(HR 1.01,95% CI 0.90~1.13,P=0.87),两组间总死亡率和心血管疾病死亡率没有显著差异(分别为 HR 1.04,95% CI 0.92~1.19,P=0.51 和 HR 1.04,95% CI 0.91~1.20,P=0.56),阿法达贝泊汀也没能改善患者因 HF 恶化引起的住院事件发生率(HR 0.99,95% CI 0.85~1.16,P=0.92)。值得注意的是,阿法达贝泊汀组栓塞和血栓事件发生率高于安慰剂组(13.5% 比 10.0%,P=0.009)。因此,该研究结果不支持对收缩性 CHF 合并轻至中度贫血患者使用阿法达贝泊汀。对该研究结果可能的解释认为,Hb 水平和心力衰竭病死率并非呈线性关系,而呈 U 形相关关系,应用 ESA 过度提高 Hb 会导致血黏度增加,不利于血压控制,增加血栓形成风险,从而导致最终的病死率升高。

虽然部分研究中应用 ESA 治疗可以改善慢性心力衰竭患者的 NYHA 心功能分级,或增加运动耐量,但多为小样本研究,缺乏高质量的研究结果。在 2013 年 ACP 的贫血与心脏病治疗指南中,汇总了 16 项关于 ESA 治疗的随机对照研究结果,并未发现 ESA 治疗能够改善心力衰竭合并贫血患者的预后。其中有 7 项研究的观察对象为稳定性 CHF 患者,尽管 ESA 治疗使患者的血红蛋白水平从 90g/L 提高到 15g/L,但与对照组相比,ESA 治疗并未使 CHF 患者的病死率降低,也不能降低心血管事件的发生率和减少患者住院次数。因此,2013 年的 ACP 指南并未推荐在 CHF 患者中应用 ESA 治疗以期改善患者的贫血和临床预后。因此,目前 ESA 在 CHF 贫血患者中的应用前景受到了质疑。

3.促红细胞生成制剂联合补铁治疗　在采用 EPO 或 ESA 治疗促进红细胞生成时会消耗更多的铁,因此,临床上需要在使用 EPO 时联合补铁治疗。临床研究证实,在 CKD 患者采用 EPO 联合铁剂治疗有助于提高患者的运动耐量和远期预后。目前也有研究证实在 CHF 合并贫血患者应用 ESA 联合口服或静脉注射铁剂可以提高患者 Hb 的同时,改善患者的心脏功能,提高 NYHA 分级,降低住院率,以及改善生活质量及运动能力。Nanas 等选择 25 例经骨髓穿刺证实伴有缺铁性贫血的终末期 CHF 患者作为研究对象,随机分成两组,一组采用皮下注射阿法达贝泊汀联合静脉补铁每周 1 次,另一组单用静脉补铁每周 1 次。治疗 2 周后即注意到 Hb 值出现了显著上升,两组间无明显差异,且两组在贫血纠正的耗时和程度方面的差异也无显著性,表明相比单用铁剂阿法达贝泊汀联合铁剂并没有额外获益。目前在 CHF 合并贫血患者中有关促红细胞生成制剂联合补铁治疗的研究多为小规模、短期的观察研究,因此,还需要更多的临床研究证据。

4.输血疗法　目前国内外尚缺乏大规模的临床试验研究来验证在 CHF 合并贫血患者输血治疗能否获益,因此,目前所有指南均未推荐单纯输血治疗 CHF 合并慢性贫血患者。一项在重症心血管疾病患者合并贫血的研究,共入组了 357 例合并贫血的重症心血管疾病患者,入组时患者 Hb 均小于 90g/L,随机分为限制治疗组(Hb 治疗目标为 70g/L,并控制在 70~90g/L)和非限制治疗组(Hb 治疗目标为 100g/L,并控制在 100~120g/L),研究结果显示,更高 Hb 治疗目标组未见进一步获益,两组死亡率未见统计学差异,相反限制治疗组的输血治疗对此类重症心血管疾病患者更加安全。目前的观点倾向认为,对于 CHF 合并重度贫血的患者心功能处于代偿期时,可以少量输血将 Hb 提高到 70g/L 左右,维持在 70~90g/L。也可以静脉输注红细胞混悬液,每次输注 100~150ml,每周 1~2 次。当 Hb 恢复到 70g/L,心功能状态可明显改善。在输注红细胞混悬液之前可考虑先给予静脉利尿如呋塞米 20~40mg,减轻因输血导致的心脏容量负荷加重。切忌一次性大量输注全血或浓集的红细胞混悬液,以免诱发或加重心力衰竭。

总之,CHF 合并贫血患者病死率高、生活质量及远期预后较差。提高 Hb 水平能否真正改善 CHF 合并贫血患者的长期预后目前还不十分明确,纠正 CHF 患者贫血的最佳时机和采取的治疗方法等问题还缺乏相关的指南推荐。临床研究显示,在现有纠正贫血的措施中补充铁剂对该类患者能获得较好的疗效,尤其是合并缺铁性贫血的 CHF 患者。为此期待更多大规模临床试验进一步证实。

二、贫血与急性冠状动脉综合征

急性冠状动脉综合征(acute coronary syndrome,ACS)包括急性 ST 段抬高型心肌梗死(STEMI)、非 ST 段抬高型心肌梗死(NSTEMI)及不稳定型心绞痛(UA)。ACS 患者中合并贫血的现象并不少见。据报道,ACS 患者中贫血的发生率为 15%,在老年 ACS 患者则高达 45%。在 REPLACE-2 研究中行择期或紧急 PCI 的 ACS 患者 23% 存在贫血。研究表明,多数 AMI 患者出院时的 Hb 水平较入院时减低。一组对 1390 例 AMI 患者的研究发现,出院时贫血的发生率为 36.1%,而入院时贫血患者只占 17.8%。ACS 患者入院时无贫血,住院期间发展为贫血的称为"医院获得性贫血(hospital-acquired anemia,HAA)"。老年人、女性、中重度肾小球滤过率降低(GFR<60ml/min)、低体重指数和伴糖尿病、心力衰竭、高血压、外周动脉疾病及既往胃肠道出血史的 ACS 患者更易发生贫血。根据其严重程度分为轻度贫血(110g/L 至正常基线

值）、中度贫血（90~110g/L）、重度贫血（<90g/L）。Lawler 等对 27 项临床研究进行的荟萃分析结果显示，233 144例 ACS 患者中贫血的发生率为 19.1%，贫血使 ACS 患者全因死亡的相对风险明显升高（RR 2.08，95% CI 1.70~2.55）（图 7-3）。然而，尽管如此现有的各种指南和建议并未对 ACS 合并贫血的治疗策略作出明确的推荐，目前有关纠正 ACS 患者贫血的方法、ACS 合并贫血时需要达到理想的 Hb 目标水平等相关问题还没有结论。

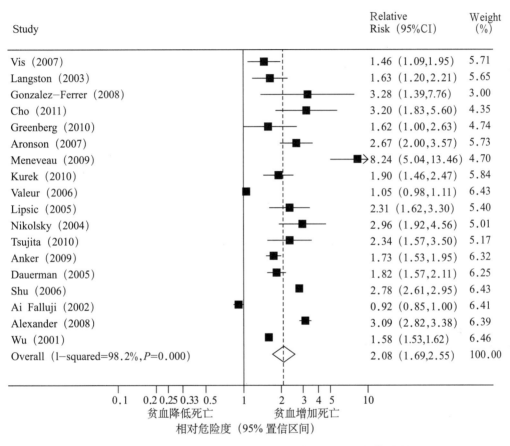

图 7-3　ACS 患者贫血与全因死亡之间的联系（随机效应模型分析）

（一）ACS 患者发生贫血的原因

导致 ACS 患者贫血的原因是多方面的，且常常可能是多种机制参与了 ACS 患者贫血的发生、发展，归纳起来包括以下几个方面。

1.出血　出血是 ACS 在治疗过程中最常见的并发症之一，更是引起贫血的重要原因。抗凝、抗血小板是 ACS 常规的治疗方法，有时还需要采取强化抗栓、溶栓或 PCI 等治疗。伴随着抗栓治疗的加强，出血的并发症也会增加。出血会导致 ACS 的病死率增高，甚至抵消抗栓治疗的净获益，尤其是发生大出血的患者病死率明显升高。全球急性心脏事件登记（GRACE）研究显示，ACS 患者大出血的发生率为 3.9%，发生严重出血者住院死亡率为 18.6%，明显高于未发生出血的患者。而且研究进一步显示，合并贫血的 ACS 患者出血的发生率更高。即使不发生严重的出血，在 ACS 患者治疗过程中较少量的或未识别的隐匿性出血或慢性消化道小量血液丢失,也可以转化成慢性和具有临床意义的失血。合并骨髓增生性疾病和慢性肾功能不全者,即便不存在铁缺乏,小量出血事件也可能导致新发的贫血或贫血不可恢复,一些 AMI 患者与入院时相比出院时的 Hb 会有一定程度的下降可能与这有关。

2.炎症反应　ACS 患者由于心肌损伤促发的炎症反应可以持续存在数周,炎性反应除参与心肌损伤的修复及瘢痕的形成之外,大量的炎症介质释放和持续作用也可能通过相关机制抑制红细胞的生成,影响小肠对铁及其他营养物质的吸收,诱发贫血的发生或加重了原有的贫血。但也有研究对此持相反意见,认为炎症状态与 ACS 患者的贫血并无明显的相关。

3.肾功能降低　ACS 患者由于心肌损伤,导致心功能障碍,心排血量减少,通过动脉压力感受器引起交感神经兴奋。已经证实,当阻断冠状动脉左前降支或右冠状动脉后可引起肾交感神经兴奋,而肾交感神经兴奋性增高可导致肾血流量减少,肾小球滤过率(eGFR)下降,血清中尿素氮、肌酐水平升高。心排血量降低,还可直接导致肾动脉灌注减少,使 eGFR 下降。此外,在 AMI 患者血清中肌红蛋白升高,如同时合并脱水或酸中毒可以直接造成肾中毒。随着 PCI 技术广泛应用于 ACS,对比剂肾病成为医院内发生肾衰竭的常见原因。据统计,冠状动脉造影者对比剂肾病的发病率为 7%,而伴有肾功能不全及其他危险因素的 ACS 患者发病率明显增加,可高达 20%~50%。肾缺血及中毒使 EPO 合成减少,从而引发肾源性贫血。

4.血管紧张素转化酶抑制药的作用　有研究发现,血管紧张素转化酶抑制药(ACEI)可抑制红细胞生成,加重贫血,其确切机制尚不明确,可能机制包括:①ACEI 抑制了 Ang Ⅱ 对红系祖细胞的刺激作用。②天然细胞调节因子 N-乙酰-丝氨酰-天冬氨酰-赖氨酰-脯氨酸(AcSDKP)是作用较强的造血抑制药,AcSDKP 能使造血干细胞停止于 G_0 期,不进入 S 期,从而抑制造血干细胞增殖,而 ACEI 如卡托普利能抑制 AcSDKP 分解,显著增加血清中 AcSDKP 浓度,从而抑制原始造血细胞的增殖。Wafer 等首先报道了 ACEI 能影响透析患者使用重组 EPO 的疗效,他们在回顾性分析中发现使用卡托普利与未使用卡托普利患者的 Hb 水平存在差异。Marusie 等通过免疫组化发现红系祖细胞表面表达 ACE 蛋白,证实 ACEI 可直接抑制红细胞生成。Naito 等研究发现,ACEI 几乎不能抑制红细胞的增殖,但可能抑制了与红细胞增殖相关的介质如缓激肽、氧化应激和氮氧化合物等的增加,从而导致贫血。③ACEI 能减少促红细胞生成的细胞因子 IL-12 的产生。④ACEI 能降低血 IGF-1、EPO、HCT 的浓度,HCT 与血 IGF-1 的关系较与 EPO 水平关系密切。⑤大剂量 ACEI 可干扰肾 EPO 产生和骨髓对 EPO 的敏感性,增加 EPO 抵抗,可加重贫血。

与 ACS 患者贫血相关的因素很多,临床因素包括高龄、女性、肾小球滤过率降低、糖尿病、心力衰竭、既往有出血史、心房颤动、周围动脉疾病及吸烟等。药物因素包括血小板糖蛋白Ⅱb/Ⅲa抑制药、溶栓治疗或应用静脉血管加压药物。操作方面的因素包括接受 PCI、应用有创压力检测、肺动脉漂浮导管、主动脉气囊反搏及其他心脏辅助装置等。

(二)贫血对 ACS 患者预后的影响

贫血与 ACS 患者住院期间、30d 病死率及主要心血管事件的发生率密切相关。Wu 等回顾性分析了78 974例参加医疗保险的 65 岁以上 AMI 住院患者,发现在 AMI 的老年患者中贫血的发生率与住院事件发生增多有明显的相关性,贫血的程度与 30d 病死率呈相关关系,HCT 低的患者 30d 病死率最高。ACS 患者入院时 Hb 的基线水平也有很重要的预测价值。一项涉及39 922例 ACS 患者 Hb 水平与其 30d 主要不良心血管事件的研究发现,在 STEMI 患者中低血压、心动过速和心功能分级与患者基础状态的 Hb 水平显著相关,当基线 Hb<140g/L 时,

STEMI 患者心血管死亡、充血性心力衰竭和联合不良事件显著增加，Hb 水平每下降 10g/L，其 30d 内心血管病死率增加 21%（表 7-2）；在 NSTEMI 患者中 ST 段压低程度和患者基础状态下 Hb 浓度有关，当基础状态的 Hb<110g/L 时，心血管死亡、再发心肌缺血及联合不良事件显著增加，且 Hb 水平每降低 10g/L，心血管事件危险性增加 45%（表 7-3）。然而，该研究还发现无论是 STEMI 还是 NSTEMI 患者当 Hb 明显增高（>160~170g/L）时，其 30d 随访期间主要不良心血管事件发生率反而又逐渐升高，即 30d 主要不良心血管事件和入院 Hb 水平之间存在一个非对称的反向 J 形曲线关系。对此的可能解释是当 Hb 明显增高时，血液的黏稠度升高，一方面使冠状动脉的血流阻力增加，冠状动脉的血流减少，另一方面血栓形成的机会增高。Liu 等对 12 项旨在研究贫血和 ACS 预后的关系临床试验结果进行荟萃分析，结果显示，在 187 441 例 ACS 患者中贫血的发生率为 24%（依照 WHO 贫血诊断标准），ACS 伴贫血的患者短期（住院期间或 30d）死亡的风险较非贫血组显著升高（OR 2.77,95%CI 2.09~3.65,$P<0.000\,01$）（图 7-4）。

表 7-2　STEMI 不同基础状态 Hb 水平组间 30d 临床不良事件的发生率

终点事件	入院时 Hb 水平(g/L)									
	<100 N=191	100~110 N=288	110~120 N=962	120~130 N=2502	130~140 N=5077	140~150 N=6926	150~160 N=5702	160~170 N=2783	>170 N=968	P
心血管死亡(%)	14.7	11.9	10.1	7.1	4.8	3.3	2.8	2.8	4.2	<0.001
充血性心力衰竭(%)	12.7	12.5	12.5	10.8	8.8	6.8	7.1	6.8	8.9	<0.001
联合不良事件(%)	21.6	19.2	18.4	15.1	12.2	9.0	8.8	8.7	11.2	<0.001

表 7-3　NSTEMI 不同基础状态 Hb 水平组间 30d 临床不良事件的发生率

终点事件	入院时 Hb 水平(g/L)										
	<80 N=137	80~90 N=306	90~100 N=342	100~110 N=343	110~120 N=976	120~130 N=2331	130~140 N=3520	140~150 N=3390	150~160 N=2130	160~170 N=812	>170 N=216	P
心血管死亡(%)	3.7	2.3	2.3	3.8	2.4	1.8	1.7	1.5	1.3	1.5	0.9	<0.001
再发心肌梗死(%)	5.1	2.9	5.3	5.8	4.7	4.0	3.9	4.4	3.2	4.5	3.7	0.191
再发心肌缺血(%)	37.2	25.8	27.1	15.6	12.8	12.8	11.7	11.7	12.0	13.6	16.7	<0.001
联合不良事件(%)	40.2	27.5	29.2	19.2	16.8	15.5	14.8	15.0	14.5	17.0	19.9	<0.001

研究	贫血		非贫血		Weight,%	OR M-H, random, 95% CI	年份	OR M-H, random, 95% CI
	Events	Total	Events	Total				
Wu et al.	5092	18057	11177	60917	9.9	1.75[1.68,1.82]	2001	
Nikolsky et al.	15	260	26	1767	6.5	4.10[2.14,7.85]	2004	
Dauerman et al.	272	1681	329	3697	9.6	1.98[1.66,2.35]	2005	
Sabatine et al.	215	3545	1119	36377	9.7	2.03[1.75,2.36]	2005	
Lipsic et al.	29	134	153	1635	7.9	2.68[1.72,4.17]	2005	
Shu et al.	539	1585	568	5881	9.7	4.82[4.21,5.52]	2006	
Archbold et al.	21	558	4877	1752	7.4	1.39[0.82,2.34]	2008	
Gonzalez-Ferrer et al.	18	147	19	395	6.3	2.76[1.41,5.42]	2008	
Alexander et al.	817	9815	926	34427	9.8	3.28[2.98,3.62]	2008	
Kruk et al.	35	388	55	1516	8.0	2.63[1.70,4.09]	2009	
Meneveau et al.	61	381	20	1029	7.4	9.62[5.71,16.18]	2009	
Kurek et al.	31	248	81	1249	8.0	2.06[1.33,3.19]	2010	
Total（95%CI）		36799		15 0642	100.0	2.77[2.09,3.65]		
Total events	7145		14521					

Heterogeneity:τ^2,0.20；χ^2,355.06,df,11 （P<0.000 01）；R,97%
Test for overall effect:Z,7.15 （P<0.000 01）

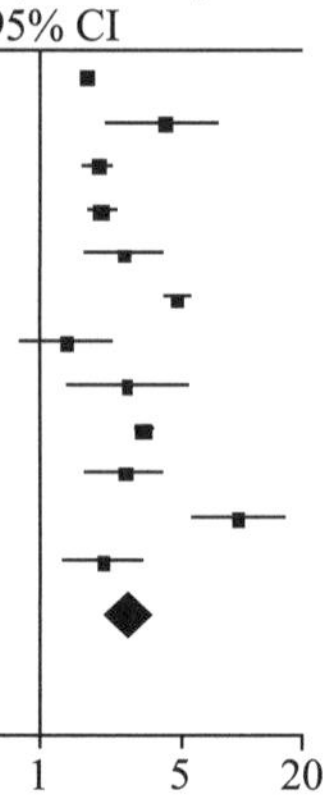

图 7-4 贫血与非贫血 ACS 患者死亡风险的荟萃分析

不仅如此,贫血还可能对 ACS 患者的长期预后造成不利影响。无论是基础合并贫血还是住院期间新发贫血的 ACS 患者,在出院后数月内 Hb 水平均处在较低水平。有研究发现,贫血是 AMI 并发左心室收缩功能不全患者死亡的一个独立预测因子,发病后 1 年内其预测作用尤为明显。急性心肌梗死患者血管紧张素受体Ⅱ阻滞药-氯沙坦治疗（OPTIMAAL）研究发现, AMI 患者出院后随访期间 Hb 降低的患者远期死亡率高。Hasin 等对 1065 例 AMI 患者出院后进行长期随访的结果显示,持续贫血或有新发贫血者发生心力衰竭和死亡的风险较无贫血或贫血得到纠正者大大增加,甚至能够使 AMI 病死率增高 3 倍以上,且随访期间新发贫血与持续性贫血者具有相似的危险度。而出院后无贫血和贫血得到纠正的患者远期预后相当（图7-5A、B）。目前有观点认为,对于 ACS 患者入院时基线 Hb 不是一个很好的预后预测因子,住院期间最低的 Hb 值和出院时的 Hb 值更能预测其远期心血管事件发生。另有研究数据显示, ACS 合并糖尿病的贫血患者 36 个月时的死亡危险显著增加。

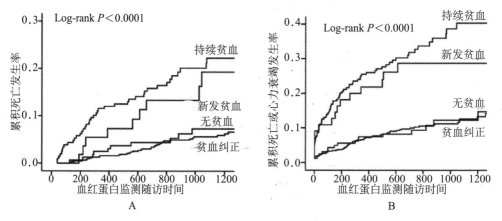

图 7-5 A.AMI 合并贫血者长期随访期间累积死亡发生率；
B.AMI 合并贫血者长期随访期间累积死亡或心力衰竭发生率

贫血导致 ACS 患者不良预后的机制是多方面的。冠状动脉循环具有高氧提取率的特点,正常情况下心肌消耗冠状动脉循环 60% ~ 75% 的氧,所以进一步增加心肌氧的输送只能依靠血流量或氧含量的提高。如果冠状动脉本身无异常,Hb 低至 70g/L 以下时,可出现冠状动脉循环异常。功能正常的心脏对贫血耐受良好,在贫血状态下通过激活交感神经系统使心率加快,心肌收缩力加强,射血分数增加,心排血量增加,以及降低血黏稠度以代偿血液携氧能力的下降。但存在冠状动脉严重狭窄或完全闭塞的 ACS 患者,当 Hb 水平和 HCT 下降时,梗死或缺血心肌的氧供进一步减少,通过上述机制激活交感神经系统,在增加心排血量和增快心率同时,也增加了心脏氧耗,尤其在 AMI 患者可促进心律失常发生、增加心肌梗死面积、导致功能不全或血压降低,临床症状恶化。其次,ACS 合并贫血时抗凝、抗血小板,甚至 β 受体阻滞药、他汀类等改善预后的药物治疗不充分也是导致预后不良的因素之一。Nikolsky 等发现可能是由于过多关注出血的风险,18% 合并贫血的 AMI 患者在 1 年随访时未接受阿司匹林治疗。多因素分析证实,由于未应用阿司匹林,患者住院期间及 1 年时的死亡率增高。此外,贫血本身可能存在骨髓功能障碍,影响内皮祖细胞等的生成,从而影响血管内皮和心肌细胞的损伤修复,对改善预后不利。

（三）ACS 合并贫血的预防及治疗

1.ACS 合并贫血的预防　血栓形成是导致 ACS 的主要病因,因此,强化抗栓治疗是 ACS 治疗的重要一环。近年来随着临床上强调抗凝和联合抗血小板药物的广泛应用,使 ACS 患者发生出血的风险增加。尤其是一些新型抗栓药物的使用,血栓风险明显降低,但出血的发生率增加。在 CURE 研究中,联合阿司匹林和氯吡格雷组与单用阿司匹林的安慰剂组相比,需要输红细胞大于 2 个单位的患者显著增加（2.8% 比 2.2% , $P = 0.02$）。在 TRITON-TIMI 38 研究中,与氯吡格雷相比,普拉格雷可使缺血性事件降低,但是因使用普拉格雷所引起的出血事件需要输血的患者也显著升高（4.0% 比 3.0% , $P<0.001$）。研究表明,与无贫血的患者相比,合并贫血的 ACS 患者发生出血的风险增加。出血将导致 ACS 患者的病死率增加,因此,尤其是对于合并贫血 ACS 患者,使用抗栓治疗的同时必须权衡抗栓导致出血的风险,治疗缺血事件与预防出血同等重要。尤其是在高龄、肾功能不全等出血高危的 ACS 患者应根据患者的年龄、性别、体重、肌酐清除率、既往出血史及有无贫血等,依据 CRUSADE 评分系统来评估发生出血的风险,适当调整抗栓药物类型和剂量,以减少出血的风险。

2.ACS 合并贫血的治疗

（1）输血:关于 ACS 合并贫血的患者输血能否带来获益一直存在争议。理论上输血有可能通过提高 Hb 的浓度而增加氧的输送,但只有严重贫血时才有可能影响组织水平的氧供,因此,在 Hb 水平并不很低的情况下,通过输注红细胞改善氧合作用对提高生存率的作用可能有限。Wu 等回顾性分析了 78 974 例年龄在 65 岁以上临床诊断为 AMI 的患者,依据入院时的 HCT 水平分为 5.0% ~ 24%、24.1% ~ 27%、27.1% ~ 30%、30.1% ~ 33%、33.1% ~ 36%、36.1% ~ 39%、39.1% ~ 48% 7 组,评价贫血与其 30d 死亡率的相关性及输血能否改善生存。结果显示,入院时 HCT<33% 者有较高的 30d 死亡率,且输血可以降低 HCT 5.0% ~ 24% 至 HCT 30.1% ~ 33% 各组患者 30d 死亡率。另一项涉及 34 937 例 AMI 患者的大样本研究结果同样显示,贫血接受输血与低院内死亡风险相关,接受输血的患者死亡风险降低 27%。Sabatine 等在一组 ACS 患者中进行的研究发现,对于 STEMI 患者当基线 Hb<120g/L（约 HCT 低于 36%）时,输血可以降低心血管死亡率（校正 OR 0.42;95% CI 0.20 ~ 0.89）,但当 Hb>120g/L 时则不受益（校正 OR 1.42;95% CI 0.94 ~ 2.17）;但对于 NSTE-ACS 患者,不管 Hb 水平如何,输血疗法均将导致复合终点事件增加(校对 OR 1.54;95% CI 1.14~2.09)。提示输血对合并贫血的 STEMI 和 NSTE-ACS 患者可能产生不同的影响。

也有研究显示对 ACS 合并贫血患者输血疗法并不能明显获益。Rao 等荟萃分析了3个大型试验中24 112例 ACS 患者,研究输血及 ACS 患者预后之间的关系发现,住院期间接受输血的患者30d 死亡率、MI 及死亡和 MI 的联合终点事件均显著升高,尤其是当 HCT>25% 时,当 HCT<25% 无明显影响。对输血不能额外获益的可能解释是库存血的红细胞内三磷腺苷及2,3-二磷酸甘油酸含量随时间的推移会逐渐下降,可能会降低组织水平氧的释放能力,可以影响红细胞在毛细血管的变形性导致氧运输能力的降低,库存红细胞中 NO 含量很低可以消耗局部冠状动脉内 NO 水平引起血管收缩及组织缺氧。此外,输血还存在导致患者免疫抑制、继发感染、引起循环超负荷加重心力衰竭等风险。新近有研究证据表明,输血是 ACS 患者缺血性事件增加的独立危险因素。研究显示输注红细胞后患者平均血小板最大聚集率增加 11.6%,平均残余血小板聚集率增加 10.8%,平均血管扩张刺激磷蛋白血小板性指数增加 20.7%,认为输血可以被看作是 ACS 患者一个额外的致血栓因素。

虽然 ACC/AHA 指南建议"对 ACS 患者进行筛选并纠正贫血",但至今没有强有力的证据支持或反对 ACS 合并贫血患者是否可以输注红细胞,需要输血的 Hb 水平及输血所要达到的理想靶 Hb 水平等问题指南都无法给出确切的建议。ESC 指南建议针对 ACS 合并贫血或出血的患者只有在血流动力学不稳定的情况下才考虑输血。ACP2013 年发布心脏病患者贫血治疗的临床实践指南建议仅对贫血症状严重的冠心病患者采用限制性红细胞输注,将 Hb 控制在 70~80g/L 或以上。因此,ACS 合并贫血或出血时,如果基础状态下耐受良好的患者不主张接受输血治疗。

(2)EPO 治疗:目前尚无将重组人红细胞生成素(rHuEPO)应用于 ACS 合并贫血患者的研究资料。实验研究发现,rHuEPO 在缺血预处理和缩小心肌梗死面积,改善心室重构、心功能方面有积极作用,但上述作用与贫血纠正的程度无明显关系。对于存在有慢性肾衰竭的ACS 患者使用 rHuEPO 可显著提高其患者的红蛋白水平。rHuEPO 为低血红蛋白水平的 ACS 合并贫血的患者治疗提供了新的途径,但尚缺乏有力的临床研究证实其治疗效果。因此,新近 ACP 有关心脏病患者贫血治疗的临床实践指南不建议对轻中度贫血的 CHD 或充血性心力衰竭患者采用红细胞生成刺激剂治疗。

三、贫血与经皮冠状动脉介入术(PCI)

(一)贫血对 PCI 预后的影响

越来越多的证据表明,贫血是接受 PCI 治疗后患者不良预后的独立危险因素。Lee 等将6116 例接受 PCI 的患者分为严重贫血(Hb 水平< 100g/L)、轻度贫血(100~120g/L)和无贫血(>120g/L)三组,研究发现贫血组 PCI 术后肌钙蛋白和肌酸激酶同工酶水平增高,住院时间延长,30d 死亡和严重心血管不良事件发生率明显增加,与无贫血组相比均具有统计学意义。且校正其他影响因素后,上述三组间 PCI 术后1年的生存率差异均有统计学意义($P<0.05$)。Nikolsky 等对2082 例行急诊直接 PCI 的 AMI 患者进行的随访发现,与非贫血者相比,贫血患者在住院期间因出血导致的血流动力学障碍的发生率高,住院时间延长,医疗费用增高,30d 及1年随访期间心源性或非心源性病死率明显增高。通过多元回归分析显示,贫血对 AMI 患者住院期间和1年的死亡率均具有独立预测价值。更大样本的研究结果显示,PCI 术前贫血

患者院内死亡率高,PCI术后心肌梗死及主要复合心血管终点事件(包括死亡、心肌梗死、脑血管事件)明显增加。有研究发现,接受PCI合并贫血的患者往往年龄较大,女性多见,合并糖尿病、脑血管病、慢性肾功能不全病史及急性冠状动脉综合征者较多,基础射血分数较低,造影显示三支冠状动脉病变的比例明显高于无贫血的患者,PCI术时完全血管重建率低,术后病死率和MACCE发生率均明显增高。然而术前纠正贫血是否有利于改善合并贫血患者血运重建的预后目前尚无确定性的证据。

(二)PCI相关的出血

PCI围术期强化抗凝和抗血小板治疗虽然显著降低了血栓事件的发生率,但毫无疑问由此带来的出血风险也会明显增加。接受PCI患者出血风险增加的危险因素包括不可变因素和可变因素两类,不可变因素有年龄、性别、种族、体重、肾功能不全、贫血、ST段改变、心肌标志物升高、糖尿病、高血压等;可变因素有手术相关的操作因素、抗栓制剂的选择、抗栓药物的剂量、抗栓治疗的方案和疗程等。PCI并发出血的发生率在不同研究中由于出血标准及不同的临床情况和介入治疗方式而有差别,如在ACS接受PCI的患者出血发生率高,择期PCI患者出血的发生率比急诊PCI者低,经桡动脉入路较股动脉入路低,使用血管闭合装置可能使出血发生率减少等。PCI术后常见的出血包括消化道出血、脑出血、腹膜后出血和心脏压塞等,其中以上消化道出血最为常见,占ACS接受PCI患者早期所有自发性出血事件的50%。术后合并消化道出血的患者死亡率为5%~10%,显著高于无胃肠道出血者。据统计,ACS行PCI的患者总出血发生率为1.7%~18%。

关于出血的定义不同的临床研究所采取的标准不同(表7-4),既往较多采用TIMI和GUSTO的标准,2011年欧洲心脏病学会发布的关于ACS和PCI术中出血的共识采用了出血学术研究联盟(BARC)的标准(表7-5)。该共识强调了重视PCI术后出血的问题,指出主要出血事件与患者术后远期死亡率的增加有明显的相关性,出血可以部分抵消血运重建治疗的长期效益。与无出血的患者相比,PCI合并出血的患者不仅住院期间死亡率增加,而且出院后的死亡率亦增加。尤其是基础状态下存在贫血的患者发生出血后其临床预后更差。一项Meta分析示,在调整基线资料之前,主要出血使30d死亡率增加5倍,1~6个月死亡率增加1.5倍。在调整基线资料之后,主要出血使30d死亡风险增加5.37倍,30d后死亡风险增加1.54倍。PCI术后尤其是大出血一方面可导致贫血,影响红细胞携氧能力,加重心肌缺血;可造成血流动力学的不稳定,交感张力增高,进一步导致缺血,甚至失血性休克,而危及生命;严重出血者的输血治疗可导致炎症反应,继发血管收缩和血小板活化。另一方面因停用抗血小板药物或降低抗栓强度,可能导致继发支架血栓形成和血管血栓事件发生。因出血增加死亡的机制见图7-6。

表7-4　临床使用的出血事件分类标准

类别	严重程度	标　　准
TIMI	大出血	颅内出血、出血导致血红蛋白下降≥50g/L或血细胞比容下降≥15%
	小出血	自发性肉眼血尿、呕血、明显出血致血红蛋白下降≥30g/L但血细胞比容下降<15%
	不重要出血	出血达不到上述标准

续表

类别	严重程度	标　准
GUSTO	严重出血	致死性出血、脑出血、大量出血导致血流动力学不稳定需要处理
	中度出血	需要输血
	小出血	不需要输血或无血流动力学紊乱的其他出血
ACUITY	大出血	颅内出血、眼出血、穿刺部位出血需要干预、血肿直径>5cm、找不到出血部位的血红蛋白下降>40g/L 或发现出血部位的血红蛋白下降>30g/L、需要输血
GRACE	严重出血	需要输血≥2U 或输注红细胞、出血导致血细胞比容下降≥10%、致死性出血、颅内或硬膜下出血
ISTH	大出血	致死性出血、特殊部位出血如颅内出血、硬膜下出血、眼出血、腹膜后出血、关节出血、心包出血或肌肉内出血或出血导致血红蛋白下降≥20g/L 或需要输血 2U 以上

表 7-5　BARC 出血定义

类别	标　准
0 型	没有出血
1 型	出血未引起患者注意
2 型	任何明显出血(如通过影像学发现的出血、预料外的出血)虽达不到 3、4、5 型出血标准,但需要非外科的药物处理或住院及严密观察
3 型	
3a 型	出血导致血红蛋白下降但<50g/L、需要输血
3b 型	出血导致血红蛋白下降≥50g/L、心脏压塞、需要外科处理的出血(除外牙科、鼻科、皮肤科、痔疮科)
3c 型	颅内出血(除外微出血)、脊髓出血、眼出血造成失明
4 型(CABG 相关出血)	48h 内出现的围术期颅内出血、需要再次开胸处理的出血、48h 内需要输血≥5U。如果 CABG 相关性出血达不到 3 型标准,就归为未出血类别
5 型	致命性出血
5a 型	可能的致命性出血,没有尸检或影像证实,通过临床怀疑
5b 型	明显出血,或有尸检或影像证实的致命性出血

(三)PCI 相关贫血的预防

1.识别高危出血人群　高龄、女性、低体重和肾功能不全是较为肯定的出血预测因素。老年人的血管弹性下降,药物代谢减慢,合并其他系统病变较多,易发生出血事件。在 REPLACE-2 研究中,75 岁以上和小于 75 岁患者的严重出血并发症发生率分别为 6.7% 和 2.7%,存在明显差异。女性体重较小,血管较细,肌酐清除率低,出血并发症发生率高于男性。在 GRACE 研究中,女性在住院期间的严重出血风险较男性高出了 43%。在肾功能不全患者易出现药物过量和蓄积现象,加之此类患者外周血管病变多且较为严重,是出血并发症的高危

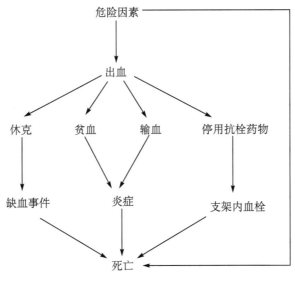

图 7-6　出血增加死亡的机制

人群。不同临床研究还提示可能与出血相关的危险因素包括贫血、糖尿病、高血压、ST 段抬高型心肌梗死、出血性疾病史、应用静脉血小板糖蛋白Ⅱb/Ⅲa 拮抗药和急诊 PCI 等。此外,基因多态性导致患者对抗栓药物的高反应而导致出血是近年来关注的热点。例如在接受华法林治疗的患者中,拥有细胞色素 P450CYP2C9 基因变异及维生素 K 环氧化物还原酶复合体亚单位 1 的 C1173T 变异的患者容易出现国际标准化比值(INR)增高,使用华法林剂量要小。在接受氯吡格雷治疗的患者中 CYP2C19 的基因变异可能导致氯吡格雷的活性代谢产物增加,抗血小板活性增强,出血发生率增加。

2.合理使用抗栓药物　毫无疑问,随着抗栓治疗(包括抗凝和抗血小板)的加强,主要出血事件的发生风险增加,应根据患者的体重、年龄和肾功能等临床情况选用合适及最小有效剂量的抗栓药物,以减少 PCI 相关的出血风险。低分子肝素、磺达肝癸钠、比伐卢定、阿加沙班和 GPⅡb/Ⅲa 拮抗药一般均经过肾脏清除,若有严重的肾功能不全(肌酐清除率<30ml/min)要减量使用或慎用。在临床实践中,应充分评估出血与血栓的风险,优先考虑循证医学证据充分的药物。众多的临床研究显示,高危 ACS 患者在 PCI 术中使用比伐卢定抗凝治疗较肝素或依诺肝素联合 GPI 者出血发生率明显降低,与肝素相比 PCI 术中使用比伐卢定能使大出血的发生率降低 33%。因此,指南建议比伐卢定可以作为普通肝素替代品用于 PCI 术中的抗凝治疗(ⅠB 类推荐),尤其是在合并肾功能不全及其他高出血风险的患者比伐卢定是一个较好的选择。

3.选择合适的手术径路　以往多项研究证实,在减少出血方面经桡动脉优于经股动脉路径行冠状动脉介入治疗。经桡动脉入路导致的穿刺部位出血的并发症比经股动脉入路明显减少,因此对于存在出血高风险的患者,包括围术期需要强化抗栓治疗的 ACS 患者尽可能采取经桡动脉入路行冠状动脉介入治疗。有研究显示,经股动脉 PCI 时使用局部闭合装置者血管路径出血的发生率明显减少。

4.其他 研究显示,口服阿司匹林使胃肠出血风险增加2~3倍,且剂量越大出血的风险越高。虽然目前还没有证据表明质子泵抑制药(PPI)能够预防胃肠道出血,但在长期使用阿司匹林或双联抗血小板治疗的胃肠道出血风险高的患者中,加用质子泵抑制药在减少胃肠道出血方面具有作用。有研究提示,对需要阿司匹林加氯吡格雷治疗但又存在胃肠道出血风险的患者联用PPI是合理的,但有关专家共识中不推荐PCI术后消化道出血风险低的、接受双联抗血小板治疗的患者常规应用PPI,因为这些患者从PPI预防性治疗中获益甚少。

对于长期口服抗凝药如心房颤动、静脉血栓、肺栓塞、人工机械瓣膜置入术后的患者PCI术后如何抗栓治疗目前尚无相关的研究证据和统一的推荐标准。应当依据个体化的原则,充分评估血栓和出血的风险,制定个体化的联合抗血小板或合用抗凝治疗的方案。总体而言,如果患者需要长期口服抗凝药,在接受PCI术后基础上加用双联抗血小板治疗是可行的。考虑长期接受三联抗血栓治疗可能导致出血风险的增加,建议PCI术时尽可能采取裸支架以减少双联抗血小板治疗的时间。对于血栓栓塞风险相对较小(如心房颤动CHADS2评分0~1),而出血风险较高(如年龄>75岁,严重肾功能不全,近期胃肠道出血,卒中史,未控制的高血压)时,可以采取术后最初几周使用双联抗血小板治疗,然后停用一种抗血小板药,加用口服抗凝药,或者长期双联抗血小板治疗不加口服抗凝药,以及早期直接加用口服抗凝药的三联抗栓治疗策略。

(四)PCI术后出血的管理

PCI术后一旦发生出血首先应充分评估患者出血状况(包括出血的部位、出血量和出血速度),患者的血红蛋白水平,血流动力学状态及停用抗血栓药物后可能发生支架内血栓的风险和临床结局。需要认真评估暂停抗血栓治疗所带来的收益和风险,并且停用抗血小板药物只能是一种暂时措施,抗血小板治疗应该在出血情况趋于稳定后尽快重新开始。对于急性期发生的次要出血不需要中断抗血栓治疗(Ⅰ类推荐,C级证据)。当发生主要的或严重出血事件时,应首先严密监测其生命体征、血红蛋白、红细胞计数、血细胞比容等,根据病情考虑行必要的影像学检查以明确出血部位和程度,建立有效静脉输液通道,依据血流动力学情况给予快速补充容量,使用血管活性药物以及做好必要时输血治疗的准备。有时需要求助其他专科的处理,如内镜下止血或外科手术治疗等。除非出血可以被某些特殊措施有效控制,发生出血时往往需要停止使用抗凝或抗血小板治疗(Ⅰ类推荐,C级证据),但应尽量避免全身性应用止血药物。

PCI术后发生出血的患者是否需要输血应当根据具体临床情况而定。对于出血量较大,尤其是出现低血压状态或休克的患者,输注全血或红细胞可快速纠正贫血,稳定血流动力学状态。然而对于出血量相对不大,出血得到控制,血红蛋白水平并不很低的患者,输注红细胞并不能改善患者的预后。输血可能促使血小板聚集和活化、加重心功能不全、导致炎症反应、诱导血管收缩、增加感染风险等不良反应对患者的预后不利。2011年欧洲心脏病学会发布了关于PCI术中出血的共识中不建议给血流动力学稳定的、无明显出血,且血细胞比容>25%或血红蛋白>8g/L的患者输血(Ⅰ类推荐,C级证据)。PCI术后发生出血时,也不建议采取输新鲜血小板来逆转抗血小板治疗,因为输注新鲜血小板可促进血小板聚集,增加支架内血栓形成的风险,应尽可能避免。只有当并发严重或威胁生命的出血,且不能有效控制时才可以考虑补充新鲜血小板,建议剂量为1~2U。普通肝素可以被等量的鱼精蛋白对抗,但鱼精蛋白对依诺肝素的影响小,对磺达肝癸钠和比伐卢定的抗凝作用无效。比伐卢定半衰期非常短,不需要中和。磺达肝癸钠的作用可被重组 VIIa 因子逆转,但是增加血栓形成风险。

总之,接受 PCI 术的患者基础贫血或出血导致贫血将导致患者死亡率增高,防止围术期并发出血是改善其预后的重要方面,识别高危出血患者,评估出血和血栓形成风险,PCI 术前、术中和术后制定个体化的抗栓治疗方案是减少 PCI 相关出血和防止发生贫血的关键。

第二节　术前白细胞及血小板减少围术期处理

白细胞是反映机体炎症状态的一种重要的生物学标志物,炎症反应可激活白细胞,使血液中的白细胞计数升高。白细胞通过浸润、聚集、表达黏附分子、产生细胞因子和诱导急性时相反应蛋白等方式,与活化的血管内皮细胞、平滑肌细胞相互作用,直接影响小血管紧张度的调节、血管的收缩及激素类产物的修饰,并且白细胞的募集效应在斑块的形成至破裂的演变过程中起到了举足轻重的作用。此外,活化的白细胞与血小板可以相互作用,促进炎症反应的发生和血栓的形成。激活的血小板可以与白细胞直接黏附,产生血小板中性粒细胞聚集体(platelet-neutrophil aggregate,PNA)和血小板单核细胞聚集体(platelet-monocyte aggregate,PMA),对 ACS 血栓形成、再灌注损伤等产生影响。由此可见,无论是白细胞还是血小板在机体内的炎症反应和损伤修复的过程中均起到重要作用。接受 PCI 术患者术前检查血常规显示白细胞或血小板低于正常值的现象并不罕见,对这类患者 PCI 围术期的处理是值得关注的问题。

一、术前白细胞减少的围术期处理

众所周知,白细胞计数升高是冠心病尤其是 ACS 患者预后不良一项标志物。白细胞计数、中性粒细胞计数、中性粒细胞比例的增高能反映炎症反应和组织损伤的程度,对于冠状动脉病变严重程度及预后的判断有一定的意义。然而对于冠心病接受 PCI 术的患者,除白细胞计数升高以外,白细胞计数减少同样具有不良预后的预测价值。Gurm 等发表的一项研究显示,接受 PCI 术的患者死亡率与术前的白细胞计数呈加"J"形关系(图 7-7),这项对 4450 例 PCI 术后患者的随访研究发现,术前外周血白细胞计数无论是过高,还是过低,都会导致 PCI 术后患者的死亡率增加。Jurewitz 等对置入药物支架的 PCI 患者术前白细胞计数和术后 1 年

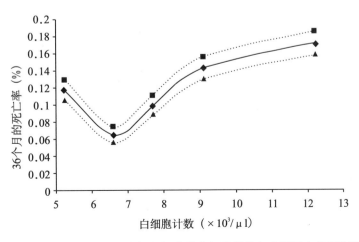

图 7-7　Kaplan-Meier 法分析 PCI 术前白细胞计数与术后死亡率相关性

MACE 事件发生率之间的关系进行分析,同样也发现两者之间存在"J"形关系,术前白细胞计数过低是 PCI 术后 1 年死亡和 MACE 事件强烈的预测因子。周围血白细胞低于 $4.0×10^9/L$ 称白细胞减少症(leukopenia),中性粒细胞绝对值持续低于 $2.0×10^9/L$,称粒细胞减少症(neutropenia),如极度缺乏,低于 $0.5×10^9/L$ 称粒细胞缺乏症(agranulocytosis)。白细胞按功能可分成两类:一是具有吞噬功能的中性粒细胞、嗜酸性粒细胞,嗜碱性粒细胞、单核细胞;二是具有免疫功能的淋巴细胞和浆细胞。目前尚不清楚术前白细胞计数降低影响 PCI 患者预后的具体机制,也不清楚白细胞中具体哪一个成分更有提示预后的意义。

(一)粒细胞减少

1.病因　粒细胞减少的病因及发生机制可按照细胞动力学分为细胞生成障碍、破坏或消耗过多和分布异常三类。

(1)粒细胞增殖或成熟障碍:如再生障碍性贫血、感染、X 射线、γ 射线、苯和二甲苯等化学物质,而药物是引起骨髓粒细胞生成障碍的最常见的重要原因之一,主要包括抗肿瘤药物及解热镇痛药、镇静药、氯霉素、磺胺类、抗甲状腺药、抗组胺药、降糖药、某些心血管病药和利尿药等。巨幼细胞贫血,骨髓增生异常综合征及应用抗代谢药物(甲氨蝶呤、6-巯嘌呤等)和抗甲状腺药(甲巯咪唑、硫氧嘧啶等)可引起粒细胞成熟障碍及无效性生成(凋亡过度)。

(2)粒细胞破坏或消耗过多:如结缔组织病,自身免疫性疾病,血液中存在粒细胞抗体,引起免疫性粒细胞减少;脾功能亢进等疾病使粒细胞在单核-吞噬细胞系统滞留,破坏过多;血液中的粒细胞因严重感染等进入组织增加。

(3)粒细胞分布异常:过敏性休克、异体蛋白反应、病毒血症等使粒细胞过多地转移至边缘池,循环池中的粒细胞减少,但白细胞总数不变,称为假性粒细胞减少症。

2.临床表现　粒细胞轻度减少者发生感染的概率较小,临床不出现特殊症状,常因血常规检查时发现,但由于某种疾病引起时,可出现原发病症状。当粒细胞数目减少或粒细胞缺乏,而尚未发生感染时,患者可出现疲乏、无力、头晕、食欲缺乏等不典型症状。原发性粒细胞减少症仅有乏力、低热等全身症状,可伴有单核细胞增多,并无严重感染,继发性粒细胞减少症的临床表现决定于原发疾病,也可伴有口腔炎、中耳炎、支气管炎、肺炎等继发感染,周围血白细胞大多在 $(2.0～4.0)×10^9/L$ 范围,淋巴细胞相对增高,粒细胞胞质内可有中毒性颗粒及空泡变性性变,血红蛋白和血小板数大致正常,骨髓象早期正常,或有粒细胞再生低下或成熟障碍。如发生粒细胞缺乏症(中性粒细胞绝对值常低于 $0.5×10^9/L$),则起病急骤,患者可突然畏寒、出汗及高热等全身症状,几乎均于 2～4d 发生严重感染。最常见的病因是药物反应,可有相关的病史,检查发现口腔、咽喉、直肠、肛门、阴道或子宫等黏膜可有坏死性溃疡,有时迅速进展至脓毒血症,可有局部淋巴结肿痛,少数患者有肝、脾大,预后不良病死率高达 50%～90%。症状减轻、体温下降、外周血白细胞上升是病情好转及身体复原的表现。

3.诊断　白细胞计数是最主要的实验诊断依据,周围血片检查和白细胞分类是必需的。重症者表现为周围血白细胞数多在 $2×10^9/L$ 以下,粒细胞绝对值低于 $0.5×10^9/L$,中性粒细胞百分比常在 10%～20% 以下,有时甚至完全缺如。粒细胞呈明显中毒性改变,淋巴细胞相对增多,单核细胞稍增多,血红蛋白和血小板大致正常。白细胞计数易受多种因素影响,所以一般白细胞减少常需多次重复才能确定。

4.粒细胞减少的处理

(1)去除病因,避免使用导致粒细胞减少的药物:尽可能找出病因,对引起粒细胞减少的原发病进行治疗。对可疑的药物或其他致病因素,应立即停止接触。常见的可引起白细胞减少和粒细胞缺乏症的药物见表 7-6。噻吩并吡啶类药物如氯吡格雷、噻氯匹定等是在 ACS 和 PCI 患者中广泛使用的抗血小板药物,其通过阻断二磷酸腺苷与血小板受体 P2Y12 结合而抑制血小板聚集。其中噻氯匹定最早被用于临床,但使用者中 2.4% 发生中性粒细胞减少,目前已基本被血液学安全性更佳的氯吡格雷所取代。CAPRIE 试验显示,使用氯吡格雷组中性粒细胞减少发生率为 0.1%,而 ASA 组为 0.17%,两组中分别有 0.05% 和 0.04% 的患者中性粒细胞计数降至 $45 \times 10^9/L$ 以下。根据现有的病例报道,从氯吡格雷暴露至发生中性粒细胞减少的间隔时间为 2 周至数月。氯吡格雷引起粒细胞缺乏症少见,早期停药可以恢复,严重者可发展为再生障碍性贫血,恢复较难。所以应用此药时,应定期检查,早期发现,对于氯吡格雷引起急性再生障碍性贫血,宜选用免疫抑制药。有研究显示,给予粒细胞集落刺激因子非格司亭(rHG-CSF)治疗氯吡格雷引起的粒细胞减少症,也可使中性粒细胞迅速恢复正常。临床研究结果显示,普拉格雷导致中性粒细胞减少的发生率<0.1%,明显低于氯吡格雷,提示普拉格雷是氯吡格雷引起粒细胞缺乏症较理想的抗血小板替代药物。

表 7-6　引起白细胞和中性粒细胞减少的常见药物

分类	代表药物
抗甲状腺药物	丙基硫氧嘧啶、甲基硫氧嘧啶、卡比吗唑、甲巯咪唑
抗生素	头孢咪诺钠、头孢哌酮、加替沙星、氟沙星
抗痛风药物	苯溴马隆、丙磺舒、别嘌醇
降糖药	格列齐特
心血管类药物	噻吩并吡啶类药如氯吡格雷、噻氯匹定;利尿药
抗组胺药	西咪替丁
非甾体类消炎药	对乙酰基氨基酚、氯芬酸钠
质子泵抑制药	兰索拉唑
抗癫痫药	丙戊酸钠、卡马西平、苯妥英钠
镇静药物	氯氮平、氟利多、氯丙嗪联合给药

(2)使用升粒细胞的药物:轻度粒细胞减少者无须特殊处理,或可采用口服升白细胞药物。如鲨肝醇,100mg,每日 3 次。参芪片,3 片,每日 3 次。维生素 B_4,10mg,每日 3 次。血常规恢复正常后方可停药。对于中性粒细胞中重度减少可用注射升白细胞药物。如造血生长因子莫拉司亭(rhGM-CSF)或非格司亭(rHG-CSF)rHG-CSF15μg/d,7～14d,皮下注射,可使中性粒细胞迅速恢复正常。

(3)输入粒细胞:输入粒细胞易引起严重反应,且供体白细胞可能携带巨细胞病毒,因此,主张只用于粒细胞缺乏症合并严重感染用抗生素不能控制者,或用非格司亭亦未能提升粒细胞至 $0.5 \times 10^9/L$ 者。

(4)免疫抑制药:自身免疫病、自身免疫性粒细胞减少症及由免疫介导的其他粒细胞减少或缺乏症可试用糖类皮质激素治疗。

（5）感染的防治：伴有严重感染的患者即应采取无菌隔离措施。如患者已发热，须做血、尿、痰或感染病灶分泌物的需氧及厌氧细菌培养和药敏试验。根据药敏试验结果选择敏感抗生素。

（6）支持治疗：老年人常有贫血、白蛋白减低、免疫力低下、重要脏器功能不全等情况存在，因而积极的支持治疗也很重要，纠正贫血，补充白蛋白，静脉输注丙种球蛋白，给予胸腺肽等有助于改善病情。

5.合并粒细胞减少者PCI的时机和选择　经过治疗后粒细胞计数很快恢复正常的患者，在去除相关诱因和除外其他血液系统疾病导致的粒细胞减少后仍然可以行冠状动脉介入治疗，尤其是轻度减少的患者，围术期及术后尽量避免使用影响粒细胞的药物。当粒细胞减少系由血液系统疾病如骨髓增生异常所致时，选择实施PCI时应当权衡利弊，包括冠心病的严重程度、患者的生存期、长期药物使用的风险等。当粒细胞减少合并感染时，PCI术应当尽可能选择在感染已得到控制、全身情况好转时实施。

（二）淋巴细胞减少

淋巴细胞在体内参与系统性炎症反应和免疫调节作用。正常成人淋巴细胞数为 1000~4800/μl。约65%外周血T细胞为 $CD4^+$（辅助性）T细胞，成人外周血 $CD4^+$T 细胞平均值为 1100/μl（300~1300/μl），其他主要 T 细胞亚群 $CD8^+$（抑制性）T 细胞，绝对数为 600/μl（100~900/μl）。淋巴细胞减少症患者常常伴有免疫功能低下，易发生各种感染和肿瘤等。

众多的研究显示，淋巴细胞减少与许多心血管病包括冠心病、心力衰竭等的预后不良有一定的相关性。研究表明，淋巴细胞减低与不稳定斑块的形成及其发生、发展有着密切的关系。在一项纳入 1030 例因急性胸痛症状入院患者的研究中，经 36 个月的随访发现心肌梗死或死亡的终点事件发生率在淋巴细胞计数低于 $1.45×10^3$/L 组的患者为 24.1%，而淋巴细胞计数为（2.39~4.70）$×10^3$/L 患者的病死率则仅为 6.2%，前者死亡风险比高达 2.56 倍。在急性心肌梗死患者中进行的研究发现，外周血淋巴细胞计数与心肌梗死后的远期病死率之间呈显著的负相关性（图7-8）。多因素分析发现，淋巴细胞减低是急性心肌梗死患者远期死亡的独立预测因素。进一步的研究发现，心肌梗死患者体内 $CD4^+$T 细胞水平及 $CD4^+$/$CD8^+$T 细胞比值呈下降趋势，并且 $CD4^+$T 细胞持续低水平与心功能减低呈正相关，而且再发心肌梗死或死亡的风险更大。有研究提示淋巴细胞减少可以作为 ACS 高危险分层的又一指标。主张合并淋巴细胞减低的 ACS 患者应当尽早强化他汀类药物治疗和采取必要的血运重建措施，对提高远期生存率有着重要意义。目前还缺乏有代表性的淋巴细胞减少与 PCI 术后患者预后的相关性研究。

目前有关淋巴细胞减低与 ACS 的发病及预后相关的机制还缺乏系统性的研究。一方面，淋巴细胞减少可能导致氧化型低密度脂蛋白（ox-LDL）的增多，而后者是导致不稳定斑块形成的重要因素。另一方面，在 ACS（尤其是急性心肌梗死）发病时全身应急状态下因神经内分泌系统的激活，使体内儿茶酚胺及糖皮质激素水平升高，促进体内淋巴细胞凋亡及下调淋巴细胞的增殖和分化，使外周血中淋巴细胞减低。

当外周血淋巴细胞计数明显减少，其计数<1000/μl 时定义为淋巴细胞减少症。应注意鉴别下列情况：遗传性淋巴细胞减少症、获得性淋巴细胞减少症（如 ADIS）、医源性淋巴细胞减少症（由细胞毒化疗、放疗和注射淋巴细胞球蛋白，超声辐射、糖皮质激素等引起）、自体免疫性有关的全身性疾病（如 SLE、类风湿关节炎、重症肌无力）等。当发现患者淋巴细胞明显减少

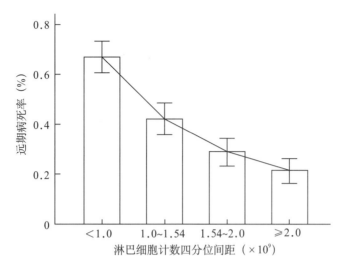

图 7-8　急性心肌梗死患者淋巴细胞计数四分位间距组间病死率分布

时,尤其是严重减少者,首先应努力寻找可能的病因(如炎症、感染和肿瘤等),并给予相应的治疗。PCI 术应当尽可能选择在有效治疗引起淋巴细胞减少的基础疾病,并去除相关病因及淋巴细胞减低得到改善后进行。

二、术前血小板减少的围术期处理

血小板减少是由于遗传因素或某些获得性疾病造成血小板产生不足,或血小板破坏或利用增加造成的一种血液成分的异常。通常的诊断标准是血小板计数较基线下降 50% 以上;或采用血小板计数阈值,如血小板计数低于 150×10^9/L 为血小板减少,少数以血小板计数低于 100×10^9/L 为血小板减少。冠心病患者中合并血小板减少的情况并不少见,其原因除原发血液系统疾病外,还包括药源性血小板减少(如阿司匹林、肝素、氯吡格雷、溶栓药物、血小板糖蛋白 IIb/IIIa 受体拮抗药),主动脉内球囊反搏(IABP)相关的血小板减少,假性血小板减少等。PCI 围术期存在血小板减少常常是一个棘手问题,且越来越多的研究显示血小板减少与 PCI 术后患者近期、远期不良事件之间存在强烈相关性。

(一)冠心病患者中血小板减少的发生率及其对 PCI 预后的影响

冠心病尤其是急性冠状动脉综合征患者中血小板减少并不少见。以血小板计数低于 150×10^9/L 为血小板减少标准,CRUSADE 研究显示,NSTEMI-ACS 患者合并基线血小板减少者占 6.8%,其中院内新发生的血小板减少占 13%,血小板计数每下降 10%,患者死亡风险增加 1.39 倍。同样 ACUITY 研究结果显示,6.8% 的 ACS 住院患者中存在获得性血小板减少。GRACE 研究采用血小板计数 $<100 \times 10^9$/L 或血小板计数较基线水平降低 $\geqslant 50\%$ 为血小板减少的标准,分析 52 647 例 ACS 患者的血小板计数水平,结果显示,血小板减少总的发生率为 1.6%,明显低于其他类似的临床研究,其中 0.6% 由血小板糖蛋白 IIb/IIIa 受体拮抗药诱导,0.3% 由肝素诱导,0.7% 由其他原因所致。

血小板数量减少的直接后果是可导致止血功能障碍,血栓形成不良而发生出血。且出血程度与血小板数量成正比,血小板数量减少程度越重,出血风险越大,程度越严重。Overgaard等对11 021例PCI患者的进行观察性研究,结果显示,基线血小板减少的发生率约为5.8%,血小板减少组院内死亡率、MACE事件和主要出血事件的发生率均显著高于对照组。其中急诊PCI者中血小板减少组院内死亡率较对照组增高更加明显。结果提示,基线血小板减少是PCI患者院内死亡的独立预测因素。按血小板减少的程度将入选PCI患者分组为严重血小板减少(血小板计数<50×10⁹/L)、中度血小板减少[血小板计数(50~99)×10⁹/L]、轻度血小板减少[(100~149)×10⁹/L]和血小板正常(>150×10⁹/L)四组,比较组间院内全因死亡、MACE、出血事件的发生率,结果显示血小板计数越低上述不良事件的发生率越高,即使是轻度血小板减少,也对患者住院期间死亡和MACE时间的发生有着独立预测价值(图7-9)。

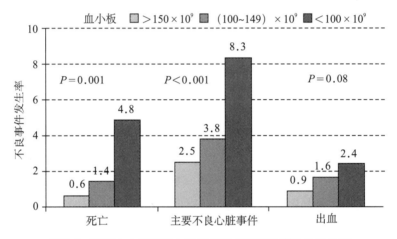

图7-9　不同血小板基线水平与 PCI 术后不良事件的发生率

血小板减少影响PCI术后患者临床预后的可能机制包括:①直接引起出血及需要输血的概率增高,而出血和输血是导致不良事件的高危因素之一;②抗栓治疗中并发的药源性血小板减少和血栓性血小板减少性紫癜(thrombotic thrombocytopenic purpura,TTP)的患者易发生冠状动脉血栓,进而引起缺血事件再发;③PCI围术期因血小板减少导致抗栓治疗不力,血栓事件再发;④研究结果还显示,血小板减少者中合并糖尿病、肾功能减退、左心功能不全及冠状动脉多支病变、左主干病变的比例高于无血小板减少者。

(二)PCI 术前血小板减少的原因

1.慢性血小板减少　除外先天性因素,慢性血小板减少常见于:①血小板生成减少或血小板无效生成,如白血病、骨髓瘤、骨髓增生异常综合征(MDS)、再生障碍性贫血,某些慢性感染性疾病(麻疹、艾滋病、粟粒型肺结核等)、维生素 B_{12} 或叶酸缺乏等。②血小板破坏增加或消耗过多,发病多与免疫反应有关,如特发性血小板减少性紫癜(idiopathic thrombocytopenic purpura,ITP),非免疫性破坏,如血管炎、人工心脏瓣膜、动脉插管、体外循环、血液透析等,由于血管内膜粗糙,血管内异物或血液流经体外管道时可引起血小板机械破坏;大量输注库存血不仅引起稀释性血小板减少,同时库血中含有促凝因子或小血栓阻塞微循环,使血小板消耗增加。③血小板分布异常,常见于各种原因的脾大。此外,一些系统性疾病如慢性肾功能减退、慢性肝病都可以导致慢性血小板减少。

2.假性血小板减少(pseudo-thrombocytopenia) PCI 术前出现血小板减少首先要排除假性血小板减少,更确切地说是抗凝药引起的假性血小板减少。血小板在体外接触抗凝药,如乙二胺四乙酸(EDTA)将发生聚集或被粒细胞吸附(卫星现象),这种聚集物不能被全自动血液分析仪所识别,使测得的血小板计数低于实际循环中的血小板数,导致 EDTA 依赖性假性血小板减少症。对于 EDTA 抗凝血中得到的低血小板计数值,可以通过外周血涂片、枸橼酸钠抗凝管或末梢采血复检来得到准确的血小板计数结果。在 ACS 或 PCI 术患者中假性血小板减少症主要发生在使用阿昔单抗的患者。随机临床试验显示,使用阿昔单抗后新发血小板减少症的患者中,假性血小板减少症者约占 1/3。诊断抗栓药物相关的真性血小板减少前应首先排除假性血小板减少,以免过早、错误地停用抗栓药物。

3.药物相关性血小板减少 冠心病尤其是 ACS 患者 PCI 术前均将联合使用一些抗凝、抗血小板药物,而这些药物本身可能直接或间接导致血小板减少的发生,应注意早期识别和监测。PCI 围术期常用药物相关的血小板减少包括如下情况。

(1)阿司匹林相关的血小板减少:阿司匹林是 PCI 围术期常用的抗血小板药。阿司匹林可与血浆中血小板结合形成药物血小板抗原-抗体复合物,附着于血小板膜上,使血小板在巨噬细胞系统内被破坏。同时阿司匹林能抑制前列环素合成,使血小板环聚酶发生不可逆的乙酰化。但阿司匹林剂量与血小板减少相关性不大。对服药期间有皮肤紫癜、鼻出血、牙龈出血等症状者应密切观察血小板数量。

(2)噻吩并吡啶类药物相关的血小板减少:噻吩并吡啶类药物较少引起血小板减少。如氯吡格雷引起的血小板减少表现为单纯血小板减少和血栓性血小板减少性紫癜(TTP),而 TTP 极少发生,但有时是致命的,多在用药 2 周内发病。其特征性表现为:血小板减少、微血管病性溶血性贫血、肾功能改变、神经系统症状和发热。病理学表现为小动脉和毛细血管内血小板血栓形成。研究证实,大于 50% 的 TTP 患者心脏受累,5% 的 TTP 患者出现心绞痛,临床上可出现心搏骤停、猝死及急性、亚急性和晚期支架内血栓形成一系列心血管事件。服用氯吡格雷的患者出现贫血和血小板减少,同时白细胞正常则要高度怀疑 TTP。出现微血管病性溶血性贫血(外周血出现红细胞碎片、血清乳酸脱氢酶和间接胆红素升高、库欣试验阴性)进一步支持 TTP 的诊断,但并不特异。噻氯匹定致 TTP 的发生率高于氯吡格雷。诊断时应排除可能引起这些临床表现的其他疾病,如败血症、播散性肿瘤、恶性高血压及 DIC。

(3)GP Ⅱ b/Ⅲ a 受体拮抗药相关的血小板减少:临床常用的 GP Ⅱ b/Ⅲ a 受体拮抗药(GPI)包括阿昔单抗、依替巴肽、替罗非班都会引起部分患者发生血小板减少,静脉 GPI 导致 TTP 的发生率为 0.5%~5.6%。多数患者无症状或仅有轻微出血,严重出血少见。发生机制为免疫介导产生药物相关的抗血小板抗体,导致血小板破坏增加。GPI 相关的血小板减少通常发生于首次用药后 1~24h 发生,并且血小板计数可能突然降至 $20 \times 10^9/L$ 以下。也有报道阿昔单抗引起的血小板减少可以迟发于用药后的 5~7d。与依替巴肽、替罗非班比较,阿昔单抗引起血小板减少的发生率最高,为 1%~2%。在阿昔单抗相关的血小板减少患者中能检测到人类抗嵌合抗体及血清 IgG、IgM 水平增加。小分子的替罗非班和依替巴肽半衰期短,停药后几小时药理作用完全消失,与其相关的血小板减少及出血事件会很快恢复。对于存在阿昔单抗诱导的血小板减少的患者可以换用替罗非班或依替巴肽。对于有严重出血或者血小板计数低于 $10 \times 10^9/L$ 者推荐给予血小板输入。

(4)肝素诱导的血小板减少(heparin-induced thrombocytopenia,HIT):肝素诱导的血小板减

少(HIT)是肝素类药物引起的一种以血小板减少为特征的并发症,普通肝素发生率为2% ~ 10%,低分子肝素发生率为0.43% ~ 1.34%。主要表现为血小板减少、血小板激活和血栓形成。大部分患者仅仅是中度血小板减少,很少低于$20×10^9/L$。HIT分为两型:Ⅰ型为非免疫介导反应,血小板计数一过性轻微下降,随着肝素的继续应用血小板计数逐渐上升,多在接触肝素的1~2d发生,通常认为是大剂量的肝素引起血小板和纤维蛋白原结合而导致的血小板减少,一般预后良好;Ⅱ型属于自体免疫介导反应,称为肝素诱导的血小板减少伴血栓形成综合征,表现为血小板明显减少($<100×10^9/L$)和严重的动、静脉血栓形成。血栓可见于10% ~ 52%的HIT患者,静脉血栓发生率是动脉血栓的3~4倍,但PCI患者由于动脉内膜损伤、留置导管、支架置入等因素影响,动脉血栓发生率是静脉血栓的2~3倍。临床疑诊HIT需要进一步进行实验室检查,包括HIT抗体的检测,如ELISAs测定血清中与PF4/肝素复合物结合的HIT抗体、血小板聚集试验、洗涤血小板聚集试验-肝素诱导的血小板活化(HIPA)和血清素释放反应测定等。

(5)其他药物:血管紧张素转化酶抑制药、他汀类、非甾体抗炎药、口服降糖药和某些抗生素也会引起TP,但发生率极低,在排除其他病因后要考虑上述可能的药物因素。

4.IABP相关的血小板减少 使用IABP辅助过程中由于置入主动脉内的气囊周期性充盈会导致循环中的血小板机械破坏,从而导致血小板减少。在使用IABP患者中发生血小板减少症者占43% ~ 58%,血小板减少程度往往较轻,血小板计数$<50×10^9/L$者不足10%。典型发作的患者在置入IABP后不久血小板计数开始降低,在置入后第4天达到最低值,以后逐渐缓慢升高,一般在第8天恢复到基线值或IABP移除后2~3d恢复基线值。这是因为血小板减少后巨核细胞代偿性增生,以补充循环血小板的不足。低体重、心源性休克、IABP使用时间是导致血小板减少的独立预测因素。因此,为避免IABP使用时间过长导致血小板减少,应在患者病情允许的情况下尽早移除IABP。

(三)术前血小板围术期的处理

无论是基线血小板计数减少,还是获得性的血小板减少,都是PCI患者近期、远期预后不良的预测因子。除可能直接导致出血外,血小板减少也严重影响到PCI患者在院及出院后抗栓治疗策略的选择,尤其是合并高出血风险的患者需要认真地权衡出血与PCI术后发生血栓事件的风险。

一般认为血小板计数低至$50×10^9/L$是抗凝或抗血小板治疗的警戒值。但临床实践中并不能完全按这一临界值决定冠心病患者的治疗策略(包括抗栓治疗、血运重建如PCI等),尤其在一些高危的临床状况下。PCI患者术前快速、正确鉴别血小板减少的病因,对后续治疗具有重要意义。所有拟行PCI治疗的患者,即便是基线血小板计数轻度降低者,也应该动态检查外周血涂片,有利于血小板减少的病因学诊断,必要时入院24h内做骨髓穿刺检查,便于进一步明确血小板减少的原因及选择个体化的治疗方案。对血小板计数降低但相对"稳定",如慢性血小板减少的患者,适度的抗栓治疗,并不一定增加出血的风险。一些因维生素缺乏或免疫因素参与的血小板减少如成人ITP,多为轻度的、无症状血小板减少,但其血小板计数水平却是"动态"的。这类血小板减少患者对皮质类固醇药物均有很好的反应性,可以快速逆转血小板计数水平,保证双重抗血小板治疗能继续进行下去。但也有血小板减少患者给予双重抗血小板治疗后可能会引起血小板计数进行性下降导致严重的出血事件。所以针对PCI术前血小板计数降低的冠心病患者,需要心内科和血液科医师共同参与评估,以利于选择合理的治疗方案。不能依据某一固定的血小板低限值决定患者的治疗策略。有关 PCI 术前合并血小板减少患者的治疗流程建议见图 7-10~图 7-12。强调 PCI 术后患者在服用双重抗血小板治疗期间血小板计数的监测时间及随访方案。

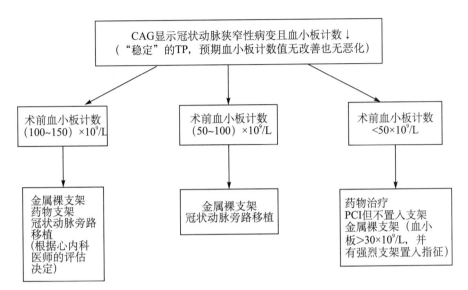

图 7-10 稳定的术前血小板减少患者的处理流程

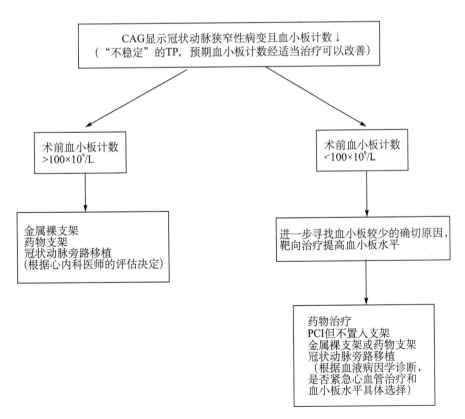

图 7-11 预期经治疗可改善术前血小板减少的患者处理流程

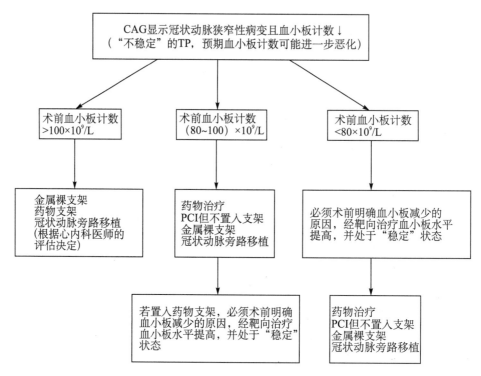

图 7-12　预期血小板减少可能进一步恶化的患者处理流程

对于 PCI 术前血小板减少的患者,首先应排除假性血小板减少症,并根据血小板减少的原因和严重程度相应处理。与免疫机制有关的血小板减少,故联合应用甲泼尼龙等糖皮质激素及丙种球蛋白,以及抑制免疫反应,提高血小板计数水平。针对原发性血液系统疾病导致的基线血小板计数$>50\times10^9$/L 者,PCI 术后出血风险小,可以酌情给予双联抗血小板治疗。当血小板计数$<30\times10^9$/L 时应列为 PCI 术的禁忌,停用抗凝、抗血小板治疗。当血小板计数$<10\times10^9$/L 时,可能并发脑出血等严重事件,禁用所有抗凝、抗血小板治疗。只有严重的血小板减少患者(血小板计数$<10\times10^9$/L)且伴有活动性出血者才是输注血小板的指征。对与抗血栓药物如氯吡格雷相关性血小板减少应首先停用氯吡格雷,同时评估患者的血栓形成风险,改用其他的抗血栓药物。血浆置换是 TTP 治疗的最有效方法,冷沉淀和新鲜冷冻血浆输注也不失为治疗的有效途径。有研究发现一些免疫抑制药,如糖皮质激素、利妥昔单抗、环磷酰胺、长春新碱、环孢素也可能有效,但尚需临床试验证实。有关 GP Ⅱb/Ⅲa 受体拮抗药相关性和肝素诱导的血小板减少详见本章第三节。

第三节　凝血和血小板聚集黏附功能异常与抗血栓药物的使用

一、凝血的生理机制

在生理条件下,人体内的止血和凝血系统与抗凝血和纤维蛋白溶解(纤溶)系统,相互制约,但处于动态平衡状态,以维持血管内的血液不断循环流动。机体所形成的血栓分为自身性血栓和接触性血栓。自身性血栓包括生理性止血血栓、动脉和静脉系统的病理性血栓,而接触性血栓是指血液与身体以外的异物接触后在异物表面上所形成的血栓,例如体外循环时血液与管路接触时所形成的微血栓、介入治疗中鞘管与血液接触所形成的鞘管血栓等。无论是动脉还是静脉系统的自身性血栓,其形成的触发点均来自于内皮的损伤。斑块破裂或血管内皮受损暴露出胶原和组织因子,流动的血小板可以通过 vWF 黏附在胶原上,随后活化并释放 ADP、TXA2 等物质促使更多的血小板黏附与聚集,为凝血因子提供了反应平台。凝血系统激活最后所形成的纤维蛋白网是通过血小板固定在内皮破损口的。几乎在血小板发挥止血作用的同时,凝血过程也在进行着。组织因子启动外源性途径,与血液循环中的Ⅶa 因子结合形成组织因子-Ⅶa 因子复合物可激活 X 因子和Ⅸ因子,随后生成很少量的凝血酶,此阶段称为血栓形成的起始阶段。起始阶段所形成少量的凝血酶由于局部浓度低,并不直接激活纤维蛋白原成纤维蛋白,而是进一步激活血小板,为进一步血栓形成提供更多的磷脂表面,随后凝血酶激活 V 因子、Ⅷ因子、Ⅺ因子,Ⅺa 因子进一步激活Ⅸ因子生成 Ⅸa,Ⅸa 在 Ⅷa 因子的辅助下大量激活 X 因子生成 Xa,而 Xa 在Ⅷa 的辅助下大量激活凝血酶原生成凝血酶(Ⅱa),经过几级放大最后生成数量庞大的凝血酶,这一阶段称为血栓形成的放大阶段。随后庞大数量的凝血酶迅速激活纤维蛋白原生成纤维蛋白完成血栓形成过程,该途径称为组织因子途径(自身性血栓途径)。与自身性血栓形成机制不同,接触性血栓是从Ⅻ因子激活开始的。Ⅻ因子通过与异物接触后激活,因子Ⅻ激活因子Ⅺ,再激活因子Ⅸ,到达这一阶段,接触性激活系统就与组织因子激活系统会合,并进入共同途径了,该凝血过程称为内源性途径或接触性血栓途径。由此可见,无论是内源性途径还是外源性途径并非独立的,而是互有联系;连接血小板和凝血系统的桥梁便是凝血酶,它是凝血级联反应中主要的酶,也是最强有力的血小板激活剂之一。因为 Ⅻ 因子不参与人体自身性血栓形成,只参与接触性血栓的形成。因此,Ⅻ 因子缺乏的患者理论上生理性止血功能不会受到影响,不会出现出血倾向(图 7-13)。

二、凝血障碍及血小板功能异常性疾病

凝血功能障碍性疾病是指凝血因子缺乏或功能异常所致的出血性疾病。可分为遗传性和获得性两大类。遗传性凝血功能障碍一般是单一凝血因子缺乏,多在婴幼儿期即有出血症状,常常有家族史;获得性凝血功能障碍较为常见,患者往往由多种凝血因子缺乏,多发生在成年,临床上患者除出血外尚伴有原发病的症状及体征。血小板异常是指血小板的数量和功能两方面的异常。血小板数量减少和功能低下一般容易引起出血,相反当数量增多和功能亢进时,容易引发血栓,并引起心脑血管事件,需要及时抗栓治疗。

(一)先天性出血性疾病

1.凝血缺陷　血友病(hemophilia)是一种伴性退行性的遗传疾病,主要是凝血因子的缺乏导致的凝血功能障碍的疾病。这种遗传性疾病发生的概率非常低,一般是通过女性遗传,但是只能从男性身上表现出来。血浆中的Ⅷ因子先天性的缺乏,也被称为血友病 A,发生率为万分之一。因子Ⅸ缺乏为血友病 B,两者较难区分。严重病例血浆因子Ⅷ凝血活性(FⅧ:C)<1%,可发生严重自发性(关节及软组织、鼻腔、胃肠道、泌尿道等)出血,除脑出血外,出血引起死亡的病例不多见;中度(FⅧ:C 1%~5%)或轻度(FⅧ:C 6%~30%)血友病者很少自发性出血,但创伤和手术可以发生严重出血。凝血因子缺乏可以通过血浆浓度来进行检查,其他凝血障

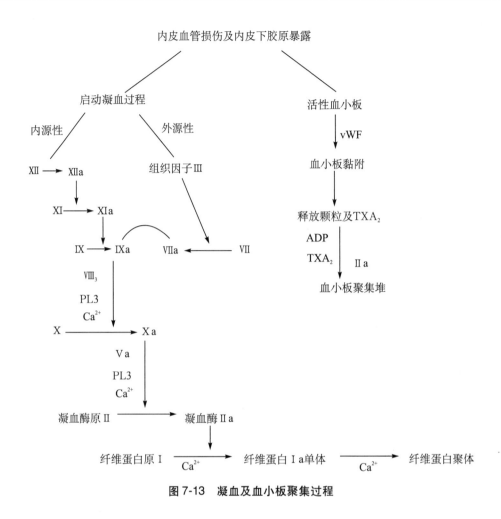

图 7-13 凝血及血小板聚集过程

碍疾病的凝血因子缺乏是很少见的,临床上的影响也不及血友病先天性出血疾病严重。

血管性血友病(von Willebrand disease,vWD)是临床上一种常见的遗传性出血性疾病,其发病机制是患者的血管性血友病因子(vWF)基因突变,导致血浆 vWF 数量减少或质量异常。vWF 在止血过程中主要有两种作用:①与血小板膜复合物及内皮下胶原结合,介导血小板在血管损伤部位的黏附;②vWD 与因子Ⅷ结合,作为载体具有稳定因子Ⅷ的作用。当 vWF 减少时血浆因子Ⅷ的稳定性下降,其浓度也有相应降低。此外,vWF 也能结合 GPⅡb/Ⅲa,参与血小板的聚集过程。正常人血浆因子Ⅷ活性与 vWF 浓度的变化范围较大(分别为 50% ~ 150% 和 40% ~ 240%)。血浆 vWF<30U/dl 为 vWF 减少的诊断标准。瑞斯托霉素能改变 vWF 的构型,促进 vWF 与血小板 GPIb-Ⅸ复合物相互作用,用瑞斯托霉素诱导患者的血小板聚集称为瑞斯托霉素辅因子活性(vWF:Rco),vWF:Rco 减低是一项敏感性较高的实验。vWD 的特点是伴有血小板聚集降低,引起出血时间延长和止血缺陷。临床结合出血时间、活化部分凝血活酶时间(APTT)、与瑞斯托霉素诱导的血小板聚集可对大多数 vWD 患者做出初步诊断。vWD 多为常染色体显性遗传,少数为常染色体隐性遗传,男女均可患病,有皮肤黏膜出血的倾向,以鼻出血与牙龈出血最常见,这与血友病以关节及软组织出血为主的临床表现有很大不同。国际血栓与止血学会委员会根据 vWD 的发病机制与表型,将 vWD 分成三型。其中 1 型与 3 型为

vWF 量的减少,2 型为 vWF 质的异常。1 型 vWD 最多见(占 75%),为常染色体显性遗传,常为 3 型 vWD 的杂合子或其他突变。vWD 量减少,为正常的 20%~50%,患者的出血倾向较轻,其中有半数的人无出血现象。3 型 vWD 最少见(<1%),为常染色体隐性遗传,属 vWD 基因异常的纯合子或双重杂合子,血浆 vWF 完全缺乏,患者有严重的出血表现。

2.血小板功能遗传性疾病 血小板遗传性疾病是指患者的血小板功能不全,无法发挥全部的作用,也被称为血小板无力症(glanzmann's thrombasthenia,GT)。GT 是一种常染色体隐性遗传性出血性疾病。本病的特点是血小板对多种生理性诱聚剂反应低下或缺如,由血小板膜糖蛋白 IIb(GP IIb)或 IIIa(GP IIIa)质或量的缺陷引起,属少见病种,患者常终身存在出血倾向。实验室检查常表现为出血时间延长、血块收缩不良、血小板聚集试验异常及血小板膜糖蛋白 IIb(GP IIb)/IIIa(GP IIIa)减少或质的异常。

(二)获得性出血倾向

1.获得性血管性血友病(acquired von willebrand syndrome) 是一种少见的获得性凝血系统疾病,主要继发于淋巴增殖性疾病、骨髓增殖性疾病、多发性骨髓瘤与巨球蛋白血症等疾病。患者产生的 vWF 量与质均正常,但体内产生自身抗体破坏 vWF,或吸附在异常细胞表面,致使血液中 vWF 明显减少。在全身严重的动脉粥样硬化患者,血液在血管内流动时剪切力过高,引起大量消耗,也可发生获得性血管性血友病。这些疾病主要见于老年人,因此,在老年人有血管性血友病表现但无既往病史与家族史时,应考虑获得性血管性血友病的诊断。临床表现主要为皮肤黏膜出血,严重者亦可有软组织或内脏出血。实验室检查为出血时间延长,APTT 延长,血浆 vWF 与因子 VIII 浓度降低。确诊指标为发现血中有抗 vWF-因子 VIII 复合物抗体,血浆 IgG 能与包被固定的 vWF 结合。

2.血小板疾病 血小板功能异常通常都继发于药物、手术、身体病理状态和基础血液病(表7-7)。脾功能亢进和特发性血小板减少性紫癜,伴有血小板减少和功能异常。血小板如低于(20~30)×10^9/L 则有自发性出血,低于 10×10^9/L 则有颅内出血的风险。许多药物或食物可影响血小板功能,其中一部分是被用作抗栓治疗的药物(表7-8)。抗血小板抗体可发生在特发性血小板减少性紫癜、系统性红斑狼疮和血小板同种免疫性疾病,导致上述疾病发生血小板减少和出血时间延长。

3.肾功能不全 血小板功能障碍是慢性肾功能不全患者出血风险增加的主要原因。肾功能不全时如下各因素的综合作用可损伤血小板功能,包括聚集、黏附及释放功能,致使肾功能不全患者出血风险增加:①血小板异常,肾功能不全时二磷酸腺苷(ADP)及 5-羟色胺从血小板 α 致密颗粒释放受损;血小板膜磷脂即血小板因子 3(PF3)被修饰;血小板骨架组装异常,甚至血小板数量减少。②血小板糖蛋白受体异常,血小板通过与 GP Ib 受体及 GP IIb/IIIa 受体结合,经过 vWF 介导,而连接至纤维蛋白原上发生聚集及黏附。肾功能不全时血小板糖蛋白受体及 vWF 异常,将损伤血小板功能。③血管内皮功能异常,肾功能不全时血管内皮生成前列环素(PGI$_2$)及一氧化氮(NO)增多,合成血栓素 2(TXA$_2$)减少,导致血小板功能受损。肾功能越恶化,出血风险越大。

4.肝功能障碍 大部分的凝血因子由肝合成,合成因子 VII、IX、X 和凝血酶原要依赖维生素 K,肝疾病影响凝血功能的原因有维生素 K 缺乏,肝硬化时不能清除纤溶酶原激活物,不能清除 FDP 因而对抗凝血,损害血小板聚集。因为不能控制原发病的发展,肝衰竭时的出血治疗很困难。

5.其他 在外科手术过程中大量输血容易导致稀释性凝血病,引发患者体内的血小板及凝血因子的减少,原因一般是库存血中的血液因子容易遭受到破坏。另有一些原因促进患者发生弥散性血管内凝血(DIC),又称消耗性凝血,是患者外科围术期出血的重要原因之一。

表 7-7 获得性血小板功能异常的原因

药物
草药添加剂和食物
肾衰竭
CPB 和体外氧合膜
骨髓增殖性疾病
骨髓增生异常综合征
副蛋白血症
血小板抗体诱导的血小板功能异常

表 7-8 影响血小板功能的药物和食物

- 非甾体抗炎药:阿司匹林、吲哚美辛、保泰松、布洛芬等
- 抗生素:青霉素类、头孢菌素类
- P2Y12 受体拮抗药:盐酸噻氯匹定、氯吡格雷、替格瑞洛、普拉格雷
- GP Ⅱ b/Ⅲ a 拮抗药:阿昔单抗、埃替巴肽、替罗非班
- 升高血小板 cAMP 药物:腺苷酸环化酶活化剂(PGI_2、PGE_1 等)、磷酸二酯酶抑制药(双嘧达莫、咖啡因、氨茶碱)
- 抗凝药、纤溶药和抗纤溶药:肝素、尿激酶、链激酶和组织型纤溶酶原活化剂等
- 心血管药:硝酸甘油、普萘洛尔、硝苯地平、维拉帕米等
- 容积扩张药:右旋糖酐、羟乙基淀粉
- 精神病药和麻醉药:利多卡因、可卡因
- 抗肿瘤药:光神霉素、美法仑、顺铂
- 其他药物:抗组胺类、5-羟色胺受体阻断药
- 食物及其佐味品:酒精、木耳、洋葱、ω3 脂肪酸

(三)血小板数量增多和功能亢进

血小板板功能主要分为黏附、聚集和释放功能。其功能异常的原因一般分为原发性和继发性。原发性血小板功能异常常见有黏性血小板综合征(sticky platelet syndrome SPS)、血小板膜 GP Ⅲ a 的 PLA 和 GP Ⅰ b 多态性及 GP Ⅰ b 基因多态性。黏性血小板综合征为常染色体显性遗传,表现为对 ADP 和(或)肾上腺素的血小板聚集反应增强。本征分为三型:Ⅰ 型对 ADP 和肾上腺素聚集反应均增强,Ⅱ 型对肾上腺素聚集反应增强,Ⅲ 型对 ADP 聚集反应增强。在原因不明的动脉血栓形成中,本征的发病率占 21%。血小板膜糖蛋白基因多态性与动脉血栓形成的危险之间的关系正在研究中。继发于其他疾病的血小板功能活化、亢进见于 ACS、PCI

术后、2 型糖尿病、胰岛素抵抗、高脂血症、尿毒症和红细胞异常等。这些患者常常表现为血小板反应性高,加速动脉粥样硬化的进程,一些患者在运用阿司匹林、氯吡格雷治疗后仍出现血栓性或栓塞性事件,这种情况的出现被称为阿司匹林抵抗、氯吡格雷抵抗。对于阿司匹林抵抗其原因可能与剂量不足、COX-1 的多态性、对 COX-2 抑制不足、血小板膜糖蛋白 Ⅱb/Ⅲa 受体复合物的多态性等有关;氯吡格雷抵抗与细胞色素 P4503A 的代谢活性、ADP 受体的多态性和受体后信号传导通路的差异有关。

三、凝血机制异常与抗栓药物的应用

由于先天性出血性疾病本身发病率就较低,轻症患者临床无出血表现,故很难准确统计其发病率。尽管有不同程度的凝血机制障碍,一些先天性出血性疾病如血友病和 vWD 患者随着年龄的增长,和普通人群一样,在其老年阶段也会发生动脉粥样硬化性血栓性疾病,相反出血可以随年龄的增长而减轻,此可能与随着年龄的增长而 vWF 活性增高有关。早在 20 世纪60 年代,Silwer 等对 34 例 vWD 患者的研究发现其中 14 例伴有动脉粥样硬化性疾病的临床表现,包括运动后心电图的缺血性改变、外周动脉搏动减弱、X 线检查显示动脉钙化表现等,并通过对 3 例因心脏原因死亡的 vWD 患者尸检发现其弥漫的冠状动脉粥样硬化性病变。此后相继有小样本或病例报道显示通过对 vWD 患者颈动脉或股动脉的超声检查,可以发现血管中层内膜增厚及斑块形成的证据。Kulkarni 等调查了美国 1993—1998 年住院治疗的 3422 例男性血友病患者,30 岁以下缺血性心脏病的发生率为 0.05%,>60 岁以上为 15.2%。也有研究表明,长期的低凝状态,并不能阻止动脉粥样硬化发展及其血栓并发症的出现,但从某种意义上说,这类患者发生心脑血管事件及其严重并发症的概率和死亡率要低于一般人群。当凝血机制异常伴有出血倾向的患者罹患冠状动脉粥样硬化性疾病尤其 ACS 时,临床医师面临的最大挑战是在选择治疗策略时如何平衡抗凝、抗血小板药物应用和出血的风险。尤其在血运重建时代,我们所需关注的问题不仅是介入治疗围术期的抗栓治疗的安全性,更需对这些患者二级预防中的抗血小板治疗做出个体化的指导,力求既降低出血风险,又有利于长期预后。

(一)先天性凝血机制异常者冠心病一级预防中抗血小板药物的使用

随着年龄的增长,先天性凝血机制异常患者和普通人群一样可具有多种心血管危险因素存在,除了改善生活方式(如戒烟、适当的体育锻炼、健康饮食、心理健康)外,控制血压、血糖、他汀类药物药物治疗也是适宜的。抗血小板治疗也是冠心病患者一级预防的重要内容,阿司匹林作为临床预防血栓性疾病的一线用药,拥有大量循证医学证据,是抗血小板治疗的基石。虽然阿司匹林仅使严重 vWD 患者 vWF 水平轻度下降和出血时间延长,而在大多数轻症患者并不会加重出血倾向,所以有专家建议,在密切监测凝血因子的前提下选择性地在合并多重心血管高危险因素的患者中预防性使用低剂量(80~100mg/d)阿司匹林,如果治疗过程中出血的频率增加,应及时停用阿司匹林。但长期常规服用低剂量的阿司匹林在 vWD 患者中的安全性和有效性尚缺乏大样本的临床研究证据支持。临床仍需根据凝血机制障碍患者的临床表型和出血风险进行个体化评估。Miesbach 研究发现 2 型 vWD 患者肠道血管发育不良的患病率较高,随着年龄的增长,本型患者胃肠道出血事件增加,程度加重且较难控制。因此,对于重型血友病 A 和部分 2 型及 3 型 vWD 患者,尤其伴有出血高因素(如未控制的高血压、既往胃肠道出血史、颅内出血史、严重肝病或其他增加出血倾向的疾病),抗血小板治疗的同时,也应当予以补充凝血因子的替代治疗。

(二)先天性凝血机制异常合并 ACS 患者抗栓药物的使用

凝血机制异常患者发生 ACS 也表现为急性 ST 段抬高型心肌梗死(STEMI)、急性非 ST 段抬高型心肌梗死(NSTEMI)和不稳定型心绞痛(UAP)3 种类型,临床治疗策略应参照现有的指南,但是此类患者与非凝血机制障碍患者比较,具有更高的出血风险,且治疗上有着一定的特殊性。Franchini 等汇总了 20 例自 1980 年至 2006 年有关 vWD 合并动脉粥样硬化性血栓疾病患者临床特征及治疗情况的病例报道(表 7-9),其中 15 例为急性心肌梗死患者,1 例为不稳定型心绞痛,2 例为经造影证实的稳定型冠心病患者;男性患者 14 例(占 70%),4 例患者 50 岁之前发生血管事件;报道病例中 ACS 患者合并的心血管危险因素(高血压、吸烟、血脂异常、糖尿病)与普通人群相同,治疗方法也都是以普通冠心病患者治疗指南为基础。无论抗凝抗血小板强化药物治疗还是 PCI 术前,对于有高出血风险的 vWD 患者均选用 VIII/vWF 浓缩制剂或冷沉淀物作替代治疗,以最大限度减少出血的发生。现有的临床研究不推荐在凝血机制障碍的 STEMI 的患者中使用溶栓药物。如表 7-9 中 2 例 AMI 的 vWD 患者均使用了 rt-PA 溶栓治疗,未实现血管再通的预期,后分别择期行 PCI 和 CABG 治疗,其中 1 例伴有严重出血。提示发生的 STEMI 的凝血机制障碍患者,选择直接 PCI 是更加安全有效,尤其适用于有严重出血倾向的高危患者。

凝血机制障碍的患者,罹患 ACS 需要行 PCI 治疗时,必须面对两个难题:一是手术入径的选择和如何平衡围术期抗凝、抗血小板药物的使用及其出血风险;二是术后长期抗血小板治疗的安全性和出血的预防。专家建议有凝血机制障碍的患者 PCI 时选择桡动脉途径优于股动脉途径,因为桡动脉更容易压迫止血,避免了股动脉介入治疗后出现腹股沟血肿及腹膜后血肿等严重出血带来的危害。置入支架也以置入金属裸支架更优,以缩短术后服用双联抗血小板的疗程。对严重凝血机制异常的患者在 ACS 的急性期,无论选择药物强化治疗还是 PCI(急诊、择期),必须是在充分补充缺失的凝血因子的基础上才能进行。去氨加压素(DDAVP)为血管加压素衍生物,可以降低临床出血和改善血小板功能,其机制可能包括血浆 vWF 和 FVIII 水平增加及对血小板功能的直接作用。但现有临床研究结果不支持血友病患者围术期使用去氨加压素(DDAVP)提高血浆的凝血因子水平,该药虽可以促进内皮细胞释放储存的 vWF 和 FVIII,但也可以使心率加快,舒张压升高,并有潜在的致血栓风险。在 PCI 围术期及双联抗血小板治疗的过程中应密切监测 FVIII:C 或 vWF:Rco,FVIII:C<50% 的重症患者应给予凝血因子的外源性替代治疗,但 FVIII:C 治疗的靶目标值尚难界定,有研究表明 FVIII:C>120% 的普通人群缺血性心脏病的患病风险增加,所以研究者建议替代治疗时 FVIII:C 的合适范围应在 50%~120%。临床补充凝血因子主要制剂有基因重组的纯化 FVIII、FVIII/vWF 浓缩药、新鲜冷冻血浆、冷沉淀物(FVIII浓度较血浆高 5~10 倍)等。Schutgens 等建议对于重型血友病合并 STEMI 行直接 PCI 患者应使体内 FVIII:C 水平在术中直至术后 48h 达 80%~100% 的较高水平,具体方法:FVIII 按 40~50U/kg 术前 30min 开始缓慢推注,一般约 15min FVIII:C 水平即可达到目标水平,后继之以 FVIII 20U/kg,每日 2 次可在 48h 内维持 FVIII:C 较高水平。直接 PCI 术后补充凝血因子的替代治疗的疗程取决于支架置入和双联抗血小板的疗程和体内 FVIII:C 水平,即使无出血证据,也应使体内 FVIII:C 水平保持在 50% 左右,FVIII 按规定 5U/kg 每 12h 静脉输注 1 次。NSTE-ACS 患者行早期介入者补充凝血因子的方法同 STEMI 行直接 PCI 者;强化药物非手术治疗者,在肝素或低分子肝素和双联抗血小板治疗期间应使体内 FVIII:C 水平达 80%~100%,停用肝素类药物后体内 FVIII:C 水平应维持在 50% 左右。

表 7-9 vWD 患者合并动脉粥样硬化性血栓性疾病临床特征及治疗策略文献报道

研究者/年代	病例数	年龄/性别	vWD 分型	心脑血管疾病	危险因素	介入或药物治疗	出血并发症
Silwer 等/1966 年	2	69/F 72/M	1 型	MI+CVD	高血压	未报道	未报道
Moss 等/1980 年	1	63/F	未报道	冠心病	糖尿病,高血压	CAG 示冠状动脉严重三支病变,术前 CABG 术(CPB 全身肝素化),术前给予冷沉淀 1000ml,术中 100ml,术后 500ml/12h×5d	血管穿刺部位大血肿。无外科手术相关出血并发症
Goodnough 等/1983 年	5	52,54,62,81/M 53/F	未报道	急性 MI 脑卒中	未报道	62 岁患者因心梗死后心绞痛 CABG 术,余病例未报道	未报道
Dulhoste 等/1989 年	3	36,40,51/M	轻症 1 例重症 2 例	急性 MI	吸烟,血脂异常	所有病例均予以导管检查,治疗未详述	未报道
Slaughter 等/1993 年	1	51/M	2 型	急性 MI	未报道	CAG 示三支病变,99% 次全闭塞,CABG 术(CPB 全身肝素化),术后推注因子 Ⅷ/vWF 浓缩剂 25U/kg×6d	血管鞘周围渗血,CABG 术后引流 910ml 血性液体,但无须输注红细胞
Wong 和 Schreiber/1996 年	1	69/F	未报道	急性 MI	未报道	rtPA,肝素及 ASA 治疗;3d 后推注 Ⅷ/vWF 浓缩剂 2000U,并对 LAD 行 PTCA,术后服用 ASA;2 个月后因 LAD 再狭窄置入 BMS(术中给予肝素),术后 ASA+噻氯匹定口服	第一次介入治疗后腹股沟小血肿;双联抗血小板药物治疗随访 8 个月,无显著出血事件
Fragasso 等/1998 年	1	61/M	1 型	急性 MI	未报道	rtPA,肝素,及因子 Ⅷ 制剂(总量 8000U),入院第 8 天 CABG(因子 Ⅷ 治疗不中断),抗血小板治疗未述	鼻出血,血尿及胃肠道出血,Hct 下降 17%,48h 内输注 4 个单位红细胞

续表

研究者/年代	病例数	年龄/性别	vWD 分型	心脑血管疾病	危险因素	介入或药物治疗	出血并发症
James 等/2002 年	1	70/M	1 型	急性 MI	吸烟、高血压	入院 ASA300mg 负荷剂量，经股动脉对右冠 PTCA；围术期肝素或止血药应用	无
Arjomand 等/2002 年	1	45/M	未报道	急性 MI	吸烟、高血压	入院 ASA300mg 负荷剂量，LAD 靶病变置入 2 枚 BMS，术中应用肝素及替罗非班（术后 24h 维持泵入），双联抗血小板（ASA+氯吡格雷）	无
Franchini 等/2004 年	1	53/M	1 型	急性 MI	吸烟、血脂异常、高血压	PTCA+支架置入，术前 30min 给予因子Ⅷ/vWF 浓缩药 30U/kg 推注，静脉推注肝素 4000U 每日 2 次；双联抗血小板（ASA+氯吡格雷）	无
Grainge 和 Nokes,/2005 年	1	32/F	1 型	脑卒中	口服避孕药吸烟	ASA（剂量、疗程及随访情况未述）	无
Macdonald 等/2006 年	1	56/M	1 型	不稳定型心绞痛	吸烟、血脂异常、常家族史	入院 ASA 及氯吡格雷负荷剂量，术前因子Ⅷ/vWF 浓缩剂 3500U 推注，术后 1500U Bid；经桡动脉于 LAD 和右置入 DES，静脉肝素化	术后第一天鼻出血，无须输血
Gerling 等/2007 年	1	75/M	2 型	冠心病	未报道	因左主干合并三支病变行 CABG，术前因子Ⅷ/vWF 浓缩剂 40U/kg 推注，后以 3U/(kg·h) 静脉应用直至术后第 2 天 vWF 及因子Ⅷ水平达标停用，术中 CPB 及因子Ⅷ低分子肝素应用 7d，长期 ASA	随访 3 个月无显著的出血事件

MI.心肌梗死；CVD.脑血管疾病；CABG.冠状动脉旁路移植术；CPB.体外循环；CAG.冠状动脉造影；LAD.前降支；ASA.阿司匹林；BMS.金属裸支架；Hct.血细胞比容；DES.药物支架

对有先天性凝血机制异常的 ACS 患者,无论是否接受早期再灌注治疗,如何使用抗凝、抗血小板药物,现有指南均未对这一特殊人群做出明确建议。由于大多数患者为轻至中度的凝血因子缺乏,临床上并无严重的出血症状,预防出血应比出血的治疗更重要,所以在监测 FⅧ:C 或 vWF:Rco,并遵循指南的同时,应注意个体化的治疗原则。①所有 ACS 患者都应立即服用阿司匹林首剂 300mg,对于非介入治疗的患者,连续服用 3~5d 后,改为 75~150mg/d 维持;接受 PCI 的 ACS 患者推荐连续服用阿司匹林 300mg/d,服用 1 个月,1 个月后可酌情减至 75~150mg/d 维持治疗。②使用阿司匹林的基础上,尽早给予氯吡格雷负荷量 300mg(非手术治疗患者)或 600mg(PCI 患者),维持量 75mg/d,在置入 BMS 患者至少连续服用 1 个月,在置入药物支架后至少应服用 12 个月。Schutgens 等认为对轻症凝血机制障碍合并 ACS 患者,在监测 FⅧ:C 或 vWF:Rco 的基础上,PCI 术前给予阿司匹林 300mg 的负荷剂量及氯吡格雷 600mg 是可行的,置入 BMS 术后低剂量的阿司匹林 100mg 联合氯吡格雷 75mg/d 至少 1 个月。新近的指南对于高危出血患者氯吡格雷 75mg/d 最短的疗程可为 2 周。而对于高出血风险的重症凝血机制异常合并 ACS 患者来说,专家建议无论是否术前给予阿司匹林或氯吡格雷预处理,使用半衰期较短的静脉抗血小板药物如 GPIIb/IIIa 受体拮抗药(GPI)也是合理的,因为在缺少特异性拮抗药物的情况下,即便发生出血,临床上也比较容易控制。大量循证医学证据表明静脉 GPI 在普通人群经皮冠状动脉介入治疗及 ACS 的药物治疗中疗效显著,因静脉 GPI 半衰期较短,在保证凝血因子活性(FⅧ:C 不低于 50%)的前提下,可以作为血友病等凝血机制异常患者 PCI 的术中用药,如临床常用的替罗非班血浆半衰期 1.6h,停药后 1.5h 血小板聚集可恢复正常。具体用法为 10μg/kg 静脉推注,继以 0.15μg/(kg·min)静脉滴注 12h。阿昔单抗常以 0.25mg/kg 静脉推注,并继续以 0.125μg/(kg·min)速度滴注,可维持 12h。GPI 在凝血机制异常患者中的安全性尚需更大样本的临床研究的结果。近年来,多项临床试验显示新型抗血小板药物如普拉格雷首剂给予 60mg 负荷剂量,随后每天给予 10mg 维持剂量的普拉格雷可比首剂给予 300mg 负荷剂量,随后每天给予 75mg 维持剂量的氯吡格雷产生更快、更强、更持久的血小板聚集抑制作用,故疗效优于氯吡格雷,能有效地降低非致死性心脏病和卒中导致的死亡,支架内血栓风险明显下降,但出血风险亦有所增加。第 3 代二磷酸腺苷 P2Y12 受体阻滞药替格瑞洛则直接起效且无须代谢激活,因其作用独特且可逆、活性强、起效快、不经肝酶 CYP2C19 代谢、所致出血等不良反应小,在大样本、多中心的 PLATO 研究中显示,PCI 术前予以负荷剂量的替格瑞洛 180mg,术后在应用阿司匹林基础上接受替格瑞洛 90mg,每日 2 次治疗后获益明显高于氯吡格雷。其直接作用于血小板 P2Y12 受体;与血小板受体可逆性结合,停药后血小板功能恢复较快;替格瑞洛有望为临床抗血小板治疗提供更为宽阔的选择。但上述两种抗血小板药物能否使凝血机制异常的 ACS 患者获益尚待进一步的临床研究。

抗凝治疗对凝血机制异常的 ACS 患者来说同样必不可少,尤其对于行 PCI 术的患者。但必须强调的是,安全的抗凝治疗必须是在充分补充缺失的凝血因子的基础上才能进行。和非凝血机制异常患者一样,常用的抗凝药物可选择普通肝素、低分子量肝素、戊糖和直接凝血酶抑制药比伐卢定等。抗凝药的选择应该主要根据患者个体因素,如出血风险、血小板减少症史等,同时结合心血管介入医师的临床经验。参照现有指南,目前在 STEMI 患者直接 PCI 术中,普通肝素均为 Ⅰ 类推荐,依然是国内直接 PCI 术中应用最多的抗凝药。Schutgens 等建议凝血机制异常的 STEMI 患者行直接 PCI 时可予以普通肝素 70U/kg 静脉推注,继之以 400U/(kg·d)静脉维持或依诺肝素 1mg/(kg·12h)术后 48h 即可。2011 年 ACCF/AHA 关于不稳定型心绞痛和非ST段抬高型心肌梗死的修订指南中指出,由于应用抗凝药物可能增加出血的发生率,且一旦发生出血并发症,将会直接影响PCI患者的预后,因此,对无并发症的患者,PCI术后可停用抗凝治疗。OASIS-5研究证实,Xa因子抑制药磺达肝癸钠在NSTE-ACS患者就减少死亡、再梗死、顽固性缺血发作等而言,其疗效不劣于依诺肝素,且出血事件发生率低于依诺肝素。因此ACC/AHA指南均推荐,无论采取非手术治疗还是侵入治疗策略,磺达肝癸钠均为NSTE-ACS患者的(I,B)类适应证;而ESC指南则更积极推荐磺达肝癸钠作为NSTE-ACS患者抗凝治疗的首选用药,而依诺肝素或肝素则作为次选。但因磺达肝癸钠体外抗凝作用较弱,PCI术中单独使用可能致导管相关的血栓形成增多,因此,各大指南建议如术前使用了磺达肝癸钠,则必须在PCI术中追加普通肝素50~100U/kg,磺达肝癸钠在血友病等凝血机制异常的ACS患者中的应用尚无证据。比伐卢定是凝血酶直接、特异、可逆性的抑制药,其半衰期很短,REPLACE-2研究、ACUITY试验及HORIZONS-AMI试验等多个大型随机对照临床研究证实比伐卢定预防PCI中缺血性事件效果优于肝素,并不劣于肝素+GPI,适应证包括稳定型心绞痛与不稳定型心绞痛、NSTEMI及STEMI的急诊和择期PCI的辅助抗凝治疗,并且比伐卢定较肝素安全性更好,同时可以显著减少严重出血事件。此外,比伐卢定使用方便,不需重复监测凝血功能,还可以避免血小板减少症的发生,尤其适用于高龄、肾功能不全、肝素诱导的血小板减少症等高出血风险的PCI患者。使用方法为0.75mg/kg静脉推注,然后1.75mg/(kg·h)静脉滴注4h。2011年ACCF/AHA/SCAI PCI指南建议,比伐卢定可用于PCI术的常规抗凝治疗(I类推荐,证据级别:B)。此外,2012年欧洲心脏协会STEMI诊断和治疗指南也建议:STEMI患者PCI围术期抗栓策略中比伐卢定优于GPIIb/IIIa受体拮抗药联合肝素治疗,将比伐卢定作为直接PCI的常规抗凝药物(I类推荐,证据级别:B)。对于高出血风险的血友病或血管性血友病合并ACS患者进行PCI时,应用比伐卢定是否取得相同的临床获益尚不清楚,但已有小样本研究表明比伐卢定在血友病患者PCI治疗中安全可行。

(三)获得性出血倾向

获得性出血倾向疾病原因十分复杂的,临床上最常见的获得性出血倾向的高风险患者见于肝、肾功能不全的患者。肝功能障碍者兼有血浆凝血因子和血小板的缺乏;尿毒症的出血与血小板的减少、聚集功能降低有关,且血小板第3因子缺乏与氮质血症的程度成正比。因此,在肝肾功能不全患者合并ACS的老年患者中,无论药物非手术治疗还是PCI治疗,都应根据个体调整抗栓药物剂量。

1.合并肾功能不全的抗栓药物治疗　慢性肾脏病(chronic kidney disease,CKD)常并发心血管疾病(CVD),尤其是冠状动脉硬化性心脏病。随着肾功能进展,心血管事件及病死率均显著增加。抗栓药物治疗是CKD患者防治CVD的重要策略之一。但是,CKD患者进展至慢性肾功能不全时,如果抗栓药物应用不当将会导致出血并发症,增加病死率。严重肾功能不全患者的血小板功能异常,表现为出血时间延长、血小板聚集、黏附和释放功能下降,具有出血倾向。这些功能缺陷与肾衰竭的严重程度和临床出血表现之间存在一致性。另外肾功能不全会影响某些抗栓药代谢,造成体内蓄积,因此,必须调整慢性肾功能不全时某些抗栓药的用法及用量,减少出血并发症。对肾功能不全的冠心病患者,阿司匹林可降低病死率。McCullough等报道1724例ST段抬高型心肌梗死患者,其中778例肾小球滤过率(GFR)≤63.1ml/min,分别用阿司匹林(剂量162mg/d)、β受体阻滞药或二药联合治疗,结果显示3种治疗均可减少患者住院期间病死率($P<0.0001$),阿司匹林治疗的出血并发症略高,但无统计学意义。两项队列

研究显示,对 GFR<60~80ml/(min·1.73 m²)或 30~59ml/(min·1.73 m²)的轻中度 CKD 患者,阿司匹林不显著减少病死率,但显著降低 GFR<30ml/(min·1.73 m²)的 ACS 或心肌梗死患者的病死率。Hiremath 等对血透患者用抗血小板药物预防血管瘘血栓形成的 16 个临床观察进行荟萃分析,结果显示阿司匹林和氯吡格雷联用,患者出血风险增加 1 倍(HR 1.98,P=0.007),而单用阿司匹林,出血风险也呈剂量依赖性增加。氯吡格雷通过阻断 ADP 与血小板 P2Y12 受体结合而抑制血小板活化和聚集。从药动学角度看肾功能不全患者无须调整用量。CREDO 研究应用氯吡格雷 75mg 治疗 PCI 术后患者,1 年后观察结果显示用与不用氯吡格雷治疗,肌酐清除率(Ccr)>90ml/min 的患者到达联合终点(死亡、心肌梗死和卒中)的百分率具有统计学差异(P=0.001),而 Ccr<90 ml/min 的轻、中度肾功能不全患者却无差异(P>0.05)。轻、中度肾功能不全患者大、小出血的单项风险并未增加(P>0.05),但是阿司匹林联合氯吡格雷治疗的风险却明显增加(Ccr 60~89ml/min 组,P=0.014)。CURE 研究亚组分析也表明,阿司匹林联合氯吡格雷双联治疗合并 CKD 的 NSTE-ACS 患者,较安慰剂显著降低主要终点事件,轻度增加出血风险。一项替罗非班治疗 ACS 合并 CKD 患者的研究显示,替罗非班减少住院期间病死率,但显著增加大出血风险。而 PRISM-PLUS 研究亚组分析显示,TIMI 大出血并未由于肾功能不全或应用替罗非班显著增加,但随肾功能恶化,出血事件增加。所以对严重肾功能不全[GFR<30ml/(min·1.73 m²)]患者,GPI 需减量。

肝素(heparin)在体内与抗凝血酶Ⅲ(AT-Ⅲ)形成复合物,然后对Ⅱa、Xa 等活化的凝血因子进行灭活,发挥抗凝作用;低分子肝素作用途径与肝素相似,但其抗 Xa 作用强于抗Ⅱa 作用,较少引起出血。从药动学角度看肾功能不全时应用肝素无须调整用量,但是低分子肝素在严重肾功能损害时要减量。Lim 等对肾功能不全患者使用低分子肝素的 18 个研究进行了荟萃分析,其中 15 个研究使用依诺肝素(enoxaparin),2 个用亭扎肝素(tinzaparin),1 个用达肝素(dalteparin),共包含 4971 例患者。研究对比分析了 Ccr≤30ml/min 及 Ccr>30ml/min 患者的严重出血事件发生率,发现前者出血风险增大(P=0.013);在对不同种类低分子肝素进行亚组分析后发现,使用标准治疗剂量依诺肝素的患者出血风险增大,而用 Ccr 矫正依诺肝素用量后出血风险不增加。亭扎肝素及达肝素病例数少尚难结论。为此,有学者认为严重肾功能不全患者用肝素更安全。低分子肝素主要通过肾脏排泄,肾功能不全的患者低分子肝素排泄速度减慢,按常规剂量给药容易造成蓄积而过量。对 eGFR<30ml/(min·1.73m²)的患者不建议使用依诺肝素,对 eGFR30~60ml/(min·1.73m²)的肾功能不全患者建议减半量使用,并强调尽量避免肝素和低分子肝素交叉使用。对 eGFR<20ml/(min·1.73m²)的患者不建议应用磺达肝癸钠,而对 eGFR≥20ml/(min·1.73m²)的肾功能不全患者则无须减量。除非存在发生血栓高危险因素等特殊情况,PCI 术后一般可停用抗凝药物。新型直接凝血酶抑制药比伐卢定则在药理学上克服了肝素、低分子肝素的缺点,在 2011 年 ACC 年会期间公布的 ARMY-DA-BIVALVE 研究表明,与低剂量普通肝素相比,在出血风险增高的接受 PCI 治疗的患者应用比伐卢定时其出血性并发症发生率显著降低。本研究共纳入 401 例计划进行 PCI 治疗的患者,所有患者均具有出血高危因素(年龄 75 岁以上,糖尿病,肾功能减退)。将其随机分配至比伐卢定组(0.75mg/kg 冲击量,随后每小时 1.75mg/kg)与普通肝素组(75U/kg),随访 30d 时显示,两组患者间主要不良心血管事件(死亡、心肌梗死、靶血管血运重建、支架血栓)发生率相似,但比伐卢定组患者出血事件发生率显著降低。

2.合并肝功能不全的抗栓药物治疗　肝功能不全指某些病因严重损伤肝细胞时,可引起肝脏形态结构破坏并使其分泌、合成、代谢、解毒、免疫等功能严重障碍,出现黄疸、出血倾向、严重感染、肝肾综合征、肝性脑病等临床表现的病理过程或者临床综合征。临床医生会面临一些合并肝功能不全的需要血运重建的冠心病患者,此时应客观评估患者肝功能损害程度,根据患者的肝功能损害程度实施不同血运重建策略。2010 年,Palaniswamy 等研究中就肝功能稳定丙型肝炎病毒(HCV)感染患者置入 BMS 与 DES 后的远期主要不良心血管事件发生情况进行评价。该研究回顾了自 2002 年 1 月至 2008 年 12 月置入 BMS 或 DES 的 78 例 HCV 感染患者,其中 41 例患者置入 BMS,37 例患者置入 DES。随访 42 个月的结果显示,BMS 组患者的主要不良心脏事件(MACE)发生率为 22%,DES 组为 19%,BMS 组与 DES 组的 MACE 发生率无显著差别。此外,BMS 组患者的死亡率为 7%,DES 组死亡率为 5%,两组患者在全因死亡风险方面无显著差异。但是从高血压和食管或胃底静脉曲张破裂引起的出血并发症方面考虑,HCV 感染等轻度肝功能不全患者选用 BMS 更合适、安全。

以往认为,终末期肝病患者的冠心病发生率远低于普通人群,近年来有许多研究已经证实,终末期肝病患者的冠心病发生率呈上升趋势。据报道,终末期肝病患者的冠心病总发生率已由 20% 升至 28%。2011 年,Azarbal 等报道了合并冠心病的 16 例晚期肝硬化患者进行 BMS 置入术和球囊成形术的 1 个月的无心血管事件或出血事件发生率。9 例患者拟行肝脏移植术,其中 3 例患者在 PCI 术后 50d、55d 及 136d 成功进行了肝脏移植术。所有患者均接受了阿司匹林和氯吡格雷的双重抗栓治疗,且近 50% 患者存在严重的血小板减少症。随访 14 个月,1 例患者发生肝源性死亡(非移植组),1 例患者行血运重建治疗,2 例患者伴有无症状的支架内狭窄。虽然针对终末期肝病患者的血运重建术已经相对成熟,但血运重建在合并肝损害的冠心病患者中的应用仍具有局限性,对于支架的选择更需要权衡考虑多重因素,比如 BMS 的再狭窄率比较高,糖尿病或小血管病变患者应用 DES 的长期双重抗血小板治疗的出血风险或停药后支架内血栓的风险。对于这类患者,应高度警惕 PCI 治疗后双重抗血小板治疗所带来的出血风险,谨慎使用抗血小板药物,同时还需注意肝功能减退时应用抗血小板药物可加重肝脏毒性反应,出血风险显著增加,肝功能不全和肝硬化患者易出现肾脏不良反应。对于伴有肝功能不全患者,减少抗血小板药物浓度或剂量,仍有可能获得有效的抗血小板效果,但需严密监测。原则上阿司匹林、氯吡格雷及肝素等抗栓药物禁用于重症肝功能不全患者。

四、血小板功能异常与抗栓药物的应用

血小板异常是指血小板的数量和功能两方面的异常。血小板数量减少和功能低下一般容易引起出血,当血小板数量增多和功能亢进时,容易引发血栓,并引起心脑血管事件,这时候就需要及时干预,抗栓治疗。血小板功能主要分为黏附、聚集和释放功能。血小板功能异常的抗栓治疗应该根据患者需要而个体化,运用血小板功能评估来指导抗栓治疗,评价抗栓疗效,一方面可降低对抗血小板药物过度反应的患者的出血风险,另一方面可减少未达到最佳反应的患者缺血性事件的发生风险。

(一)血小板功能监测的应用和意义

1.常用血小板功能监测方法

(1)血小板聚集反应检测

①透光率比浊法集合度测定(LTA):是在富含血小板的血浆中加入血小板激活药使血小板发生聚集,血浆浊度减低,透光度增加,连续记录透光度的变化可判断血小板的聚集能力。

透光率集合度测定一直是监测包括阿司匹林、氯吡格雷、GPⅡb/Ⅲa受体抑制药等抗血小板药物治疗反应使用最广泛的方法。

②阻抗集合度测定:在概念上与透光率集合度测定相似,但它使用全血,即在全血中置入电极,加入血小板激活剂,血小板聚集物将附着于电极上,这样可利用电极阻抗的变化来检测血小板的聚集功能。

③切变力诱导血小板聚集测定法:在体外血小板黏附或聚集功能检测中,往往只是加用血小板诱导剂激活血小板,而忽略了血流切变力对血小板黏附和聚集的影响,因此,不能完全反映体内血小板功能。该方法采用旋转式圆锥平板型流体测定仪,通过圆锥的旋转产生剪切力,从而引起血小板聚集,血小板聚集引起标本透光度的变化,由电脑进行分析处理,最后绘制成聚集曲线。切变力诱导的血小板聚集测定法对于动脉粥样硬化血栓性疾病,如冠心病、脑卒中的防治具有一定意义,也被用于外科手术出血风险的评估。但是温度和血小板数目对该法的测定结果都有较大的影响。

(2)活化血小板分析:血小板活化可引起血小板形态的改变,血小板膜糖蛋白重新分布,促凝表面暴露并发生释放反应。血小板活化的很多步骤都可以通过流式细胞仪进行分析。受体表达法应用流式细胞技术来评价激活依赖的血小板表面膜受体的改变如P选择素和糖蛋白(GPⅡb/Ⅲa),或者评价血管舒张药刺激磷酸蛋白(VASP)相关的细胞内信号。VASP是P2Y12受体激活特异性的生物标记。

(3)床旁检测

①VerifyNow检测法:VerifyNow法是一种新型的快速检测法,使用AA、ADP和前列腺素E和(或)凝血酶受体激活肽来分别评估血小板对阿司匹林、P2Y12受体阻滞药或GPⅡb/Ⅲa受体拮抗药的反应,检测原理与LTA法相同。研究显示通过VerifyNow法对接受PCI的冠心病患者进行检测,阿司匹林及氯吡格雷抗血小板治疗抵抗与围操作期的心肌梗死风险增加及不良预后相关。

②血栓弹力图(TEG):其检测原理是通过不同激活剂(如高岭土,激活凝血酶进而激活纤维蛋白原和血小板)或诱导剂(如花生四烯酸、ADP等,激活血小板)激活凝血系统,使血液凝固产生血凝块,仪器通过物理方法测定血块的强度,并描记时间-血块强度曲线。用多个参数对曲线进行定量描述,可对血小板、纤维蛋白原和凝血因子的活性和功能进行定量评价。其中诱导的血小板聚集和ADP诱导的血小板聚集在整体血凝块形成过程中所起的作用可分别被量化,由此可计算出阿司匹林与氯吡格雷等药物对血小板聚集率的影响。

③血小板功能分析仪(PFA-100):通过测定胶原、肾上腺素或ADP浸润的膜被全血阻塞所用时间来评价阿司匹林的抗血小板作用。但是该检测系统会易被vWF水平、血细胞比容及血小板计数所影响。PFA-100对氯吡格雷作用检测的敏感度低。

(4)血小板释放功能测定:血小板激活后会释放血栓素A_2、α颗粒、二磷酸腺苷(ADP)、5-羟色胺、血小板4因子、P-选择素、CD40配体等多种活性物质。通过放射免疫法或酶联免疫法测定上述活性物质,可用于评估抗血小板治疗的反应。但由于这些活性物质还存在于血小板外的物质中,因此检测的特异性较差。

2.血小板功能检测的临床意义　　血小板是动脉粥样硬化患者血栓形成的病理生理机制中的关键环节,抗血小板治疗是冠心病尤其是ACS患者及接受PCI治疗患者的药物治疗的基石。血小板功能检测主要用于预测心血管事件,评估出血风险,并指导抗血小板药物的个体化治疗。Bonello 等首次根据血小板功能指导氯吡格雷的应用,该研究中 162 例 ACS 患者在 PCI 术前进行 VASP 的检测,并根据检测结果给予不同剂量的氯吡格雷负荷量治疗。对于氯吡格雷抵抗患者(600mg 负荷量后 VASP 指数>50%),随机分为 VASP 指导组和对照组,VASP 指导组的患者 PCI 术前加用至多 3 次氯吡格雷负荷量至 VASP 指数<50%,对照组的患者则不加干预即行 PCI 术。结果显示,1 个月后主要不良心脏事件的发生率在 VASP 指导组显著低于对照组,出血风险没有增加。Sibbing 等对 1608 例接受 DES 置入患者的前瞻性研究发现,在 PCI 前 2h 接受氯吡格雷 600mg 负荷剂量,采用电阻抗聚集度测定法检测血小板活性,以聚集单位(AU)和 AU 曲线下面积对血小板活性定量。结果显示氯吡格雷抵抗患者术后 30d 支架内血栓发生率显著增加(2.2% 比 0.2%,$P<0.001$),包括死亡和支架内血栓在内的负荷终点事件发生率增加(3.1% 比 0.6%,$P<0.001$)。另有一项大样本的随机双盲对照研究(GRAVITAS)旨在评估加倍氯吡格雷剂量是否能使血小板高反应性患者获益。该研究共入选了 2214 例 ACS 患者 PCI 术后 12~24h 有高残余血小板反应性(PRU≥240)的患者,随机分为氯吡格雷高剂量组(600mg 负荷量,150mg 维持量)和标准剂量组,结果显示与标准剂量组相比,高剂量组使高残余血小板反应性的比例降低 22%,高剂量组也未增加严重或中度出血发生率,但 6 个月随访后发现包括心血管死亡、心肌梗死在内的一级终点事件发生率一致(2.3%)。

临床实践中如何选择合适的血小板功能检测方法及对于实验室检查是否真实反映生物学功能以及临床预后尚存争论。例如由于激活剂和评价标准的不同,不同研究中 AR 的发生率为 5%~60%。研究发现花生四烯酸诱导的血小板聚集几乎能完全被阿司匹林抑制,而采用非花生四烯酸途径诱导的血小板聚集率表现出很大的差异。有关接受 PCI 治疗患者氯吡格雷抵抗的研究开展的最广泛,有报道有 4%~30% 的患者表现出氯吡格雷抵抗,5%~6% 的患者存在阿司匹林和氯吡格雷双药抵抗。而对 LTA、VASP、VerifyNow 进行的比较发现,不同检测方法之间氯吡格雷无反应的发生率差异很大。将 LTA、全血聚集度测定、PFA-100 和 VerifyNow 相互比较也同样发现了一致性很差的问题。研究之间氯吡格雷抵抗发生率的差异可能与用药剂量的不同、抵抗定义的不同(如聚集率的相对改变或者绝对改变)、实验室方法的不同、检测血样距离服药的时间不同有关。对 PCI 患者来说,氯吡格雷反应性的增强显著提高了大出血的发生率。Campo 等发现,VerifyNow 监测的血小板反应性能够预测 PCI 术后患者出血事件的发生。然而,ARCTIC 研究也显示在抗血小板治疗的同时监测血小板功能不能避免出血事件的发生。因此,血小板功能检测对出血事件的预测作用目前也存在争议,这可能跟试验的样本量及人群和检测方法的异质性有关。目前还没有一种血小板功能检测方法在指导抗血小板治疗方面表现出显著的优势,各种方法对心血管事件的预测具有很多不确定。另外,由于体内血栓形成环境非常复杂,体外血小板功能检测方法只能从某一个侧面反映出血小板受抑制的程度,并不能充分体现体内血小板的功能状态。因此,对基于血小板功能检测个体化抗栓治疗临床获益的评价需要进一步大规模的研究。

尽管采用了基于血小板功能检测的个体化治疗可以提高患者的抗血小板药物的疗效,减少药物的不良反应,但并不是所有的患者都适用于血小板功能的检测。2011 年《ACCF/AHA/SCAI 的 PCI 指南》指出:对有不良事件高危风险的患者,可考虑做血小板功能检测(Ⅱb 类,C 级);对服用氯吡格雷后仍有高血小板反应性的患者,可考虑换用普拉格雷或替格瑞洛(Ⅱb 类,C 级);对行 PCI 且服用氯吡格雷的患者,不推荐常规使用血小板功能检测以筛选患者(Ⅲ类,C 级)。

2011年ACCF/AHA出台的《不稳定型心绞痛/非ST段抬高急性冠状动脉综合征(UA/USTMI)指南》指出:对服用噻吩吡啶类药物的UA/USTEMI患者(或PCI后的ACS患者),如果根据血小板功能检测结果需要变更治疗方案,可考虑应用(Ⅱb类,B级)血小板功能检测。2011年《欧洲心脏学会非ST段抬高ACS指南》建议:血小板功能检测可考虑在服用氯吡格雷的特殊患者中应用(Ⅱb类,B级)。根据血小板功能检测结果增加氯吡格雷维持量不作为常规治疗,但可考虑在特殊患者中应用(Ⅱb类,B级)。

(二)血小板功能异常者抗栓药物的应用

原发性血小板功能异常如黏性血小板综合征在治疗方面主要运用阿司匹林(80~100mg/d)、长期的低剂量常规肝素、低分子肝素和华法林抗凝也可以运用。血小板膜GP Ⅲa的PLA和GP Ⅰb多态性及GPIb基因多态性的治疗主要是对高危患者运用GP Ⅱb/Ⅲa受体拮抗药。继发性血小板功能异常临床较多见,例如糖尿病患者对阿司匹林的反应也较低,引起血小板反应性增加;运用氯吡格雷后血小板抑制较阿司匹林更好,但是糖尿病患者的血小板仍然比非糖尿病患者的血小板对标准剂量的氯吡格雷反应低,血小板反应性强。在阿司匹林和氯吡格雷的双重抗血小板治疗下,血小板反应性较单一用药有所下降,但血小板反应性仍然显著高于使用同样治疗方案的非糖尿病患者。因此,对这种高危患者可以使用较高剂量的抗血小板药、联合用药或对糖尿病血小板更特异的新药进行定制治疗,以达到更大的血小板抑制减少心血管风险。胰岛素抵抗时血小板的黏附、聚集功能增强,易于形成血栓,且其过程不能被随即发生的纤溶过程对抗,最终血流受阻、血管闭塞,造成血栓性疾病。高脂血症患者在控制血脂后可以使ADP诱导的血小板聚集能力下降,延长血小板生存时间等。动脉粥样硬化、心肌梗死、急性冠状动脉综合征、PCI术后的患者本身的血小板活性就较正常人高,同时冠状动脉缺血后TXA_2-PGI_2系统异常。对于继发性的血小板功能活化、亢进主要是在针对原发病治疗的基础上,针对每种原发病的特点早期、足量使用抗栓药物,并进行血小板功能评估来指导抗栓治疗,评价抗栓疗效。

在上述血小板异常的治疗中,有一些患者在运用阿司匹林、氯吡格雷后仍出现血栓性或栓塞性事件,这种情况的出现被称为阿司匹林抵抗(aspirin resistance,AR)、氯吡格雷抵抗(clopidogrel resistance,CR)。AR的机制有许多,但并未完全阐明,部分可控,部分仍有待探索。当前普遍的观点认为是多种因素综合作用导致AR的发生。患者依从性、遗传因素、药物相互作用、疾病因素及性别因素等是导致AR发生的主要原因,有关AR基因多态性的关系意见不一。AR现象使部分患者无法有效地防治心血管事件,应实施个体化治疗。治疗策略包括:①加强服药依从性,提高阿司匹林剂量。每天必须服用阿司匹林75~150mg,服药1周后重新检测血小板功能试验,仍然存在AR者,每天可给予阿司匹林200~300mg,并重复监测血小板功能。②防治吸烟、糖尿病、高血脂、炎症等危险因素。③注意药物相互作用。服用阿司匹林时,应避免同时使用非甾体抗炎药和糖皮质激素类药物。④可考虑使用其他抗血小板药物,如氯吡格雷、替格瑞洛等。服用这些药物后也应检测相关药物疗效。对于血栓高风险患者,可考虑联合使用两种抗血小板药物,如氯吡格雷联合西洛他唑等。多种抗血小板药物联合应用比单药治疗更能有效减少血栓形成事件的发生。CR现象目前国际尚无明确的定义,CR的实验室定义取决于所选择的检测方法。有研究认为,应用负荷剂量的氯吡格雷(600mg)后血小板的聚集度相比基值小于10%则存在抵抗。Paul等的一项对冠心病支架置入后患者的研究发现,治疗前患者存在高血小板活性状态对CR的发生有促进作用,即基线血小板活性越高的患者越容易发生 CR。目前,应对氯吡格雷抵抗的可能方法为:①增加负荷和维持剂量。②改用其他抗血小板药物。如普拉格雷是一种新型的噻吩吡啶类抗血小板药物,与氯吡格雷不同的是它主要通过 CYP3A4 和 CYP2B6 途径代谢,因此,受 CYP2C9 和 CYP2C19 的影响小(后者是影响氯吡格雷代谢的关键酶之一)。虽然普拉格雷在临床应用时间不长,但已经迅速显现出它在抑制血小板聚集方面的高效性。替格瑞洛是一种环戊基三唑嘧啶类药物,它具有起效快、可直接作用、不受个体基因差异影响等优势,而且它与血小板的结合是可逆的,停药后能迅速恢复血小板功能。多项大规模临床研究结果显示替格瑞洛的疗效明显优于氯吡格雷。目前它已被欧洲心脏病学会、美国心脏病学会、美国心脏协会制定的多个 ACS 诊治国际权威治疗指南中列为一线推荐。③药物联合治疗。Ainetdinova 等研究表明,单用氯吡格雷和联合应用氯吡格雷及阿司匹林,CR 的发生率分别是 17.1% 和 5.7%。ISAR-REACT-2 研究显示,对于 NSTEMI 在行介入治疗时给予氯吡格雷、阿司匹林及阿昔单抗三联抗血小板治疗,随访时间 1 年发现,30d 和 1 年时患者死亡、心肌梗死及急诊靶血管重建均低于应用氯吡格雷和阿司匹林双联抗血小板组。

随着对 AR 及 CR 现象研究的深入,临床医师希望通过监测血小板功能可以及时识别这部分患者并且制定个体化的治疗策略,从而可能使这部分患者获益。目前很多的血小板功能检测手段已经应用于临床,用来监测及评价冠心病患者预防和治疗血栓事件的疗效。但通过不同检测方法测定的抗血小板药物抵抗的结果不同,其和临床不良事件的相关性需要进一步的验证。期待更方便、快捷且能指导临床预后判断的检测手段,如 VerifyNowP2Y12 将成为在将恶性心血管事件发生率降到最低的前提下,个体化调整抗血小板药物在高危患者中的常规应用。

第四节　肝素和血小板糖蛋白Ⅱb/Ⅲa受体抑制药导致血小板减少症的处理

在急性冠状动脉综合征及接受 PCI 治疗的患者中,肝素和血小板糖蛋白Ⅱb/Ⅲa受体抑制药(GPI)是经常使用的抗栓药物。然而无论是肝素还是 GPI 都存在诱导血小板减少的不良反应,虽然发生率不高,一旦发生会导致出血的风险增加,其预后不良,使临床问题的复杂化,处理起来相当棘手。因此,临床上对使用肝素和 GPI 的患者应注意观察血小板计数变化,尽量避免因血小板减少导致的出血,以及由此而停用抗栓药物引起的继发性血栓事件的发生。

一、肝素诱导的血小板减少症

(一)HIT 的分型和临床表现

根据有无免疫因子的参与,HIT 分为非免疫介导的 HIT(1 型)和免疫介导的 HIT(2 型),在未特殊说明的情况下,HIT 即是免疫介导的血小板减少症。2 型 HIT 也称为肝素诱导的血小板减少/血栓形成综合征(heparin induced thrombocytopenia with thrombosis syndrome,HITTS)或白血栓综合征。从发病时间上,2 型 HIT 分为典型、速发型和迟发型 3 种。根据 HIT 的临床表现,还可分为孤立型 HIT 和 HIT 伴血栓形成综合征。孤立型 HIT 是指只有血小板减少而无血栓形成,HIT 伴血栓形成综合征指 HIT 合并有静脉或动脉血栓栓塞性疾病。免疫介导的肝素诱导的血小板减少症与肝素依赖的抗血小板抗体的形成相关,普通肝素使用时 2 型 HIT 发生率在 1% ~ 5% ,而低分子肝素使用时的发生率<1% 。但也有人认为临床实际发生率要更高。

HIT 的临床表现主要是血小板计数减少及血栓形成。血小板数量进行性下降往往是 HIT 的首发症状。1 型 HIT 常发生在肝素开始使用的 4d 内,大部分患者表现为轻度或一过性血小板计数下降,血小板计数常低于 $100×10^9$/L,很少低于 $20 ×10^9$/L,停药 5 ~ 7d 后血小板计数常升至正常。即使是在不停用肝素的情况下血小板计数也可自行恢复,不伴有血栓栓塞事件的发生,通常无须特殊的临床处理。2 型 HIT 通常发生在肝素使用后的 5 ~ 14d。对于既往使用过肝素的患者来说可在数小时内发生,还有部分患者则在停用肝素后的数天至数周内发生严重的血小板减少症。2 型 HIT 可伴发血栓栓塞事件。HIT 相关的动脉和(或)静脉血栓形成常发生在接受肝素治疗的 5d 以上,一旦触发,即使在停用肝素后,这种高血栓负荷风险也可能持续数天甚至是数周。如果先前曾接受肝素治疗,则患者有可能在再次应用肝素的 2 ~ 3d 出现血小板数量下降。未接受及时治疗的 HIT 患者在 30d 左右其临床栓塞并发症将显著升高,可达 53%。临床上,静脉血栓总发生率远远高于动脉血栓(约 4∶1)。深静脉血栓形成和肺动脉栓塞是最为常见的血栓事件。动脉血栓形成几乎累及所有的动脉系统,包括急性肢体动脉闭塞、升主动脉血栓形成和急性脑栓塞,血栓累及冠状动脉时可导致急性心肌梗死。然而在接受 PCI 术的患者由于受动脉内膜损伤、留置导管、支架置入等因素影响,动脉血栓发生率是静脉血栓的 2 ~ 3 倍。部分患者还可以出现全身症状,如胸痛、面红、头痛、发热、寒战、心动过速等,多在数小时内出现,罕见症状有急性一过性遗忘,重者出现顺行性遗忘,一般不超过 24h。对于接受冠状动脉旁路移植术后的患者来说,因 HIT 导致的动脉血栓形成同样会增加桥血管闭塞的发生率。皮下注射肝素导致局部皮肤坏死虽然在临床上不常见,但可以作为 HIT 发生的预测指标。因 HIT 导致的出血症状极其少见。

(二)HIT 的发生机制

血小板 4 因子(PF4)是一种在血小板活化过程中由血小板表面的 α-颗粒分泌的带有强正电荷的蛋白质,当肝素进入体内时,带负电荷的肝素会与这种蛋白紧密结合形成肝素-PF4 复合物而发挥抗凝作用。然而,在部分患者体内肝素-PF4 复合物会成为一种强抗原,触发免疫应答产生特异性 IgG 抗体并与之结合,HIT 通常是在特异性 IgG 抗体结合到肝素-PF4 复合物后触发。这种针对肝素/PF4 复合物的抗体称为 HIT 抗体。HIT 抗体多为 IgG 型,也有 IgA 和 IgM 型,但只有 IgG 型抗体称为致病性抗体。IgG 免疫球蛋白、PF4 和肝素组成的大分子复合物与血小板表面的 FcγIIa 受体结合进而导致血小板活化,活化的血小板又进一步释放 PF4,使肝素诱导的血小板活化持续进行。活化的血小板释放大量的血小板激动药和血小板聚集的趋化因子,于是形成环路不断地激活血小板(图 7-14)。HIT 导致血小板减少的原因在于网状内皮细胞不断地清除活化的血小板和抗体包被的血小板而使血小板数目减少。血小板的激活尚可引起具有高凝血小板微粒的产生,激活大量的凝血酶的生成和促进凝血反应;同时 HIT 特异性 IgG 抗体能激活血管内皮并促使其合成分泌组织因子,而循环中组织因子的出现引起凝血级联反应,促进血栓形成。由于抗体的形成并不完全依赖于肝素/PF4 复合物的浓度,甚至在应用低剂量的肝素来维持动静脉系统肝素化时即可触发 HIT 综合征的发生。这些抗体通常是一过性的,即使是在以后使用肝素时并不一定产生。研究发现在 HIT 发生后患者体内抗体水平快速下降的现象,血清检测到血小板活化阴性的中位时间是 50d,而血清检测到抗原阴性的中位时间是 85d。心脏外科手术后,30% ~ 50% 患者在 5 ~ 10d 可检测到肝素依赖的特异性抗体产生,然而,在这些患者中只有极少数会发生 HIT,其发生率占心脏手术患者的 0.7% ~ 2%。对于体外循环和非体外循环的患者来说,肝素依赖的抗体产生或 HIT 综合征的发生率并无差别。

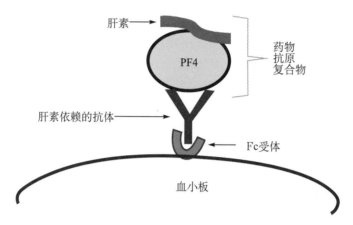

图 7-14　肝素诱导的抗体-PF4-肝素复合物

(三) HIT 的诊断

英国血栓与止血专家组推荐采用 4Ts 评分系统评估临床 HIT 发生的可能性。该评分系统根据血小板减少的程度、血小板下降与肝素应用的时间关系、有无新发血栓形成、有无血小板减少的其他原因 4 项内容计算积分(表 7-10)。1 ~ 3 分为 HIT 低可能性,4 ~ 5 分为中等可能性,6 ~ 8 分为高可能性。低分值具有很高的阴性预测价值(几乎等于 99%),是除外 HIT 的可靠手段;高值评分具有很高的阳性预测值(甚至接近 100%)。

表 7-10　HIT 4Ts 评分

4Ts 评分	2 分	1 分	0 分
血小板减少程度	血小板计数下降>50% 或绝对值下降≥20×10^9/L	血小板计数下降 30% ~ 50% 或绝对值下降(10~19)×10^9/L	血小板计数下降<30% ~ 50% 或绝对值下降<10×10^9/L
血小板下降与肝素应用的时间关系	血小板计数下降发生在肝素接触后 5 ~ 10d 或血小板计数下降≤1d(30d 内有肝素治疗史)	血小板计数下降>10d 或时间不详,或血小板计数下降≤1d(30 ~ 100d 有肝素治疗史)	血小板计数下降≤4d,近期无肝素治疗史
血栓和其他不良结果	新发的血栓栓塞症状,皮肤坏死,或肝素静脉注射后急性全身反应	进行性发展、反复发作或高度怀疑的血栓栓塞症状,皮肤红斑等非坏死性损害	无新发血栓
血小板减低其他可能原因	明确无其他原因	可能有其他原因	明确有其他原因

实验室 HIT 抗体检测包括功能测定如肝素诱导的血小板聚集实验,14C-血清素释放实验(SRA),ATP 释放法和血小板微颗粒测定法。免疫测定包括酶联免疫吸附测定,微粒免疫凝胶法和功能性流式细胞术。14C-SRA 方法敏感和特异性高,是诊断 HIT 的"金标准"。

HIT 诊断应满足下列条件:①应用肝素前,血小板计数正常($>120\times10^9/L$)。②应用肝素后血小板进行性降至$<(60\sim100)\times10^9/L$ 或较应用前下降$\geq50\%$;或血小板计数较应用肝素前下降$\geq30\%$,并伴有急性血栓形成。③HIT 抗体阳性。④停用肝素后血小板计数恢复正常。⑤排除其他引起血小板减少的原因。新版 ACCP 指南对 HIT 的预防控制建议:对于接受肝素治疗的患者,HIT 风险$>1\%$ 时,应从第 4~14 天(或至肝素停用)每 2~3 天检测血小板计数;而 HIT 风险$<1\%$ 者,则无须监测。

(四)HIT 的处理

临床上一旦怀疑 HIT 需通过实验室检查证实,但是检查结果往往在数天以后才能出来,在等待结果而未开始使用非肝素类抗凝药的这段时间内血栓栓塞并发症发生率明显增高,因此当临床上高度怀疑 HIT 时,就应该常规进行下肢深静脉血栓的筛查。即使没有发现急性血栓形成的证据,也应当积极的处理,首先也是最重要的一步是立即停用所有的肝素,包括低分子肝素。对于肝素包被的导管(如中心静脉导管和主动脉球囊表面的涂层均含有肝素)所带有的肝素足够触发 HIT 的发生并使其持续进展,此时应当更换非肝素包被的导管。

第二步是积极地更换非肝素类的抗凝药。显而易见,对于 HIT 患者来说停用肝素很容易并发血栓形成,临床医师在 HIT 明确诊断之前就应当积极使用直接凝血酶抑制药(包括阿加曲班、来匹卢定、比伐卢定)及达那肝素钠来抗凝治疗。华法林抗凝不作推荐。

直接凝血酶抑制药对 HIT 患者是有效,并且与肝素依赖的抗体之间没有交叉反应。阿加曲班半衰期短,由肝代谢,在停用后其抗凝效果很快被清除,尤其适用于肾功能受损的 HITTS 患者,使用时需监测活化凝血酶原时间(aPTT)和活化凝血时间(ACT)。来匹卢定与凝血酶结合形成不可逆的复合物并通过肾代谢,半衰期长,出血并发症发生率较高,因而需要密切监测 aPTT 或 ecarin 凝固时间(ECT)。比伐卢定的半衰期最短(25min),对 INR 的影响最小,代谢通过蛋白酶直接水解(占 80%)和肾代谢(占 20%),监测同阿加曲班。达那肝素是一种低分子量的磺酸酯黏多糖,其作用机制是通过抑制活化的凝血因子 Xa,因而需要监测抗 Xa 因子浓度。达那肝素代谢主要通过肾脏分泌排泄,半衰期长(18~24h);此外,其分子结构与普通肝素和低分子肝素类似,因而,理论上与 HIT 的抗体会产生交叉反应,但不常见。

达那肝素和3种直接凝血酶抑制药对 HIT 患者来说是有效的抗凝药,但它们之间在使用时谁优谁劣目前还缺少头对头的研究数据。具体选择哪种抗凝药治疗 HIT,主要依据患者的肝肾功能情况、药物的可用性和临床实际情况而定。拟行 PCI 术的急性或亚急性 HIT 或既往有 HIT 病史者,推荐非肝素类抗凝药,现有研究数据和指南更倾向于使用阿加曲班和比伐卢定。拟行心脏或血管外科手术且有 HIT 病史的患者,若患者体内未能检测到 HIT 抗体的情况下,术中可使用标准剂量的肝素;术前或术后如需要抗凝,给予直接凝血酶抑制药抗凝是合适的。急性 HIT 发作时,心脏外科手术应当推迟,直至患者体内 HIT 相关抗体检测阴性。若必须急诊心脏手术时应当给予非肝素类抗凝药比伐卢定。不同临床情况下非肝素类抗凝药使用的推荐剂量见表 7-11。

表 7-11 非肝素类抗凝药在 HIT 患者中的应用

药物	HIT	PCI
阿加曲班	静脉:2μg/(kg·min)始,滴定至10μg/(kg·min),维持 aPTT 在基线的1.5~3.0倍;严重肝损害时,0.5μg/(kg·min)	静脉:350μg/kg 负荷,25μg/(kg·min)维持(ACT 300~450s)。与 GP IIb/IIa 抑制药合用时,250~300μg/kg 负荷,15μg/(kg·min)维持(ACT>275s)
来匹卢定	HIT 合并血栓形成,静脉:0.4mg/kg 负荷,0.15mg/(kg·h)维持,调整剂量使 aPTT 达到基线的1.5~2.5倍;如果接受溶栓治疗:0.2mg/kg 负荷,0.1mg/(kg·h)维持;HIT 不合并血栓形成:0.1mg/(kg·h)	静脉:0.4mg/kg 负荷,继之 0.10~0.24mg/(kg·h)×24h,然后 0.04mg/(kg·h)×24h,调整剂量使 aPTT60~100s
比伐卢定	静脉:0.15~0.20mg/(kg·h);维持 aPTT 在基线水平的1.5~2.5倍	静脉:0.75mg/kg 负荷,1.75mg/(kg·h)维持
达那肝素	静脉:1500U(<60kg)、2250U(60~75kg)、3000U(75~90kg)、3750U(>90kg)负荷;继之 400U/h×4h,然后 300U/h×4h,再以 150~200U/h 维持。维持达那肝素血清水平在 0.5~0.8U/ml	静脉:2250U(当体重>75kg 时剂量加量)负荷,继之在 PCI 术后 150~200U/h(维持 1~2d)

对于 HIT 患者使用这些抗凝药的疗程目前尚无确切的数据,一般认为抗凝药持续使用至血小板计数上升>100×10^9/L 并达到稳态时停用。肾功能影响 HIT 的治疗,当肾功能正常时,阿加曲班、来匹卢定、比伐卢定和达那肝素都可以选择;但肾功能不全时,只能选择阿加曲班。HIT 急性发作时不推荐使用华法林,因为可能会加重 HIT 引起的肢体坏疽、皮肤坏死等严重并发症,但在 HIT 的长期维持治疗过程中华法林则是一种可以选择的抗凝药,此时应当在血小板计数超过 100×10^9/L(最好是 150×10^9/L 以上)时单用华法林一种抗凝药。华法林给药时应当给予小剂量(2.5~5mg),而不是负荷剂量起始。目前缺少华法林治疗 HIT 合适的维持时间的专家建议,一般认为在 HIT 伴血栓形成的患者中华法林使用可维持 3~6 个月。在停用华法林时应当与一种非肝素类抗凝药联合使用至少 5d,然后在血小板计数达到稳态时再停用。

大量血小板活化和聚集是 HIT 的主要病理过程,因此,强化抗血小板治疗(如阿司匹林、氯吡格雷和糖蛋白 II a/III b 受体拮抗药单独或联合应用)也是 HIT 的有效治疗措施之一。

HIT 的出血并发症非常罕见,输血小板治疗不作推荐,尤其在 HIT 患者中应当避免预防性使用,因为其能增加血栓事件的发生。仅在 HIT 并发大出血或是在侵入性手术有并发大出血风险时应用。研究表明,静脉输注 γ-免疫球蛋白可以阻断通过肝素依赖的抗体活化血小板并能增加血小板数目,在重症 HIT 并发血栓形成的患者中,当对其他治疗包括非肝素类抗凝药无效时可能对此有反应。

二、血小板糖蛋白 II b/III a 受体抑制药诱导的血小板减少症

血小板糖蛋白 II b/III a 受体抑制药(GPI)是通过阻断血小板聚集最终共同通路来发挥抗

血小板聚集的作用,包括阿昔单抗、依替巴肽和替罗非班。GPI诱导的血小板减少症多数是急性发病,与其他药物诱导血小板减少症相比,当患者第一次接触这类药物的数小时内即发作急性血小板减少症。GPI诱导的血小板减少症发生率在0.5%~5.6%,且所有的GPI均有类似不良反应,阿昔单抗导致严重的血小板减少症的发生率在2%左右,而依替巴肽和替罗非班的发生率小于1%。虽然大多数由此导致的血小板减少在停药后均都能完全恢复,一般不会造成严重后果,但一旦发生危及生命的大出血(如肺泡内出血、颅内出血等)仍然有较高的死亡率。

(一)GPI诱导血小板减少症的临床分型

与GPI相关的血小板减少症临床上可分为如下几型。

1.首次接触后发生的急性血小板减少症　现有的文献报道显示,GPI诱导的血小板减少症多数发生在24h内,偶有发生在2h内。急性重症血小板减少症在接受阿昔单抗治疗的患者中发生率约为0.7%,但急性重症血小板减少在依替巴肽和替罗非班则非常罕见。急性重症血小板减少发生后如果不予特殊处理,在停用GPI后1周左右血小板计数会上升至正常范围内($>100\times10^9$/L)。较低的基线血小板计数水平($<200\times10^9$/L)、年龄>65岁和低体重是GPI诱导的血小板减少症的预测因子。

2.再次给药后发生的急性血小板减少症　现有的阿昔单抗临床试验数据显示,再次使用阿昔单抗后血小板减少症的发生率增至4.6%,重症血小板减少的发生率增加至2.0%,比首次给药时增加了3倍多。如果再次给药发生在30d内,则阿昔单抗的诱导的血小板减少症和重症血小板减少症的发生率分别达到16.5%和12.2%。与血小板减少的相关临床表现可表现为发热、呼吸困难、低血压,甚至是过敏反应等。深静脉血栓等表现较为罕见。目前有关依替巴肽和替罗非班再次使用后导致的急性血小板减少的研究数据很少。

3.晚期血小板减少症　研究表明,极少患者在给予GPI后的5~8d才出现血小板计数的下降,但相关的临床病例报道少见。

(二)GPI诱导血小板减少症的发病机制

GPI诱导的血小板减少症的确切机制目前还未完全明确,关于急性血小板减少的机制可能与免疫介导的血小板破坏过多有关。研究推测,首次接触GPI后急性发作血小板减少症与自身抗体结合血小板后被免疫细胞从循环中清除相关。GPI可以诱导血小板表面糖受体构象发生改变,导致受体的抗体结合表位(精氨酸-甘氨酸-天冬氨酸表位)的过度表达,形成新的抗原决定簇,可被血浆中的抗体识别和结合形成复合物(图7-15),被从血循环中清除。GPI相关的晚期血小板减少症在治疗的数周后发生,可能因药物与血小板结合持续存在,使得这类血小板易于被新合成的抗体破坏并清除。

(三)GPI诱导血小板减少症的处理

对于任何给予GPI治疗的患者都应常规检测血小板计数。首次用药前和用药后2~4h、24h监测血小板计数,可以早期诊断大部分典型发作的GPI相关血小板减少症。替罗非班和依替巴肽在停止静脉给药后的数小时内就能从循环中清除,血小板减少症的持续时间相对较短。而对于接受阿昔单抗治疗的患者,由于血小板功能破坏需要在1周以后,血小板减少症有时持续3~8d,因而阿昔单抗的出血风险明显延长。

当发生血小板减少时,应根据血小板减少的程度及有无出血的情况停用GPI,甚至其他抗凝及抗血小板药物。如果血小板计数为$(50\sim100)\times10^9$/L,应每2~4h监测血小板计数,若血

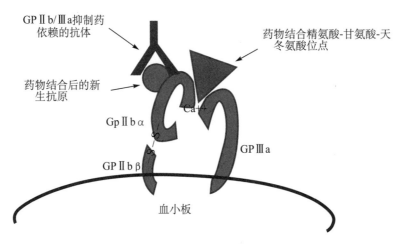

GP Ⅱ b/Ⅲ a抑制药
依赖的抗体

药物结合精氨酸-甘氨酸-天
冬氨酸位点

药物结合后的新
生抗原

Ca++

Gp Ⅱ b α

GP Ⅲ a

GP Ⅱ b β

血小板

图 7-15　GP Ⅱ b/ Ⅲ a 诱导的抗原-抗体复合物形成

小板计数进行性下降特别是合并出血倾向时,首先应当考虑停用 GPI;当血小板计数<50×10^9/L 合并出血并发症时,应立即停用 GPI;如果血小板计数<10×10^9/L 或者合并严重出血并发症时,应当同时停用阿司匹林、氯吡格雷或噻氯匹定等抗血小板药物;当有出血并发症倾向或者重症血小板减少(血小板计数<10×10^9/L),即使没有并发出血,也应当考虑输注血小板治疗。输注血小板对于阿昔单抗相关的血小板减少症更有效。这是因为阿昔单抗与血小板 IIb/IIIa 受体结合紧密,血液透析和血浆去除术治疗是无效的,即使输注丙种球蛋白治疗也不能收到良好的疗效。对于替罗非班引起的出血,血液透析或血浆去除术可能有效,而对依替巴肽诱发的出血,该方案的疗效欠佳。对于重症血小板减少的患者建议卧床休息和避免肌内注射。对于首次接触 GPI 后出现血小板减少症的患者应避免再次给予 GPI 治疗,因为这会明显增加出血的风险。

第五节　病例分析与学科对话

一、自身免疫性血小板减少症合并 ACS 患者 PCI 术

1.病史资料　患者女性,69 岁。因"反复胸痛 1 年余,加重半个月"入院。患者近 1 年来反复发作活动后心前区疼痛,每次持续 4~5min,休息后可缓解,一直未正规治疗。近半个月来上述症状明显加重,胸痛频繁发作,且每次胸痛持续时间较前延长,胸痛部位由心前区扩大至左上肢及左肩,伴麻木感。在当地医院就诊,诊断为"急性冠状动脉综合征",经药物治疗症状无好转,且化验检查发现血小板少转入我院。患者既往有陈旧性肺结核病史,有糖尿病多年一直未正规治疗,无高血压。入院后查体:BP110/70mmHg,皮肤黏膜无瘀点、瘀斑,双肺呼吸音清,心率 75 次/分,律齐,无杂音,肝脾肋下未及,双下肢不肿。静息心电图显示:I、aVL、V_1 ~ V_6 导联 ST 段压低伴 T 波倒置(图 7-16)。血常规:PLT 7×10^9/L,WBC 10.85×10^9/L,RBC 4.93×10^{12}/L。肌钙蛋白 4.5μg/L,CK-MB 正常。血生化检查显示:血糖 8.1mmol/L,肝肾功能及血脂等其他指标未见明显异常。检查凝血功能显示:凝血酶原时间 13.1s,国际标准化比率

1.66,APTT 正常范围。入院诊断"冠心病,不稳定型心绞痛,2 型糖尿病,血小板减少原因待查"。

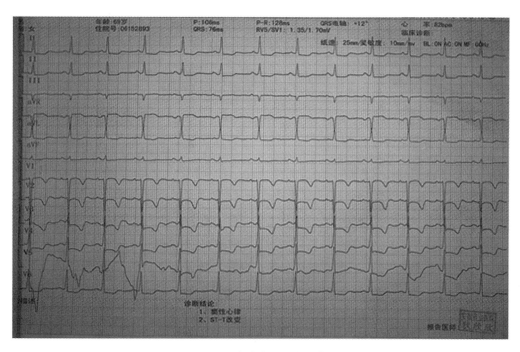

图 7-16　胸痛发作时的心电图

2.学科对话和诊治经过　入院后患者仍有胸痛反复发作,且胸痛时伴有气促、大汗,在加大静脉硝酸甘油剂量和给予 β 受体阻滞药、钙离子拮抗药、曲美他嗪等强化抗心绞痛药物情况下,临床症状仍无明显缓解。依据 GRACE 危险评分该患者为 152 分,属于高危,院内死亡风险 3%。依据相关指南有尽早行冠状动脉造影和血运重建指征。但考虑患者存在血小板明显减少,手术相关的出血风险大,且术前未给予常规的抗凝和抗血小板治疗,支架术后如何采取抗栓治疗均不能确定,处在一种两难的境地。为此请血液科会诊,首先明确血小板减少的原因和制定治疗对策。会诊后检查肿瘤标志物和风湿免疫学指标均未见异常。骨穿刺检查结果显示:巨、粒、红三系增生活跃,血小板减少。确诊为特发性血小板减少性紫癜(ITP)。治疗上给予重组白介素-11 注射剂 1200 万 U,皮下注射 1 次/日,共 10 d;地塞米松冲击治疗,静脉注射 40mg/d,共 4d;升血小板胶囊 1.8g 口服,3 次/日。5d 后复查血常规:PLT 升高至 80×10^9/L。之后多次复查血小板稳定在 70×10^9/L 左右。检查凝血指标:凝血酶原时间 12.6s,国际标准化比率 1.16,APTT 29s。经过药物非手术治疗患者在绝对卧床的情况下心绞痛症状仍然有反复发作,在血小板计数稳定后决定先行冠状动脉造影检查,明确其冠状动脉病变情况制定进一步的治疗方案。考虑患者血小板少,以及担心使用肝素可能出现的肝素诱导血小板减少症,造影时选择使用比伐卢定替代肝素抗凝,比伐卢定的使用方法:穿刺成功后先按 1.0mg/kg 体重静脉推注首次剂量,之后以 2.5mg/(kg·h)的剂量持续静脉泵入至造影结束。冠状动脉造影结果显示:左主干正常;左前降支近段次全闭塞,前向血流 TIMI 2 级;回旋支远端局限性狭窄 90%;右冠状动脉近中段弥漫性狭窄 40%~60%,后降支自起始端次全闭塞。

通过造影明确患者为三支血管严重病变,依据患者目前的临床症状及现有的相关研究证据,可以肯定对该患者药物非手术治疗无论是近期还是远期预后均不佳,具有采取进一步血运重建的指征强烈。再次邀请血液科、心脏外科与心内科联合会诊,决定下一步的血运重建策略。血液科认为该患者 ITP 诊断明确,尽管通过积极治疗血小板计数明显升高,但仍然处在较低水平,手术相关的出血风险仍较大,应尽量避免采取强化抗凝和抗血小板治疗。心脏科认为该患者糖尿病合并三支血管病变,依据现有证据强烈推荐冠状动脉旁路移植手术(CABG),但围术期出血的风险大,且术中因体外循环需要肝素化等会否导致血小板进一步减少也不得而知,因此选择 CABG 需要慎重考虑。心内科认为该患者如果选择冠状动脉介入治疗(PCI)尽管术中可以选择不影响血小板的比伐卢定抗凝治疗,但支架术后为防止支架内血栓需要长时间的抗血小板治疗存在很大顾虑。显然针对该患者的特殊情况制定的进一步治疗方案临床上需要在平衡出血与血栓,关注近期与远期预后方面做出艰难选择。依据会诊的结果并结合患者和家属的意愿最终选择 PCI 术(图 7-17)。制定的 PCI 策略是首先加用氯吡格雷 50mg/d 口服,并密切观察血小板计数的变化和临床发生出血情况;术中使用比伐卢定抗凝,仅处理罪犯血管和尽可能采取单纯的球囊扩张,如果必须置入支架优先选用金属裸支架或新一代的依维莫司药物洗脱支架,可以适当缩短术后需要接受抗血小板治疗的时间。

加用氯吡格雷 50mg/d 口服后未发生任何出血,5d 后复查血小板为 $76×10^9/L$,检查凝血指标显示:APTT 正常范围。依据患者胸痛发作时的心电图显示 $V_1 \sim V_5$ 导联 ST-T 变化,考虑左前降支近段病变为罪犯部位,按计划经桡动脉入路实施左前降支 PCI 术。参照造影时的方案术中使用比伐卢定抗凝,于左前降支近、中段置入了 1 枚 3.0/33mm 的依维莫司药物洗脱支架,支架释放后采用了 3.0/10mm 非顺应性球囊行支架内后扩张,确保支架充分贴壁,术后血流正常,手术过程顺利。术后即刻停用比伐卢定,给予氯吡格雷 50mg/d 口服抗栓及其他常规抗心绞痛、降糖、调脂等药物治疗。术后患者未再发作胸痛,3 次复查血常规 PLT 均大于 $50×10^9/L$,复查肝肾功能和凝血象均为正常。全身未出现瘀点、瘀斑及其他出血现象,术后 1 周出院。分别于出院后的 1 周、1 个月、3 个月及之后的定期门诊随访无心绞痛和出血症状发作。

3.讨论　ITP 分为急性和慢性两种类型,急性多见于儿童,慢性多见于成年人。其发病机制主要为自身体内产生的抗血小板抗体与血小板膜糖蛋白结合,结合了抗体的血小板极易被巨噬细胞吞噬破坏,导致血小板计数减少。抗体的类型多为 IgG、IgA 型抗体,少数为 IgM 型抗体。ITP 主要的临床表现为血小板计数异常低下,伴或不伴有皮肤黏膜出血、骨髓巨核细胞成熟障碍等。临床上 ITP 合并 ACS 的病例较少见,且偶有报道者多出现在使用免疫球蛋白治疗后导致的血液高凝状态。所以对于老年 ITP 患者,尤其合并有冠心病危险因素时很多文献建议不要使用大剂量的免疫球蛋白治疗。有关 ITP 合并 ACS 的发生机制尚不明确,除高血压、糖尿病、吸烟、血脂异常等传统危险因素的作用之外,有研究认为,血小板与血管内皮细胞表面存在相似的抗原受体,ITP 患者体内产生的自身抗体可以与这些抗原受体结合,破坏血小板的同时也导致血管内皮损伤,从而加重动脉粥样硬化和斑块不稳定。

对于 ITP 合并 ACS 的治疗尚无统一标准。因为 ITP 患者出血的风险高,一旦发生 ACS 溶栓治疗是列为绝对禁忌证。在药物非手术治疗无效的情况下,直接 PCI 是目前首选的治疗方法,且一般情况下 PCI 术是安全有效的。但 PCI 围术期采取怎样的抗凝和抗血小板治疗方案以防止血栓形成和避免出血存在挑战。ITP 合并 ACS 患者能否使用抗栓治疗最重要的观察指标是 APTT,而不仅仅是依据血小板计数的多少。如果 APTT 正常可以使用肝素等抗凝治疗,

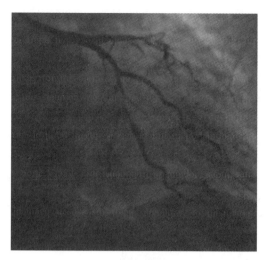

A.左冠状动脉造影

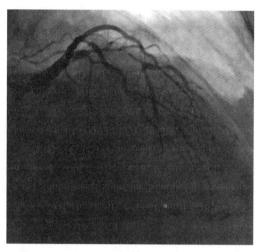

B.左冠状动脉造影

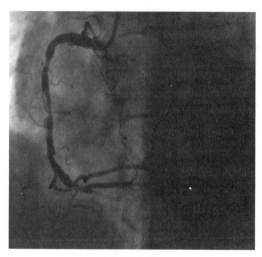

C.右冠状动脉造影

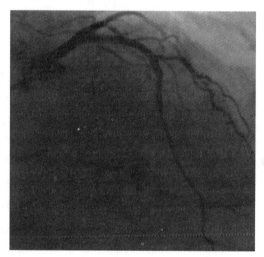

D.前降支行支架术后

图 7-17　冠状动脉造影检查

但需要频繁监测 APTT,主张使 APTT 维持在正常对照值的 1.5~2 倍(60~80s)。由于阿司匹林或氯吡格雷等抗血小板药物与血小板结合是不可逆的,一旦发生出血不容易处理,因此不是特殊情况下主张单用抗凝而尽量避免使用抗血小板药。PCI 术后血栓形成常常是致命的并发症,尤其是置入支架术后为防止支架内血栓需要强化抗血小板治疗,指南推荐置入药物洗脱支架需规则双联抗血小板 1 年,置入裸金属支架后需双联抗血小板至少 1~3 个月。有关 ITP 合并冠心病接受 PCI 术后患者长期抗栓治疗目前没有相关的指南建议。

目前 ITP 治疗首选糖皮质激素,激素使用方法主要有 2 种:①大剂量地塞米松 40mg/d 口服,连用 4d,有效者不进行维持治疗;②常规剂量泼尼松 1mg/(kg·d),连用 4 周,有效者逐渐减量至完全停药。除激素以外通常还辅以免疫抑制药、静脉用免疫球蛋白、达那唑及输注血小板等治疗。治疗是否有效主要依据 2009 年《成人特发性血小板减少性紫癜诊断治疗专家共识》进行判断：①完全有效。治疗后 PLT ≥ $100×10^9$/L 且没有出血。②有效。治疗后 PLT ≥ $30×10^9$/L 并且至少比基础水平增加 2 倍，且没有出血。③无效。治疗后 PLT < $30×10^9$/L 或者增加不到基础值的 2 倍或者有出血。④复发。即患者原来为完全有效者出现 PLT < $100×10^9$/L 或有出血，或者患者原来为有效出现 PLT < $30×10^9$/L 或增加不到基础值的 2 倍或者有出血。长期缓解是指在大剂量地塞米松治疗后 3 个月或泼尼松维持治疗后 3 个月，在未用其他治疗情况下 PLT > $30×10^9$/L，且无活动性出血者。

对于本例患者我们采取的个体化治疗策略是：①由于入院时血小板计数很低，未使用任何抗凝和抗血小板药，采取强化抗心绞痛药物非手术治疗。明确血小板减少病因后同时使用激素等升血小板治疗，并严密监测 APTT 和血小板计数的变化。②在药物非手术治疗无效的情况下，复查血小板计数上升后使用术中比伐卢定的抗凝治疗，完成了冠状动脉造影检查，结果证实为严重的多支血管病变。经多学科会诊和结合患者意愿最终选择 PCI 术。③加用相对小剂量的氯吡格雷未出现出血并发症后对罪犯血管实施了部分血运重建，术中使用比伐卢定抗凝，置入了 1 枚新一代的依维莫司药物洗脱支架，术中尽可能使支架充分扩张，术后临床症状完全缓解。④术后继续采取相对小剂量氯吡格雷单一抗血小板治疗，长期随访无心绞痛症状再发，且未发生血栓性事件。

二、血友病 A 合并 ACS 患者行药物洗脱支架治疗 1 例

1.病史资料　患者，男性，46 岁，因反复发作的劳力性胸闷不适 1 年余，加重 1 个月入院。既往于 20 年前曾因反复出现碰撞后皮肤瘀点、瘀斑，每次持续约 10 余天才能痊愈，且身体局部出血后难以在短时间内止血，后经检查确诊为"血友病 A"。无高血压病、糖尿病病史，有长期吸烟史。平时体健，无明显不适。近 1 年多来反复出现活动时胸闷、气喘，每次发作时经休息几分钟后好转，但无明显胸痛，未予特殊诊治。近 1 个月来上述症状加重，在外地某医院就诊，行冠状动脉 CTA 检查提示回旋支近段严重病变，考虑患者有血友病，出血风险高，未行进一步的冠状动脉造影检查（图 7-18），给予硝酸酯类、β 受体阻滞药和他汀类药物治疗，但之后患者症状仍反复发作，曾就诊多家医院都因其患有血友病未采取进一步治疗。于 2014 年 2 月就诊于我院，拟"冠心病，急性冠状动脉综合征、血友病 A"收住入院。入院后查体：血压 122/67mmHg，心率 70 次/分，心肺听诊（−）。皮肤黏膜未见瘀点、瘀斑，四肢关节无畸形、活动正常。入院后辅助检查：静息心电图显示窦性心律，未见明显 ST-T 变化。心脏超声显示左心室壁厚度上限，左心室舒张功能减低，左心室射血分数 70%。超敏肌钙蛋白 I 0.042μg/L（正常值 < 0.03μg/L），CK-MB 正常，血常规：WBC $5.33×10^9$/L，RBC $4.34×10^{12}$/L，HGB 138.0g/L，PLT $171×10^9$/L。凝血象：PT 11.7s，PT-INR 1.04，APTT 45.20（正常 20 ~ 40.00）。血脂、血糖及肝肾功能等生化指标均为正常。测得的Ⅷ因子抑制物为 0.0U，Ⅷ因子活性为 5.0%。

2.学科对话和诊治经过　结合以上病史，该患者冠心病、不稳定型心绞痛诊断明确，因抗心绞痛药物治疗无效，依据现有证据和相关指南，有进一步行冠状动脉造影和必要时行血运重建的指征。为此请血液科、心外科与心内科进行联合会诊制定治疗对策。血液科意见认为，该患者血友病 A 诊断明确，既往仅有轻微出血史，目前检测的Ⅷ因子活性为 5.0%，所以属于轻型。但即便如此，任何创伤性操作包括穿刺介入等小手术在没有任何准备的情况下进行都存在出血的危险，原则上应当尽量避免。如果术前充分评估凝血因子缺乏程度，围术期给予相应

的补充以达到止血的程度,发生出血的风险降低,一般的手术同样可以完成。一般来说,抗血小板治疗对于血友病患者属于禁忌。心外科医师认为患者冠状动脉 CTA 显示回旋支单支病变,其他冠状动脉未见病变,考虑其合并血友病,外科旁路移植手术不是最佳选择。依据患者目前病史特点,结合多学科讨论意见最终决定对该患者进一步行择期冠状动脉造影和冠状动脉介入(PCI)治疗。为此对该患者制定的治疗方案是:首先在常规给予硝酸酯类、β 受体阻滞药和他汀类药物治疗的基础上,加用阿司匹林 100mg/d 和氯吡格雷 75mg/d 的双联抗血小板治疗,严密观察发生出血情况。其次,在双联抗血小板治疗能耐受情况下,术前静脉输注凝血因子Ⅷ,使体内凝血因子Ⅷ升高并维持在理想水平后行冠状动脉造影和 PCI 术。最后,术中拟使用半衰期短的比伐卢定抗凝,且尽可能采取单纯的球囊扩张,如果必须置入支架尽可能选用金属裸支架或新一代的依维莫司药物洗脱支架,可以适当缩短双联抗血小板治疗时间。

使用上述双联抗血小板治疗观察 5d 未发生任何出血情况后,于术前 1d 开始给予间断输注冻干人凝血因子Ⅷ,并反复检测血清Ⅷ因子活性从 5.0% 逐渐升高至术前的 82.6%。采取经桡动脉入路,术中使用比伐卢定抗凝。比伐卢定的使用方法:穿刺成功后先按 1.0mg/kg 体重静脉推注首次剂量,之后以 2.5mg/(kg·h) 的剂量持续静脉泵入。常规方法先行冠状动脉造影,结果显示:左主干、左前降支和右冠状动脉未见明显狭窄,左回旋支近段局限性狭窄95%,前向血流 TIMI 2 级。即刻对该罪犯血管行 PCI 术,选用 3.0/15mm 球囊预扩张后狭窄减轻,残余狭窄>20%,且扩张部位出现局限性夹层,于回旋支靶病变处置入 1 枚 3.5/18mm 新一代的依维莫司药物洗脱支架,支架置入后复查造影显示狭窄消失,前向血流 TIMI 3 级。手术过程顺利,手术结束后即刻停用比伐卢定,拔除鞘管,桡动脉穿刺局部按常规方法压迫止血。术后仍间断输注冻干人凝血因子Ⅷ直至术后 24h 穿刺部位伤口愈合,局部无出血和血肿后停止使用,此时复查Ⅷ因子活性为 70.4%。

术后患者无胸痛症状再发,严密观察 1 周未发生任何出血现象,至出院前复查Ⅷ因子活性为 8.4%,出院后继续给予阿司匹林 100mg/d 和氯吡格雷 75mg/d 双联抗血小板及他汀类药物等治疗。术后 1 个月随访期间发生过三次一过性的牙龈出血,每次停用阿司匹林后好转,因此,1 个月后为减少出血的风险将氯吡格雷 75mg/d 改用氯吡格雷 50mg/d,并加用阿司匹林 100mg/d 的双联抗血小板治疗方案,之后的长达 1 年的随访期间未再发生任何出血现象。

3.讨论　血友病是一组遗传性凝血功能障碍的出血性疾病,其共同的特点是由于特定的凝血因子先天性缺乏,导致活性凝血活酶生成障碍,凝血时间延长,终身具有轻微创伤或手术后长时间出血现象。由于凝血功能缺陷发生血管内血栓的风险低,因此,在血友病患者中发生急性冠状动脉综合征(ACS),尤其是 ST 段抬高型心肌梗死比较少见。自 1959 年 Borchgrevink 首次报道 1 例血友病患者发生急性心肌梗死以来,迄今类似的病例国外文献仅报道了 30 多例,而国内仅报道了 1 例,而且所报道病例中大部分是在一次大剂量或长期频繁输注活性凝血因子的替代治疗的患者。然而,随着凝血因子替代治疗的临床使用,血友病患者的寿命明显延长,且凝血因子缺乏本身对动脉粥样硬化的发生发展并没有任何保护作用,如果同时存在高血压、糖尿病、吸烟史、血脂异常等传统的危险因素,动脉粥样硬化相关性心血管疾病同样可以在血友病患者中发生。研究发现与非血友病患者相比,血友病患者合并肥胖、高血压、糖尿病和血脂异常者相同甚至更多见。

血友病患者一旦发生急性冠状动脉综合征,尤其是需要采取血运重建治疗时,选择怎样的血运重建方式及采用何种抗栓治疗策略均存在很大的挑战。目前有关血友病合并 ACS 的治

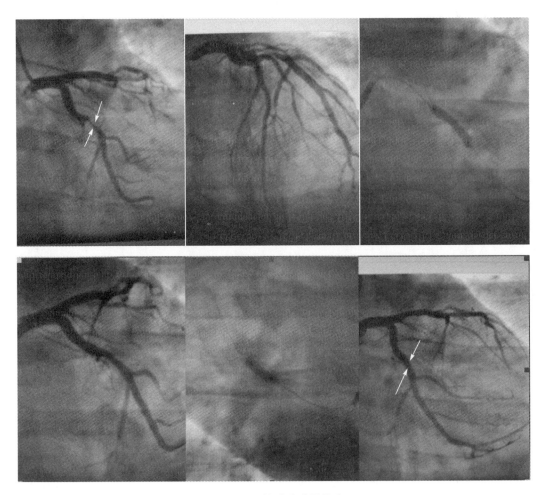

图 7-18　冠状动脉造影检查

疗还没有相关的指南。研究显示,在血友病合并 ACS 患者中选择性地采取外科旁路移植或 PCI 等血运重建,以及进一步的抗栓和其他二级预防治疗是可行的。但由于相应的凝血因子缺乏,出血的风险很高,需要权衡防治缺血和预防出血事件发生的风险,制定个体化的治疗策略。血运重建主张尽可能采取创伤小的 PCI 术,且优先选择穿刺部位容易压迫止血的经桡动脉入路。报道显示,血友病合并 ACS 患者给予双联抗血小板短期治疗是安全的,出血并发症并不常见。但 PCI 术前需评估患者的出血风险,如出血风险高应使用胃黏膜保护药等预防措施。术中最好选用单纯的球囊扩张或金属裸支架以缩短双联抗血小板时间。血友病 A 患者接受 PCI 术时往往需要预防性的给予凝血因子Ⅷ替代治疗。一般要求体内Ⅷ因子活性最低水平不能低于 5%～15%,且 PCI 围术期(包括术后 24h 内)维持在 50% 左右。值得强调的是,在没有采取凝血因子替代治疗的情况下应避免使用任何抗凝药物,半衰期较短且可逆的抗凝药如比伐卢定等优先选用。除非特殊情况否则不主张使用血小板糖蛋白 GP Ⅱ b/ Ⅲ a 受体拮抗药。

对于本例血友病 A 合并 ACS 患者在相关学科协助下,PCI 术前加用常规剂量的阿司匹林和氯吡格雷的双联抗血小板药物,围术期给予有效的凝血因子Ⅷ替代治疗,术中选用比伐卢定抗凝,尽管置入了新一代的药物洗脱支架,术后密切随访,在双联抗血小板治疗情况下出现一过性轻微出血后,在继续使用阿司匹林的基础上适当减少氯吡格雷剂量,在之后的1年随访期间未发生任何出血和缺血事件。由此认为,在相关的评估和充分准备的情况下,血友病A合并ACS患者实施PCI术具有可行性,置入药物支架后采取相对小剂量的双联抗血小板治疗1年是安全的。

(马礼坤　张晓红)

参 考 文 献

侯明,2009.成人特发性血小板减少性紫癜诊断治疗专家共识(2009).中华血液学杂志,30(9):647-648.

刘新民,康俊萍,吕强,等.2008.贫血对经皮冠状动脉介入治疗远期预后的影响.中华内科杂志,47(2):114-116.

吕树铮,等.2010.心血管介入治疗后血小板减少症的诊治.中国实用内科杂志,30(7):598-601.

秦牧,于胜波,黄鹤,等.2011.淋巴细胞减少与急性心肌梗死预后的相关性分析.中华急诊医学杂志,20(9):927-929.

Anker SD,Comin Colet J,Filippatos G,et al.2009.Ferric carboxymaltose in patients with heart failure and iron deficiency.N Engl J Med,361(25):2436-2448.

Anker SD,von Haehling S.2004.Inflammatory mediators in chronic heart failure:an overview.Heart,90:464-470.

Aronson D,Suleiman M,Agmon Y,et al.2007.Change in haemoglobin 1evels during hospital course and long-term outcome after acute myocardial infarction.Eur Heart J,28(11):1289-1296.

Bennett CL,Silver SM,Djulbegovic B,et al.2008.Venous thromboembolism and mortality associated with recombinant erythropoietin and darbepoetin administration for the treatment of cancer-associated anemia.JAMA,299(8):914-924.

Best PJ,Steinhubl SR,Berger PB,et al.2008.The efficacy and safety of short- and long-term dual antiplatelet therapy in patients with mild or moderate chronic kidney disease:Results from the Clopidogrel for the Reduction of Events During Observation (CREDO)Trial.Am Heart J,155(4):687-693.

Biere-Rafi S,Zwiers M,Peters M,et al.2010.The effect of haemophilia and von Willebrand disease on arterial thrombosis:a systematic review.Neth J Med,68(5):207-214.

Bonello L,Camoin-Jau L,Armero S,et al.2009.Tailored clopidogrel loading dose according to platelet reactivity monitoring to prevent acute and subacute stent thrombosis.Am J Cardiol,103:5-10.

Burcak KA,Ali O,Osman O.2008.Thrombocytopenia Associated with Antithrombotic The rapy in Patients with Cardiovascular Diseases.Am J Cardiovasc Drugs,8(5):327-339.

Caixeta A,Dangas GD,Mehran R,et al.2011.Incidence and clinical consequences of acquired thrombocytopenia after antithrombotic therapies in patients with acute coronary syndromes:results from the Acute Catheterization and Urgent Intervention Triage Strategy (ACUITY)trial.Am Heart J,161(2):298-306.

Campo G,Parrinello G,Ferraresi P,et al.2011.Prospective evaluation of on-clopidogrel platelet reactivity over time in patients treated with percutaneous coronary intervention relationship with gene polymophisms and clinical outcome.J Am Coll Cardiol,57(25):2474-2483.

Cattaneo M.2008.The use of desmopressin in open-heart surgery.Haemophilia,14(Suppl 1):40-47.

Cayla G1,Morange PE,Chambost H,et al.2013.Management of cardiovascular disease in haemophilia.Thromb Res,132(1):8-14.

Comín-Colet J,Ruiz S,Cladellas M,et al.2009.A pilot evaluation of the long-term effect of combined therapy with intravenous iron sucrose and erythropoietin in elderly patients with advanced chronic heart failure and cardiorenal anemia syndrome: influence on neurohormonal activation and clinical outcomes. J Cardiac Fail, 15:727-735.

Cuker A, Gimotty PA, Crowther MA, et al.2012. Predictive value of the 4Ts scoring system for heparin-induced thrombocytopenia: a systematic review and meta-analysis. Blood, 120(20):4160-4167.

Dasari TW, Pappy R, Hennebry TA.2011. Acute stent thrombosis associated with heparin-induced thrombocytopenia and abciximab-induced profound thrombocytopenia. J Invasive Cardiol, 23(2):E5-8.

Decalf V, sabbah L, Lafont A, et al.2007. Gp Ⅱ b/Ⅲ a receptor antagonists in acute coronary syndromes with no ST elevation. Arch Mal Coeur Vaiss, 100:1006-1012.

Dhillon SK, Lee E, Fox J, et al.2011. Acute ST elevation myocardial infarction in patients with immune thrombocytopenia purpura: a case report. Cardiol Res, 2(1):42-45.

Fogarty PF1, Mancuso ME, Kasthuri R, et al.2015. The Global Emerging HEmophilia Panel (GEHEP). Presentation and management of acute coronary syndromes among adult persons with haemophilia: results of an international, retrospective, 10-year survey. Haemophilia, 17.doi:10.1111/hae.12652.

Franchini M, Mannucci PM.2008. Von Willebrand factor: another janus-faced hemostasis protein. Semin Thromb Hemost, 34(7):663-669.

Ghali JK, Anand IS, Abraham WT, et al.2008. Randomized double-blind trial of darbepoetin alfa in patients with symptomatic heart failure and anemia. Circulation, 117:526-535.

Gore JM, Specer FA, Gurfinkel EP.2009. Thrombocytopenia In Patients With An Acute Coronary Syndrome [From The Global Registry Of Acute Coronary Events (Grace)]. Am J Cardiol, 103(2):175-180.

Groenveld HF, Januzzi JL, Damman K, et al.2008. Anemia and Mortality in Heart FailurePatients: A Systematic Review and Meta-Analysis. J Am Coll Cardiol, 52(10):818-827.

Gurbel PA, Bliden KP, Dichiara J, et al.2007. Evaluation of dose-related effects of aspirin on platelet function: results from the Aspirin-Induced Platelet effect (ASPECT) study. Circulation, 115(25):3156-3164.

Gurbel PA, Tantry US.2007. Clopidogrel resistance. Thromb Res, 120:311-321.

Guyatt GH, Norris SL, Schulman S, et al. 2012. Methodology for the development of antithrombotic therapy andprevention of thrombosis guidelines: Antithrombotic therapy and prevention of thrombosis, 9th ed: American College of Chest Physicians Evidence-Based Clinical Practice Guidelines. Chest, 141(2 Suppl):53S-70S.

Hiremath S, Holden RM, Fergusson D, et al.2009. Antiplatelet medication in hemodialysis patients: a systematic review of bleeding rates. Clin J Am Soc Nephrol, 4(8):1347-1355.

Hursting MJ, Jang IK.2010. Impact of renal function on argatroban therapy during percutaneous coronary intervention. J Thromb Thrombolysis, 29(1):1-7.

Joost A1, Kurowski V, Radke PW.2008. Anticoagulation in patients with heparin-induced thrombocytopenia undergoing percutaneous coronary angiography and interventions. Curr Pharm Des, 14(12):1176-1185.

Jurewitz DL, Pessegueiro A, Zimmer R, et al.2009. Preprocedural white blood cell count as a predictor of death and major adverse cardiac events in patients undergoing percutaneous coronary intervention with drug-eluting stents. J Invasive Cardiol, 21(5):202-206.

Kaiser HA, Ben Abdallah A, Lin N, et al. 2014. Contaminated heparin and outcomes after cardiac surgery: a retrospective propensity-matched cohort study. PLoS One, 9(8).

Kam T, Alexander M.2014. Drug-induced immune thrombocytopenia. J Pharm Pract, 27(5):430-439.

Keltaia M, Tonellib M, MaIln JFE, et al.2007. Renal function and outcomes in acute coronary syndrome: impact of clopidogrel. Eur J Cardiovasc Prev Rehabil, 14:312-318.

Keough-Ryan TM, Kiberd BA, Dipchand CS, et al.2005. Outcomes of acute coronary syndrome in a large Canadian cohort: impact of chronic renal insufficiency, cardiac interventions and anemia. Am J Kidney Dis, 46:845-855.

Kramer R, Herron C.2013. Recognition and management of heparin-induced thrombocytopenia in patients after cardiac surgery.J Thorac Cardiovasc Surg,145(1):311-312.

Labinaz M1,Ho C,Banerjee S.2007.Meta-analysis of clinical efficacy and bleeding risk with intravenous glycoprotein IIb/IIIa antagonists for percutaneous coronary intervention.Can J Cardiol,23(12):963-970.

Lang SH,Manning N,Armstrong N,et al.2012.Treatment with tirofiban for acute coronary syndrome (ACS):a systematic review and network analysis.Curr Med Res Opin,28(3):351-370.

Lawler PR,Filion KB,Dourian T,et al.2013.Anemia and mortality in acute co-ronary syndromes:a systematic review and meta-analysis.Am Heart J, 165 :143-153e.

Linkins LA,Dans AL,Moores LK,et al.2012.Treatment and prevention of heparin-induced thrombocytopenia:Antithrombotic Therapy and Prevention of Thrombosis,9th ed:American College of Chest Physicians Evidence-Based Clinical Practice Guidelines.Chest,141(2 Suppl):e495S-530S.

Lordkipanidze M,Pharand c,Nguyen TA,et al.2008.comparison of four tests to assess inhibitlon of platelet function by clopidogrel in stable coronary artery disease patients.Eur Heart J,29(23):2877-2885.

Maeda T,Noguchi T,Saito S,et al.2014.Impact of heparin-induced thrombocytopenia on acute coronary artery thrombosis in patients undergoing PCI.Thromb Haemost,112(3):624-626.

Mannucci PM,Franchini M,Castaman G,et al.2009.Italian Association of Hemophilia Centers.Evidence-based recommendations on the treatment of von Willebrand disease in Italy.Blood Transfus,7(2):117-126.

Manoukian SV,Felt F,Mehran R,et al.2007.Impact of major bleeding on 30 · day mortality and clinical outcomes in patients with acute coronary syndromes:an analysis from the ACUITY Trial.J Am Cull Ca,dial,49(12):1362-1368.

Marcucci R, Gori AM, Paniccia R, et al. 2009. Cardiovascular death and nonfatal myocardial infarction in acute coronary syndrome patients receiving coronary stenting are predicted by residual platelet reactivity to ADP detected by a point-of-care assay:a 12 months follow up.Circulation,119:237-242.

Massimo Franchini,Antonio Coppola.2012.Atherothrombosis in von Willebrand Disease:an analysis of the literature and implications for clinical management.Semin Thromb Hemost,38:185-199.

McMurray JJ,Anand IS,Diaz R,et al.2009.Design of the Reduction of Events with Darbepoetin alfa in Heart Failure (RED-HF):a phase III,anemia correction,morbidity-mortality trial.Eur J Heart Fail,11:795-801.

Miesbach W,Berntorp E.2011.When von Willebrand disease comes into age - a matter of change? Eur J Haematol, 86(6):496-501.

Ming Y Lim,Rajiv K Pruthi.2012.Outcomes of management of acute coronary syndrome in patients with congenital bleeding disorders:A single center experience and review of the literature.Thrombosis Research:7-14.

Moore RA,Gaskell H,Rose P,et al.2011.Meta-analysis of efficacy and safety of intrave-nous ferric carboxymaltose (Ferinject)from clinical trial reports and published trial da-ta.BMC Blood Disord,11:

Morici N,Cantoni S,Savonitto S.2014.Antiplatelet therapy for patients with stable ischemic heart disease and baseline thrombocytopenia:ask the hematologist.Platelets,25(6):455-460.

Muñiz-Lozano AI, Rollini F, Franchi F, et al. 2013. Update on platelet glycoprotein Ⅱb/Ⅲa inhibitors:recommendations for clinical practice.Ther Adv Cardiovasc Dis,7(4):197-213.

Neskovic AN,Stankovic I,Milicevic P,et al.2010.Primary PCI for acute myocardial infarction in a patient with idiopathic thrombocytopenic purpura.A case report and review of the literature.Herz,35(1):43-49.

Newton JL,Reese JA,Watson SI,et al.2011.Fatigue in adult patients with primary immune thrombocytopenia.Eur J Haematol,86:420-429.

Núñez J,Núñez E,Bodí V,et al.2010.Low lymphocyte count in acute phase of ST-segment elevation myocardial infarction predicts long-term recurrent myocardial infarction.Coron Artery Dis,21(1):1-7.

Núñez J,Núñez E,Bodí V,et al.2009.Relationship between low lymphocyte count and major cardiac events in patients with acute chest pain, a non-diagnostic electrocardiogram and normal troponin levels. Atherosclerosis, 206

（1）：251-257.

Okonko DO，Grzeslo A，Witkowski T，et al.2008.Effect of intravenous iron sucrose on exercise tolerance in anemic and nonanemic patients with symptomatic chronic heart failure and iron deficiency FERRIC-HF：a randomized，controlled，observer blinded trial.J Am Coll Cardiol，51：103-112.

Okonko DO，Mandal AK，Missouris CG，et al.2011.Disordered iron homeostasis in chronic heart failure：prevalence，predictors，and relation to anemia，exercise cap-acity，and survival.J Am Coll Cardiol，58（12）：1241-1251.

Overgaard CB，Ivanov J，Seidelin PH，et al.2008.Thrombocytopenia at baseline is a predictor of inhospital mortality in patients undergoing percutaneous coronary intervention.Am Heart J，156：120-124.

P Staritz，P Demoerloose，R Schutgens，et al.2013.Applicability of the European Society of Cardiology guidelines on management of acute coronary syndromes to people with haemophilia-an assessment by the ADVANCE Working Group.Haemophilia，19：833-840.

Padmanabhan A，Jones CG，Bougie DW，et al.2014.Heparin-independent，PF4-dependent binding of HIT antibodies to platelets：implications for HIT pathogenesis.Blood，23.

Peters MN，Press CD，Moscona JC，et al.2012.Acute profound thrombocytopenia secondary to local abciximab infusion.Proc（Bayl Univ Med Cent），25（4）：346-348.

Price MJ.2010.Standard versus high-dose clopidogrel according to platelet function testing after PCI：results of the GRAVITAS Trial.2010 clinical trial/clinical science abstracts Circulation，122：2218.

Qaseem A，Humphrey LL，Fitterman N，et al.2013.For the Clinical Guidelines Committee of the American College of Physicians.Treatment of Anemia in Patients With Heart Disease：A Clinical Practice Guideline From the American College of Physicians.Ann Intern Med，159（11）：770-779 .

Quintero D，Biria M，Meyers DG.2008.Percutaneous coronaryintervention in a patient with acute ST-elevation myocardial infarction and hemophilia A.J Invasive Cardiol，20：240-241.

Roy SK，Howard EW，Panza JA，et al.2010.Clinical implications of thrombocytopenia among patients undergoing intra-aortic balloon pump counterpulsation in the coronary care unit.Clin Cardiol，33（1）：30-35.

Salisbury AC，Reid KJ，Marso SP，et al.2014.Blood transfusion during acute myocardial infarction.J Am Coll Cardiol，64：811-819.

Schutgens REG，Tuinenburg A，Roosendaal G，et al. 2009. Treatment of ischaemic heart disease in haemophilia patients：an institutional guideline.Haemophilia 15（4）：952-958.

Schäfer A，Eigenthaler M，Bauersachs J.2007. Severe neutropenia under clopidogrel treatment three weeks after coronary stenting.Thromb Haemost，97（2）：317-318.

Sibbing D，Braun S，Morath T，et al.2009.Platelet reactivity after clopidogrel treatment assessed with point-of-care analysis and early drug-eluting stent thrombosis.J Am Coll Cardiol，53：849-856.

Steg PG，Huber K，Andreotti F，et al.2011.Bleeding in acute coronary syndromes and percutaneous coronary intervention：position paper by the Working Group on Thrombosis of the European Society of Cardiology.Euro Heart J，32：1854-1864.

Stone GW.Witzenbichler B，Guagliumi G，et al.2008.Bivalirudin during primary PCI in acute myocardial infarction.N Engl J Med，358（21）：2218-2230.

Tuinenburg A，Mauser-Bunschoten EP，Verhaar MC，et al.2009.Cardiovascular disease in patients with hemophilia.J Thromb Haemost，7（2）：247-254.

Wang TY，Ou FS，Roe MT，et al.2009.Incidence and prognostic significance of thrombocytopenia developed during acute coronary syndrome in contemporary clinical practice.Circulation，119（18）：2454-2462.

Zimmermann R，Staritz P，Huth-Kühne A.2014.Challenges in treating elderly patients with haemophilia：a focus on cardiology.Thromb Res，134（Suppl 1）：S48-52.

第8章

老年心血管疾病合并代谢综合征围术期处理

一、代谢综合征

（一）历史回顾

1920年，Kylin第一个描述了高血压、高血脂和痛风在个体中的聚集现象，20年后，Vague发现上腹型肥胖是糖尿病和心血管疾病（cardiovascular disease，CVD）中与代谢异常最密切相关的类型，但当时这些研究并未引起重视。1936—1949年，Himsworth极富前瞻性地提出了"胰岛素抵抗"的概念。虽然这一概念在40年后才被国际糖尿病数据组正式确定，但当时启发了包括Reaven在内及其他科学家们的思索。

1950年，Albrink和Mann发现，高三酰甘油血症与高胆固醇血症一样，也与CVD危险有关。同期，Ahrens等提出，原发性高三酰甘油血症可依据对食物的反应分为2种类型：糖类诱发型和脂肪诱发型，而且指出绝大部分的高三酰甘油个体都为糖类诱发型。1960年Yalow和Berson发现，很多糖耐量轻度下降的患者血胰岛素水平却显著升高。1963年Reaven等的研究表明，与对照组相比，既往心肌梗死患者的无症状期也能发现不同程度的糖耐量降低和高三酰甘油血症。以上研究引起了Reaven的兴趣，他认为Himsworth提出的"胰岛素抵抗"在里面起着重要的作用。他提出假说，认为即使健康人群也存在胰岛素抵抗现象，并且大部分个体能分泌足够的胰岛素以代偿这种抵抗，从而避免血糖的升高。但是这种代偿性的高胰岛素血症会作用于肝脏，刺激极低密度脂蛋白三酰甘油（VLDL-TG）合成和分泌，导致高三酰甘油血症，增加CVD危险。长期的低脂/高糖类饮食也会加重胰岛素抵抗，导致血三酰甘油水平升高。受实验条件所限，这种假说在当时未能得到验证。

1965年Farquhar等用同位素定量法测定了VLDL-TG的分泌率。之后Reaven等采用同样方法发现VLDL-TG分泌率越高，血三酰甘油水平越高，同时也发现，血胰岛素水平越高，血VLDL-TG和血三酰甘油水平也越高。同期，Olefsky等也发现，个体胰岛素抵抗越重，VLDL-TG分泌率和血三酰甘油水平也越高。根据以上研究，Reaven肯定了自己的假设，并在1988年Banting Lecture上正式提出了"X综合征"的概念，内容包括胰岛素抵抗、代偿性高胰岛素血症、不同程度的糖耐量异常、高三酰甘油和低高密度脂蛋白水平。"X综合征"的提出在当时具有重要的意义。虽然当时已被广泛认可胰岛素抵抗与2型糖尿病有关，同时认为2型糖尿病会增加CVD风险，但由于大部分胰岛素抵抗的人群尚能通过代偿性地升高胰岛素来维持正常血糖,因此对这部分人群并未引起足够的关注。"X综合征"的提出使得这部分高危人群受到了广泛关注。Reaven解释,之所以使用"X综合征"这一名称,首先,X意味着未知,强调了胰岛素抵抗的重要性,也意味着胰岛素作为CVD危险因素还有很多未知的成分;其次,为使更多的关注放在与胰岛素抵抗/高胰岛素血症有关的CVD危险因素上,避免过分关注某一组分,所以采用了一种不太具体的描述方式。

从此,"代谢综合征"的研究成为一个新的热点,但是从"X综合征"到"代谢综合征"这一概念的演进仍然经历了漫长的过程。

(二)代谢综合征定义的演变

随着"X综合征"概念的提出,大量与胰岛素抵抗相关的研究被报道,更多与胰岛素抵抗/高胰岛素血症相关的代谢异常被提出。比如,原发性高血压、多囊卵巢综合征、非酒精性脂肪肝、呼吸睡眠暂停综合征和特殊形式的肿瘤等。在这种情况下,"X综合征"并不能清晰地表达这一系列与胰岛素抵抗/高胰岛素血症密切相关代谢异常的聚集现象,需要有新的概念来替代。影响较大的有"胰岛素抵抗综合征""心血管代谢紊乱综合征"及"死亡四重奏"等。当时存在着两种主流观点,一种是"胰岛素抵抗综合征",认为这是一系列代谢异常和代谢疾病的病理生理基础;另一种认为,这一系列都是"脂类或非脂类物质的代谢异常",采用"代谢综合征"更为准确。这两个概念各有侧重,"胰岛素抵抗综合征"侧重于描述发生在胰岛素抵抗/高胰岛素血症个体的一系列代谢异常及相关临床症状,它并不是用来识别特定的临床症状,也不是用来作为诊断依据,而更多的只是作为一个概念来提示这些代谢异常之间的内在机制。"代谢综合征"并不侧重于提出内在的病理生理基础,而主要是作为一个诊断工具,识别那些有CVD危险的胰岛素抵抗人群,它有着明确的诊断组分和诊断要求。从"X综合征"到"胰岛素抵抗综合征"和"代谢综合征"概念的提出,使得人们开始关注与CVD危险有关的代谢疾病,尤其对一些亚健康的人群显得更有意义。为更好地起到筛选工具的作用,在1998年由世界卫生组织(WHO)正式统一概念,建议采用"代谢综合征"以利于研究,标志着从此进入了代谢疾病研究的时代。

代谢综合征(metabolic syndrome,MS)是指生理代谢层面的心血管危险因素的聚集现象,这些危险因素主要包括血压升高(血压偏高但未达高血压诊断标准)或高血压、血脂异常(dyslipidemia)(包含血中三酰甘油偏高、高密度脂蛋白胆固醇偏低等脂质代谢异常)、血糖异常(空腹血糖偏高/葡萄糖耐量异常(glucose intolerance)、肥胖(特别指中心性肥胖),可能还包含高尿酸血症、尿微量白蛋白尿、凝血因子异常等,这是一组在代谢上相互关联的危险因素的组合,是严重影响机体健康,导致动脉粥样性心血管病、糖尿病及全因死亡风险增加的临床症候群。相对正常人群,MS人群发生心血管疾病CVD的危险增加2倍,而发生糖尿病的危险增加约5倍。目前代谢综合征已成为心内科和糖尿病医师共同关注的热点,但由于对于其发病机制尚不完全清楚,导致国内外至今对它的争议颇多。

(三)代谢综合征的诊断标准

近30多年来,中国的经济发展使中国人群生活结构及生活方式发生明显的变化,致使肥胖、血脂紊乱、高血压及糖尿病患病率显著增加,对这些疾病的集聚情况的诊断及防治亦日益受到重视。但是,近10多年来代谢综合征的诊断标准尚未达成共识,由于其组分的多样性与复杂性,各个学术团体从本专业的角度出发提出不同的诊断标准,而且各个国家和地区也先后提出各自的诊断标准。如1999年欧洲胰岛素抵抗研究组诊断标准,2001年美国国家胆固醇教育计划成人治疗指南Ⅲ(NCEP-ATP Ⅲ)中关于 MS 的诊断标准,2003 年美国内分泌医师协会定义及 2005 年美国心脏协会/国家心肺血液研究所(AHA/NHLBI)关于 MS 的指南等。目前使用较广泛的几个诊断标准有 1998 年 WHO 诊断标准、2001 年 NCEP-ATP Ⅲ诊断标准和 2005 年 IDF 的诊断标准。此外,我国糖尿病协会于 2004 年也颁布了"中华医学会糖尿病分会关于代谢综合征的建议"(CDS)。并且,随着我国学者对 MS 的深入研究,于 2007 年在 CDS 基础上,"中国成人血脂异常防治指南"对 MS 的组分量化指标进行了修订。MS 几种工作定义的内容和诊断条件如下。

1999 年 WHO 定义:糖耐量异常(糖耐量受损或糖尿病)和(或)胰岛素抵抗(由高胰岛素葡萄糖钳夹技术测定的葡萄糖利用率低于下位 1/4 位点),同时具备以下 2 项或以上异常:①血压升高,收缩压/舒张压 ≥140/90mmHg(1mmHg = 0.133kPa);②三酰甘油升高(TG ≥1.7mmol/L)和(或)HDL-C 降低(男性<0.9mmol/L,女性<1.0 mmol/L);③中心性肥胖,体重指数(BMI)>30 kg/m^2 和(或)腰臀比男性>0.9,女性>0.85;④微量白蛋白尿,尿微量白蛋白排泄率≥20μg/min 或白蛋白/肌酐≥30mg/g。

1999 年欧洲胰岛素抵抗研究组(EGIR)代谢综合征定义:胰岛素抵抗(定义为在非糖尿病人口中高至 25%空腹胰岛素值)+下列中的 2 项:①中心性肥胖,腹围男 ≥94cm,女 ≥80cm;②三酰甘油增高,≥2.0mmol/L 和(或)低密度脂蛋白胆固醇<1.0mmol/L,或降脂治疗;③空腹/餐后 2h 血浆葡萄糖,<7.0/11.1mmol/L,≥6.1/7.8mmol/L;④高血压,≥140/90mmHg 或抗高血压治疗。

2001 年 NCEP-ATP Ⅲ定义:下述 5 项中任意 3 项成立即可。①腹型或中心性肥胖:腰围男性>102 cm,女性>88 cm;②血压 ≥130/85 mmHg 和(或)进行高血压治疗;③高 TG 血症:TG≥1.7mmol/L(150mg/dl);④低 HDL-C:男性<1.03 mmol/L(40mg/dl),女性<1.30mmol/L(50mg/dl);⑤空腹血糖≥6.1mmol/L(110mg/dl)。如空腹血糖正常建议查餐后 2h 血糖。修订版定义把空腹血糖切点降至 5.6mmol/L。

2004 年国际糖尿病联盟(IDF)代谢综合征定义:中心性肥胖,腰围男性≥94cm(欧洲),女性腰围≥80cm(欧洲),其他民族各有其民族的特殊值,另加下列 4 个因素中的任何 2 个:①高三酰甘油,≥1.7mmol/L(≥150mg/dl),或对这种脂质异常进行特殊的治疗;②低高密度脂蛋白胆固醇,男性<1.03 mmol/L(<40mg/dl),女性<1.29mmol/L(<50mg/dl);③高血压,收缩压≥130mmHg 或舒张压 ≥85mmHg,或先前诊断了高血压并进行治疗;④空腹血糖升高,≥5.6 mmol/L(≥100mg/dl),或先前诊断为 2 型糖尿病。通过几年时间的实践。IDF 和 AHA/NHLBI 就 MS 的定义再次达成了共识,于 2009 年发表了新的联合声明,称不再把中心性肥胖作为诊断 MS 的必要前提条件。而是与高血压、糖代谢异常、血脂异常等同为诊断 MS 的条件之一,5 项中任意 3 项成立即可。

2004 年中华医学会糖尿病分会(CDS)适合中国人群的代谢综合征诊断标准建议:符合以下 4 个组成成分中的 3 个或全部者。①超重或肥胖,体质指数≥25.0kg/m^2;②高血糖,空腹血糖≥6.1mmol/L(110mg/dl)和(或)糖负荷后 2h 血糖≥7.8mmol/L(140mg/dl)和(或)已确诊为糖尿病并治疗者;③高血压:收缩压/舒张压 ≥140/90mmHg,和(或)已确诊为高血压并治疗者;④血脂异常:空腹总胆固醇 ≥1.70mmol/L(150mg/dl),和(或)空腹血高密度脂蛋白胆固醇:男性<0.9mmol/L(35mg/dl),女性<1.0mmol/L(39mg/dl)。

2007 年中国成人血脂异常防治指南对 MS 定义的修订如下:具备以下的 3 项或更多。

①腹型肥胖,腰围男性>90cm,女性>85cm;②TG≥1.7mmol/L;③HDL-C<1.04mmol/L;④血压≥130/85mmHg;⑤空腹血糖≥6.1mmol/L,或糖负荷后2h血糖≥7.8mmol/L,或有糖尿病病史。

(四)各个诊断标准的不同特点

1.诊断的必备条件不同　WHO1999年定义将葡萄糖耐量异常和(或)胰岛素抵抗列为必备条件,初选人群为高血糖及胰岛素抵抗人群;IDF2005年定义则强调中心性肥胖为必备条件。因为腹型肥胖较胰岛素抵抗指标更易于测量,且与胰岛素抵抗密切相关。IDF因此认为,腹型肥胖综合了肥胖和胰岛素抵抗两个概念。而这两者是MS的两个主要潜在危险因素。所以,他们将腰围增加作为诊断MS的一个必要标准,而NCEP-ATP Ⅲ和CDS标准则没有必备条件的要求。

2.对肥胖的诊断标准不同　WHO选用腰臀比或BMI,NCEP-ATP Ⅲ和IDF均使用腰围,而CDS则使用BMI。虽然CDS标准是以BMI代替另两种标准中的腰围作为判定指标,但在BMI与腰围对MS及心血管疾病危险因素的比较试验中显示,用BMI代替腰围作为判断标准在MS的患病率和心血管疾病的危险指标方面无显著差异。目前各个定义中腰围和BMI的差异和切点的确定对MS患病率的诊断影响较大,国外常用WHO和NCEP-ATP Ⅲ标准估计人群的MS的患病率,但这两种标准中由于肥胖的标准不符合亚洲和中国人群,并由此可能低估了这些国家和地区人群中MS对健康的危害。因此,lDF提出了一个基于不同民族或人群采用不同腰围标准定义MS的新建议,对不同种族确认肥胖的腰围截止点都进行了详细区分。IDF建议亚太地区的腰围标准为男性≥90cm,女性≥80cm。已有研究结果表明,根据不同种族人群选择不同的标准更为合理。

3.糖代谢异常的判断存在差异　WHO和CDS为空腹血糖≥6.1mmol/L,但包含糖耐量减低及糖尿病患者,特别是WHO定义初选人群即为高血糖及胰岛素抵抗人群,而NCEP-ATP Ⅲ(修订后)和IDF为空腹血糖≥5.6mmol/L。已有研究结果表明,如果依据现有的糖尿病临床诊断标准,则在糖尿病确诊之前有些患者已经发生了大血管病变,而将空腹血糖值切点定在≥5.6mmol/L时,预测心血管事件发生的敏感性和特异性较好。

4.血压升高的标准不同　NCEP-ATP Ⅲ从筛选整体危险因素的角度出发,高血糖、血压升高及血脂异常的入选标准都较各自相应的临床诊断标准低。例如,高血压的临床诊断标准为收缩压/舒张压≥140/90mmHg,而NCEP-ATP Ⅲ对MS定义中血压升高标准定为收缩压/舒张压≥130/85 mmHg。WHO和CDS血压升高的标准则仍沿用了目前的临床疾病诊断界值。IDF定义将血压升高也定为≥130/85mmHg,这促进了对高危人群的筛查及防治战线进一步前移。目前NCEP-ATP Ⅲ和IDF定义已经被广泛应用于临床诊疗和流行病学研究之中。

(五)流行病学

由于所采用的定义及研究人群不同,MS的患病率具有较大的差异。美国第3次国家健康和营养状况调查的资料显示:成人MS(应用NCEP-ATP Ⅲ定义)的患病率为24%,例如2000年,大约有4700万美国人患有MS。比较NCEP-ATP Ⅲ及WHO的定义,发现两种定义所得出的MS患病率相似,86.2%的人群(年龄20岁及以上)根据这两种定义可以得出相同的诊断。但在一些种族,不同定义的差异比较明显。EGIR研究组根据一项包含8200名非糖尿病男性及9363名非糖尿病女性(分别来自8组欧洲人群)的资料,发现MS的患病率随年龄的增长而增加,几乎在任何年龄段男性的患病率均高于女性。在40~55岁的年龄段,根据WHO定义得出的 MS 患病率男性为 7% ~36% ,女性为 5% ~22% ,而根据 EGIR 定义,MS 的患病率较低(男性 1% ~22% ,女性为 1% ~14%)。Botnia 研究是一项对芬兰及瑞典 2 型糖尿病家族成员(年龄 35 ~70 岁)进行的随访研究,应用 WHO 定义发现,糖耐量正常的女性人群中 MS 的患病率为 10% ,男性为 15% ;在糖调节受损人群中 MS 的患病率分别为女性 42% ,男性 64% ;而在 2 型糖尿病患者中该患病率分别为 78% 及 84% 。

对亚洲人群 MS 的患病率也有些研究。对新加坡 4723 名年龄 18 ~69 岁的受试者调查发现,印第安人及马来西亚人的 MS 患病率(应用 NCEP ~ATP Ⅲ定义)高于中国人,男性的患病率高于女性。对在汉城一所医院进行体检的40 698名年龄 20 ~82 岁的韩国人调查发现,男性患病率(NCEP-ATP Ⅲ)为 5.2% ,女性为 9.0% ,女性高于男性。研究发现相对于高加索人群,亚洲人在较低的 BMI 水平却有相对较高的体脂百分比。从新加坡的研究资料发现,在任一体脂百分比水平,新加坡人的 BMI 低于高加索人群 3kg/m²。对我国香港地区的研究发现,中国人 BMI 达到 23kg/m²的时候,其发生糖尿病及高血压的风险即已开始升高。这些资料说明,如果应用 WHO 及 NCEP-ATP Ⅲ的肥胖诊断标准,则亚洲人群中肥胖症及 MS 的患病率可能被低估。因此,对亚洲人群不能应用原始 WHO 及 NCEP-ATP Ⅲ对肥胖症的诊断标准,而应用亚太地区的诊断标准,即男性腰围≥90cm ,女性≥80cm 可诊断为腹型肥胖,BMI≥25kg/m²的男女则均可诊断为肥胖症。

我国内地关于 MS 的流行病学研究结果也被进一步丰富。不同的定义 MS 的患病率不尽相同。对上海年龄 20 ~74 岁的中国人调查显示,应用 WHO 定义其 MS 的患病率高于应用 NCEP-ATP Ⅲ的定义,分别为 17.1% 及 11.0% ;在被诊断为 MS 的人群中,有 45% 的个体满足两种诊断标准,仅符合 WHO 诊断标准的为 42% ,仅符合 NCEP-ATP Ⅲ标准的为 13% 。应用中华医学会糖尿病学分会关于 MS 诊断和治疗的建议,对中国人群 MS 患病率进行调查的结果如下:在上海、北京、武汉等大中城市,中国人群 MS 的粗患病率为 14% ~16% ,标准化患病率为 9% ~12% ,总体上呈现北方高于南方、城市高于农村的趋势;男性 MS 患病率明显高于女性;MS 患病率随着年龄增长而增高,有一定的性别差异,年龄<65 岁 MS 患病率男性高于女性,但年龄>65 岁则女性高于男性。在西部地区,近年来也逐步开展了关于 MS 的流行病学调查工作,为临床和基础研究提供了重要的参考数据。新疆伊犁地区 MS 的男性患病率高于女性(30.4% 比 19.0%)。新疆哈萨克族的 MS 患病率为 26.6% (标化率为 20.1%),同一地区汉族的 MS 患病率为 25.3% (标化率为 20.6%)。MS 在我国患病率呈现增高趋势。此外,MS 的发生呈现年轻化特点,尤其是在儿童、青少年中,MS 的流行趋势已不容忽视,随着儿童中超重与肥胖的不断增加,MS 患病率也显著上升,这已成为一个新的研究焦点。

MS 相关疾病的发病率和病死率也有一些研究。在 Botnia 研究的正常糖耐量、糖耐量减低(IGT)及 2 型糖尿病的人群中,有 MS 与无 MS (根据 WHO 定义)者相比其合并冠心病的危险分别增加 73% 、82% 及 123% ;具有 MS 者其 6 ~9 年的 CVD 死亡相对风险为 1.81[95% 可信区间(CI)为 1.24 ~2.65]。"Kuopio 缺血性心脏病危险因素研究"是一项基于人群的前瞻性队列研究,受试者为 1209 名年龄 42 ~60 岁的芬兰男性,均无 CVD、癌症或糖尿病,随访 11.4 年左右,结果发现经调整常见的 CVD 危险因素后,MS 患者的 CVD 死亡风险增加 4.2 倍(NCEP-ATP Ⅲ定义,95% CI 为 1.6 ~10.8),或者 2.9 倍(修正后的 WHO 定义,95% CI 为 1.2 ~6.8);全因死亡风险分别增加 2.0 倍(95% CI 1.1 ~3.6)和 1.9 倍(95% CI 为 1.2 ~3.0)。根据 11 项前瞻性 DECODE 队列研究的资料(共涉及欧洲 6156 名男性及 5356 名女性,均无糖尿病,年龄30~89岁),显示经调整年龄、血清胆固醇水平及吸烟后,与无MS者相比,有MS者(应用修正后的WHO定义,无微量白蛋白尿)的全因死亡及CVD死亡相对风险分别为男性1.44(95%CI为1.17~1.84)及2.26(95%CI为1.63~3.17),女性1.38(95%CI为1.02~1.87)及2.78(95%CI为1.57~4.94)。

来自美国的几项研究却证明MS与CVD发生风险间的关系不同于以上的研究结果。其中Strong心脏研究(Strong heart study)对多中心共2283名无CVD及糖尿病的美国印第安人调查7.6年后发现,MS患者(NCEP-ATP Ⅲ定义)中糖尿病的发生率有所增加,但CVD的发生却并未增加;非糖尿病者中经调整年龄及研究中心后MS发生的相对风险为1.13(95%CI为0.81~1.58)。在第2次全国健康及营养状况调查(NHANES Ⅱ)研究中,受试者共有2431名,年龄30~75岁,应用NCEP-ATP Ⅲ定义但以BMI代替腰围(女性≥25kg/m², 男性≥30kg/m²),结果发现MS与CVD死亡风险中度升高有关,但与全因死亡、卒中的死亡风险无显著相关。在另一项同样基于NHANES Ⅱ但包括6255名年龄30~75岁受试者的研究中,应用NCEP-ATP Ⅲ定义但以BMI≥30kg/m²代替腰围,结果发现经多变量调整后,MS患者CHD(coronary heart disease,CHD)及全因死亡相对风险分别为2.02(95%CI为1.42~2.98)及1.40(95%CI为1.19~1.66),其中未患有糖尿病的MS患者两者分别为1.65(95%CI为1.10~2.47)及1.17(95%CI为0.96~1.42)。San Antonio心脏研究共入选受试者2815名,年龄25~64岁,同时应用了NCEP-ATP Ⅲ定义及修正后的WHO定义(后者未包括微量白蛋白尿),结果发现与无MS者相比,经年龄、性别及种族调整后,MS患者全因及CVD死亡的相对风险分别为1.47(95%CI为1.13~1.92)、2.53(95%CI为1.74~3.67)(NCEP-ATP Ⅲ定义),以及1.27(95%CI为0.97~1.66)、1.63(95%CI为1.13~2.36)(修正后的WHO定义)。当除外糖尿病患者后,MS患者的全因死亡相对风险显著降低,分别为1.06(95%CI为0.71~1.58)(NCEP-ATP Ⅲ定义)及0.81(95%CI为0.53~1.24)(修正后的WHO定义)。根据以前的资料,MS各组成分的聚集可增加CVD的危险性不容质疑。但近期一项资料利用高胰岛素血症-正常血糖钳夹试验却显示,约有1/3不符合MS(NCEP-ATP Ⅲ定义)诊断标准的人群却具有胰岛素抵抗。尤其重要的是,符合MS诊断标准的人群与不符合人群相比,其葡萄糖利用率、空腹血糖受损(IFG)及IGT的发生率、脂蛋白亚类的变化包括高VLDL水平、VLDL颗粒的大小、低HDL水平、HDL的颗粒大小这些增加CVD危险的因素均无明显不同。

(六)MS病因及发病机制

关于MS的发病机制目前仍未达成共识,现认为主要与以下几个因素有关:中心性肥胖;胰岛素抵抗;炎症、基因遗传及其他因素(血管及免疫原性分子、氧化应激、环境、神经内分泌异常、不良生活方式、宫内营养不良等)。在这些因素当中,在MS的病理生理过程中扮演最重要角色的是中心性肥胖和胰岛素抵抗。

1.中心性肥胖　肥胖症是指机体脂肪含量过多或分布异常所造成的一种病态表现,与遗传、环境、膳食结构、生活方式等多种因素有关。肥胖包含中心性肥胖和周围性肥胖,中心性肥胖指腹壁肥胖和内脏性肥胖,周围性肥胖指脂肪组织分布在四肢或远端组织,也称为臀部-大腿肥胖。中心性肥胖,尤其是内脏性肥胖与胰岛素抵抗独立相关,而且胰岛素抵抗水平显著高于周围型肥胖。女性身体脂肪组织较多,但只要内脏脂肪组织少,胰岛素敏感性基本上在正常水平范围。中心性肥胖更多见于男性,周围型肥胖多见于女性。这种差异是性激素主导的,其他如皮质醇、生长激素等也是重要的调节激素。因此,腰围和腰臀比测量能更好地反映体脂分布情况。

有研究表明,腹腔内脂肪细胞和皮下脂肪细胞对血清总胆固醇和三酰甘油的摄取存在差异,血清总胆固醇的摄取前者约为后者的 2 倍,而三酰甘油则近百倍,进而造成三酰甘油和总胆固醇在腹腔脏器及肌肉中异位沉积,肥大的脂肪细胞在内脏脂肪形成后开始快速脂解,产生大量的游离脂肪酸(FFA),联合过多的三酰甘油进入肝门脉系统。游离脂肪酸的增加,严重阻碍了肝脏摄取胰岛素,导致肝脏糖利用和糖原异生障碍。同时,肝脏摄取胰岛素的减少,直接导致循环中的胰岛素浓度增加,进而导致胰岛素受体的表达下调,产生胰岛素抵抗。过多的FFA 在肌肉中氧化分解则影响肌肉对葡萄糖的利用,从而也形成外周胰岛素抵抗,而长期的高FFA 水平也会造成胰岛 B 细胞功能减退。此外,脂肪组织还可以分泌多种激素、血管活性分子、细胞因子等,这些物质可引发氧化应激、炎症反应。因此,肥胖患者,尤其是中心性肥胖患者,更容易发生 MS。

有大量研究证实,肥胖与高血压存在相关性,是高血压的独立危险因素之一。预防超重和肥胖可防止或延缓高血压的发生。目前,对超重和肥胖导致高血压的可能机制认为:肥胖和高血压均为带有遗传倾向的疾病,一些患者可能同时具有肥胖和高血压的遗传倾向。肥胖患者由于脂肪组织增多,促使心排血量增加,以满足身体需要。还因伴有高胰岛素血症或肾素醛固酮分泌异常,而引起体内水、钠潴留。神经内分泌调节的紊乱,使交感神经肾上腺素能活性增高。细胞膜协同转运功能缺陷,导致 Na^+-K^+-ATP 酶活性异常等。

肥胖常并发血脂代谢异常。肥胖患者常并存胰岛素抵抗,胰岛素抵抗导致脂蛋白脂酶活性降低,使三酰甘油和 VLDL 清除障碍,胰岛素抵抗还可造成 LDL 受体数量减少,使 LDL 清除减少。肥胖常伴有 HDL 浓度下降,使胆固醇转运障碍,引起血胆固醇升高。肥胖时,体力活动的减少也间接地对脂代谢产生不利的影响。

2.胰岛素抵抗(IR)　胰岛素是由胰岛 B 细胞分泌的一种蛋白质激素,是一种多向性分子,是体内唯一的降血糖激素,而且对三大营养物质的代谢也起到调节作用:能促进组织细胞对葡萄糖的摄取和利用,促进糖原合成,抑制糖异生;促进脂肪酸合成和脂肪储存,减少脂肪分解;促进氨基酸进入细胞,促进蛋白质合成。目前有研究证实胰岛素还有抗炎症和抗动脉粥样硬化的作用。

所谓 IR 是指机体组织或靶细胞对内源性或外源性胰岛素的敏感性和(或)反应性降低,因而正常量的胰岛素产生低于正常的生物效应。从作用的靶器官上,可分为肝脏和外周组织(肌肉、脂肪)胰岛素抵抗。在肝脏表现为抑制肝糖原输出的能力减弱;绝大多数胰岛素抵抗是胰岛素和胰岛素受体结合后,信号传导过程发生障碍的结果,主要缺陷包括胰岛素受体的酪氨酸激酶活性下降、胰岛素信号传导的异常、葡萄糖转运减少、葡萄糖磷酸化和糖原合成酶活性减弱等。同时 B 细胞胰岛素信号转导途径发生障碍,影响胰岛素的合成和分泌。在外周组织(肌肉和脂肪)主要表现为胰岛素促进骨骼肌、脂肪组织摄取葡萄糖,并加以利用或储存的能力减弱。因此,机体出现 IR 后,会使脂肪组织的脂代谢、肝脏和肌肉组织的糖代谢发生紊乱,同时还会通过对胰岛素信号转导途径的影响使胰岛素的合成和分泌增加,从而产生高胰岛素血症,长时间的高胰岛素血症,可使胰岛细胞自身产生抵抗,这可能是导致胰高糖素分泌异常、胰岛 B 细胞代偿增生不良、凋亡增加的重要原因。另外,IR 还和原发性高血压、炎症、各种应激反应、饮食诱导的肥胖等相关,但胰岛素抵抗发生的具体原因尚不明确。一般认为,与遗传、环境、生活方式等密切相关。当能量摄入过多,胰岛素抵抗引起脂肪利用和(或)储存障碍,脂肪细胞肥大,内脏脂肪组织聚集与异位分布。胰岛素抵抗还使脂肪组织的脂解作用增强,血循环的游离脂肪酸浓度增高,通过抑制细胞对葡萄糖的摄取和利用,使血糖升高,因此,胰岛素抵抗进一步加重。增高的游离脂肪酸进入肝脏组织后,使其合成促炎性因子增多。同样,血浆游离脂肪酸也影响肌肉组织的葡萄糖、脂肪酸循环。

3.其他 炎症、基因遗传及其他因素(内分泌因素、氧化应激、环境、不良生活方式、宫内营养不良等)。近年来有不少学者提出关于 MS 发病机制的炎症病因学理论,该理论认为在 MS 患者中机体炎症信号通路激活及炎症细胞因子产生异常,而 MS 各组分之间很可能是靠这种低度慢性炎症反应来相互联系的,因此,认为 MS 从某种意义上来说是一种低度全身性炎症状态。炎症导致 IR 的主要分子机制是靶细胞胰岛素受体后信号转导通路的缺陷,炎性因子干扰了胰岛素受体底物(insulin receptor substrate,IRS)/磷脂酰肌醇-3-激酶(phosphatidyl inositol 3 kinase,PI3-K)的信号转导通路。炎症细胞分泌的炎性因子(如 TNF-α)主要是通过诱导 IRS 的丝氨酸磷酸化,阻碍 IRS 正常的酪氨酸磷酸化,导致 IRS 与胰岛素受体的结合能力下降,并减弱 IRS 激活其下游 PI3-K 的磷酸化过程,干扰了胰岛素信号经胰岛素体/IRS/PI3-K 通路下传。其次,进入脂肪组织的炎性细胞可参与脂肪细胞脂代谢的改变并影响后者细胞因子的产生。

也有研究者认为,MS 是集合多种临床表现的复杂表型,属于多基因遗传病。目前至少已经发现 10 余个基因与 MS 中两个或更多组分的遗传易感性相关。但由于对 MS 的定义和理解不同,使得关于 MS 的遗传学研究存在很大的异质性,对 MS 的定义形成统一共识,将有利于更为深入地洞悉遗传因素对 MS 的影响。

另外不良生活方式(如不健康饮食、吸烟、缺乏运动)及宫内营养不良均会不同程度地引起 IR,进而使 MS 发生的可能性增加。氧化应激,运动减少,年龄的增长,内分泌失调如多囊卵巢综合征(PCOS)或睾酮分泌不足也与代谢综合征的发生有关。

(七)治疗

MS 的治疗目标是预防糖尿病和心血管事件的发生。从总体上来说,需要一种能够调节 MS 致病机制的治疗方案,并通过该方案来降低各种危险因素,减少长期代谢紊乱和心血管改变的影响。但是,MS 的机制目前还不清楚,具有针对性的药物还没有出现。所以,应该针对 MS 所包括的各种组分进行治疗,减少相互作用的各种危险因素。根据 NCEP-ATP Ⅲ、美国糖尿病协会(ADA)及中华糖尿病学分会建议,2007 年中国成人血脂异常防治指南等文件,治疗可分为 3 个方面。

1.治疗性生活方式改善 NCEP-ATP Ⅲ强调治疗性生活方式改善为 MS 治疗的基本和首要措施。由于 MS 中的每一种组分都是心血管病的危险因素,它们的联合作用有可能更强,因此,MS 是对一组高度相关疾病的概括性的诊断与治疗的整体概念,进行生活方式的干预(如减轻体重、增加体育锻炼和心理干预),降血糖、调脂和抗高血压治疗都同等重要。所有的治疗都应围绕降低各种危险因素展开,包括有效减轻体重、减轻 IR、良好控制血糖、改善脂代谢紊乱、控制血压等。

2.治疗性生活方式干预 治疗性生活方式干预是 MS 治疗的首要措施。越来越多的科学证据表明,改变生活方式可以预防和延缓 2 型糖尿病及心血管事件的发生。改变生活方式包括科学饮食[主要包括摄入(饮食等)热量与营养成分控制,低脂、低盐,高维生素及高可溶性纤维饮食]、戒烟、减轻体重、身体锻炼、调整情绪、戒烟等措施,可在未来 3 年或 4 年里,在高危人群中减少40%~60%的 MS 发病率。根据 Mekeown 的研究结果,美国糖尿病协会提出在对胰岛素敏感性、葡萄糖和脂质代谢的影响方面,全麦食品远胜于所谓的精米白面。流行病学资料显示,即使不减少膳食中的钠和不降低体重,如果将膳食脂肪控制在总热量的25%以下,不饱和脂肪酸/饱和脂肪酸比值维持在1,连续40d 可使男性收缩压和舒张压下降12%,女性下降5%。定期进行散步、跑步、游泳等大肌群运动,可提高运动耐力与心肺功能。最好1周中至少5d 都进行锻炼,每天锻炼时间至少为累计30min 的中等强度的耐力型运动。运动对MS 患者的高血压、IR 或糖耐量异常或糖尿病、高 TG 血症、低 HDL-C 血症及肥胖也具有预防与治疗作用。美国糖尿病预防方案(Diabetic Prevention Program,1999)和芬兰糖尿病预防研究(Finish Diabetes Prevention Study,2001)中证明坚持每天30min 的运动及控制饮食,坚持2~3年,即使轻度降低体重≥5%,也可使葡萄糖耐量受损(impaired glucose tolerance,IGT)进展为糖尿病的危险下降58%。

3.全面控制各项代谢危险因素　显然,MS 的治疗应以饮食、运动等生活方式改善作为第一位,但是长时间坚持有一定困难,如未能取得预期的效果则应开始药物治疗。此时应针对高脂血症、高血压、糖尿病等主要疾病采用不同的药物。

(1)血脂异常的治疗:MS 的脂质代谢异常,虽以高 TG、低 HDL-C 为特征,但伴有高 LDL-C者也不少。临床上以高胆固醇血症为主时选用他汀类药物,以高 TG 血症为主时选择贝特类药物。他汀类药物为羟甲基戊二酸辅酶 A(HMG-CoA)还原酶抑制药,具有较强的降低 LDL-C作用,并可升高 HDL-C 与降低 TG。除改善脂质代谢的作用外,还有多向性效应,如改善血管内皮功能、抗氧化作用、调节凝血系统、抑制血管平滑肌增生、稳定血小板等作用。贝特类药物为过氧化物酶增殖物活化受体(PPARα)激动药,可降低 TG 和升高 HDL-C,直击 MS 血脂异常靶目标,从而降低 MS 患者的心血管疾病危险因素。

(2)高血压的治疗:2005年 IDF 的 MS 全球共识定义根据美国国家高血压预防、诊断、评价与治疗,联合委员会的第7次报告(JNC Ⅶ)的建议,将血压目标值定为<140/90mmHg,如果患者合并糖尿病则血压目标值定为<130/80mmHg。对高血压前期的 MS 患者,强调非药物治疗防止进展为高血压。而对已患高血压的人群来说,何时启动降压药物治疗需根据危险分层进行个体化治疗,降压目标也需要参照相关的高血压指南。目前各个国家,不同学会制定的高血压指南其降压目标存在一定的差异,包括 JNC Ⅷ也更新了不同人群的降压目标值,其中包括:在≥60岁的一般人群中,收缩压(SBP)≥150mmHg 或舒张压(DBP)≥90mmHg 时起始药物治疗,将血压降至 SBP<150mmHg 和 DBP<90mmHg 的目标值。在<60岁的一般人群中,在SBP≥140mmHg 或 DBP≥90mmHg 时起始药物治疗,将血压降至 SBP<140mmHg 和 DBP<90mmHg 的目标值。在≥18岁的慢性肾脏病(CKD)或糖尿病患者中,在 SBP≥140mmHg 或DBP≥90mmHg 时起始药物治疗,将血压降至 SBP<140mmHg 和 DBP<90mmHg 的目标值。这需要医生在实际的临床工作中个体化对待。

①ACEI 或 ARB:研究表明凡是阻断 RAS 的药物,均可使高血压患者新发生的糖尿病减少,ACEI 或 ARB 为治疗糖尿病合并高血压的首选降压药物。代谢紊乱的过程重点体现在血管结构及功能的异常,ARB 对血管具有较好的保护作用,通过抑制血管紧张素Ⅱ1型(AT1)受体激活血管紧张素Ⅱ2型(AT2)受体,AT2 受体激活后可通过内皮细胞来源的缓激肽及前列腺素的释放进而介导血管扩张药一氧化氮(NO)的生成。高血压患者血管平滑肌增生引起的血管壁增厚,是导致动脉粥样硬化和血管狭窄的重要因素。ARB 能使血管紧张素Ⅱ和内皮素

介导的血管增殖反应减弱从而逆转高血压血管中层肥厚，并使中层厚度与血管腔比值下降，起到血管保护作用。ARB 可激活 PPAR-γ 的配体，诱导 PPAR-γ 的活性，从而达到改善 IR，改善 MS、防治 2 型糖尿病、抗动脉硬化的目的。对于 ACEI 类药物，糖尿病患者心脏病预后预防评估研究（HOPE）证实，心血管高危患者使用雷米普利可使新发糖尿病危险减少 34%。此外，ARB 及 ACEI 均已被证实可降低代谢紊乱者的脑卒中危险。

②钙拮抗药：MS 患者存在血管功能及结构的紊乱，对此类伴有高血压的患者应用钙拮抗药可改善内皮功能、抑制平滑肌增生；另外，钙拮抗药抗动脉粥样硬化的作用与血压降低不平衡，因而其可能具有超越降压的血管保护作用；二氢吡啶类钙拮抗药并不增加 IR，因此，钙拮抗药仍然是血糖异常合并高血压的患者可选择的药物。

③利尿药和 β 受体阻滞药：应用这两类药物治疗高血压常常会加重 MS 患者的代谢紊乱。不断有临床试验证明，噻嗪类利尿药和 β 受体阻滞药都可以减少高血压患者心血管并发症的发生，但同时它们又有明显的不良反应。噻嗪类利尿药和 β 受体阻滞药的联合应用会使血糖更加难以控制，有可能引起 IR、高血糖、血脂紊乱、高胱氨酸血症和高尿酸血症。使用 β 受体阻滞药治疗高血压会使体重增加，加重 MS。因此，噻嗪类利尿药和传统的 β 受体阻滞药对有 MS 的高血压患者而言，都不是最佳的首选降压药物，除非有强烈的适应证。对于 MS 的患者，他们大多是肥胖而且都是盐敏感性的高血压，在首先选择了抑制 RAS 系统的药物后，噻嗪类利尿药可作为第二选择的药物。钙拮抗药致新发糖尿病的比例介于 ACEI/ARB 与利尿药和 β 受体阻滞药之间，如果在使用了 ACEI 或 ARB 两种药物后，血压仍无法降至目标值，可加用钙拮抗药。总之，合并 MS 的高血压治疗性生活方式干预是有益的，目前尚无针对 MS 合并高血压降压治疗的专项研究，故尚没有何种降压药物值得特别推荐或不可使用。

（3）高血糖的治疗：MS 患者大多有高血糖，不一定空腹血糖受损就有餐后血糖异常，非药物治疗是 MS 患者血糖升高的基础。二甲双胍适用于糖耐量受损、早期 2 型糖尿病及肥胖患者，该药抑制肝糖输出，增加肌肉组织对葡萄糖摄取、增加葡萄糖转运子-4（GLUT-4），从而使胰岛素刺激肌肉摄取葡萄糖率提高。在美国糖尿病指南（2002 年）中建议体重指数（BMI）≥ 25kg/m² 的患者，以二甲双胍作为一线降糖药物。另一类降糖药物为 α-葡萄糖苷酶抑制药，该药可延缓小肠对糖的分解、吸收，从而降低餐后血糖。预防 2 型糖尿病的研究（STOP-NIDDM）证实，对糖尿病高危人群给予阿卡波糖，其糖尿病的发病率比一般治疗组减少约 25%。

（4）炎症的治疗：研究认为，亚临床慢性炎症为 MS 的可能发病机制。但直接的进行抑制炎症因子的治疗方法尚未得到认可。目前，抗炎治疗还只是采用间接的方法，比如他汀类药物可以减少这种炎症过程，只需治疗几天或几周即见血中 C 反应蛋白（CRP）下降，且独立于低密度脂蛋白胆固醇（LDL-C）下降。他汀类药物还可减轻血管内皮细胞及单核细胞黏附，降低血液中细胞因子及黏附分子的表达，从而发挥广谱抗炎作用。

（5）高尿酸血症的治疗：高尿酸血症是否纳入 MS 的诊断标准，目前争议还比较大。黄嘌呤氧化酶抑制药，如别嘌醇、立加利仙等药物可抑制尿酸的合成。促尿酸排泄、抑制肾小管对尿酸重吸收的药物如丙磺舒可减低血尿酸水平。贝特类药物如非诺贝特蛋白结合率可达99%，使得血尿酸与蛋白竞争性结合降低，从而使血尿酸从肾小球滤过和排泄增加。

（6）肥胖的治疗：国内外对肥胖的药物治疗意见不一，使用的利弊尚无定论。

（7）改善胰岛素抵抗：MS 大多有 IR，因而有学者主张在减重和运动外，对糖代谢异常的患者可采用胰岛素增敏剂，即过氧化物酶增殖物激活受体-γ（PPAR-γ）激动药（噻唑烷二酮类药物 TZDs)进行治疗。目前日本主要用它来改善 MS 患者的 IR。这类药物能促进胰岛素介导的葡萄糖利用、改善 IR 并降低血糖。其不良反应是可引起重症肝功能损害。TZDs 在 MS 患者糖代谢异常中的作用尚需更进一步研究。

(八)预防

早期预防、早期诊断,可防止 MS 患者 2 型糖尿病和心血管疾病的发生。加强 MS 的宣传教育,无论是在社区还是在医院,都是非常重要的关键环节。通过有效的宣传,使高危人群充分认识 MS 的危害性,树立科学的观念,改变其生活方式、必要时给予药物治疗指导等,从而延缓和防止 MS 的发展。MS 不仅是一种代谢紊乱性疾病,而且还是一个社会问题。MS 的防治需政府、医务工作者、患者及其家属、其他社会力量的相互协作,努力提高我国国民的健康素质。

二、老年与中青年代谢综合征的不同特点

(一)老年代谢综合征

根据 WHO 的定义,年龄>60 岁称之为老年人。国际上通常把 60~69 岁称为低龄老年人,70~79 岁称为中龄老年人,80 岁以上称为高龄老年人。根据全国第六次人口普查数据显示,2010 年 11 月 1 日零时我国 60 周岁及以上人口有 17 759.44 万人,占我国人口比重 13.32%。从城乡分布情况看:城镇 7829.11 万人,农村 9930.33 万人,分别占我国老年人口比重为 44% 和 56%,占城乡人口比重分别为 11.68% 和 14.98%,由此看出农村老龄化较城镇程度更高。60 周岁及以上人口,从东中西三个地区分布情况看:东部地区 7935.44 万人,中部地区 5910.22 万人,西部地区 3913.78 万人。分别占我国老年人口的 45%、33% 和 22%,占东中西部地区人口比重分别为 13.32%,13.22% 和 13.51%,可以显示东中部地区老龄化程度差异不是很明显。

全国老龄工作委员会办公室发布了《中国人口老龄化发展趋势预测研究报告》,这是全国老龄办首次发布关于人口老龄化的报告。报告指出,21 世纪是人口老龄化的时代。中国已于 1999 年进入老龄社会,是较早进入老龄社会的发展中国家之一。中国是世界上老年人口最多的国家,中国的人口老龄化不仅是中国自身的问题,而且关系到全球人口老龄化的进程,备受世界关注。报告认为,21 世纪的中国将是一个不可逆转的老龄社会。从 2001 年到 2100 年,中国的人口老龄化可以分为三个阶段。第一阶段,从 2001 年到 2020 年是快速老龄化阶段。这一阶段,中国将平均每年新增 596 万老年人口,年均增长速度达到 3.28%。到 2020 年,老年人口将达到 2.48 亿,老龄化水平将达到 17.17%,其中,80 岁及以上老年人口将达 3067 万人,占老年人口的 12.37%。第二阶段,从 2021 年到 2050 年是加速老龄化阶段。伴随着 20 世纪六七十年代中期第二次生育高峰人群进入老年,中国老年人口数量开始加速增长,平均每年增加 620 万人。到 2023 年,老年人口数量将增加到 2.7 亿,与 0~14 岁少儿人口数量相等。到 2050 年,老年人口总量将超过 4 亿,其中,80 岁及以上老年人将达 9448 万,占老年人口的 21.78%。第三阶段,从 2051 年到 2100 年是稳定的重度老龄化阶段。2051 年,中国老年人口规模将达到峰值 4.37 亿,约为少儿人口数量的 2 倍。这一阶段,老年人口规模将稳定在 3 亿~4 亿,老龄化水平基本稳定在 31% 左右,80 岁及以上老人占老年人口的比重将保持在 25%~30%,进入一个高度老龄化的平台期。

2008 年中华医学会糖尿病学分会公布的全国 MS 的患病率为 14%(CDS 标准),且随着年龄增长而增加。老年人中 MS 患病率,男女分别为 26.0% 和 34.8%。由于我国的老年人口基

数大,因此这是一组庞大的人群。

随着年龄的增长,代谢性疾病和心血管疾病的风险及发病率均增加。人类年龄在 30~70 岁时,脂肪呈增加趋势,皮下脂肪和肌肉组织则逐渐减少,内脏脂肪增加。此外,增龄可降低线粒体功能。线粒体功能的一系列异常,容易发生代谢性心肌病变,表现为舒张功能异常。线粒体功能异常及脂质在骨骼肌、肝脏和胰腺的堆积,阻碍胰岛素代谢信号和葡萄糖代谢,最终进一步加重线粒体功能异常。肥胖、糖尿病和缺血性心肌病对脂肪酸的摄取和氧化增高,使应激时葡萄糖利用下降,能量和供氧异常,机械效能下降。血脂紊乱是老年人冠心病最重要的预测因素,高 TG 血症伴有低 HDL-C,通常加重胰岛素抵抗,并增加致动脉粥样硬化性小而密的 LDL。人类的增龄伴有外周组织交感神经系统活力增高,包括心脏、肠肝循环及骨骼肌等。交感神经系统活力慢性增高可导致下肢血流和血管电导的降低,动脉血压升高,降低肢体和全身 α 肾上腺素能血管收缩反应,导致压力反射缓冲的异常,血管和心脏对于 β 肾上腺素能刺激的反应降低。这些增龄相关的中枢神经活性,对于心血管系统结构和功能的影响,以及中老年人临床心血管病和代谢性疾病发生的风险有重要意义。

MS 增加心血管病的危险已为众多学者共识,与非 MS 相比其发生心血管病及其死亡风险均增加 2 倍左右。Cankurtaran 等在一项平均年龄为(71.8±6.3)岁、总人口为 1255 例人群中进行的社区横断面调查中发现,MS 患病率为 16.2%(WHO 标准)或 23.8%(NCEP-ATP Ⅲ 标准)。其中 MS 患者和非 MS 者冠心病患病率分别为 38.4% 与 29.5%(P=0.010,WHO 标准),或 35.3% 与 29.6%(P=0.066,NCEP-ATP Ⅲ 标准);而两组人群脑血管事件患病率为 11.3% 与 6.2%(P=0.008,WHO 标准),或 9.9% 与 6.1%(P=0.026,NCEP-ATP Ⅲ 标准)。一项包含 21 个独立研究的荟萃研究表明,MS 和非 MS 者比较,心血管疾病的发病率明显增加,相对危险度(RR)为 1.53,95% 可信区间(95% CI)为 1.26~1.87。其中冠心病 RR 为 1.52,95% CI 为 1.37~1.69;脑卒中 RR 为 1.76,95% CI 为 1.37~2.25。北京市对 2334 例 60 岁以上人群进行横断面调查发现,北京老年人中,特别是老年女性,MS 的患病率相当高;根据新的国际糖尿病联盟(International Diabetes Federation,IDF)诊断标准,MS 患病率为 46.3%,男性 34.8%,女性 54.1%,而 MS 人群中冠心病及脑卒中的患病率比无 MS 的人群明显增高,其中冠心病比值比(OR)为 1.69,脑卒中为 1.58。Butler 等对 70~79 岁 3035 例老年人的 6 年随访观察后发现,70 岁以上老年人具有较高的心血管事件发病风险,而并存 MS 使其风险更加显著。Kawamoto 等指出,MS 与缺血性脑卒中明显相关,并且 MS 各组分中,随着各危险因子的水平增高,缺血性脑卒中的发病风险也相应增高。

老年人 MS 不仅增加心脑血管事件的发病风险,并且有证据表明其对心脑血管病变的严重程度及预后也有不良影响。Nigam 等于 1974—1979 年对经心导管术检查证实或可疑 24 958 例的冠心病患者进行(12.6±5.1)年的长期随访发现,并存 MS 者远期死亡风险更高。一项回顾性分析中指出,冠心病患者中,并存 MS 者冠状动脉往往呈多支病变,且狭窄程度更高。一项 208 例急性脑血管病的患者预后临床分析表明,MS 组的病死率(41.25%)明显高于非 MS 组(10.16%,P<0.01);并且 MS 组出现并发症(包括脑疝、肺部感染、呼吸衰竭、心律失常、心力衰竭、肾功能不全等)均明显高于非 MS 组。MS 对判断老年人的心、脑血管病情,估计预后具有一定的参考价值。Eberly 等在完成一项总样本量为 10 950 例、为期 18 年的多种危险因子干预研究后发现,MS 者 18 年总病死率为非 MS 者的 1.21 倍,其中因冠心病致死率为非 MS 者的 1.51 倍。Eberly 等在样本数为 9677 例、平均随访时间为 12.2 年的随访调查中发现,老年

女性糖尿病并存 MS 患者,心血管死亡率较未并存 MS 者高 2~3 倍。

老年人 MS 的干预措施特别要考虑到老年人生理、心理健康状态的改变和依赖性的增加。所有患者都应该制订个性化的体能活动计划,包括阻力训练,平衡训练,心肺功能训练。对于年龄>70 岁与营养不良的患者应避免过于严格饮食控制。还要考虑到患者的文化教育背景、家人的看护和配合等因素。健康教育内容包括改善生活方式与药物治疗两个方面。改善生活方式有以下几种:①调节情志。老年人自身免疫功能低下,行动不便,加之工作、生活及社会地位的改变,难免会有焦虑、孤寂及对疾病的恐惧感。中医认为"恬淡虚无,精神乃至",利用中医七情理论教育患者保持良好的心情,避免情绪波动,积极克服内心的焦虑及恐惧感,可极大地降低心脑血管意外的发生率。②适当运动。《素问·宣明五气论》曰:"久卧伤气,久坐伤肉。"适当运动,特别是针对老年人的适度、慢速、可持续的有氧运动,有利于减轻体重,减少胰岛素抵抗,增加胰岛素的敏感性,促进肌肉对葡萄糖的利用,以利血糖的控制,改善血脂代谢,有利于减少大血管并发症。③饮食调节。老年人的生理代谢过程较慢,以分解代谢为主,对葡萄糖、脂类代谢消耗降低。根据此特点,老年人应养成清淡、低脂、低糖、高纤维素、高维生素的饮食习惯,并可将中医饮食和药膳内容纳入其饮食结构计划中。④戒烟戒酒。香烟中的有害物质和酒精会使心血管系统负担加重,是心脑血管疾病发生的危险因素,告知吸烟与饮酒的危害,并竭力劝阻其戒除烟酒。

老年人 MS 同样应早诊断、早治疗,防止复发和进一步发展。药物治疗主要针对 MS 各个不同的组分,对老年人要强调以下几点:①药物知识的掌握,老年人服用药物较多,应向患者说明所用药物的治疗作用、服药时间、剂量、方法、特殊药物使用注意事项及可能出现的不良反应。特别是中药易为老年患者所接受,教会老年人正确的煎煮方法、煎药的火候及时间、煎药器皿、服药的次数和时间。②培养基本的自护能力,教会老年人相关的知识与技能,使其具备基本的自护常识。如糖尿病患者学会自己注射胰岛素,脑卒中患者可从事简单的日常生活活动。总之,对老年代谢综合征患者进行健康教育,不但能使 MS 相关知识普及,更能提高老年患者的依从性,使药物治疗起到更好的效果,有利于提高患者的生活质量。

(二)中青年代谢综合征

世界卫生组织定义年龄<44 岁为青年人,45~59 岁为中年人。相对于老年 MS,青中年 MS 有其自身的特点。有研究表明,在青年人中 MS 的发病率不容乐观。在我国,随着经济发展和生活水平的改善,近年来 MS 已呈现高发趋势,尤其是青中年 MS 的发生率正逐年提高。青中年人群超重或肥胖的患病率明显高于老年人群。MS 各组分的患病率存在性别差异,在中年人群中,男性的糖尿病和 MS 的患病率显著高于同龄女性。教育水平也与 MS 的患病率有关,与糖尿病和 MS 的患病率呈负相关。而且随着年龄的增长,代谢异常的数目也逐渐增多。2008年中华医学会糖尿病学分会公布的全国 MS 的患病率为 14%(CDS 标准)。对青中年人群 MS 的患病率调查目前资料不多,有学者调查了青州市城区居住 3 年以上的部分 18~59 岁体检人群,其 MS 患病率为 14.06%,福州市区中青年 MS 的患病率为 14.9%,与全国的 MS 患病率相当,低于老年 MS 的患病率。

MS 患病率随着年龄增长而增高,但增龄趋势有一定的性别差异,年龄<65 岁,MS 患病率男性高于女性,但年龄>65 岁则相反。部分青中年 MS 的发病源头,可追溯到婴儿或儿童期肥胖。当前,我国儿童肥胖发生率不断攀升,由此引发的健康问题也越来越受到人们的关注。研究表明儿童肥胖与 MS 的发病密切相关。儿童期肥胖会提高成人肥胖的危险度,10%~20%的肥胖婴儿将成为肥胖儿童,40%的肥胖儿童将成为肥胖青少年,75%~80%的肥胖青少年将成为肥胖成人。它不仅极大程度地危害着儿童的健康成长,而且还是成人期肥胖、高血压、MS、心血管疾病和糖尿病的重要危险因素。早期干预,减少儿童肥胖的发生,将成人期糖尿病、高血压、心血管疾病的防治提前到儿童期,已成为当今人类公共卫生的焦点。随着肥胖程度的增加,儿童 MS 发生率和各组分异常发生率(如胰岛素抵抗、高血压、血脂异常等)也升高。由于儿童肥胖的流行,成年后相关疾病包括 MS 的患病率也呈上升趋势,应及早诊断并采取干预措施,遏制儿童肥胖和 MS 的发展,从而防止青中年 MS 的发生发展。

MS 是心脑血管病的危险因素。近年来,我国国民生活水平虽逐年升高,但由于卫生知识缺乏和饮食习惯关系,造成生活方式不健康,肥胖的发病率不断增高,随之必然会出现更多的心脑血管事件。目前,国外文献报道了青中年 MS 患者与亚临床动脉硬化密切相关。动脉粥样硬化是一个起始于青少年、发病于中老年、持续的、由轻到重的渐进过程。国内的研究表明,MS 组 IMT 的中位均数为(0.75±0.18)mm,虽未达到临床颈动脉粥样硬化所界定的 IMT 诊断标准(>0.9mm 或 1.0mm),但较对照组已经明显增厚。而 IMT 能很好地预测早期亚临床动脉粥样硬化的发生。已有研究表明,中青年男性冠心病组合并 MS 显著高于对照组,并且≥3 个代谢紊乱者占 55.4%,具有全部 MS 危险因素者显著多于对照组,提示在中青年男性冠心病患者中更多见多种代谢紊乱的聚集,IR 更加突出。Logistic 回归分析显示 MS 是使中青年男性冠心病发病相对危险度增加的独立影响因素。除了冠心病以外,近年来脑梗死发病年龄也出现逐渐年轻化趋势,国内报道的青壮年脑梗死占全部脑梗死的 2.7%~14%。中青年脑梗死患者的病因与老年脑梗死患者不同,曾一度认为炎症性动脉疾病导致的血栓形成和心脏瓣膜病变时附壁血栓产生的栓子与年轻人的脑梗死关系密切。但近几年的研究表明,早发性动脉粥样硬化是中青年缺血性卒中的主要病因之一。Lanzino 等分析了 155 例中青年缺血性卒中的病因,认为早发性动脉粥样硬化是最主要的病因。Chen 等的研究表明,MS 增加缺血性卒中的风险,而且随着 MS 组分的增加,缺血性卒中的风险也随之增加。由于脑梗死可以遗留生活、工作能力障碍,有较高的致残率。而中青年又是社会、家庭的主要力量,所以这部分群体的脑梗死发病应引起足够的重视。

目前研究还认为,代谢综合征中的相关因素参与了相关肾损伤启动和基础肾脏病的进展。Lee 等对大样本非高血压及糖尿病患者群研究发现,非代谢综合征和代谢综合征人群中慢性肾脏病(CKD)患病率分别为 6.2% 和 13.1%。Yang 等对来自中国人群的随访研究显示,伴代谢综合征者发生 CKD 的风险是不伴代谢综合征者的 1.42 倍[95% CI(1.03~1.73)],且代谢综合征组分的数量与 CKD 的发生相关。高丹等进行的郑州市流行病学调查结果显示,代谢综合征组蛋白尿和肾小球滤过率下降发生率均高于非代谢综合征组。Ming 等的研究表明,代谢综合征患者发生 CKD 的风险是非代谢综合征患者的 1.5 倍。

目前,MS 的流行出现了新的趋势,农村与城市 MS 的患病率逐渐趋于一致。近几年农村患病率增速甚至超过城市,城乡之间的差别消失。这可能与改革开放 30 多年来,农村经济发展较快,人们物质生活水平较快提高,但由于农村的卫生健康工作宣传不到位,农村人群的文化教育水平偏低,健康保健意识薄弱,对 MS 认识不足,能量的摄入明显超出正常生理需要,导致多种代谢异常有关。提示 MS 高发有转向农村的趋势,我们在做好城市居民工作的同时不能忽视广大的农村地区。医患双方乃至社会均应提高对总体人群 MS 危害的认识程度,特别是将青中年 MS 患者纳入实施适当干预措施的目标人群,尽早、积极地进行生活方式干预,控制各种危险因素,在早期阶段有效阻抑或中断动脉粥样硬化的启动和进展,以期更好地防范和降低日后心脑血管病事件发生的风险,以利于提高国民素质。

三、血小板抵抗特点、危险因素及监测

血小板活化在止血与血栓形成的过程中起着重要作用,同时也是血栓性疾病的病理生理基础。抗血小板药物治疗作为心脑血管疾病一级预防和二级预防的基石,在临床中的应用越来越广泛。目前使用最多的抗血小板药物包括阿司匹林和氯吡格雷,而通常我们所说的血小板抵抗即指阿司匹林抵抗和氯吡格雷抵抗。

(一)血小板抵抗特点

1.阿司匹林抵抗 阿司匹林是目前使用人群最多、应用指征最广的抗血小板药物,从1899年德国拜耳公司推出至今应用已有百年历史。虽然有各种抗血小板新药的上市,但阿司匹林在抗血小板治疗方面的地位仍举足轻重,其仍然是抗血小板治疗的"金标准"。阿司匹林抗血小板的作用机制是使血小板的环氧化酶-1(COX-1即前列腺素合成酶-1)活化部位附近的529位丝氨酸残基乙酰化,使COX-1失活,减少血栓素A_2(TXA_2)的生成,从而抑制血小板的聚集,减少血栓的形成,减少由于动脉粥样硬化导致的急性心血管事件及脑卒中的发生。

阿司匹林抵抗通常是指患者口服阿司匹林治疗后,其不能在体内导致抑制血小板聚集的生物学效应,从而不能预防动脉粥样硬化的形成与进展,导致心脑血管事件的发生,与未使用阿司匹林者无异。根据阿司匹林在体内的生物学作用机制,其作用靶点是血小板的环氧化酶(COX-1),通过检测TXA_2的生成和依赖于血栓素的血小板功能可以评估阿司匹林对血小板的抑制效应,同时可以鉴定阿司匹林抵抗患者。在发生率方面,目前相关研究表明,在规律服用阿司匹林的患者中,真正的阿司匹林抵抗发生率不足5%。

导致阿司匹林抵抗的原因众多,目前认为临床用药依从性差是阿司匹林抵抗发生的主要原因。其次,药物间相互作用,如非类固醇抗炎药和质子泵抑制药,以及高龄、肥胖、吸烟、高血压、心力衰竭等均可降低阿司匹林的吸收,从而使阿司匹林抵抗的发生率增高。

2.氯吡格雷抵抗 国内外指南规定,急性冠状动脉综合征和冠状动脉支架置入术(PCI)后的患者需联合阿司匹林与氯吡格雷抗血小板治疗,从而降低复发心血管事件的概率。CREDO、CLARITY、COMMIT等研究也均表明氯吡格雷可以降低心血管病患者的心血管事件发生的风险。目前研究表明,部分患者在接受氯吡格雷治疗时表现为对氯吡格雷的低反应或者无反应,从而使心血管事件发生的风险增加,此被称为"氯吡格雷抵抗"。Gurbel等通过研究将基线水平与治疗后的血小板凝集差异≤10%定义为"氯吡格雷抵抗",Müller等通过测定治疗后血小板凝集的抑制率(IPA)来定义氯吡格雷的反应性,IPA<10%、10%~30%、>30%被分别定义为无反应、低反应及反应正常。

氯吡格雷是一种药物前体,其经过生物转化形成的硫醇衍生物与位于血小板上的二磷酸腺苷(ADP)受体P2Y12不可逆结合,阻止二磷酸腺苷对腺苷酸环化酶的抑制作用,促进血管扩张药刺激磷蛋白(VASP)的磷酸化,从而抑制纤维蛋白原受体GpⅡb/Ⅲa的活化,起到抑制血小板聚集的作用。因此,在氯吡格雷作用过程中,包括与ADP受体结合、VASP的磷酸化、抑制GpⅡb/Ⅲa活化,以及调控系统细胞色素P450同工酶的变异都可能会影响氯吡格雷的作用,使血小板对其反应下降,从而导致氯吡格雷抵抗。

（二）血小板抵抗的危险因素

导致阿司匹林抵抗的原因众多，目前公认的一些原因包括吸烟、肥胖、年龄、高血压、糖尿病、代谢紊乱等。当合并这些因素时，将导致阿司匹林的抗血小板作用减弱，增加血管事件的发生率。

阿司匹林抵抗的危险因素主要见于上述原因，目前对于氯吡格雷抵抗的研究较为深入，除了上述的一些原因外，在笔者的前述研究报道中已认为药物间的相互作用、ADP 受体 P2Y12 的变异、细胞色素 P450 同工酶系统的变异是目前研究氯吡格雷抵抗的焦点。

药物间的相互作用主要见于质子泵抑制药与他汀类药物。质子泵抑制药在肝脏通过细胞色素 P450 同工酶系统代谢，主要由 CYP2C19、CYP3A4 介导。因此，质子泵抑制药与氯吡格雷联合使用可能会降低氯吡格雷的抗血小板活性，导致氯吡格雷抵抗，从而增加复发性心血管事件。但不同的质子泵抑制药作用程度不同，泮托拉唑和埃索美拉唑对氯吡格雷的影响较小，奥美拉唑、雷贝拉唑、兰索拉唑对氯吡格雷抗血小板活性的抑制作用较大。他汀类药物中，阿托伐他汀、洛伐他汀、辛伐他汀、西立伐他汀通过 CYP3A4 代谢，可能竞争性抑制氯吡格雷的代谢活性。相比之下，普伐他汀不经过细胞色素 P450 系统代谢，因而不会影响氯吡格雷的抗血小板活性。

ADP 受体 P2Y12 的变异主要见于其不同的基因亚型的影响。相关研究表明，P2Y12 基因型的 H2、C 型、A 型亚型基因携带者其血小板的活性增高，且对抗血小板药物的反应性较低，从而增加血栓风险。

细胞色素 P450 同工酶中 CYP2C19 的亚型基因变异也将导致血小板抵抗。CYP2C19 * 2、CYP2C19 * 3A 亚型基因携带者可影响其对氯吡格雷的反应性，是心肌梗死、支架内血栓等心血管事件的独立预测因子。

（三）血小板抵抗的监测

血栓弹力图（thrombelastography，TEG）是目前监测血小板抵抗的最常用方法。通过 TEG 方法检测阿司匹林及氯吡格雷的血小板聚集率，当花生四烯酸诱导的血小板抑制率≤50%，为阿司匹林抵抗，当二磷酸腺苷诱导的血小板抑制率<30% 为氯吡格雷抵抗。

其他的一些监测方法还包括血小板反应指数、CYP2C19 基因型的检测等在临床中也有应用。通过这些监测方法，一方面可以在制定抗血小板治疗策略前为我们提供参考，提前去除血小板抵抗因素。另一方面，在一些不明原因的血栓事件中为诊断提供线索，及时调整治疗方案进行干预，最终降低血小板抵抗的发生率，减少血栓事件。

四、肥胖与心血管疾病

据目前统计，全球总人口中有 12 亿人属于肥胖，占总人口的近 20%，并且世界卫生组织预测在将来的 15 年间肥胖人群将急剧增长。而目前我国的统计数据为 14.7% 的中国人体重超标，2.6% 的中国人属于肥胖。早在 20 世纪末，世界卫生组织正式确认肥胖是一种疾病，并认为肥胖症将成为全球首要的健康问题，尤其是肥胖与心血管疾病的发生发展密切相关。

（一）肥胖的定义

目前对于肥胖的诊断是通过计算体重指数[BMI，BMI＝体重（kg）/ 身高（m）^{2}]来定义的，体重指数（BMI）值 ≥24 为中国成人超重的界限，BMI 值 ≥28 为肥胖的界限。

（二）肥胖与高血压

肥胖患者易发生高血压，而高血压患者中大部分都合并肥胖。每增加 10kg 体重可使收缩压升高 3mmHg（1mmHg = 0.133kPa），舒张压升高 2.3mmHg。目前研究认为肥胖导致高血压发生的机制包括：①肥胖患者血容量增加，直接导致其血流动力学影响；②肥胖患者肾小球滤过率及重吸收功能亢进，进一步导致水钠潴留；③肥胖患者的肾素-血管紧张素系统（RAS）功能及交感神经系统激活；④胰岛素抵抗的发生率增加；⑤肥胖患者颈部脂肪沉积，导致咽喉狭窄，多合并阻塞性睡眠呼吸暂停综合征，是高血压发生的危险因素；⑥肥胖患者血中瘦素浓度增加，高瘦素血症可能引起高血压。

此外，目前还有研究认为肥胖是造成微循环障碍的重要原因，而动物实验表明微血管功能障碍是高血压的原因，微血管功能障碍多发生在高血压早期。高血压可引起微血管稀疏化，微血管稀疏化及重建可致外周阻力明显增大，血压升高，由此造成高血压患者的恶性循环。肥胖与微血管功能有独立相关性，首先在肥胖的动物模型中，氧化应激是微血管功能障碍发生的重要机制；其次，肥胖易导致血管慢性炎性反应及血中游离脂肪酸持续增多，从而影响微循环功能。

在肥胖与高血压相关性的众多研究中，包括一些荟萃分析结果，均提示肥胖与高血压的发生有关，并且随着体重的增加，高血压的发生率亦有明显增加。

（三）肥胖与血脂代谢

血脂代谢异常的特点是血清三酰甘油、总胆固醇、低密度脂蛋白（LDL）升高及高密度脂蛋白（HDL-C）降低，且在致动脉粥样硬化进程中起到重要作用。其中 LDL 升高是导致动脉硬化的重要因素，其经血管内皮进入血管壁内，在内皮下滞留的 LDL 被修饰成氧化型 LDL（ox-LDL），通过被巨噬细胞吞噬形成泡沫细胞，泡沫细胞不断增多、融合，构成了动脉粥样硬化斑块的脂质核心，这是形成动脉粥样硬化的基础，也是动脉粥样硬化形成过程中慢性炎症反应的始动和维持的基本要素。

肥胖人群的血脂异常的特点是：三酰甘油（TG）升高，极低密度脂蛋白胆固醇（VLDL-C）升高，易形成小而密的低密度脂蛋白胆固醇（LDL-C），高密度脂蛋白胆固醇（HDL-C）水平降低。肥胖患者易出现血脂代谢异常的病理生理机制包括：①肥胖患者多半伴有胰岛素抵抗，胰岛素抵抗时脂肪组织更趋向于代谢分解，造成游离脂肪酸水平增高，刺激肝脏合成 TG 和胆固醇酯增多，后二者进一步促使肝脏装配及分泌 VLDL-C。同时脂蛋白酶（LPL）活性减弱，TG 和 VLDL-C 的水解酶活性下降，导致二者清除减少而血脂明显升高。②肝胆固醇酯转运蛋白（CETP）活性增强，促进 VLDL-C 中的 TG 和 LDL-C 中的胆固醇酯进行交换，导致富含 TG 的 LDL-C 增多，在肝脂酶的作用下分解其中的 TG，形成小而密的 LDL-C，这种 LDL-C 氧化易感性强，不易被 LDL 受体所识别，而易被单核-巨噬细胞所吞噬形成泡沫细胞，并且对血管壁有细胞毒性作用，增加白细胞趋化性，促进动脉粥样硬化（AS）的发生。③在 CETP 作用下，VLDL-C 中的 TG 和 HDL-C 中的胆固醇酯进行交换增加，HDL-C 中增多的 TG 很容易被肝脂酶及 LPL 水解，引起 HDL-C 颗粒变小，即由大而低密度的 HDL2 生成小而密的 HDL3，后者易被肾脏清除，造成 HDL-C 水平下降。HDL-C 这种量和结构的改变将导致 HDL 把胆固醇由外周组织转运到肝脏代谢的"逆向转运能力"下降，从而不能有效地防止动脉硬化。

肥胖可以导致血脂异常，同样减轻体重可以使患者在血脂代谢方面得到控制。Dattilo 等研究表明：体重每减轻 1kg，可以使总胆固醇降低 0.05mmol/L，低密度脂蛋白胆固醇降低

0.02mmol/L,三酰甘油降低0.015 mmol/L,高密度脂蛋白胆固醇升高0.007mmol/L。上述降低均具有统计学意义。Wadden等认为体重减轻5%～10%,可以使血脂长期稳定于较低水平,而不会出现反弹。

(四)肥胖与动脉粥样硬化

通过前面对肥胖与高血压、血脂代谢、胰岛素抵抗等关系的探讨,我们知道肥胖与动脉粥样硬化的进展密切相关,肥胖可以导致全身动脉硬化,尤其是冠状动脉粥样硬化,从而导致冠心病的发生,特别是早期冠心病的发生率增高。

冠心病主要是由于冠状动脉粥样硬化,斑块形成,冠状动脉管腔狭窄,而导致心肌缺血的疾病。肥胖患者的更多的胰岛素抵抗,更多的糖脂代谢紊乱及高肿瘤坏死因子 α(TNF-α)血症、瘦素抵抗,PPARγ系统无活性性与冠心病的发生,特别是斑块的进展密切相关。

目前我国的一项肥胖与冠心病关系的荟萃分析表明,BMI $\geqslant$ 25kg/m^2是冠心病的危险因素,腹部肥胖成为冠心病的重要危险因素。最近Costanzo P等的一项研究认为,超重或者肥胖的2型糖尿病患者其因心血管事件再入院的发生率更高,并且肥胖患者的心血管病死率更高。而在一项肥胖与冠心病严重程度的研究中,Parsa AF等发现以Syntax和Duke评分来评估冠心病的严重程度时,BMI与其呈负相关,间接说明,肥胖与冠心病的严重程度无关,并且另外一些研究也说明肥胖不会直接导致冠状动脉的复杂病变,与冠状动脉介入术中的慢血流、无复流等并发症无关,相关肥胖患者的血管并发症发生率相对更低。

综上所述,对于肥胖与冠心病的关系,我们认为肥胖由于其对血脂、血糖代谢,胰岛素抵抗,高血压的影响,可以加快动脉粥样硬化的进程,使得冠心病的发生提前,但是其与严重冠心病的发生并无关系。

五、糖尿病与心血管疾病

(一)血糖管理

糖尿病患者达到良好的血糖控制可延缓糖尿病微血管并发症的发生、发展,早期良好的血糖控制对大血管病变具有长期的保护作用(代谢记忆效应)。根据对于血糖控制获得的风险与收益的综合评估,对患者进行分程管理。HbA1c是反映长期血糖控制水平的主要指标之一。餐前血糖控制目标一般在4.4~7.2mmol/L,餐后2h血糖<10mmol/L。对于大多数非妊娠糖尿病成人,HbA1c合理控制目标应小于7%;对于预期寿命较短、已有显著的大血管或微血管并发症、频繁发作低血糖的患者,应放松对HbA1c的控制目标,HbA1c目标小于8%也被认为是适当的。对病程较短、预期寿命长、无明显心血管疾病患者,应更加严格地控制血糖,HbA1c目标可小于6.5%。

(二)糖尿病合并心血管疾病患者的血糖管理

心血管疾病是糖尿病患者最重要的死亡原因,对于新诊断的2型糖尿病患者,更加严格地控制血糖能降低长期心血管疾病的发生率。但对于一些病程较长的2型糖尿病患者,尤其是已经合并心血管疾病者,较严格的血糖控制并不一定能降低心血管事件的发生,甚至可能增加心血管疾病的死亡率。对于那些糖尿病病程较长、经常低血糖发作、严重心血管疾病、高龄患者可能较宽松的血糖控制目标更为合适。

(三)糖尿病合并心血管疾病的血糖管理的策略和路径

2型糖尿病是一种进展性的疾病,随着病程的延长,胰岛功能逐渐衰退,血糖进行性升高,控制血糖的治疗强度随之增加。生活方式改变是糖尿病治疗的基石,需贯穿治疗的始终。如生活方式的干预不能使血糖控制达标(HbA1c>7%),需及时启动药物治疗。首选药物是二甲双胍,其主要的药理作用是通过抑制肝葡萄糖输出,改善外周组织胰岛素的敏感性、增加葡萄糖的摄取和利用而降低血糖。二甲双胍治疗可减轻体重,改善血脂谱,单独使用不导致低血糖,并与主要心血管事件显著下降相关。二甲双胍主要不良反应是胃肠道反应,禁用于肾功能不全、肝功能不全、严重感染、缺氧或接受大手术的患者。若肾功能正常,病情稳定的心力衰竭患者可应用二甲双胍,但病情不稳定者或住院治疗的心力衰竭患者不宜应用二甲双胍。如单独使用二甲双胍治疗血糖,为达标,可加用其他种类的降糖药物,包括磺脲类、格列奈类、α-葡萄糖苷酶抑制药、噻唑烷二酮类、DPP-Ⅳ酶抑制药。基线 HbA1c≥9.0% 的患者,可以使用两种降糖药物或胰岛素治疗。噻唑烷二酮类药物罗格列酮和心力衰竭风险增加有关,禁止用于纽约心功能分级 Ⅱ 级异常患者。近年来发现,罗格列酮可增加糖尿病患者的心血管事件,现今使用受到严格限制。

(四)血压管理

高血压是糖尿病常见的并发症和伴发病之一,门诊就诊的 2 型糖尿病患者30% 合并高血压,高血压通常是 2 型糖尿病患者多种心血管危险因素之一,控制高血压可显著降低糖尿病并发症发生、发展的风险。

1.**高血压筛查**　糖尿病患者每次就诊时均应测量血压;发现血压增高者应择日再量,以明确高血压的诊断。

2.**血压目标**　糖尿病患者的血压应降至 140/90mmHg 以下,部分患者(如年轻患者),如能耐受,可考虑降至 130/80mmHg 以下。

3.**降压治疗**　血压高于 120/80mmHg 时应建议患者通过生活方式干预控制血压;血压超过 140/90mmHg 者,应在改善生活方式基础上开始药物治疗;糖尿病患者血压≥160mmHg 必须启动药物治疗。

4.**生活方式调整**　高血压患者生活方式调整包括减重(如超重或肥胖),减少食盐摄入,增加钾摄入,加强体育锻炼。

5.**降压药物治疗**　ACEI 或 ARB 为首选药物。联合治疗推荐以 ACEI 或 ARB 为基础治疗方案,可以联合钙拮抗药、吲达帕胺类药物、小剂量噻嗪类利尿药、小剂量选择性 β 受体阻滞药;应用 ACEI/ARB 过程中,需注意监测血肌酐、肾小球滤过率及血钾水平变化。降压治疗获益主要来源于降压治疗本身。

(五)血脂管理

2 型糖尿病患者常见的血脂紊乱是三酰甘油升高及 HDL-C 降低,与糖尿病患者发生心血管病变相关。大量的研究证明,他汀类药物通过降低总胆固醇和 LDL-C 水平,显著降低糖尿病患者大血管病变及死亡风险。

1.**血脂筛查**　初次诊断糖尿病的成年患者应检测血脂,此后每1~2 年定期检测;接受调脂药物治疗的患者,可以根据需要增加检测次数。

2.**血脂异常的治疗**　生活方式干预是治疗血脂异常的基石;进行调脂治疗时,应以降低LDL-C 为首要目标。年龄<40 岁且无其他 CVD 危险因素者,不建议给予他汀治疗;年龄<40岁但伴有其他危险因素(LDL-C≥2.6mmol/L、高血压、吸烟、超重/肥胖),在生活方式干预的基础上,考虑给予他汀治疗,治疗目标<2.6mmol/L;已确诊 CVD 者应接受高强度他汀治疗,

LDL-C 控制目标<1.8mmol/L。年龄>40 岁并有一个或多个心血管的危险因素,LDL-C 控制目标<2.6mmol/L;在他汀治疗基础上联合应用其他降脂药物(他汀/贝特、他汀/烟酸)不能带来更多心血管获益,故不建议常规应用;妊娠妇女禁用他汀类。对于以三酰甘油升高和高密度脂蛋白胆固醇降低为主要表现者,应强化生活方式干预并加强血糖控制;三酰甘油高于5.7mmol/L 时需检查是否为继发性血脂异常并考虑启动药物治疗,降低急性胰腺炎风险。

(六)抗血小板治疗

糖尿病的高凝状态是发生大血管病变的重要原因,阿司匹林能有效预防卒中、心肌梗死等心脑血管疾病,CVD 风险增高(10 年风险>10%)的糖尿病患者应考虑应用阿司匹林(75～150mg/d)进行 CVD 一级预防。一般包括:男性>50 岁或女性>60 岁且伴有至少一项其他主要危险因素者(CVD 家族史、高血压、吸烟、血脂紊乱、微量蛋白尿)。不建议 10 年 CVD 风险<5% 的糖尿病患者(例如男性<50 岁或女性<60 岁且不伴有其他主要 CVD 危险因素者)应用阿司匹林。10 年风险为 5%～10% 的糖尿病患者需要根据临床情况判断是否应用阿司匹林。所有确诊 CVD 的糖尿病患者均应服用阿司匹林进行二级预防,不耐受阿司匹林者用氯吡格雷(75mg/d)替代。急性冠状动脉综合征者应考虑进行为期 1 年的双联抗血小板治疗。

六、胰岛素抵抗与心血管疾病

正常人血糖能控制在一定范围内,保持血糖动态平衡。体内血糖水平直接受胰岛素和胰高血糖素及胰岛素对抗激素的影响。胰岛素降低血糖的主要机制包括抑制肝脏葡萄糖产生、促进内脏组织对葡萄糖的摄取、促进外周组织(骨骼肌、脂肪)对葡萄糖的利用。胰岛素抵抗指胰岛素的生物学作用在机体内未得到充分发挥,胰岛素作用的靶器官(肝、肌肉、脂肪)对于胰岛素敏感性降低。

评估胰岛素抵抗的"金标准"是高胰岛素正常血糖钳夹技术。具体做法是静脉同时输入葡萄糖和胰岛素,使体内胰岛素达到一定浓度,调整葡萄糖的输入速度,血糖稳定在 80～90mg/dl,称为稳态。稳态时葡萄糖的代谢与输入达到平衡,葡萄糖输入量越大表明机体胰岛素敏感性越高。血浆胰岛素浓度接近 100mU/L 时维持血糖所需要的外源性胰岛素浓度不足150mg/(m² · min)称为胰岛素抵抗(IR)。但这种测定方法由于需要专用设施,且昂贵、费事,极难在临床开展。一般来说空腹血浆胰岛素水平不应高于 15mU/L,空腹高胰岛素可被认为是胰岛素抵抗的标志。

(一)胰岛素抵抗与冠心病

IR 与动脉粥样硬化的发生有密切的关系,2 型糖尿病或代谢综合征患者常有胰岛素抵抗及高胰岛素血症伴发冠心病。

1.脂毒性 IR 个体中,胰岛素抑制脂肪分解的活性降低,血浆 FFA 增多,高浓度的 FFA 能促进三酰甘油合成及其在内皮细胞中沉积。FFA 浓度增加加重 IR,而 IR 又进一步升高 FFA,二者形成恶性循环。由 FFA 诱导的核因子 κB 的激活可介导内皮细胞损伤,促进动脉粥样硬化形成。内脏脂肪过多是导致代谢综合征各组分的重要原因,内脏脂肪较易脂解,其释放出的FFA 通过门脉系统进入肝脏,降低胰岛素的清除、增加脂质合成,导致外周高胰岛素血症和高脂血症。

2.糖毒性 高血糖相关的多元醇通路活性增加、晚期糖基化终末产物形成增加、蛋白激酶C 激活、己糖胺通路活性增高参与血管病变过程。高血糖还可诱导内皮细胞凋亡并增加细胞间黏附分子、E 选择素和白细胞介素-6 的表达,从而引起血管内皮功能障碍。高级糖基化终末产物(advanced glycation end products,AGE)主要通过交联与受体相互作用、增加氧化应激及免疫系统途径来发挥毒性作用。己糖胺生物合成途径是高血糖症致 IR 的另一重要机制,谷氨酸果糖-6-磷酸氨基转移酶是此途径的限速酶,其过度表达可使转基因鼠发生 IR。高血糖症可增加内皮细胞的氨基己糖生物合成途的流量,增加转化生长因子 β 和纤维蛋白溶解原激活物抑制药的表达,从而导致血管并发症的发生。PKC 途径激活导致糖尿病血管组织多种细胞和功能异常,包括血管通透性、ECM 合成、平滑肌收缩、细胞生长、分化和新生血管生成。

3.炎症　代谢综合征有关的代谢病理变化伴有慢性、亚临床、低度炎症反应,产生的异常细胞因子、急性期反应产物增加并激活炎症信号通路,导致胰岛素抵抗,并直接参与动脉粥样硬化发生的全过程。炎症参与动脉粥样硬化形成及其并发症的全过程。首先血管内皮细胞功能障碍,在长期血脂异常等危险因素作用下,LDL-C 通过受损的内皮进入管壁内膜,硬化修饰成低密度脂蛋白胆固醇,对动脉内膜造成损伤。血管内皮通透性增加、单核细胞从内皮细胞之间移到内膜下成为巨噬细胞。巨噬细胞吞噬低密度脂蛋白胆固醇,形成泡沫细胞,形成最早的粥样病变脂质条纹。巨噬细胞能合成与分泌很多生长因子和炎症介质,包括血小板来源生长因子、成纤维细胞生长因子、肿瘤坏死因子、白细胞介素-1。同时平滑肌细胞从中膜向内膜移行和增殖、血小板在血管壁黏附和聚集。泡沫细胞持续堆积、坏死,释放脂质形成无结构的坏死中心,平滑肌细胞增殖形成纤维帽。在生长因子和促炎症介质作用下,脂质条纹转变为纤维脂肪病变和纤维斑块。

胰岛素抵抗的新理念提出,粥样硬化斑块病变内的巨噬细胞、平滑肌细胞和内皮细胞存在胰岛素信号转导通路的缺陷,在动脉易损斑块的进展中起核心作用。

(二)胰岛素抵抗与高血压

IR 是 2 型糖尿病和高血压发生的共同病理生理基础,流行病学研究显示,IR 是原发性高血压的独立危险因子,至少有 50% 的高血压患者存在 IR。高胰岛素血症使肾脏水钠重吸收增加。IR 可导致代偿性的高胰岛素血症,而高浓度的胰岛素可直接作用于肾近曲小管。3 型 Na^+-H^+ 转运体(NHE3)是位于近曲小管上皮细胞上的一种转运体,在近曲小管对钠的重吸收过程中发挥重要作用。研究认为胰岛素通过磷脂酰肌醇 3 激酶(P13K)途径,促进 NHE3 mRNA 的表达,使近曲小管上皮细胞对钠的重吸收增加。

高胰岛素血症促进交感神经系统活性亢进。酪氨酸羟化酶是去甲肾上腺素合成过程中的限速酶,而高浓度胰岛素增加酪氨酸羟化酶的活性,因此,IR 时血去甲肾上腺素水平升高,直接增强交感神经活性,导致高血压。

动物研究发现,IR 个体中脂肪组织的炎性反应及氧化应激增强,造成脂肪组织血管紧张素原合成增多,肾素-血管紧张素-醛固酮系统(RAAS)被激活,导致血压升高。

IR 个体细胞膜 Ca^{2+}-ATP 酶活性下降,细胞内钙水平升高,特别是血管平滑肌细胞内 Ca^{2+} 水平升高,使兴奋-收缩耦联增强,血管收缩,促使外周血管阻力增强,血压升高。

IR 时,血管内皮细胞的生物学效应削弱,造成血管内皮损伤,从而影响内皮依赖的血管扩张,导致血压升高。

高胰岛素水平可使动脉壁中膜平滑肌细胞大量增生引起动脉内膜和中层增殖,从而促进动脉粥样硬化的发生,动脉弹性减退,从而使血压升高。

七、高血压与心血管疾病

高血压是严重威胁人类健康的公共卫生问题,在不同的人群和种族之间,高血压的流行情况表现出高度异质性。此外,高血压也是心血管相关疾病最主要的危险因素之一,血压越高,发生心肌梗死、冠心病、脑卒中等疾病的风险越高。因此,高血压及其并发症给个人、家庭、社会造成了沉重的经济负担,全面了解我国人群高血压患者的流行现状及血压升高对心血管相关疾病的影响有助于更好地控制高血压。

(一)高血压的流行现状

2002 年在全国 30 个省、市、自治区 18 岁以上人群中抽样调查了272 023人,其中高血压患者51 140例,患病率为 18.8%。2010 年一项包括 140 个研究(每个研究观察人数均在 1000 人以上)的荟萃分析结果显示,我国 15 岁以上人群中,高血压患病率为 23.33%。按 2006 年我国人口的数量与结构估算,我国目前约有 2 亿高血压患者,相当于每 10 个成年人中就有 2 人是高血压患者,约占全球高血压总人数的 1/5。

2008 年,世界卫生组织(WHO)估计我国 25 岁以上人群高血压粗患病率为 27.3%,与全球各国 2008 年 WHO 估计的高血压粗患病率比较,我国人群的高血压粗患病率处于亚洲中上水平,高于韩国(16%)、加拿大(17.4%)、美国(18.0%)、澳大利亚(21.4%)、新西兰(21.6%)、日本(26.7%)等亚洲、美洲和大洋洲的高收入国家,也高于同属于中等偏下收入水平的印度(21.1%),但低于英国(27.7%)、法国(27.7%)、德国(31.5%)、意大利(31.1%)等欧洲高收入国家。

2002 年在全国 30 个省、市、自治区 18 岁以上人群中进行的抽样调查结果显示,我国高血压患者的知晓率、治疗率和控制率分别为 30.2%、24.7% 和 6.1%。2008 年,利用 2007—2008年国家卫生计生委(2013 年前称卫生部)中央补助地方慢病综合干预与控制项目,对我国 13个省(市)项目点数据中 40 504 名城市居民进行调查,结果显示城市高血压标化知晓率为53.61%。在政府及企事业单位职工中,高血压患者治疗率可达 51.7%,控制率可达 25.7%。在规范管理的社区和三甲医院门诊,高血压控制率可达到 65% 左右。由此可知,近年来,经过全社会的共同努力,高血压患者的知晓率、治疗率和控制率有明显提高,尤其是接受规范管理的高血压患者,但大多数人群中仍低于美国 2004 年时高血压患者的知晓率(71.8%)、治疗率(61.4%)和控制率(35.1%),我国人群高血压患者的知晓率、治疗率和控制率有待于进一步的提高。

此外,我国人群高血压患者的知晓率农村(22.5%)低于城市(41.1%),男性(68.20%)低于女性(74.79%),经济欠发达地区低于较发达地区(东、中、西部地区居民高血压知晓率分别为 72.9%、72.44% 和 70.63%)。随着年龄增长,高血压患者的知晓率增加(18~44 岁、45~59岁和 60 岁以上年龄组高血压知晓率分别为 44.85%、66.42% 和 79.83%);文化水平较高者高血压知晓率也较高(文盲、半文盲、小学、初中、高中或中专、大专及以上文化程度高血压知晓率分别为 68.99%、77.18%、73.61%、75.48% 和 72.90%);有高血压家族史的居民高血压知晓率为 82.88%,无高血压家族史者为 66.50%。

(二)高血压在 MS 中的重要地位

血压、血脂及血糖等的综合异常构成了 MS。这些心血管疾病的单一危险因素,常聚集出现在同一个体中,使患心血管疾病的风险大为增加。研究表明,高血压前期与代谢综合征存在密切相关。我国一项 5265 人未曾进行降压治疗的中年人群的 6 年随访研究表明,血压正常高值者进展为高血压的概率是血压正常者的 4 倍。Cordero 等研究表明,高血压前期伴有胰岛素抵抗。国内外多项研究发现,高血压前期已合并有血脂及血糖等变化。Kim 等研究发现,众多诱发高血压的因素使前期人群易合并代谢综合征的风险加大。因此,重视 MS 的早期防治也是防治心血管疾病的内容之一。原发性高血压和 MS 的发病机制较为复杂,虽然目前的研究并没有将 MS 各组分与高血压的关系阐述清楚,但是部分证据显示,MS 各异常代谢成分可能部分参与了高血压的发生,而且 IR 是二者的重要中心环节。

1.血糖异常与高血压　高血压与血糖异常是目前最常见的心血管危险因素。研究显示,糖尿病患者中有 65%~70% 伴有高血压。糖尿病高血压研究表明,45 岁左右的 2 型 DM 患者中 40% 伴有高血压,而 75 岁左右的 DM 患者中高血压患病率高达 60%。在糖尿病患者中,高血压患病率是非糖尿病的 1.5~2.0 倍。高血糖、高胰岛素血症(HIS)、一氧化氮(NO)、一氧化氮合酶(NOS)、钙及甲状腺/甲状旁腺功能异常等可能参与了血糖异常患者高血压的发生。

反过来,血压水平升高也极易并发糖代谢异常,可增加糖尿病发病风险。而且高血压是糖尿病病情进展的强预测因子,50% 以上的高血压患者同时伴有 IR 或 2 型糖尿病。研究表明,高血压患者的 2 型糖尿病发生率是血压正常受试者的 2.5 倍,糖尿病罹患高血压是无糖尿病患者的 2 倍,说明高血压和糖尿病有密切的相关性,也提示二者可能为并发疾病,且相互加剧恶化。与血压正常的糖尿病患者比较,高血压使糖尿病 CVD 发生率高达 75%。对 661 例军队高血压疗养员进行调查,结果显示,高血压患者的糖尿病患病率为 14.37%。意大利 30 家医院门诊的 1397 例高血压患者中,244 例为糖尿病患者,糖尿病患病率 17.5%。李光伟等对非糖尿病患者随访观察 6 年后,发现 2 型糖尿病发病率与基线血压呈正相关,将收缩压进一步作为五分变量组,结果显示收缩压均值从 98mmHg 升至 162mmHg 时,6 年糖尿病发病危险增加 3.1 倍,均值升至 134mmHg,糖尿病发病危险也升高 2.6 倍。杨晨等对 777 例高血压患者平均随访 6 年后,糖尿病累积发病率为 4.76%,且糖尿病发病率随着收缩压和舒张压的增加而上升。

胰岛素抵抗(IR)、高胰岛素血症引起血压升高的机制有:①增加交感神经的活性,使心排血量及外周血管阻力增加,肾脏钠、水潴留,使血压升高;②刺激小动脉平滑肌增生,使动脉内膜增厚,阻力增加,血压升高;③促进肾小管对钠、水的重吸收或通过 RAS 系统活性增高,间接促进肾小管对钠、水的重吸收导致血容量增加,血压升高。

高血压反过来也可加重 IR,其可能的机制有:①高血压患者存在血管结构异常,从而影响胰岛素(IS)或底物向靶组织运输,在能量需要无变化的情况下,胰岛素抵抗是灌注/代谢不协调的表现。②高血压时肾小球对 IS 的清除率降低,使 IS 水平升高。③高血压患者交感兴奋性增加,局部儿茶酚胺浓度升高,使 IS 敏感性下降。④高血压时脂肪组织对 IS 的敏感性减低。⑤骨骼肌糖摄取异常,骨骼肌是葡萄糖氧化利用的主要器官,其通过毛细血管摄取和利用葡萄糖。正常的骨骼肌断面被许多开放的毛细血管围绕,而高血压患者骨骼肌此结构被打破,直接导致营养失衡,血液流经断面明显减少。连带葡萄糖和胰岛素进入骨骼肌组织减少,胰岛素匮乏致使葡萄糖代谢异常,导致血糖升高,反过来激发胰岛素分泌增多,这一恶性循环引发胰岛素抵抗。

在基因遗传层面上,已发现 MS 和原发性高血压有着相关的易感基因。许多学者针对 IR 和原发性高血压阐明了众多与之相关的基因决定族,其中葡萄糖转运因子 2 和 4(GLUT2,

GLUT4）是主要参与胰岛素调节的细胞因子。另外 IRS-2 基因参与了细胞内胰岛素信号蛋白的表达。有研究在大鼠模型中敲除 GLUT4 基因和 IRS-2 基因的杂合子，大鼠表现为高血压伴胰岛素抵抗。携带 TC 基因型 I164T 多态性者，脂联素浓度明显降低，高血压的易患性增高。

2.肥胖与高血压　　肥胖是高血压发生中一个主要的危险因素。在流行病学的调查中发现，体重和体重指数（BMI）与血压水平存在明显的正相关。Framingham 心脏研究证实，体重每增加 4.5kg，无论是男性还是女性，收缩压会增加 4mmHg。另一项流行病学调查证实，BMI≥24 者 4 年内高血压的发病率是 BMI<24 者的 2～3 倍；体脂增加 10%，收缩压和舒张压平均上升 6mmHg（1mmHg=0.133kPa）和 4 mmHg。交感神经系统、肾素-血管紧张素-醛固酮系统、瘦素及 IR 可能参与肥胖并发高血压的发生。

3.血脂异常与高血压　　血胆固醇水平和血压间存在正相关性。高脂血症引起高血压的原因未明，可能是由于高血脂引起内皮功能障碍，NO 生成受损，影响血管收缩舒张功能。MS 常见的血脂异常表现为三酰甘油和胆固醇的升高，高密度脂蛋白降低，低密度脂蛋白升高。其主要原因是胰岛素缺乏和胰岛素受体数目相对减少，脂蛋白酶（LPL）活性降低，富含三酰甘油的脂蛋白清除减少。另外脂代谢异常导致患者血管壁大量脂质堆积，使管腔变窄，血流速度减慢，特别脂质过氧化导致斑块形成，以致动脉粥样硬化的发生概率增加。

（三）高血压与心脑血管病、肾脏病的关系

1.高血压与心脑血管疾病　　MS 各组分对心脑血管事件发生的作用是不一样的。高血压对心血管疾病的促发作用较其他组分更为重要。Ishizaka 等通过一项针对 8144 例日本人的横断面研究，在对年龄、性别、血清总胆固醇水平、吸烟情况进行多元 Logistic 回归分析后指出，MS 的 5 个因素（NCEP-ATP Ⅲ修正诊断标准）中，血压升高是发现最多的一个因素，并且血压升高在缺血性心血管病和缺血性脑卒中发病过程中起着最重要的作用。高血压可促进动脉粥样硬化形成，在此基础上的血栓形成是脑梗死和心肌梗死的常见原因之一。同时高血压也是脑出血的重要病因之一。

Framingham 心脏研究 36 年的随访结果显示，在男性和女性中，高血压均可使冠心病、卒中、外周动脉疾病、心力衰竭和总的心血管事件发生危险增加 2～4 倍。对多危险因素干预试验（MRFIT）中的中年男性进行筛查，结果显示，收缩压和舒张压升高与冠心病 11.6 年的病死率直接相关。一项综合 418 343 例非冠心病患者的研究结果显示，舒张压>73mmHg 时，冠心病病死率开始增高，舒张压从 73mmHg 上升至 105mmHg 时，冠心病病死率升高达 5 倍以上。在全球 61 个人群（约 100 万人，40～89 岁）的前瞻性观察荟萃分析中，平均随访 12 年，诊室收缩压或舒张压与脑卒中、冠心病事件的风险呈连续、独立、直接的正相关关系。血压从 115/75mmHg 到 185/115mmHg，收缩压每升高 20mmHg 或舒张压每升高 10mmHg，心脑血管并发症发生的风险增加 1 倍。

国内研究结果显示，在 2 型糖尿病患者中，与收缩压 130～139mmHg 的患者相比，收缩压水平<120mmHg、120～129mmHg 和≥140mmHg 的糖尿病患者发生总心脑血管事件的风险分别为 5.37 倍、2.41 倍和 2.43 倍；与收缩压 130～139mmHg 的患者相比，<120mmHg 的患者和≥140mmHg 的患者发生脑梗死的风险分别为 6.16 倍和 2.65 倍。在老年人群中，单纯收缩压升高的患者总心脑血管事件、急性心肌梗死、脑梗死、脑出血和心脑血管病死亡的累积发生率高于正常血压组，单纯收缩压升高的患者发生总心脑血管事件、急性心肌梗死和脑梗死的 RR 分别是正常血压组的 1.69 倍、2.30 倍和 1.64 倍。对30 027 例高血压前期人群和15 614 例理

想血压人群随访 38~53(平均 47.6±3.2)个月后,高血压前期人群中总心脑血管事件、脑梗死、脑出血、心肌梗死和心脑血管病致死事件的累积发生率高于理想血压人群,高血压前期人群发生总心脑血管事件和脑梗死的 RR 分别较理想血压人群增加 37% 和 56%。另外,脉压也与心源性猝死相关。研究显示,心源性猝死患者基线脉压水平高于对照组;脉压≥60mmHg 者发生心源性猝死的风险是脉压<60mmHg 者的 2.139 倍。

2.高血压与终末期肾病　高血压与终末期肾病(ESRD)关系密切。在血压高于理想值的人群中,发生 ESRD 的危险性是连续、逐渐增高的。即使是正常高值血压的个体,发生 ESRD 的危险仍可达理想血压者的 2 倍以上,2 期高血压患者发生 ESRD 的危险是理想血压者的 6 倍以上。2005 年,在美国南加州开展了一项研究,对该地区年龄>18 岁的 38 万人进行随访,结果显示,ESRD 与血压水平明显相关,与血压水平<120/80mmHg 的人相比较,血压水平为 120~129/80~84mmHg 者危险增加 1.6 倍,血压水平为 130~139/85~89mmHg 者危险增加 2 倍,血压水平为 140~159/<90mmHg 或>160/90~99mmHg 者 ESRD 的危险增加 2.6 倍,收缩压>210mmHg 或 DBP>120mmHg 的人 ESRD 的危险增加 4.2 倍。而在已经接受治疗的高血压患者,血压控制在 130~139mmHg/60~79mmHg 的患者,其发生死亡和 ESRD 的复合终点最低,过低和过高的血压控制水平均产生不利的临床结果;对于年龄≥70 岁的高血压患者,血压控制在 140/70mmHg 具有最佳的临床结局。

八、围术期代谢疾病的处理

(一)围术期高血压的处理

高血压患者在围术期由于紧张、焦虑及手术应激等原因导致交感神经过度激活,儿茶酚胺类介质释放增多,小动脉收缩,外周血管阻力增加,血压进一步升高,从而导致心脑血管事件的发生率增高。

那么在围术期血压的安全范围是多少? 我们该如何干预? 目前认为,高血压患者血压>180/110mmHg 时,在围术期容易发生心肌缺血、心律失常等心血管意外。对于择期手术患者的降压目标,中、青年患者应控制在正常血压水平;老年患者降压至 140/90mmHg 为宜;伴有糖尿病和肾脏病的患者降压目标为 130/80mmHg。急诊手术患者应在术前准备的同时适当地控制血压,可在严密监测下行控制性降压,调整血压至 140/90mmHg 左右。

目前临床所用的降压药物主要有五大类:钙离子拮抗药、血管紧张素转化酶抑制药、血管紧张素 Ⅱ 受体拮抗药、β 受体阻滞药、利尿药。围术期降压药物选择与一般高血压治疗时降压药物选择有一定的差异。围术期理想降压药物的要求对围术期降压药物的要求是:①配制方便,制剂在室温下和室内光线下稳定;②主要通过静脉途径给药,以达到迅速控制血压的目的;③静脉制剂和大部分静脉使用的溶剂(如葡萄糖注射液、氯化钠注射液)无配伍禁忌;④起效迅速,降压作用随剂量增加而增加,作用维持时间短,停药后其作用迅速消除;⑤无明显不良反应;⑥降压作用有"平顶状效应",即剂量过大时不会引起血压过度降低;⑦不引起缓慢性心律失常(窦性静止、窦房传导阻滞、房室传导阻滞、室内传导阻滞);⑧不使心肌收缩力过度降低;⑨血管扩张作用应局限于扩张小动脉(阻力血管);⑩不使重要脏器(如心、脑、肾)的血液灌注减少;⑪不引起心肌缺血、心力衰竭等。

因此,在常规口服药物的基础上,围术期通常使用一些静脉制剂来控制血压,特别是在术中。如布比卡因、右美托咪定、乌拉地尔、艾司洛尔、地尔硫䓬等。总之,根据患者不同情况应在围术期制订不同的降压策略,加强术中监护,根据手术需要及时调整血压,从而最大程度降低围术期心脑血管事件的发生率。

(二)围术期糖尿病的处理

外科手术患者在围术期需经历禁食、创伤应激、失血失液、内环境紊乱、电解质失衡等过程,糖尿病患者在经受上述过程时应及时关注血糖的波动及水、电解质、酸碱平衡情况。

患者对手术的恐惧心理、麻醉过程和手术过程均能引发神经内分泌应激反应,使拮抗胰岛素的激素释放增加,而糖尿病患者不能相应地增加胰岛素分泌,使组织的葡萄糖摄取减少,肝糖原生成增加,脂肪和蛋白分解增多,导致高血糖加重,甚至出现酮症酸中毒或非酮症高血糖性高渗状态。目前认为,一般中、小手术可使血糖升高约 1.11mmol/L,大手术可使血糖升高 2.05~4.48mmol/L,麻醉药可使血糖升高 0.55~2.75mmol/L。

那么,对于糖尿病患者在围术期应该如何处理及预防,从而尽可能减少围术期血糖相关并发症。首先,应严格控制血糖,术前控制血糖在 5.6~11.5 mmol/L,术中控制血糖 6.8~11.5mmol/L,术后控制血糖在 7.8mmol/L 以下。降糖应讲究个体化,对于血糖控制不佳者应使用胰岛素降糖,并密切监测血糖值。其次,在围术期应保证糖尿病患者的能量供应。由于糖尿病患者往往合并有能量存储不足,术前每日糖摄入量应在 150~250g,以保证肝糖原的储备,术后当日给糖 150g,第 2 天起每日给糖 200~250g,并补充水、电解质等,必要时给予脂肪乳剂、蛋白质等,尽量缩短禁食时间。然而最重要的是在围术期对于昏迷的防治,糖尿病患者出现高血糖、低血糖时都会导致昏迷,此时应及时识别并注意内环境紊乱情况。此外,糖尿病患者多合并动脉硬化疾病,因此,围术期对于心脑血管意外的防治也非常重要,应在术前完善各项心脑血管方面的检查,注意麻醉风险,术后如无严格要求应提倡尽早下床活动,尽可能减少血栓事件的发生。

(三)围术期冠心病患者的处理

对于需行外科手术的冠心病患者,首先应认真识别心血管事件的发生风险,对于不稳定型心绞痛或有心肌梗死、缺血性心肌病等病史的患者,围术期发生心血管事件的风险极高,特别是手术应激、麻醉药物、长期卧床、止血药物应用等情况均会大大增加这些风险。因此,对于这些患者在围术期应仔细权衡风险,密切监护,对于近期心肌梗死或者心绞痛正在发作者应尽可能避免手术。此外,冠心病患者大多长期口服抗血小板、抗凝药物,如阿司匹林、氯吡格雷、华法林等,在围术期考虑到出血风险,常常需停用这些药物。但停药会增加血栓事件风险,一般建议停药后给予低分子肝素替代,同时密切观察出血、血栓情况。

冠心病患者由于缺血、心肌损伤、心室重构等因素,出现心律失常的风险也较高,而电解质紊乱及麻醉镇静等药物会导致心律失常的风险增高。围术期患者由于失血、禁食等常常会出现电解质紊乱,以低钾血症较为常见,因此对于这些患者应该积极补充水、电解质,维持内环境稳定。

总而言之,对于合并高血压、糖尿病、冠心病等代谢性疾病的手术患者,术前应充分评估手术风险,做好医患沟通,治疗讲究个体化,密切监测血压、血糖等变化,如有病情变化应及时排查心脑血管事件的发生,从而最大程度降低心脑血管意外的致死、致残风险。

九、病例分析和学科对话

患者,男性,60 岁。因"反复胸闷 5 个月余,加重 6h"入院。患者 5 个月前出现胸闷,每次持续 5min 左右,活动后加重,休息可缓解,未予进一步诊治。6h 前患者出现胸闷加重,呈持续性,伴有间断胸骨后压榨样疼痛,自服"速效救心丸"不缓解,于当地医院查心电图示"V₁~V₅导联 ST 段呈弓背向上抬高",诊断为"急性广泛前壁心肌梗死",未进一步诊治收住入院。

既往有高血压 8 年,最高达 200/120mmHg,服用"氨氯地平 1 片,每日 1 次",血压控制不详。2 型糖尿病病史 5 年,服用"二甲双胍、格列齐特",血糖控制可。

入院后体格检查:T 36.4℃,P 78 次/分,R 20 次/分,BP 170/88mmHg。神志清,两肺呼吸音清,未闻及明显干湿啰音;心界临界,心音中等,心率 78 次/分,律齐,各瓣膜区未闻及明显病理性杂音。腹软,无压痛及反跳痛,肝脾肋下未触及。双下肢无水肿,神经系统检查无特殊。

心肌酶示:CK 578.0U/L,CKMB 106U/L,cTnI 8.5ng/ml。

入院诊断:①冠状动脉粥样硬化性心脏病,急性广泛前壁心肌梗死,Killip I 级;②高血压病 3 级,极高危组;③2 型糖尿病。

入院后行急诊冠状动脉造影检查:左主干未见显著狭窄,前降支近中段完全闭塞,局部可见血栓影。回旋支近中段 60% 狭窄,右冠状动脉近段 40% 狭窄,远段 60% 狭窄,后降支开口 50% 狭窄。先行前降支内血栓抽吸,病变处置入 3.5mm×24mm 国产药物支架。

术后用药:拜阿司匹林 100mg,每日 1 次,氯吡格雷 75mg,每日 1 次。

低分子肝素(克赛)4000U 皮下注射,每日 2 次。

调脂稳定斑块(瑞舒伐他汀 10mg,每晚)。

扩冠(单硝酸异山梨酯 40mg 口服,每日 1 次)。

降低心肌耗氧(美托洛尔缓释片 47.5mg,每日 1 次)。

控制血压(培哚普利 4mg,每日 1 次)。

控制血糖(二甲双胍 0.5g,每日 3 次,格列齐特 30mg,每日 1 次)。

术后第 2 天复查心电图 ST 段回落,患者胸闷好转,复查心肌酶谱:CK 1843.0U/L,CKMB 224U/L,cTnI >80ng/ml。超声心动图:左心房扩大,左心室节段性室壁运动异常,左心室舒张功能减退,EF58%。

术后第 5 天出院,出院后长期服用阿司匹林、氯吡格雷、瑞舒伐他汀、美托洛尔等药物。

术后第 20 天患者再次出现胸痛,呈胸骨后压榨样疼痛,持续不能缓解,立即来院查心电图提示 V₁~V₅ST 段弓背抬高,心肌酶谱正常,考虑急性广泛前壁心肌梗死(支架内血栓可能性大)。急诊行冠状动脉造影提示前降支支架内全闭,并见大量血栓影,行血栓抽吸后血管再通,未见明显狭窄,未再置入支架。

术后行血栓弹力图检测:阿司匹林抑制率 95%,氯吡格雷抑制率 8.0%,说明患者存在氯吡格雷抵抗。遂停用氯吡格雷,改用阿司匹林 0.1g 每日 1 次联合替格瑞洛 90mg 每日 2 次口服进行双联抗血小板治疗。

随访半年,患者未出现明显胸闷胸痛不适,复查冠状动脉 CTA 未见明显支架内再狭窄病变。

学科对话:该患者初次发病为急性心肌梗死,行急诊 PCI 术成功,术后服用阿司匹林、氯吡格雷双联抗血小板,以及他汀类药物等规范治疗。但术后 1 个月不到患者再次出现广泛前壁心肌梗死,复查冠状动脉造影提示支架内血栓形成。支架内血栓形成的危险因素包括 ACS、术中支架贴壁不良、并发夹层、用药依从性差、抗血小板药物抵抗等,这其中尤以抗血小板药物抵抗最常见,通常我们可以通过检测血栓弹力图来检查阿司匹林、氯吡格雷对血小板聚集的抑制率。该患者血栓弹力图提示氯吡格雷抵抗,那么出现氯吡格雷抵抗后我们该怎么办,首先应该积极寻找原因,如有无药物间相互作用的情况,是否合用质子泵抑制药,对CYP2C19基因亚型进行检测等。一旦发现氯吡格雷抵抗,应该积极寻找能够替代氯吡格雷的药物,如替格瑞洛等。

(童国新 钟益刚 黄 佼)

参 考 文 献

陈娟,管向东.2008.合并高血压病人围手术期处理.中国实用外科杂志,28(2):102-104.

陈奕农,胡仁平,汪南田.2014.缺血性卒中与血小板抵抗现象.山东医药,54(1):98-101.

韩萍.2009.合并糖尿病老年病人围手术期处理.中国实用外科杂志,29(2):115-117.

李晓利,范利,曹剑.2011.临床阿司匹林抵抗研究进展.军医进修学院学报,32(3):298-300.

石瑜,王巍松,赵有国,等.2008.腹部外科患者并存糖尿病的围手术期处理.临床外科杂志,16(7):462-464.

宋秀华,陈会波,贺圣文.2011.肥胖与冠心病关系的Meta分析.中国慢性病预防与控制,19(4):348-350.

王丽丽,李群,康林,等.2014.应用血栓弹力图评估ACS患者替格瑞洛与氯吡格雷抗血小板的疗效.中国循证心血管医学杂志,6(3):281-284.

杨丽睿,张慧敏.2013.肥胖高血压发病机制研究现状.心血管病学进展,34(2):182-185.

钟益刚,王宁夫.2010.血小板反应的变异性在氯吡格雷抵抗中的研究进展.心血管病学进展,31(9):756-759.

Allison SJ.2012.Hypertension:high systolic blood pressure is a major contributor to ESRD risk.Nat Rev Nephrol, 8(3):132.

Antithrombotic Trialists C,Baigent C,Blackwell L,et al.2009.Aspirin in the primary and secondary prevention of vascular disease:collaborative meta-analysis of individual participant data from randomised trials.Lancet,373 (9678):1849-1860.

Beinart SC,Kolm P,Veledar E,et al.2005.Long-term cost effectiveness of early and sustained dual oral antiplatelet therapy with clopidogrel given for up to one year after percutaneous coronary intervention results:from the Clopidogrel for the Reduction of Events During Observation (CREDO)trial.J Am Coll Cardiol,46(5):761-769.

Butler J,Rodondi N,Zhu Y,et al.2006.Metabolic syndrome and the risk of cardiovascular disease in older adults.J Am Coll Cardiol,47(8):1595-1602.

Cankurtaran M,Halil M,Yavuz BB,et al.2006.Prevalence and correlates of metabolic syndrome (MS)in older adults. Arch Gerontol Geriatr,42(1):35-45.

Chen G,McAlister FA,Walker RL,et al.2011.Cardiovascular outcomes in framingham participants with diabetes:the importance of blood pressure.Hypertension,57(5):891-897.

Chen YC,Sun CA,Yang T,et al.2014.Impact of metabolic syndrome components on incident stroke subtypes:a Chinese cohort study.J Hum Hypertens,28(11):689-693.

Cordero A,Laclaustra M,Leon M,et al.2006.Prehypertension is associated with insulin resistance state and not with an initial renal function impairment.A Metabolic Syndrome in Active Subjects in Spain (MESYAS)Registry substudy.Am J Hypertens,19(2):189-196;discussion 197-188.

Costanzo P,Cleland JG,Pellicori P,et al.2015.The obesity paradox in type 2 diabetes mellitus:relationship of body mass index to prognosis:a cohort study.Ann Intern Med,162(9):610-618.

Cutler JA,Sorlie PD,Wolz M,et al.2008.Trends in hypertension prevalence,awareness,treatment,and control rates in United States adults between 1988—1994 and 1999—2004.Hypertension,52(5):818-827.

Czernichow S,Zanchetti A,Turnbull F,et al.2011.The effects of blood pressure reduction and of different blood pressure-lowering regimens on major cardiovascular events according to baseline blood pressure:meta-analysis of randomized trials.J Hypertens,29(1):4-16.

Drawz PE,Rosenthal N,Babineau DC,et al.2010.Nighttime hospital blood pressure--a predictor of death,ESRD,and decline in GFR.Ren Fail,32(9):1036-1043.

Eberly LE,Prineas R,Cohen JD,et al.2006.Multiple Risk Factor Intervention Trial Research G.Metabolic syndrome: risk factor distribution and 18-year mortality in the multiple risk factor intervention trial. Diabetes Care, 29(1):123-130.

Epps KC,Wilensky RL.2011.Lp-PLA(2)- a novel risk factor for high-risk coronary and carotid artery disease.J Intern Med,269(1):94-106.

Feneck R.2007.Drugs for the perioperative control of hypertension:current issues and future directions.Drugs,67 (14):2023-2044.

Galassi A,Reynolds K,He J.2006.Metabolic syndrome and risk of cardiovascular disease:a meta-analysis.Am J Med, 119(10):812-819.

Geeganage CM,Tracy M,Bath MW,et al.2010.Blood pressure reduction and cardiovascular prevention:meta-regression using ordered categorical(ordinal)event data.J Hypertens,28(10):1995-1999.

Lee JE,Choi SY,Huh W,et al.2007.Metabolic syndrome,C-reactive protein,and chronic kidney disease in nondiabetic,nonhypertensive adults.Am J Hypertens,20(11):1189-1194.

Loffing J,Korbmacher C.2009.Regulated sodium transport in the renal connecting tubule(CNT)via the epithelial sodium channel(ENaC).Pflugers Arch,458(1):111-135.

Lonati C,Morganti A,Comarella L,et al.2008.Prevalence of type 2 diabetes among patients with hypertension under the care of 30 Italian clinics of hypertension:results of the(Iper)tensione and(dia)bete study.J Hypertens,26 (9):1801-1808.

Ma YQ,Mei WH,Yin P,et al.2013.Prevalence of hypertension in Chinese cities:a meta-analysis of published studies. PLoS One,8(3):e58302.

Mancia G,De Backer G,Dominiczak A,et al.2007.The task force for the management of arterial hypertension of the European Society of H,The task force for the management of arterial hypertension of the European Society of C.2007 Guidelines for the management of arterial hypertension:The Task Force for the Management of Arterial Hypertension of the European Society of Hypertension(ESH)and of the European Society of Cardiology(ESC).Eur Heart J,28 (12):1462-1536.

Manrique C,Lastra G,Gardner M,et al.2009.The renin angiotensin aldosterone system in hypertension:roles of insulin resistance and oxidative stress.Med Clin North Am,93(3):569-582.

Mason PJ,Jacobs AK,Freedman JE.2005.Aspirin resistance and atherothrombotic disease.J Am Coll Cardiol, 46(6):986-993.

Mattsson N,Ronnemaa T,Juonala M,et al.2008.Arterial structure and function in young adults with the metabolic syndrome:the Cardiovascular Risk in Young Finns Study.Eur Heart J,29(6):784-791.

Ming J,Xu S,Yang C,et al.2014.Metabolic syndrome and chronic kidney disease in general Chinese adults:results from the 2007-08 China National Diabetes and Metabolic Disorders Study.Clin Chim Acta,430:115-120.

Nashar K,Egan BM.2014.Relationship between chronic kidney disease and metabolic syndrome:current perspectives. Diabetes Metab Syndr Obes,7:421-435.

Ndisang JF,Mishra M.2013.The heme oxygenase system selectively suppresses the proinflammatory macrophage ml phenotype and potentiates insulin signaling in spontaneously hypertensive rats.Am J Hypertens,26(9):1123-1131.

Nylen ES,Kokkinos P,Myers J,et al.2010.Prognostic effect of exercise capacity on mortality in older adults with diabetes mellitus.J Am Geriatr Soc,58(10):1850-1854.

Parsa AF,Jahanshahi B.2015.Is the relationship of body mass index to severity of coronary artery disease different from that of waist-to-hip ratio and severity of coronary artery disease? Paradoxical findings. Cardiovasc J Afr, 26 (1):13-16.

Patrono C, Rocca B. 2008. Aspirin: promise and resistance in the new millennium. Arterioscler Thromb Vasc Biol, 28 (3):s25-32.

Rottingen JA, Regmi S, Eide M, et al. 2013. Mapping of available health research and development data: what's there, what's missing, and what role is there for a global observatory? Lancet, 382 (9900):1286-1307.

Xi B, Liang Y, Reilly KH, et al. 2012. Trends in prevalence, awareness, treatment, and control of hypertension among Chinese adults 1991-2009. Int J Cardiol, 158 (2):326-329.

Xu T, Wang Y, Li W, et al. 2010. Survey of prevalence, awareness, treatment, and control of hypertension among Chinese governmental and institutional employees in Beijing. Clin Cardiol, 33 (6):E66-72.

Yang C, Guo ZR, Hu XS, et al. 2010. A prospective study on the association between control of blood pressure and incidence of type 2 diabetes mellitus. Zhonghua Liu Xing Bing Xue Za Zhi, 31 (3):260-263.

Yang J, Lu F, Zhang C, et al. 2010. Prevalence of prehypertension and hypertension in a Chinese rural area from 1991 to 2007. Hypertens Res, 33 (4):331-337.

Yang T, Chu CH, Hsu CH, et al. 2012. Impact of metabolic syndrome on the incidence of chronic kidney disease: a Chinese cohort study. Nephrology (Carlton), 17 (6):532-538.

Yatabe MS, Yatabe J, Yoneda M, et al. 2010. Salt sensitivity is associated with insulin resistance, sympathetic overactivity, and decreased suppression of circulating renin activity in lean patients with essential hypertension. Am J Clin Nutr, 92 (1):77-82.

第9章

老年甲状腺相关性心血管疾病围术期处理

甲状腺相关疾病在临床上非常普遍,资料显示9%~15%的成年女性患有不同程度的甲状腺疾病,男性相对较低。心脏是甲状腺激素的重要靶器官之一,甲状腺激素对心血管系统的作用已日益明确,主要通过细胞内受体介导的信号通路发挥生理作用,可以增强心肌收缩力,增强心肌舒张功能,减低血管外周阻力,提高心排血量。甲状腺疾病可引起多种心血管疾病或使原有的疾病进一步恶化,多种甲状腺疾病的临床表现都是甲状腺激素影响心血管系统的结果。甲状腺相关疾病对心血管系统产生很大的影响,部分变化随着甲状腺功能的恢复有一定的可逆性。在临床工作中,关注患者的甲状腺功能变化,选择适当的患者给予及时恰当的干预至关重要。甲状腺功能的异常所导致的疾病可简单分为甲状腺功能亢进(甲亢)及其亚临床状态,甲状腺功能减退症(甲减)及其亚临床状态两种综合征。随着心脏导管手术的广泛应用,含碘造影剂的使用也会影响甲状腺功能,老年患者可出现甲状腺毒症。

第一节 甲状腺功能亢进性心脏病

甲状腺功能亢进症(hyperthyroidism)简称甲亢,可引起心肌损害,导致心律失常、心脏扩大、心功能减退等表现,称为甲状腺功能亢进性心脏病(简称甲亢性心脏病),是甲亢严重并发症之一,好发于女性及老年人,老年人又是高血压心脏病、冠心病的高发人群,当无明显甲亢症状及体征时,易误诊为其他心脏病,如不及时给予合理有效的治疗,常导致心力衰竭,甚至死亡。

一、流行病学

甲亢患者中大于60岁的老年甲亢占10%~37%。约40%的甲亢患者发生甲亢性心脏病,50~70岁的患者尤为多见。老年甲亢患者中50%出现心房颤动(简称房颤),33%出现心力衰竭,20%出现心绞痛。而该年龄组其他器质性心脏病(如冠心病、高血压心脏病等)的发生率也较高,所以容易漏诊或误诊。故对于老年患者,甲亢性心脏病的诊断应引起医师的高度重视。

二、病因

本病直接病因为甲亢,引起甲亢的病因很多,临床上以弥漫性甲状腺肿伴甲亢(Grave's

病)最常见,约占所有甲亢患者的85%,其次为结节性甲状腺肿伴甲亢和亚急性甲状腺炎伴甲亢。其他少见的病因有碘甲亢、垂体性甲亢等。

三、发病机制

过量的甲状腺激素会导致心脏发生一系列病理生理的改变。其机制:①甲状腺激素可不依赖儿茶酚胺而直接作用于心脏,增加心肌中腺苷酸环化酶活性,增加肌凝蛋白和肌纤维蛋白的合成和转运,增加肌浆网钙离子转运,使心肌收缩力增强,传导加速,房室传导时间缩短和心房细胞不应期缩短,所以心率增快且易发生房颤。②交感神经张力增加,使心肌细胞膜上Na^+-K^+-ATP酶活性增强,促进Na^+外流,K^+内流,使心肌细胞动作电位时程缩短,电兴奋性增高,心肌细胞膜β受体数目增加,对儿茶酚胺敏感性增强,易产生心动过速和异位心律。另外,交感神经兴奋性增强及迷走神经兴奋性障碍,可导致冠状动脉痉挛,发生心绞痛和心肌梗死。③大量甲状腺激素可引起心肌灶性坏死、水肿、炎性细胞浸润和间质纤维增生,心肌细胞损伤,心肌变性和肥大、心室扩张。④甲亢时,产热增多,散热增强。皮肤毛细血管扩张和微循环动静脉分流增多,外周血管阻力下降,使静脉回心血量和心排血量增加。以上共同的结果引起血流动力学异常,加重了心脏的负担,最终导致充血性心力衰竭。

由于本病多见于中、老年患者,且心肌无特异性病理改变,故亦有人认为甲亢性心脏病是在其他原有心脏病变的基础上发生的,甲亢仅是一种加剧和激发因素。

四、病理

甲亢患者的心脏没有明显的病理变化,有心力衰竭者外观心脏增大,心肌肥厚和左右心室扩大。显微镜下可见心肌细胞横纹模糊,脂肪变性,小灶性坏死和纤维化,间质水肿、纤维增生。有的病例可见轻度间质炎性细胞浸润。电镜下可见心肌细胞线粒体广泛改变,肌浆网扩张,闰盘分离。

五、临床表现

由于老年性甲亢及甲亢性心脏病起病隐匿,症状往往不典型,眼征、甲状腺肿大及高代谢综合征均不明显。主要表现为神志淡漠、乏力、嗜睡、反应迟钝、明显消瘦等,在心脏方面,有时仅表现为原因不明的阵发性或持续性房颤,年老者合并心绞痛,心肌梗死极易与冠心病、风湿性心脏病相混淆,故临床医生应仔细询问病情,以减少误诊、漏诊。

1.甲亢表现　甲亢患者常有典型的临床表现,如怕热、多汗、情绪不稳定、急躁、食欲亢进而消瘦、腹泻、乏力、震颤、月经减少,皮肤潮湿、突眼、腱反射活跃、甲状腺肿大,局部可闻及血管杂音,胫前黏液性水肿等症状。

2.心血管表现　由于甲亢引起高动力循环,静息时心动过速、心排血量增加,患者常诉心悸、胸闷、气促等症状,活动耐量明显下降。查体可见第一心音亢进,休息或睡眠时心率仍高于正常;心尖区可闻及收缩期杂音;收缩压升高,舒张压下降导致脉压增大,可出现水冲脉、枪击音、外周毛细血管搏动等。甲亢性心脏病多见于病情较重、病程较长及年龄较大的甲亢患者,除上述表现外,还可出现如下心脏异常。

(1)心律失常:甲亢患者可发生房性、室性快速性心律失常,但最常见的心律失常是房颤,其次为期前收缩。文献报道,在甲亢性心脏病中,房颤的发生率为10%~28%,发病以男性多见。小于40岁者罕见房颤,大于45岁患者房颤多见,而大于60岁的甲亢患者25%~40%发生房颤,当甲亢症状控制后多可自行恢复。房颤是老年甲亢患者最明显的体征,而且往往不伴有 T_3、T_4 水平的增高,T_3、T_4 在正常范围但 TSH 明显下降可能是房颤的危险因素之一。Framingham 研究发现,TSH 低的老年人群发生房颤的概率比其他人高3倍。少数表现为房室传导阻滞,引起房室传导阻滞的原因可能是甲亢引起心肌及传导系统内淋巴细胞浸润,甚至造成灶性坏死或纤维化。与房颤相反,心房扑动(简称房扑)和阵发性室上性心动过速两者在甲亢患者中均不常见。室性心动过速在甲亢中也不常见,如果发生则提示有潜在的器质性心脏病。

(2)心力衰竭:甲亢引起明显的心力衰竭并不常见,据报道甲亢者充血性心力衰竭的发生率约为6%,尤其以右心功能不全为主。老年甲亢患者约50%发生心力衰竭。通常发生于有缺血和瓣膜疾病的老年甲亢患者,当他们并发快速房颤时,很容易发生心力衰竭,有时甚至掩盖了甲亢的表现而造成误诊或延误治疗。甲亢时肺动脉和右心室压力显著增高,加上右心室代偿能力较左心室差,右侧心力衰竭尤为突出,后期可出现左侧心力衰竭或全心力衰竭。

甲亢引起的血流动力学负荷增大使得心肌收缩储备减低,从而限制了运动时心排血量和EF的进一步增加。这可能是由于已经减低的外周阻力在运动时无法再进一步减低,甲亢患者的心脏甚至在静息状态下已经达到极限做功水平。前负荷和总的血容量增加使得心脏做功增加,从而引起心肌肥厚,以使心脏更好地应付血流动力学负荷。然而,尽管心排血量增加2~3倍,心脏收缩功能超过正常,但前负荷和血容量增加导致心室充盈压增高,从而可能肺淤血和周围淤血。甲亢引起的心力衰竭属高排血量心力衰竭,虽然很少发生,但一旦发生说明患者的甲状腺功能亢进已相当严重。

(3)心脏扩大:在病程较长的重症甲亢患者中,由于心脏长时间负荷过重而引起心脏扩大。由于左心室扩大,导致二尖瓣相对关闭不全,检查时见心尖冲动增强,心尖部可闻及 Ⅱ~Ⅲ级收缩期杂音。收缩压增加,舒张压略有下降,可有二尖瓣脱垂,少数患者有周围血管征。单纯由甲亢引起者,甲亢控制后,心脏多能恢复正常。少数病程长,心脏病变严重者可遗留永久性心脏扩大。

(4)心绞痛及心肌梗死:甲亢合并心绞痛并不少见,甚至有引起心肌梗死的报道,其发生可能与冠状动脉痉挛有关。另外,由于心肌负担过重,需氧量剧增导致乳酸代谢异常,也可能为甲亢增加了原来已有的冠状动脉粥样硬化的负荷所致。据报道甲亢并发心绞痛的发生率为15%~20%,心肌梗死少见。

六、实验室及特殊检查

由于老年甲亢心脏病患者无明显的甲亢症状及体征,易误诊或漏诊。故需通过一定的检测进行鉴别。

1.甲状腺功能检测　甲亢时 T_3、T_4 常同时增高,而且 T_3 增高较 T_4 更早和更明显,TSH 兴奋实验呈现弱反应或无反应,少数特殊类型的甲亢,T_3 和 T_4 变化不相平行,如 T_3 型甲亢仅 T_3 增高,如 T_4 型甲亢仅 T_4 增高。但在甲亢性心脏病的实验检查中发现,年龄越大其 T_3、T_4 升高越不明显,甚至正常,但 TSH 减低,FT_3、FT_4 升高,此时要注意排除亚临床甲亢。

2.血清肌钙蛋白 I(cTnI)检测　肌钙蛋白 I 是目前反映心肌损害比较敏感且特异性较高的血清标志物,正常人血中 cTnI 含量极低。当心肌受到损伤时,cTnI 被释放到血液中。故cTnI 可用于诊断甲亢性心脏病,从甲亢发展到甲亢性心脏病需经历一段过程。目前尚难确定甲亢患者何时出现心肌损伤,但血 cTnI 在心肌损害早期即可升高。因此,定期动态观察血 cTnI 是早期发现老年甲亢性心脏病的有效方法之一,但如果发病时间长,既使 cTnI 正常也不能排除该诊断,应结合其他临床症状及体征进行确诊。

3.神经肽 Y(NTY)检测　NTY 在甲状腺功能亢进中的动态变化国内报道尚少。NTY 主要由下丘脑及腺垂体分泌的内源性含 36 个氨基酸的多肽,与去甲肾上腺素(NE)共存于交感神经系统,当交感神经活性增强时,两者同时释放出来。由于甲状腺素对 TSH 的反馈抑制作用,使甲状腺细胞分布区发生形态学改变,从而刺激了垂体前叶细胞中的 NTY 分泌增加。NTY 存在于各种心脏组织,如心房、冠状动脉、心脏传导系统等。甲亢性心脏病患者由于冠状动脉收缩,造成心肌缺血,使左室射血分数下降,部分患者出现心功能不全而使 NTY 升高。由此可见甲亢时 NTY 如果升高且伴有临床症状、心电图及心功能改变,则支持甲亢性心脏病的诊断,若 cTnI 也同时升高,则更支持诊断。

4.心电图检查　最常见的心电图改变为窦性心动过速、房颤、期前收缩及房室传导阻滞及非特异性 ST-T 改变等。由于上述心电图变化无特异性,因此,仅以心电图检查来判断有无合并甲亢性心脏病易漏诊,应与其他检查如超声心动图结合,以利于早期诊断。

5.超声心动图检查　甲亢性心脏病超声表现有:①室间隔、左心室游离壁增厚,且室间隔与左心室后壁运动增强。②心脏肥大,左心室、右心室扩大或全心扩大。③心功能减低:甲亢患者 EF 值特点是静息状态下增加而活动时减小。而晚期病理、超声表现与扩张型心肌病、充血性心力衰竭相类似。④瓣膜功能异常:以二尖瓣、三尖瓣关闭不全多见。研究表明,大量甲状腺素可影响二尖瓣的功能造成脱垂,甲亢合并二尖瓣关闭不全,其发病率的高低与就诊时间有关。⑤彩色多普勒血流显像:高心排血量是心率加快、收缩力增强和每搏输出量增加的共同结果。甲亢性心脏病虽有舒张功能减退,但最大流速增高率与冠心病相比较有显著差异。

6.胸部 X 线检查　X 线胸片诊断甲亢性心脏病的敏感性较差,往往心脏有明显增大伴有心力衰竭时才有所表现。主要表现为肺充血,肺动脉段明显突出或饱满,心脏形态以二尖瓣型心脏为多见。主要以右心室增大;其次左、右心室均增大、左心室增大。但也有文献报道,甲亢性心脏病多无明显扩大或轻度增大,仅表现为肺动脉段突出。

7.放射性核素^{99m}Tc-MIBI 心肌断层显像　正常人心肌断层显像均显示放射性分布均匀,无稀疏区及花斑样改变。而甲亢性心脏病患者则放射性分布呈稀疏区、弥漫性不均匀,呈花斑样改变,这些改变反映了甲亢性心脏病的心肌缺血、损伤部位和范围。

七、诊断

甲亢性心脏病诊断标准:①甲亢伴房颤、频发期前收缩或心脏扩大;②高排血量顽固性心力衰竭而无其他原因者;③甲亢控制后上述情况好转或明显改善。

对以下情况应高度怀疑:①原因不明的房颤、房扑,且心室率不易控制;②以右侧心力衰竭为主或首发为右侧心力衰竭者,但无心脏瓣膜病、肺心病、先心病史的体征及心脏彩超依据,且利尿药和洋地黄治疗效果欠佳;③无原因可解释的窦性心动过速、心脏增大或心电图异常等。出现上述情况必须结合各种检测方法进行鉴别。

八、鉴别诊断

本病需与以下疾病相鉴别。

1.冠心病　甲亢性心脏病易被误诊为冠心病,两者的鉴别要点为:①冠心病常伴有易患因素如高血脂、肥胖等;甲亢性心脏病体形多消瘦,血脂偏低。②冠心病不伴有甲状腺及其功能的异常变化,而甲亢性心脏病常有甲状腺肿大和 T_3、T_4 的升高。③冠心病经抗甲亢治疗,可使症状加重,后者常使症状明显改善。④冠心病患者冠状动脉造影可发现血管狭窄。

2.扩张型心肌病　甲亢性心脏病发生心脏扩大并伴有心力衰竭时,易误诊为本病,两者鉴别要点:①本病无甲状腺异常及甲亢的临床表现,甲亢性心脏病常有甲状腺轻度肿大或触及结节;②扩张型心肌病脉压常缩小,第一心音往往减弱,甲亢性心脏病脉压增大,第一心音增强;③扩张型心肌病超声心动图显示以左心室增大为主,而甲亢性心脏病以右心室增大为主。

3.高血压心脏病　由于该病可出现血压升高、脉压增大,部分患者伴有心力衰竭症状。故甲亢性心脏病易被误诊,但高血压心脏病不伴有甲亢症状,超声心动图以心肌肥厚为主,经降压治疗可以好转或逆转,而甲亢性心脏病单纯降压治疗效果欠佳。

九、治疗

甲亢性心脏病治疗的关键是控制甲亢,尽快使甲状腺功能恢复正常,应首选放射性碘治疗,不适宜放射性碘治疗的患者应给予抗甲状腺药物。

1.一般治疗　适当休息,饮食要补充足够的热量和营养,包括糖、蛋白质和 B 族维生素等,以补充消耗。精神紧张、不安或失眠较重者,可给予安定类镇静药。

2.甲亢的治疗　包括药物治疗、放射性碘治疗及手术治疗 3 种,各有其优缺点。

(1)抗甲状腺药物:是本病治疗的基础,常用的药物为甲硫氧嘧啶(MTU)及丙硫氧嘧啶和咪唑类。但药物治疗疗程长、复发率高、易引起粒细胞减少等并发症。给药可分为初治期、减量期及维持期,按病情轻重决定剂量。

(2)放射性[131]I 治疗:利用甲状腺高度摄取和浓集碘的能力及[131]I 释放出 β 射线对甲状腺的生物效应,破坏滤泡上皮而减少甲状腺激素的分泌,同时抑制甲状腺内淋巴细胞的抗体生成,加强了治疗效果。放射性碘治疗具有迅速、简便、安全、疗效明显等优点。

(3)手术治疗:甲状腺次全切除术的治愈率可达 70% 以上,但可引起多种并发症,易出现复发或出现甲状腺功能减退。

3.心律失常的治疗　对心律失常者,抗心律失常药物不作为常规处理,多数患者各种心律失常一般在甲亢控制后明显减少或消失。60%的房颤患者在甲状腺功能恢复后可自动恢复窦性心律,在治疗中或甲亢控制后房颤仍未转复者,可考虑使用乙胺碘呋酮、普罗帕酮等药物转复或电转复。频发期前收缩但心功能正常者,可给予盐酸美西律或普罗帕酮,心功能不全者应首选乙胺碘呋酮。有房室传导阻滞者,忌用 β 受体阻滞药和洋地黄类药物。心率过慢者,可加用阿托品、异丙肾上腺素等。

4.心力衰竭的治疗　本病合并心力衰竭者,应在控制甲亢的同时,给予抗心力衰竭治疗,根据病情使用利尿药、血管紧张素转化酶抑制药和强心药。由于甲亢患者对洋地黄制剂耐受性差,用药期间,一定要密切观察病情变化,以防出现洋地黄中毒现象。

5.心绞痛的治疗　对于心绞痛发作时心率快、心肌耗氧量增加者,可首选钙拮抗药如硫氮草酮,必要时与硝酸酯类联合应用。鉴于甲状腺功能亢进性心绞痛可能与冠状动脉痉挛有关,因此,β 受体阻滞药不宜单独使用,以免加重心绞痛。

6.抗凝血治疗　有些研究者认为,对于房颤病程短(<3 个月)的年轻患者,如果没有潜在

的心脏病,不应给予抗凝血治疗,因为这些患者随着抗甲状腺药物治疗的实施会很快转复为窦性心律。但是,对于房颤病程长的老年患者,尤其是那些伴有潜在的器质性心脏病者,发生栓塞事件的风险高,根据 CHADS₂ 评分,高危以上患者应给予抗凝血治疗。甲亢房颤患者华法林的负荷量与甲状腺功能正常者相同,但维持量可能要小一些,因为甲亢时维生素 K 依赖性凝血因子清除加速。抗凝血治疗期间应密切监测凝血酶原时间,应将 INR 国际标准化值保持在2.5 左右。

十、预后

本病预后取决于甲亢的治疗效果。甲亢得到良好控制的患者,一般预后较好,甚至可以完全恢复。大多数心律失常、心力衰竭、心绞痛可随甲亢的恢复而缓解或消失。治疗过晚的患者甲亢控制后可遗留永久性心脏增大、心律失常或房室传导阻滞等,此类患者预后较差。部分老年患者病情较重或治疗不当者,死于心力衰竭或心律失常,甚至发生猝死。

第二节　甲状腺功能减退性心脏病

甲状腺功能减退性心脏病(简称甲减性心脏病)最早是由 Zondex 于 1918 年报道,甲状腺功能减退症(简称甲减)是由于甲状腺激素分泌不足,机体代谢低下所引起的临床综合征。目前认为 70%~80% 甲减伴有心血管病变。由于本病起病隐匿,加之老年甲减的临床表现往往被误认为是衰老现象,以致误诊率可以高达 40% 以上。随着心功能测定及心脏 B 超等检测手段不断提高及放射免疫法测定体内微量甲状腺激素的普及,甲减性心脏病的发现近年有所增多。

一、病因

本病直接病因为甲减。按病因甲减可分为:①原发性甲减。系甲状腺本身病变引起的甲减。②继发性甲减。包括垂体病变促使甲状腺素(TSH)分泌不足而引起的甲减和下丘脑促甲状腺素释放激素(TRH)分泌减少而引起的甲减。③周围性甲减(甲状腺激素抵抗综合征)。系周围组织对甲状腺激素无反应引起的甲减。老年性甲减的病因绝大多数为原发性,其中多数为自身免疫性甲状腺炎,其次为碘治疗和甲状腺切除术后,偶尔为亚临床型甲减患者,接受碘造影检查或长期服用含碘药物如胺碘酮,抑制甲状腺素分泌,引起甲减。

二、发病机制

甲减时,由于甲状腺激素水平低下或周围组织对甲状腺激素不敏感,机体的基础代谢率降低,组织器官的代谢需要及血液供应减少,心肌接受的能量供应及耗氧量均减少,心肌收缩力减弱,心率减慢,血液循环时间延长,每搏输出量和心排血量减少。由于产热减少,为了维持恒定体温,皮肤血管收缩,皮肤及附属物营养障碍。由于毛细血管通透性增加及组织中嗜水性黏多糖和黏液蛋白堆积,造成浆膜腔积液,如胸腔积液、腹水、心包积液及全身黏液性水肿。甲状腺激素水平低下,使许多心肌酶活性受到抑制,如肌浆网上 Ca^{2+}-ATP 酶活性降低,导致 Ca^{2+} 复位延迟,使心肌舒张功能受损。心肌对儿茶酚胺的敏感性下降,心肌内儿茶酚胺受体减少,使心肌收缩力减弱,心肌假性肥大,心脏扩大。甲减时,血胆固醇分解代谢速度减慢,导致胆固醇、三酰甘油和低密度脂蛋白增高,长期高脂血症可促使动脉粥样硬化尤其是冠状动脉粥样硬化的发生,导致心绞痛。

三、病理

心脏的病理改变无特异性。肉眼见心脏呈环形扩大,心脏表面苍白、松软无力。光镜下观察到肌原纤维肿胀,条纹消失和间质纤维化,心肌细胞核大小不等、变形和空泡变性,心肌细胞间有黏液蛋白和黏多糖沉积。电镜下可见肌膜、核膜呈锯齿状,线粒体肿胀,线粒体嵴减少,肌浆网肌横管扩张等。

四、临床表现

1.甲减的典型表现 老年甲减病情进展缓慢,通常表现为体重增加、畏寒、虚弱乏力、嗜睡、声音嘶哑、智力减退、记忆力下降、食欲缺乏、性欲减退、女性月经紊乱等症状。查体见表情淡漠,眼睑及全身水肿,唇厚、舌大,皮肤干燥粗糙,出汗减少,头发及眉毛外 1/3 脱落等。与衰老进程中的表现相似,需仔细查体鉴别。

2.心血管表现 甲减对心脏的影响主要包括心肌、心包及冠状动脉损害 3 个方面。甲减患者脉搏减弱,血压、脉压及静脉压大多正常,少数患者有高血压,可能是外周阻力增加所致,多为舒张压升高。患者可诉心悸、气促、胸闷、呼吸困难,由于心脏扩大和合并心包、胸腔积液、腹水,所以体检可发现心尖冲动弥散而较弱,心界向两侧扩大,心音低钝。常出现心动过缓,一般多为窦性,亦可合并多种快递性心律失常及房室或束支传导阻滞。

心包积液是甲减性心脏病的常见表现,甚至为甲减的首发表现,易误诊为其他原因所致的心包积液。其特点是心包积液一般为小到中等量,由于其发生缓慢,很少出现心脏压塞,静脉压多属正常。颈静脉怒张常不显著,与急性心脏压塞表现出 Bech 三联症(血压突然下降、颈静脉显著怒张及心音低钝)有所不同。

甲减常有血脂质代谢紊乱,较易发生冠状动脉粥样硬化而减少心肌供血,但由于机体代谢降低,心肌的耗氧量亦明显减少,故心绞痛和心肌梗死亦不多见。

尽管患者心排血量减少,出现呼吸困难、水肿等类似充血性心力衰竭的表现,但肺动脉压力不增高,无肺淤血改变,呼吸困难乃因肺部黏液性水肿所致,且有心室压力及外围静脉压正常,运动时心排血量可显著增加,这与充血性心力衰竭不符,应用洋地黄、利尿药效果差,所以单纯甲减一般较少发生心力衰竭,如果发生心力衰竭往往提示并存其他心脏病,表现为静脉压升高、心率增快、肺淤血和运动后心排血量下降,特别是使用较大剂量甲状腺制剂后,可诱发心力衰竭。

五、实验室及特殊检查

1.甲状腺功能测定 主要测定血清甲状腺素(T_4)、游离甲状腺素(FT_4)和促甲状腺激素(TSH)。原发性甲减时 T_4 降低,血基础 TSH 值明显升高,对促甲状腺激素释放激素(TRH)的刺激反应增强。继发性甲减患者的反应不一,如病变在垂体,多无反应;如病变来源于下丘脑,多呈延迟反应。

2.胸部 X 线检查 甲减性心脏病 X 线平片显示心影普遍性扩大,透视下可见心脏搏动减弱,幅度小。心力衰竭时可有肺淤血征象。

3.超声心动图检查 可显示心脏射血分数(EF)减低、左室收缩时间间期延长、室壁运动减弱。可有心肌肥厚征象(心肌假性肥大所致),部分病例甚至表现为非对称性室间隔肥厚而误诊为原发性肥厚型心肌病。心包壁层与脏层之间有液性无回声区。

4.心电图检查　甲减性心脏病的心电图主要表现为窦性心动过缓、低电压、P 波波幅减低，非特异性 ST-T 改变，少数患者有期前收缩、房室或室内传导阻滞，P-R 间期及 Q-T 间期延长等。

六、诊断

有甲减的临床表现和血清 T_3、T_4 低于正常或仅 T_4 低，TSH 增高。心脏改变有下列各项中的一项：①心脏扩大，心包积液，心电图多导联 T 波平坦或倒置；②辅助诊断依据包括心率缓慢、低电压、心音低钝、房室传导阻滞；③排除其他心脏病；④甲状腺激素替代治疗有效。

七、鉴别诊断

本病应和下述心脏病相鉴别。

1.冠心病　甲减性心脏病常易被误诊为冠心病，特别是当患者出现典型的心绞痛症状和心电图 ST-T 变化时。可根据下述特点，对甲减性心脏病与冠心病进行鉴别：①甲减性心脏病以女性多见，而冠心病常见于男性；②甲减性心脏病心率一般较缓慢，而冠心病则相对较快，尤其当病情加重时；③甲减性心脏病常有甲减的临床症状和体征，如畏寒、乏力、表情淡漠、皮肤干燥粗糙，头发及眉毛外 1/3 脱落等；④甲减性心脏病的心绞痛表现多数不典型，心电图改变为非特异性 ST-T 改变；⑤甲减性心脏病常伴发心包积液及胸腹腔积液、全身黏液性水肿，且积液为渗出性；⑥甲减性心脏病时血 T_3、T_4 降低，TSH 增高；⑦甲减性心脏病经甲状腺激素替代治疗，心绞痛消失，心律失常、心室扩大可逆转。

2.扩张型心肌病　由于甲减性心脏病心脏扩大以左心室为明显，也可右心室扩大或双室扩大，故常被误诊为扩张型心肌病。两者的鉴别要点如下：①甲减性心脏病心率较缓慢，扩张型心肌病除非合并病态窦房结综合征，心率一般较快；②单纯甲减性心脏病很少发生心力衰竭和肺水肿，静脉压不升高，扩张型心肌病并发心力衰竭、肺水肿较多见，可有静脉压升高；③甲减性心脏病并发浆膜腔积液者较多，尤其是心包积液，积液性质为渗出液，扩张型心肌病并发心包积液的概率较小，性质为漏出液；④甲减性心脏病应用洋地黄制剂效果常不明显，但对甲状腺激素的疗效明显，扩张型心肌病对洋地黄制剂可有一定效果，对甲状腺激素无效。

3.结核性渗出性心包炎　由于大量心包积液，可将甲减性心脏病误诊为结核性渗出性心包炎，两者的鉴别要点如下：①甲减性心脏病中老年女性多见，而结核性心包炎常发生于 30~50 岁的男性。②甲减性心脏病心率缓慢，一般无奇脉，即便有大量积液（一般多为 300~600ml），心率仍缓慢或不显著增快；结核性渗出性心包炎心率增快。③甲减性心脏病静脉压不高，仅在大量心包积液时方有静脉压增高，其程度与心包积液相比不对称，心脏压塞亦罕见；结核性渗出性心包炎可有静脉压升高。④甲减性心脏病心包积液呈蛋白-细胞分离现象，积液中蛋白可达 60~80g/L，细胞数少，一般在 $100 \times 10^9/L$（100/mm^3）以内；结核性渗出性心包炎蛋白含量较少，淋巴细胞较多。⑤甲减性心脏病很少发生心包摩擦音；结核性渗出性心包炎常出现心包摩擦音。⑥甲减性心脏病胆固醇升高，结核性渗出性心包炎血脂正常，甚至偏低。⑦甲减性心脏病伴贫血、畏寒、面部水肿及皮肤干燥等甲减的表现，对 T_4 治疗反应好。

八、治疗

甲减性心脏病的治疗主要针对甲状腺功能低下,采取甲状腺激素替代治疗。常用制剂为干甲状腺素,常用剂量为 40~60mg/d,该药的甲状腺激素含量不恒定,治疗效果欠恒定。开始用量宜小,尤其是重症或伴心血管疾病者及老年患者要注意从低剂量开始,逐渐加量,当症状改善,脉律恢复正常时应将剂量减少至适当的维持量。人工合成左甲状腺素(L-T_4),该药的半衰期为 7d,吸收缓慢,每天晨间服药一次即可维持较稳定的血药浓度。从 25~50μg/d 开始,每 4~6 周逐渐增加剂量,每次可增加 25μg,直至临床及生化检查甲状腺功能达到正常状态。在老年患者应从小剂量开始,逐渐增加,尤其是对合并冠心病者,以免诱发心绞痛、心肌梗死、心力衰竭甚至猝死,一般初始剂量为 12.5~25μg/d,每 4~6 周增加 12.5μg/d。左旋三碘甲状腺素钠和三碘甲状腺氨酸钠作用快,排泄亦快,血中浓度波动较大,对于老年甲减性心脏病患者,可引起严重反应,故不宜采用。

老年甲减患者常合并冠心病,对于此类患者,在给予甲状腺激素替代治疗的同时,可给予抗心绞痛治疗,在应用扩血管药时注意避免低血压的发生。在给予 β 受体阻滞药时,应避免加重心动过缓。经药物治疗无效的心绞痛,则应考虑进行经皮冠状动脉成形术或冠状动脉旁路移植术,并发严重房室传导阻滞者,应给予安置心脏起搏器。

合并心包积液的老年患者,常有呼吸困难、水肿、心脏增大、胸腹腔积液等表现,易被误认为心力衰竭,此时若给予利尿药、洋地黄制剂,效果往往不够明显,且极易发生洋地黄中毒。可在进行甲状腺激素替代治疗的同时,给予血管紧张素转化酶抑制药和非洋地黄类正性肌力药物,并积极去除导致心力衰竭的诱因,对于心包积液量过多者,可行心包穿刺排液。老年甲减患者常常合并室性心律失常,一般在进行甲状腺激素替代治疗后,室性心律失常可以显著减少或者消失。

九、预后

未经治疗者,最后可能死于黏液水肿性昏迷、感染或心脏并发症。若治疗及时,临床表现均有不同程度的改善,心脏方面改善尤其明显。治疗 1 个月后,心脏缩小,心电图可能于 4~6 周恢复正常。

第三节　心脏导管介入对比剂相关性损毁性甲状腺炎

损毁性甲状腺炎所导致的急性甲状腺毒症是自限性的,源于甲状腺激素的亚急性释放。甲亢急性期阶段可持续数月直至甲状腺激素消耗殆尽,然后进入亚急性期。急性甲状腺毒症的主要特征是无须放射性碘治疗,疾病自然进程就由急性期发展至甲减阶段,大部分患者甲状腺功能都能恢复到正常水平。

一、病因

损毁性甲状腺炎最常见的类型为有痛性亚急性甲状腺炎(包括 De Quervain 病、肉芽肿性及病毒感染性甲状腺炎)及无痛性亚急性甲状腺炎(包括产后甲状腺炎、胺碘酮相关性甲状腺炎及锂相关甲状腺炎)。胺碘酮相关性甲状腺炎偶尔出现疼痛。损毁性甲状腺炎的其他原因见表 9-1。损毁性甲状腺炎循环 T_3/T_4 浓度比例通常小于 20:1,而 Grave's 病及毒性结节性甲

状腺肿循环 T_3/T_4 浓度比例通常大于 20：1。

表 9-1 继发损毁性甲状腺炎的急性甲状腺毒症鉴别诊断

有痛性、病毒感染后亚急性甲状腺炎（De Quervain 病、肉芽肿性甲状腺炎）（非典型病例可能无疼痛症状）
无痛性亚急性甲状腺炎包括产后甲状腺炎（也可能伴有疼痛感）
胺碘酮相关性损毁性甲状腺炎（可能合并疼痛）
其他药物相关性损毁性甲状腺炎（胺碘酮除外）
·免疫调节剂，包括干扰素 α、白介素-2、依那西普、阿仑单抗
·化疗药物，包括地尼白介素、苏尼替尼
·锂剂
恶性肿瘤合并假性甲状腺炎，包括甲状腺滤泡癌、甲状腺未分化癌、甲状腺淋巴瘤、恶性肿瘤甲状腺转移（经常合并疼痛）
肺囊虫病和其他急性化脓性甲状腺炎（经常合并疼痛）
甲状腺淀粉样变（可能合并疼痛）
触摸性甲状腺炎，多见于甲状旁腺手术或其他颈部手术操作涉及甲状腺后
放射性甲状腺炎，常见于超剂量放射线后或放射性碘治疗后（可能合并疼痛）

碘剂诱导的甲状腺疾病被报道存在于各种甲状腺疾病之中，其中最常见于甲状腺结节性疾病，少见于毒性弥漫性甲状腺肿（Grave's 病）。胺碘酮性甲状腺疾病通常发生在接触胺碘酮数年之后，而接触碘对比剂患者数天后即可发生甲状腺毒症。

二、病例报道

本文所报道的是一例独特的严重甲状腺炎，系因行心导管检查而接受大量非离子型造影剂（海赛显）所引起的有症状性甲状腺炎。而这个患者在导管检查之前甲状腺功能及查体均是正常的。急性发病时的甲状腺剧烈疼痛、快速增加的血清甲状腺素水平及 $T_3/FT_4<20/1$ 与破坏性甲状腺炎是一致的，可能与对比剂的直接毒性作用有关。

一位 30 岁肥胖的科威特男性，就诊于马萨诸塞州综合医院，诊断为急性下壁心肌梗死。这位患者在 26 岁时曾因冠状动脉三支病变于另一家医疗机构行 CABG 术。具体细节及导管手术时使用的造影剂性质未能提供。术后该患者未戒烟及缺乏运动。

入院前 6 周患者出现剧烈胸痛，被诊断为急性下壁心肌梗死，接受了链激酶及肝素溶栓，那时候并未接受任何碘对比剂。在马萨诸塞州综合医院住院期间，患者无不适症状。

患者无甲状腺疾病病史，家族史中无甲状腺疾病史，有冠心病家族史。住院后，药物治疗方案包括洛伐他汀 40mg 每日 1 次，阿司匹林 81mg 每日 1 次，阿替洛尔 50mg 每日 1 次，硝酸酯 10mg 每日 2 次。无过敏史，从未接受过胺碘酮治疗。唯一异常查体为肥胖。

入院第 1 天患者进行了一次冠状动脉介入诊治过程，整个过程从 11：50AM 至 3：30PM，进行了血管成形术并置入了 4 枚支架。导管手术期间共接受 290ml 对比剂（碘海醇）。当晚患者出现胸骨下剧烈疼痛，且药物不能缓解。当夜（2：30AM）复查冠状动脉造影，再次置入支架 1 枚，使用 265ml 对比剂（碘海醇）。除此之外，患者还应用了两次 30mg 甲泼尼龙、肝素及血管内使用硝酸甘油及口服非洛地平、苯海拉明。余下的时间里,患者应用了镇静药及床上休息。

第 3 天早晨,患者出现严重头痛及颈部疼痛放射至双耳,并随着吞咽动作而加剧。早些时候的下午体温升高至 38.4℃,同时伴颈部广泛压痛,疼痛程度剧烈,但在 12h 后病情逐渐稳定,疼痛逐渐减弱。发热时进行了血培养检查,并经验性给予了头孢唑林 1g/8h 抗感染治疗。

第 4 天,进行了内分泌检查。当时患者否认近期有体重变化。无近期焦虑、易汗、心悸、头痛、流涕、咳嗽及视力改变。无头颈部接触放射线、甲状腺肿大、甲亢及甲减病史。

急性起病时查体体温为 38.4℃,心率 80 次/分(服用 β 受体阻滞药)。患者无突眼及结膜充血体征。无咽部炎症。患者甲状腺弥漫肿大,且伴有触痛,无结节,局部皮肤无红斑及硬结。

实验室检查:肾功能、电解质正常。白细胞总数 12.0×10^9/L,红细胞沉降率 26mm/h(正常 0~11mm/h)。入院后 2~4d 连续监测血甲状腺功能及生化指标。血清 TSH 从第 3 天正常的 1.34 mU 下降至 0.03mU(第 5 天)。FT_4 由第 2 天的 11.7pmol/L 显著上升至 30.8pmol/L(第 6 天)。TT_3 从第 2 天的 139ng/dl 升至峰值 508ng/dl(第 4 天)。甲状腺球蛋白由第 2 天的 346ng/dl 急速升至 48049ng/dl(第 4 天)。

甲状腺超声显示甲状腺大小正常,无结节及囊肿。临床资料显示甲状腺毒症原因是由于碘对比剂所致的损毁性甲状腺炎。

药物起始治疗:泼尼松 30mg 每日 1 次口服,考来烯胺 100mg 每日 4 次口服,碘番酸 500mg 每日 2 次口服,β 受体阻滞药予以加量。

治疗 5d 后患者甲状腺疼痛及触痛减轻,泼尼松 30mg/d 继续服用 4d,然后减量,4d 后停用。考来烯胺及碘番酸继续服用 10d。甲状腺功能结果如图 9-1 所示。患者除多汗外,无其他甲亢表现。FT_4 及甲状腺球蛋白第 7 天仍高,与两者半衰期长有关。

导管术后 1 年,患者未服用甲状腺药物,甲状腺功能正常,TSH 0.55mU/ml,甲状腺球蛋白为 16.7ng/ml,甲状腺自身抗体消失。

三、讨论

患者在接受心脏导管介入诊治使用含碘对比剂(碘海醇)后出现甲状腺毒症。第 2 天血清甲状腺球蛋白水平升高说明这一过程始于第 2 次导管检查后 24h 之内。造影术后即刻 TSH 正常及甲状腺超声正常证明患者无潜在甲状腺疾病。

海赛显为碘克沙酸葡甲胺与碘克沙酸钠的混合溶液,每毫升含 320mg 碘,碘克沙酸葡甲胺与碘克沙酸钠比例为 2:1。该患者 24h 内接受了总量达 177.6g 碘。常规的冠状动脉介入诊治术碘剂应用剂量一般小于 90g 碘。一项 22 个病例的研究显示,冠状动脉介入诊治术后 56d 甲状腺功能改变与应用海赛显无相关性。在美国,食物中摄取的碘量为 150~300μg/d。

碘是甲状腺合成必不可少的物质,但也影响着甲状腺功能。在碘负荷试验中,正常的甲状腺会快速地减少甲状腺激素的合成(即碘阻滞效应),随后合成功能会逐渐恢复,碘负荷时钠碘离子转运泵会减少碘离子向甲状腺内转运,从而使甲状腺激素合成重新恢复正常。甲状腺体正常的人,即使暴露在碘负荷的环境里,甲状腺功能仍然可以保持在正常范围。

相比而言,碘诱导的甲状腺激素分泌过多称为 Jod-Basedow 效应。碘诱导的甲亢报道见于各种各样有潜在甲状腺疾病患者之中,但最常发生于结节性甲状腺疾病的患者。碘还可能会促进有发病倾向的患者发展为 Grave's 病。甲状腺毒症严重性及持续时间与碘剂暴露的量及基础甲状腺功能相关性较大。一些专家建议使用碘剂有较高风险发展为甲亢的患者,可预防

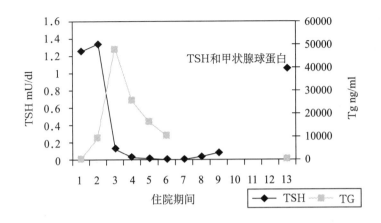

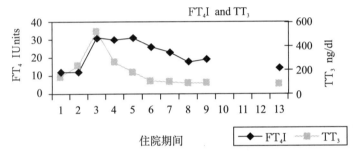

图 9-1　连续测甲状腺功能——TSH,TG,FT,TT,患者第 1 天和第 2 天应用了造影剂海赛显。第 3 天患者出现症状

性地应用抗甲状腺药物。

　　心脏导管介入对比剂相关性的甲状腺毒症并不常见,而在结节性甲状腺疾病患者中发生的机会可能会增高。严重病例也有报道。然而一些病例报道显示并非如此,在这些报道中多种造影剂均有使用。一项前瞻性研究显示在使用非离子型造影剂中 3% 的老年患者可能会发生甲状腺毒症,提示老年患者发生率较高。碘诱导的甲状腺毒症发病较缓慢(通常为数周至数月),持续时间较长,且不伴有甲状腺疼痛。但本文中病例发病迅速(数天)伴有甲状腺疼痛及发热。这例患者没有潜在的结节性甲状腺疾病,此患者发病时间进程与甲状腺激素急性释放有关,也就是所谓的损毁性甲状腺炎。不同病因的损毁性甲状腺炎诊断已总结于表 9-1。

　　最常见的有痛性损毁性甲状腺炎为病毒性亚甲炎,通常在出现感染症状后数周出现甲亢表现。24h 放射碘摄取为 0,红细胞沉降率显著增快,很快发展为甲减,持续的甲状腺功能异常很少见,而发热是常见临床表现。心脏导管检查后早期出现的颈部疼痛,无病毒感染征兆、红细胞沉降率无明显异常的甲状腺毒血症通常不支持病毒性亚甲炎。

　　Grave's 病患者甲状腺的疼痛及触痛与甲状腺炎有关。Fukata 等报道 4 例有痛性 Grave's病患者 2~3 个月后自然进展为永久性甲减。在治疗方法上,碘诱导的甲亢与痛性 Grave's 病治疗原则是不同的。

　　痛性放射性甲状腺炎治疗也要遵从 Grave's 病的放射性碘治疗。超剂量放射线后甲状腺炎临床上通常表现为无痛。

其他原因所致有痛性甲状腺炎比较少见，如肿瘤、肺囊虫病及其他感染所致的化脓性甲状腺炎、胺碘酮引起者及自身免疫性甲状腺炎。淀粉变性甲状腺肿很少见，此类患者通常在超声下有弥漫性甲状腺肿大及全身性淀粉样变表现。本文患者无甲状腺恶性肿瘤、无感染表现、未给予胺碘酮及放射性碘、超声无甲状腺异常、无甲状腺自身抗体阳性，因此，可以除外这些疾病。

隐形（无痛）性亚甲炎是无痛性损毁性甲状腺炎的一种形式，临床过程与痛性亚甲炎相似。急性甲状腺毒症可发生在甲状旁腺或颈部手术操作之后，通常不伴有疼痛。

接触碘剂后的损毁性甲状腺炎通常发生在正常的甲状腺体，多无痛。几乎所有的病例报道都与使用胺碘酮有关。胺碘酮相关性甲状腺炎与胺碘酮药物长期蓄积有关。此病发生在持续或间断使用胺碘酮或使用胺碘酮达 1 年停药后。原因可能为胺碘酮或其代谢产物的直接毒性作用所致，很少有疼痛。也有报道，使用放射性碘对比剂及抗阿米巴药物双碘喹啉发生损毁性无痛甲状腺炎。有报道 2 例患者因长期摄入海藻出现一过性痛性甲状腺毒症。这些被报道的患者是否能代表损毁性甲状腺炎或甲状腺毒症的另外类型目前不能确定。Edmunds 报道 4 例使用碘化钾患者出现急性严重甲状腺疼痛，停用碘化钾后症状随之好转。由于 20 世纪 50 年代早期不能检测甲状腺功能血样标本。

对于该例急性心肌梗死患者，突然出现的甲状腺疼痛、发热及甲状腺毒症是需要紧急治疗的。治疗方案是在第 4 天给予泼尼松、考来烯胺及碘番酸。糖皮质激素如泼尼松，能有效治疗病毒性亚甲炎，能迅速减少血清甲状腺球蛋白水平。泼尼松能缩短无痛性亚甲炎患者甲状腺功能恢复正常的时间，能部分抑制 T_4 向 T_3 的转化。胺碘酮相关的损毁性甲状腺炎所致的甲状腺毒症使用泼尼松也能快速且有效。碘番酸能抑制外周 T_4 转化为 T_3，对于有痛性甲状腺炎及胺碘酮所致的损毁性甲状腺炎亦有效。虽然碘番酸也含碘，但这例患者的甲状腺毒症不是由碘直接引起的，而是由含有海赛显分子的有机碘所致，与胺碘酮引起的损毁性甲状腺炎相似，因此该患者使用碘番酸是安全的。通过肠肝循环，考来烯胺能够加速甲状腺素的清除，通过这些方法，血清 T_3 在 7d 内恢复正常，TSH 在 14d 内恢复正常。而血清 T_4 及甲状腺球蛋白水平仍然在长时间内升高是由于它们的半衰期较长之故。

血清 TSH 浓度被认为是甲状腺毒症的早期诊断最敏感的指标。如文中的患者，突然发生的甲状腺功能亢进，TSH 的下降滞后于甲状腺激素上升几天。也就是说如果在发病后 2～3d 仅仅检测 TSH，临床医师可能就会漏诊。这个病例有助于回答这样一个问题：甲亢患者多长时间 TSH 会受到抑制？此例患者第 2 次导管手术后 48h 内 TSH 低于正常值，72h 内完全被抑制（0.03mU/ml）。当甲亢持续时 TSH 会持续受到抑制，但通常 2 周内会恢复正常。

该例患者甲状腺毒症的原因就是海赛显分子中的碘克沙酸的直接毒性作用引起的损毁性甲状腺炎。由于需要行第 2 次冠状动脉介入手术，对比剂使用量明显高于平常剂量，从而加重了毒性作用。海赛显过敏反应已有报道，但未涉及甲状腺。虽然海赛显相关的损毁性甲状腺炎很少见，但随着心脏导管手术的广泛应用及潜在的严重甲状腺毒症并发症，急性冠状动脉综合征患者合并甲亢，及时、合理的治疗尤为重要。临床医师在使用含碘造影剂时，应注意使用剂量及关注甲状腺功能，警惕这一发生率低但危害极大的对比剂并发症。

（左国兴　杜新平）

参 考 文 献

Barbesino G.2010.Drugs affecting thyroid function.Thyroid,20:763-770.

Bogazzi F,Bartalena L,Martino E.2010.Approach to the patient with amiodarone- induced thyrotoxicosis.J Clin Endocrinol Metab,95:2529-2535.

Fabrizio AL, Vitantonio DB, Enrica T, et al. 2006. Early textural and functional alterations of left ventricular myocardium in mild hypothyroidism.Eur J Endocrinol,155(1):3-9.

Faris JE,Moore AF,Daniels GH.2007.Sunitinib (sutent)-induced thyrotoxicosis due to destructive thyroiditis:a case report.Thyroid,17:1147-1149.

Fukuyama K,Ichiki T,Imayama I,et al.2006.Thyroid hormone inhibits vascular remodeling through suppression of cAMP response element binding protein activity.Rev Cardiovasc Med,26(9):2049-2055.

Kaykhaei MA,Shams M,Sadegholvad A,et al.2008.Low doses of cholestyramine in the treatment of hyperthyroidism. Endocrine,34:52-55.

Ngo AS,Lung Tan DC.2006.Thyrotoxic heart disease,70(2):287-290.

Nilsson S,Bergstrand L,Erikson U,et al.2011.Allergic reactions at repeat femoral angiography with ioxaglate.Acta Radiol,42:608-611.

Nolte,Muller R, Siggelkow H, et al. 1996. Prophylactic application of thyrostatic drugs during excessive iodine exposure in euthyroid patients with thyroid autonomy:a randomized study.Eur J Endocrinol, 134:337-341.

Paes JE,Burman KD,Cohen J,et al.2010.Acute bacterial suppurative thyroiditis:a clinical review and expert opinion. Thyroid ,20:247-255.

Parker G,Brand WW 3rd,Dyess E,et al.2010. Acute thyroiditis complicating parathyroidectomy. Am J Med Sci, 339:491-492.

Pingitore A,Iervasi G,Barison A,et al.2006.Early activation of an altered thyroid hormone profile in asymptomatic or mildly symptomatix idiopathic left ventricular dysfunction.J Card Fail,12(7):520-526.

Schmidt-Qtt UM,Ascheim DD.2006.Thyroid hormone and heart failure.Curr Heart Fail Rep,3(3):114-119.

Siddiqui MA,Gertz M, Dean D.2007. Amyloid goiter as a manifestation of primary syst- emic amyloidosis. Thyroid, 17:77-80.

Villa F,Dionigi G,Tanda ML,et al.2008.Amyloid goiter.Int J Surg,6(Suppl 1):S16-S18.

Weetman AP.2007.Radioiodine treatment for benign thyroid diseases.Clin Endocrinol (Oxf),66:757-756.

第10章

老年心血管疾病与精神心理疾病围术期处理

据世界卫生组织的统计从1950—1990年40年间世界人口的平均寿命从46.6岁提高到64.7岁,中国人口老龄化的问题日益突出。上海、北京等大城市已进入老龄化社会,中国老年人所占比例正在高速地增长,1999年中国已进入老龄化社会阶段。国家预计2025年我国人口中65岁以上的老年人所占比例可达15%。

据国家卫生计生委统计资料显示,心血管疾病是危害老年人健康及生命的主要疾病,据全国19个点的调查结果显示,心血管疾病已跃居死亡原因的首位。在心血管疾病的死因分析中,生活方式和心理行为因素已超过传统的生物因素,成为与死亡有关的首位因素。心理社会因素是导致心血管疾病发病的主要诱因。强烈的紧张、焦虑、痛苦、愤怒和情绪的过度压抑,是心血管疾病的诱发因素,这些因素与生活满意度和心理卫生状况有关。心理卫生状况不佳和生活满意度低下,常引起负性情绪和不良心理状态,容易出现应激不良,从而导致对生活满意度的下降,引起负性情绪,导致或加重心血管疾病。心理心血管病学是心身医学的一个重要领域。现代心身医学十分重视心理与生理之间的互动。在疾病的发生、发展和转归过程中,生理和心理的作用因素常难以分清因果关系。在心理因素中,心理障碍与躯体疾病共病时使临床信息复杂化,提高了诊断的难度,同时出现医患交流沟通的困难,从而影响治疗的依从性;反过来,躯体疾病对心理反应也产生明显的影响,躯体疾病影响人的感知,引起患者的心理反应,加重了躯体疾病的症状甚至预后。在心理精神因素中,抑郁、焦虑状态是常见的一种精神障碍,流行病学调查0.03%老年人有抑郁情绪,其中1/3的人有可能发生自杀行为。在心血管病患者中,抑郁焦虑状态与躯体障碍相互影响,进一步影响了医疗的治疗效果及病程的预后。

一、抑郁状态与老年心血管疾病

(一)抑郁障碍的基本概念

抑郁障碍表现为兴趣丧失,无快感,精力减退或疲劳感,精神运动性迟滞,伴或不伴食欲、睡眠的改变。其他症状有自我评价过低,自责或有内疚感,自觉思考能力下降,反复出现想死的念头或有自杀、自伤行为,可伴有各种躯体不适或疼痛等,症状持续2周以上即可诊断。

(二)老年抑郁状态的症状与体征

老年人抑郁情绪反应不仅表现在心境上,还总是伴有机体的某些改变。患者的躯体主诉主要为以下几种。

1.心血管系统　多诉说心慌气短、恶心、呕吐、胸部憋闷、心前区疼痛、背痛等心脏性神经官能症的症状。老年患者可为此多次送到急救中心。

2.消化系统　食欲缺乏是最常见的。自诉腹部胀满、胃口不好、反酸、腹痛、便秘、腹泻,多伴有体重减轻及胃肠功能性紊乱的症状。口干、便秘也是常见的症状。个别患者也有出现饥饿感或贪食相反症状,曾遇见 1 例 70 岁的老年女性患者先是出现饥饿感,逐渐加重,最后在看病时也带着馒头、点心等食物,她不停地进食,经过检查躯体无异常体征,到后来慢慢出现焦虑抑郁情绪,经过抗焦虑抑郁治疗后病愈。

3.睡眠障碍　是很多患者到专科医院就诊的主要原因,约有 80% 的患者有睡眠障碍,主要是中段和末段睡眠差。他们多声称自己入睡困难和噩梦,甚至整夜睡不着觉,服用过多种催眠药物也不起作用,对此感到很痛苦,急切要求医生提供治疗。而家属所反映的情况却不像患者所说的那样严重,他不是睡不着,而是睡眠较多,就是你从睡眠中把他叫醒,他也不会承认自己睡着了。典型的是早醒,早晨两三点钟醒后,即陷入"今天如何过"的痛苦绝望之中。

4.自主神经系统　有些患者的主诉是自主神经紊乱的表现,如头痛、头晕、心悸、胸闷、气短、四肢麻木,以及感觉异常,如皮肤烧灼感、出汗多、身上有气四处乱窜等。此外,认知功能障碍也是老年抑郁常见的症状。约有 80% 的患者有记忆减退的主诉,存在比较明显认知障碍类似痴呆表现的占 10% ~ 15% ,如计算力、记忆力、理解和判断力下降,简易精神状态检查表(MMSE)筛选可呈假阳性,其他智力检查也能发现轻至中度异常。国外有学者称此种抑郁为抑郁性假性痴呆。其中一部分患者会出现不可逆痴呆。

值得提示的是,老年期抑郁状态与青壮年抑郁状态的临床表现有所不同。老年期抑郁患者较突出的表现是焦虑和过分担心,往往把问题看得复杂化。行为方面表现为坐卧不安,搓手顿足,反复以躯体不适纠缠家人或医生。由于治疗效果不佳,检查又没有严重的躯体疾病,家人对患者就产生了厌烦情绪。因此,患者觉得患了不治之症,感到家人讨厌自己。在此基础上怀疑家人为摆脱包袱而伤害自己,患者感到周围的人也都议论自己,别人的一举一动都是暗示自己去死等精神病症状,如被害妄想、关系妄想、疑病妄想。患者自认为患有严重疾病,受疾病痛苦的折磨,而家庭成员又不理解,这样在抑郁情绪和病理性恶劣心境的基础上,以及妄想体验的影响下产生悲观厌世、无助感、无望感,而发生自杀企图和自杀行为。

因此,当老年期出现躯体不适感而纠缠不休,又检查不出相应的躯体疾病体征时,应当想到有老年期抑郁的可能,特别是出现抑郁情绪障碍后,应及时去专科医院就诊。

(三)老年抑郁状态的诊断与鉴别诊断

老年期抑郁障碍很容易漏诊,抑郁情绪常被身体其他不适症状所掩盖。目前国际和国内尚无老年期功能性情感障碍的疾病分类,对老年期首次起病的各种功能性精神障碍的诊断仍参照国际和国内现行的分类与诊断标准。老年人常伴有各种躯体疾病和心脑血管系统疾病。许多急、慢性疾病,如心肺疾病、内分泌疾病、贫血、维生素缺乏等可引起抑郁症状。因躯体疾病服用的某些药物,如利舍平(利血平)、胍乙啶、α-甲基多巴、普萘洛尔(心得安)、类固醇和抗肿瘤药物也可诱发抑郁。鉴别诊断时应详细了解病史和用药史,尽可能全面地进行实验室检查,仔细分析情感症状及躯体疾病与用药之间的关系。判断情感症状是否与躯体疾病的严重程度平行并随之波动,减药或停药能否使症状减轻或消失将有助于鉴别诊断。值得注意的是,有些老年抑郁症患者临床表现为各种躯体不适,如胸闷、气短、疲乏无力、消化功能减退、恶心呕吐及体重减轻。而患者的抑郁心境往往为躯体症状所掩盖,患者将其不适归于内科疾病,反复到综合医院检查,对症治疗往往疗效不佳,常易误诊为神经症或躯体病而延误治疗。此即为"隐匿性抑郁",详细的精神检查、有无情绪昼重夜轻及体重减轻有助于明确诊断。

在老年患者中,抑郁和认知障碍存在复杂的关系。抑郁症患者中有一定比例会出现可逆性认知障碍,即"假性痴呆",其中一部分患者会出现不可逆痴呆。阿尔茨海默病和其他脑退行性病变,尤其在疾病早期酷似抑郁性障碍。这类疾病起病非常缓慢,在抑郁症状出现之前就已存在记忆力和定向力减退且进行性加重,大多数患者并无认知损害的主诉和痛苦体验。智力检查患者常给予近似的回答,语言功能也有障碍。CT 和 MRI 检查可发现患者有明显的脑萎缩和脑室扩大。在诊断痴呆的病例中大约有 20% 合并抑郁症状(Reifleretal,1982),通过使用抗抑郁药治疗心境和行为可有改善,但基本的认知损害不会改善。

(四)老年期抑郁状态与心血管疾病的相互影响

抑郁状态是一种与情绪障碍有关的精神障碍,在心血管疾病中伴有大量抑郁症状,作为一种与心理行为相互影响的社会适应不良性疾病,影响心血管疾病(CVD)的发生和发展。研究表明抑郁状态是 CVD 病理生理进展中的一个独立高危因素。近年来一些老年 CVD 患者心理行为变化和抑郁状态已经越来越受到关注和重视。

1.心血管疾病伴发的精神障碍　据统计,慢性躯体性疾病患者中精神障碍患病率为 25%,精神障碍的终身患病率为 42%。当患者以心理症状为主诉时内科医师对抑郁焦虑的识别率能达 72%,而当以躯体症状为主诉时识别率仅为 22%。心血管疾病伴发的精神障碍包括焦虑性障碍和抑郁,前者常常以心血管系统症状为突出表现,成为心血管科最常见的患病人群;而抑郁明显影响冠心病起病、病程和预后。冠心病患者中约 18% 发生重型抑郁,其中 16% ~ 22% 发生急性心肌梗死。因此,对冠心病患者尤其应仔细询问病史,如躯体或精神创伤、心理社会性问题、压力过重、极度疲劳等,而以胸痛为主诉的患者应想到抑郁症的问题。近来研究发现,一次重型抑郁发作是心导管介入治疗后患者 12 个月内发生重大心脏事件的最强预测因素,而且这种事件关联性独立于心脏疾病严重程度、左心功能、吸烟等因素。

抑郁状态的三个主要症状为:情绪低落、压抑、郁闷;兴趣缺乏、愉快感缺失;疲乏无力、注意力不集中。抑郁状态的核心症状是缺乏动力、欲望等,包括疲乏、精力低下、缺乏兴趣、迟滞、无价值感、无用无助感等。专科医师多采用标准化抑郁诊断量化表、Hamilton 抑郁量化表、HAMD-24 抑郁量化表、Beck 抑郁量表(BDI)及 Zung 自评量表(SDS)等的评分来判断,其中,BDI、SDS 操作简便。焦虑症的三个主要症状为:精神性焦虑:紧张、心慌、恐惧;运动性焦虑:肌紧张、颤抖、不安;植物性焦虑:心悸、胸闷、气促、多汗。临床采用 Hamilton 焦虑量化表(HAMA)及 HAMD-14 焦虑表评分判断。目前在综合医院多采用焦虑抑郁量表(Hospital Anxiety and Depression Scale,HADS)作为筛查工具。心血管疾病中抑郁状态常伴有焦虑症状。

2.抑郁状态与冠心病　流行病学研究发现,抑郁状态与冠心病之间存在密切关系,冠心病患者中抑郁状态的发病率显著高于普通人群,在冠心病,尤其是不稳定型心绞痛患者中发生率可高达 14%~47%。抑郁状态患者发生冠心病的危险性亦显著高于其他人群(相对危险度 HR1.5~2.0),其发生心脏性死亡的百分率是无抑郁状态者的 3~4 倍。抑郁使患者对治疗的依从性明显下降,影响康复过程,并使冠心病的长期死亡率明显增加。Pratt 等对 1551 例无心脏病的人群进行基线调查,分为抑郁症者(包括重症抑郁发作和近 2 周由于悲痛事件引起的烦躁焦虑)和无抑郁症者。随访 13 年中 64 例发生急性心肌梗死(AMI)。其中有抑郁症者较无抑郁症者发生急性心肌梗死的比值比(OR)为 4.54,有烦躁焦虑症者发生 AMI 的 OR 为 2.07。

因而认为抑郁症是 AMI 的独立危险因素。Wulsin 等研究发现,抑郁增加 CVD 的死亡风险,尤其是男性。抑郁也可诱发 CVD 并对其预后产生明显影响,持续严重的抑郁情绪是引发心血管事件的一个危险因素。Abraham 等研究发现,抑郁是冠心病和总死亡率的独立危险因素,其危险性随抑郁积分升高而上升,每增加 5 个积分发生冠心病的危险性增加 15%。Barefoot 等调查了 1250 例冠心病患者,用自评抑郁量表(SDS)评定抑郁的等级,并对其预后的死亡率随访了 19.4 年,结果表明:在校正了原疾病的严重程度和治疗方法后,SDS 得分与随访中心脏事件死亡和总死亡率增加有关。中、重度抑郁症者心脏事件死亡及各种疾病的死亡率比无抑郁症者分别高 69%、78%。中、重度抑郁症者 5~10 年及 10 年后心脏事件死亡的危险度分别高于无抑郁症者 84%、72%。

抑郁和冠心病相互作用机制可能是心脏病患者血中儿茶酚胺水平升高,而抑郁状态患者血中高浓度的去甲肾上腺素水平使两者具有协同作用,从而使疾病加重。抑郁状态患者炎性标志物如白细胞、C 反应蛋白(CRP)、白细胞介素-6(IL-6)和肿瘤坏死因子(TNF)等增加导致炎症反应,从而发展成冠心病。Ladwig 等研究发现,在健康人群,抑郁情绪可增加 CRP 水平,有抑郁情绪者合并高敏 C 反应蛋白(hCRP)可以预测未来冠心病事件(HR2.91)。

近年研究发现,抑郁主要通过两方面机制影响冠心病预后:生物行为学和病理生理学机制。此类患者患代谢综合征的危险增加,促进了冠心病的发展。抑郁症可导致下丘脑-垂体-肾上腺轴功能紊乱,使患者糖皮质水平增高,并进一步引起躯干肥胖、高三酰甘油血症、高胆固醇血症、高血压、心率增快。此外,抑郁症者在应激状态下,血小板内钙离子流动性增强,钙离子浓度显著增高,腺苷酸活化酶活性降低,蛋白激酶细胞活化,血小板表面糖蛋白 $IIb/IIIa$ 受体表达增多,血小板聚集性增强,血小板释放血栓烷素 A_2、血小板因子 IV 等,促使冠状动脉收缩、血栓形成,加重心肌缺血,可诱发梗死后心绞痛和猝死。Ladwig 等在一项研究中对 6239 例无冠心病、卒中和肿瘤者(45~74 岁)进行了 7 年的随访发现,抑郁与肥胖的相互关系具有临界意义[$HR\ 1.73;P=0.06$],两者在冠心病的多种危险因素中具有协同作用。具有肥胖和抑郁心情者冠心病危险增加(HR 2.32),导致发生 CHD 事件的相对危险性增加(HR 1.84)。Laforet 等研究证实抑郁症患者较非抑郁症者具有更高的纤维蛋白溶酶原活化抑制物(PAI-1)活性($P=0.006$),在校正了临床状况(伴或不伴有 CHD)后,抑郁患者吸烟、高血压、高胆固醇浓度、体重指数(BMI)、PAI-1 活性仍保持高值($P=0.03$)。

Carney 发现在心肌缺血程度相同的情况下,有抑郁情绪者更易感觉到心绞痛。其机制可能与 β-内啡肽调节的变化和 5-羟色胺(5-HT)受体水平的下调有关。评分和检验的结果发现,抑郁评分较高的心绞痛患者静息状态血浆 β-内啡肽水平明显增高而活动时降低,因此推测心绞痛发生可能与 β-内啡肽反应迟钝或缺如有关。

黄佐等研究发现,我国冠心病患者抑郁症发生率低于西方国家,可能与文化背景、情感表达、生活节奏等不同有关。用冠状动脉造影结果将与冠状动脉病变程度 Leaman 计分与抑郁自评量表计分做相关性分析,两者无相关性。说明我国冠心病患者抑郁症状与冠状动脉病变程度无相关性。其认为冠心病患者伴有抑郁症状预后差、症状重、死亡率明显增加可能与抑郁患者血小板活性增加、心率变异性降低、患者治疗依从性差及加重的粥样硬化病变有关。

此外,抑郁可能对糖尿病(DM)患者预后具有影响。Bruce 等调查 1273 例 2 型 DM 患者,随访(7.8±3.4)年发现,抑郁症者占有 31.5% 比例,其较无抑郁症者相比具有更长的 DM 患病时间、更多的心血管危险因素、冠心病、脑血管病和 DM 微血管病并发症,在随访中具有更高的全因死亡率和心脏性死亡率。研究认为,尽管抑郁症不是 DM 全因死亡率和心脏性死亡率的独立的危险因素,但对 DM 患者预后具有影响,尤其是对大血管和微血管病的影响。

3.抑郁症与心率变异性(HRV)和心律失常 自主神经功能异常是抑郁症影响冠心病的另一途径,表现为交感神经系统活性增强,迷走神经张力减低、心率变异性降低、血压增高、冠状动脉痉挛。HRV 是指窦性心率在一定时间内周期性改变的现象。HRV 增高反映副交感神经活性增强,而 HRV 降低则反映交感神经活性增强。后者可降低心室活动的阈值,诱发致命性室性心律失常。心肌的电稳定性依赖于交感、副交感神经活性和体液之间的平衡。HRV 降低的机制尚未明确,可能是心肌缺血、缺氧、心室壁形态的改变刺激心脏感受器,由于交感神经张力增高、迷走神经活动受抑制和窦房结对神经体液调节的敏感性下降引起 HRV 减低。急性心肌梗死如出现 HRV 减低则其猝死的危险性明显增加,心律变异性是决定心肌梗死预后的高危因素之一。Carney 等研究发现,经 Holter 证实合并冠心病的抑郁症患者与无抑郁症冠心病者对比,其 HRV 明显减低[(90±35)ms 比(117±26)ms,$P<0.01$]。

心脏的自主神经功能对血压和心率变化有重要的调节作用。自主神经功能的改变可影响冠脉内皮功能,引起冠脉内皮损伤、冠状动脉痉挛、心肌供血供氧减少,心绞痛症状加重。同时,抑郁症者对于不同刺激感受阈值减低,对自身躯体症状较敏感,期前收缩等心律失常引起的不适易被察觉从而引起恐慌、焦虑而加重抑郁症状,形成恶性循环,增加了治疗的难度。通过肾上腺素分泌增多,激活心脏 β 受体,使浦肯野纤维的自律性增加,复极离散度增加,心室异位激动的阈值下降,最终导致室性心律失常的发生。

二、焦虑状态与老年心血管疾病

(一)焦虑障碍的基本概念

当紧张焦虑心情(常过度担心自己或家人的健康或安全问题)、警觉性增高(容易受惊吓,对声、光过度敏感,常伴入睡困难,注意力不集中,易激惹)、运动性不安(肌肉紧张性疼痛)、自主神经症状(阵发性出汗、颜面潮红、头晕、心慌、胸闷、气短、血压忽高忽低,胃肠功能障碍,如肠鸣、腹痛、腹泻、便秘及尿频、性功能障碍)等症状持续 6 个月以上,应考虑患者存在焦虑障碍。

(二)老年焦虑状态的症状与体征

焦虑状态是老年期的一种常见症状,主要是老年人担心失去控制和期待危险或不幸的到来,伴有紧张不安、注意力集中困难、记忆力差和无法松弛等,具体表现为:①主观感受。患者感到恐惧,害怕,期待着危险或灾难的降临,甚至出现怕失去控制而发疯或濒临死亡的威胁,注意力不能集中,有失去支持和帮助感。②认识障碍。在急性焦虑发作即惊恐时,可出现模糊感,担心即将晕倒,思考较为简单。③行为方面问题。因注意力涣散而出现小动作增多、东张西望、坐立不安,甚至搓手顿足,惶惶不可终日,容易激惹,对外界缺乏兴趣,因此造成工作和社交中断。④躯体症状。躯体不适常是焦虑老年人最初出现的症状,可涉及任何内脏器官和自主神经系统,常有心悸、脉快、胸闷、透不过气、口干、腹痛、便稀、尿频和大汗淋漓等。

(三)老年焦虑状态的诊断与鉴别诊断

焦虑是一种常见的情绪状态,如果一个人长期处于焦虑状态,就会导致焦虑症的发生。临床上当焦虑的严重程度和客观事件或处境明显不符,或者持续时间过长时,就变成了病理性焦虑,称为焦虑状态。符合相关诊断标准者,诊断为焦虑症。

而焦虑症状主要包含两组症状:①睡眠障碍。常与焦虑情绪伴发,或噩梦频繁,或易惊醒。有的患者夜间鼾声大作,醒后自感彻夜不寐,缺乏睡眠感。②情绪焦虑。具有特征性的是急性焦虑发作。患者突然感到心悸、心慌、喉部梗塞、呼吸困难、透不过气、头晕、无力,并伴有紧张、恐惧和濒死感,或感到控制不了自己,即将精神失常,甚至惊叫、呼救。

焦虑和抑郁的症状常相互渗透,原发性焦虑症可能发展为继发性抑郁症;另一方面,焦虑症状可能是心境障碍的一种表现。从焦虑和抑郁评定量表中,其症候群相互渗透,可以证明这种趋势。许多研究已经成功地根据症状和表现区分焦虑性神经症和抑郁症。几项研究确定了一些可更好地区分焦虑症和抑郁症患者的特殊表现和症状。忧郁心境、早醒、自杀念头和精神运动性迟缓是确定抑郁症患者的强有力的鉴别特征。而惊恐发作的出现、广场恐怖和强迫特征则是焦虑症患者的最好鉴别依据。在一些疾病,焦虑症是躯体疾病不可分离的一部分。10%~40%的焦虑和抑郁患者发现有躯体因素。

(四)老年期焦虑状态与心血管疾病的相互影响

老年人产生焦虑的原因除了生活环境、工作状态的改变,亲人病故、心理受挫折、经济负担加重等生活事件应激之外,冠心病、高血压、脑血管意外、癌症、糖尿病等躯体疾病也易引起焦虑。目前心血管疾病患者伴发心理疾病特别是焦虑症的比例很高。

心血管疾病和焦虑症都是常见的疾病,而且两者相互影响和并存。一方面心血管疾病能引起焦虑,如冠心病患者经常有胸闷、胸痛症状,高血压患者血压波动会导致头晕,慢性心力衰竭患者生活质量下降,心律失常患者有心慌等不适,都会令患者产生焦虑情绪。另一方面,焦虑能引起并加重心血管疾病,如在长期焦虑的人群中,高血压的发病率增加2倍,发生脑卒中、心绞痛和心肌梗死的危险增加6倍,死亡率增加2倍以上;而在冠心病患者中,焦虑会增加急性心肌梗死及恶性心律失常发生的风险。

焦虑症容易当作心血管疾病进行诊治。在心内科门诊,经常有患者主诉胸闷、胸痛、心慌、乏力等,其中有很多患者经过检查以后并未发现他们患有心血管疾病,或仅存在轻微的疾病但与症状的程度不符。这些患者其实是存在焦虑状态而没有被意识到,有时也会被误诊,得不到相应的治疗。

1.焦虑与动脉硬化　法国已有一项研究显示,焦虑症也会加速颈动脉的硬化,所以同样也会使这些血管的血液变得更稠。动脉硬化是由于脂肪堆积在血管内壁形成斑块而造成的。法国研究人员对700名年龄在59~71岁的老年人进行了为期4年的随访调查。调查表主要用于评估被调查者焦虑症的程度,对这些被调查者进行超声波影像检查,来检测动脉硬化症和颈动脉的情况。研究人员发现,与那些没有焦虑症的人相比,心情一直焦虑的男性患动脉硬化症和血管狭窄的比率较高;有焦虑症的妇女则患血管狭窄的危险增加。研究人员指出,对于男女之间的这种差别现在还不清楚。另外的研究也许会更好地解释这个研究中所包含的机制。

2.焦虑与冠心病　横断面调查显示,焦虑与冠心病存在关联。冠心病患者群中伴有焦虑情绪的比例较高是临床公认的事实,无论是就诊人群的小样本调查,还是以社区为基础的流行病学研究,都证实了这一点。而且,在门诊就诊人群的断面调查中,焦虑比抑郁更多见。如荷兰的门诊患者断面调查显示,存在焦虑者占40%(STAI筛查阳性),而存在抑郁的只有26%(CESD筛查阳性)。社区的流行病学调查也显示,广泛性焦虑是独立于抑郁症的,与冠心病存在关联的因素。

前瞻性队列研究证实,焦虑是冠心病发生的危险因素与抑郁和冠心病关系探讨一样,横断面调查无法说明焦虑症状或焦虑症与冠心病产生的关系。于是,有丹麦研究者基于本国疾病登记资料及死亡记录,对24年前曾经诊断为焦虑症、抑郁症和精神分裂症的患者,调查其出现急性心肌梗死的比例,发现曾经诊断为焦虑症比诊断为抑郁症,与出现急性心肌梗死的关联更强。但这种依靠档案记录的推算,无法考虑已知的急性心肌梗死的其他影响因素。

为考察焦虑与冠心病发生的关系,需要采取专门设计的队列研究。如美国正常老化研究,对平均(60 ± 7)岁,原来没有冠心病、糖尿病诊断的老年人随访3年,发现基线明尼苏达多项人格问卷(MMPI)中的焦虑抑郁因子能预测出现冠心病(OR=1.06),且焦虑抑郁的程度与出现冠心病存在量效关系。法国的一项研究,对20~54岁健康人群追踪7年$(n=24\,128$,男性9830人,女性14 298人),采用Reeder应激问卷(Reeder Stress Inventory)评价情绪。结果发现:在女性中,即使考虑抑郁情况下,焦虑的躯体症状比焦虑心情更能预测冠心病。

2010年,一项来自瑞典的队列研究引起了广泛关注。该研究利用征兵体检的资料,对20世纪60年代末参加征兵体检男性$(n=49\,321)$随访37年,基线全部经精神科医师定式检查,按ICD-8给出临床诊断。随访结果发现当初诊断抑郁症不能预测出现冠心病或急性心肌梗死(HR1);诊断焦虑症能预测冠心病(HR 2.17,95% CI 1.28~3.67)和急性心肌梗死(HR 2.51,95% CI 1.38~4.55)。由于瑞典是全民义务兵役制,这个队列相当于某年龄段没有残疾的全体男性公民,而且随访时间相当长,从青年期起几乎涵盖整个成年期,且脱落少,代表性强。

同一时期,相关的Meta分析也显示,焦虑是冠心病发生和死亡的危险因素。如2010年发表的一项Meta分析,从PubMed、EMBASE和PsycINFO几大数据库中,不限制发表语种地收集了1980—2009年5月的资料,样本为健康人群(非精神科),设计为前瞻性队列研究,基线中有焦虑评定。结果一共纳入20个研究,平均随访11.2年,总样本达249 846例。结论是:焦虑者,针对冠心病的HR=1.26(95% CI:1.15~1.38;P=0.000 1);针对心源性死亡的HR=1.48(95% CI:1.14~1.92;P=0.003);针对非致命心肌梗死HR=1.43(95% CI:0.85~2.40;P=0.180)。以上结果独立于人口学因素、已知的冠心病的生物学危险因素及健康行为,而且男女患者中结果一致,焦虑类型、随访长短不影响结果。

3. 焦虑与高血压 德国的Buchholz等发现具有焦虑与愤怒人格特征的人容易发生高血压,并常表现为盐敏感性。他对16例盐敏感者在给予一定量的情绪应激后,患者均表现有显著的情绪激惹、焦虑和愤怒,收缩压和舒张压均明显上升;而对照组在给予同样的情绪应激后,不出现显著的激惹和愤怒,血压上升也不明显(P<0.01)。美国的Picot等在观察黑种人女性护理员中发现,白天的动态血压与情绪关系密切,小怒时舒张压上升,大怒时收缩压和舒张压均上升。俄罗斯的Mazur等对178例原发性高血压患者进行24h动态血压监测的结果发现:在夜间睡眠不佳的患者中,夜间血压无明显下降;有焦虑的患者头晕头痛的症状显著,运动耐量下降,血压的上升也明显。韩国的Yu等报道心情紧张、抑郁、愤怒和敌意情绪与淋巴细胞B肾上腺受体密度(B max)密切相关,Log B max与焦虑、抑郁等情绪呈负相关;焦虑和抑郁增加时,B max下调明显,表现为心率增快、血压上升。对39例原发性高血压患者的测定结果也证实了上述改变显著,而对照组无明显改变。Markot还发现在发怒后如强行抑制情绪的发泄,可使血压的上升明显高于得到适当发泄的患者,血压升高持续也较久。

4. 焦虑与心力衰竭 美国的Barsky等对145例以气急为主诉的心血管病患者随访了6个月,结果发现84%反复主诉气急和心慌的患者均有明显的焦虑症状,夜间阵发性呼吸困难和惊恐发作的发生率高,并常伴心动过速、出汗、收缩压上升、希望开窗或吸氧,经动态心电图检测,除窦性心动过速外,未发现其他心律失常和缺血性改变,抗焦虑治疗有效,临床医师易误诊为急性左侧心力衰竭。加拿大的 Morris 等在检测心脏科门诊就诊的患者中,发现有 12.5% 的心血管病患者夜间有惊恐发作,患者的主诉较严重,气急、心慌、胸闷,夜间阵发性呼吸困难而不能平卧,但客观检查结果提示心脏病并不严重,心功能尚佳,都不足以发生急性左侧心力衰竭,应用心力衰竭的标准治疗不一定奏效,但抗焦虑治疗效佳。因此,心内科医师应提高识别能力。

5. 焦虑与心律失常　　美国的 Friedman 等指出心率变异性(HRV)可用于检测自主神经对心率的控制,HRV 的下降表明自主神经的控制能力降低,在焦虑与惊恐发作时,心电极不稳定,易发生严重的心律失常,是发生心源性猝死的危险因素。Tueker 对 17 例有惊恐发作,并有 HRV 降低的患者,治疗 4 周,患者的 HRV 平均值均见上升,惊恐发作减少 50% 以上;因此,抗焦虑治疗使 HRV 上升后,可增加自主神经的稳定性,减少严重心律失常的发生。德国的 Hofmann 等发现焦虑和惊恐发作可引起致死性心律失常。他们报道对 3 例有严重室性心律失常的患者置入心脏除颤复律器(implantable cardioverter defibrillator,ICD)后,观察情绪应激促发心律失常的情况。这 3 例患者均为男性老年患者,年龄 60～68 岁。第 1 例在演讲时由于情绪激动,交感神经兴奋,室性期前收缩落入心室的易激期,发生致命性快速心律失常——心室颤动与室性心动过速;第 2 例由于惊恐发作和坏脾气所致;第 3 例由于孤独无助引起的愤怒所致的致命性心律失常;所幸,置入 ICD 后都能自动及时除颤,转危为安。意大利的 Piccirillo 等报道,在焦虑患者心电图中,QT 离散度(QTc)增加是普遍的现象,QTc>60ms 者都伴有惊恐发作,易发生恶性心律失常,病死率增加 2 倍以上,其机制是焦虑患者由于自主神经不稳定引起心脏复极不稳定,是发生心源性猝死的一个危险因素。

三、抗精神病常用药物与心血管药物的相互作用

多项临床观察显示,抗精神病药物特别是抗抑郁药多影响患者心血管系统和神经系统,有时会与治疗心脏病的药物发生反应,增加临床治疗的不确定性。目前的抗抑郁药主要包括三环类抗抑郁药(丙米嗪)、选择性 5-羟色胺再摄取抑制药、单胺氧化酶抑制药、苯二氮䓬类(阿普唑仑)等。有些药物兼有抗焦虑作用,如黛力新、苯二氮䓬类等。研究表明,抗抑郁药物可以显著降低心肌梗死患者发生死亡和再梗死的危险性,从而改善预后。但冠心病和抑郁症两种疾病共存时加大了抑郁症的治疗难度,抗抑郁治疗应选择对心脏毒性小的抗抑郁药,以减少加重冠心病的风险。

(一)三环类抗抑郁药

传统的三环类抗抑郁药有 IA 类抗心律失常药物的类似作用,可能会出现直立性低血压、心脏传导延长及早期的心脏毒性,同时有较多的嗜睡、口干、便秘等抗胆碱能作用,甚至会加重心肌缺血,特别对于老年患者应慎用。三环类药物与口服抗凝药物华法林合用会抑制其代谢,使血药浓度增加,可能发生过度抗凝导致出血。

(二)选择性 5-羟色胺再摄取抑制药(SSRIs)

一般认为,神经症病因是由于大脑神经递质在神经突触间的浓度相对或绝对不足,导致整体精神活动和心理功能的全面性低下状态。选择性 5-羟色胺再摄取抑制药 SSRIs 就是通过抑制中枢神经对 5-羟色胺的再吸收,用于治疗抑郁症、焦虑症和强迫症等。目前选择性 5-羟色胺再摄取抑制药对于 NE 受体和多巴胺受体无明显影响,具有较好的心血管系统安全性,而且

可较好地控制抑郁症状,已经作为治疗冠心病伴抑郁症的首选药物。选择性 5-羟色胺再摄取抑制药常用制剂有氟西汀、帕罗西汀、舍曲林、氟伏沙明、西酞普兰。该类药物临床应用优势明显,在于其疗效确切、方便服用、包括心血管在内的不良反应较少。与三环类药物比较对 5-羟色胺和去甲肾上腺素的作用,SSRIs 类药物对 5-羟色胺作用较强,而对其他的神经递质作用较少。如服用过量,SSRIs 类药物不像三环类药物那样容易引起不良事件尤其是心脏事件。

SSRIs 应用于临床近 10 年来,关于过量应用导致心性死亡的报道共涉及两种药物——氟西汀和西酞普兰。值得注意的是,虽然 SSRIs 的心血管风险很小,但并不能完全避免,尤其是患者有冠心病时。

SSRIs 的心血管不良反应包括心率减低,少有直立性血压变化,对 P-R 间期、QRS 波和 Q-T 间期影响较少。但毕竟有 QTc 延长、一度房室传导阻滞、直立性低血压等少数报道。与胺碘酮及 β 受体阻滞药合用时应注意其 Q-T 间期及 P-R 间期变化,避免出现恶性心律失常。SSRIs 还可以引起血管收缩导致激发的心肌缺血,无论患者有无冠心病。

SSRIs 抗血小板作用:SSRIs 会引起血小板中 5-HT 的减少。临床研究发现,用 SSRIs 类药物治疗数周后,血小板中 5-HT 含量减少了 80%~90%,而储存在血小板中的 5-HT 对血栓形成有着重要的影响,在一定的刺激下,如肾上腺素,5-HT 从血小板中释放并作用于不同的靶细胞,通过与它的受体结合产生一氧化氮,有着很强的血管活性,而 5-HT 本身对血小板活性的影响很弱,但是它能通过二磷酸腺苷、肾上腺素、胶原等产生很强的血小板聚集作用。此外有研究证实了 5-HT 能提高纤维蛋白的形成,并能增加血小板表面的聚集从而导致人体血循环中的血栓形成,这些都说明了调节 5-HT 可能是抗血栓形成的一个新的干预靶点。SSRIs 抑制血栓形成的作用可能不仅仅是因为消耗了血小板中的 5-HT,在一些体外的实验中,一些 SSRIs 类药物(舍曲林、西酞普兰、依地普仑)在富含血小板的血清中有直接降低血小板活性和降低凝血功能的作用。近年来出现了一些假说,这些假说提出了一些更加直接的机制比如 SSRIs 能抑制血小板反应的扩增,与糖蛋白受体 IIb/IIIa 的相互作用来抑制血小板的功能,而这些过程都是血小板聚集的共同通路。5-HT 是血小板激活的关键物质,用胶原蛋白和凝血酶进行双重刺激时,服用 SSRIs 患者体内的血小板的聚集功能比那些未服用 SSRIs 的患者要弱,这个作用和阿司匹林有些类似。因此,SSRIs 与阿司匹林及氯吡格雷等抗血小板药联合应用时,要注意其出血风险会增加。

1.舍曲林(左洛复) 舍曲林 200mg/d 与华法林合用可引起较小的、但有统计学意义的凝血酶原时间的延长,其临床意义尚不明确。因此,舍曲林与华法林联合应用或停用时应密切监测凝血酶原时间。舍曲林的抗血小板作用是双刃剑,它能使非冠心病和冠心病患者的出血风险提高,但对于冠心病患者应用舍曲林治疗抑郁症,可进一步提高抗血小板药物作用,如阿司匹林、氯吡格雷,防止冠状动脉粥样硬化进展,改善临床预后。

Van Haelst 等将舍曲林应用于伴有焦虑抑郁的原发性高血压患者,研究结果显示,试验组用药后 24h 动态血压及心脏变异率与对照组比较均明显改善,提示舍曲林可加强伴焦虑抑郁的原发性高血压患者的降压疗效,并可改善血压昼夜节律及患者的自主神经功能损害。Duan 等所进行的临床研究同样证实了 SSRIs 联合降压药物治疗,对患者的血压控制起到积极的辅助作用。

2.西酞普兰 西酞普兰在 1988 年美国 FDA 批准用于治疗抑郁症之前,已经在欧洲应用了多年。它包括 S 和 R 异构体,比其他的 SSRIs 选择性更高。西酞普兰可引起窦性心动过缓、心动过速和直立性低血压,发生率估计有 1%。其他的心脑血管不良反应包括高血压、心肌梗死和脑卒中等非常少见。短暂性缺血发作、心房颤动、束支阻滞等发生率少于 1∶1000。

研究表明西酞普兰 40mg/d 美托洛尔合用 22d 的治疗结果使美托洛尔血浆水平增加 2 倍。美托洛尔的血浆水平升高与心脏的选择性降低有关。过量单独服用西酞普兰可出现 Q-T 间期延长、结性心律、室性心律失常、尖端扭转性室性心动过速,与胺碘酮及索他洛尔等药物合用应注意心电图变化。

3.氟西汀(百忧解) Wilson 等的研究显示,在给予降压药物的同时患者进行心理治疗和抗抑郁药物(氟西汀)治疗有利于原发性高血压伴抑郁症状患者的血压控制,与降压药联合应用可增加其疗效。

(三)苯二氮䓬类

主要治疗焦虑状态及睡眠障碍,与抗高血压药或利尿降压药合用时,可使本类药的降压增效,与钙通道拮抗药合用时,可能使低血压加重。

(四)黛力新

黛力新是两种活性成分氟哌噻吨和美利曲辛组成的复方。常用于抑郁症与焦虑症的治疗或两者共病的治疗,起效时间比一般 5-HT 再摄取抑制剂要快,通常 2~3d 即可起效,1 周后效果更明显。氟哌噻吨是抗精神病药,低剂量时能选择性抑制突触前膜 DA 自身受体,要达到一定剂量时才能阻断 D2 受体起到抗精神病的作用。美利曲辛是一种三环类抗抑郁药,抑制 5-HT 和 NE 的再吸收,使突触间隙含量增高。另一方面,美利曲辛可对抗氟哌噻吨产生的锥体外系反应,两种药互相拮抗,使本药的抗胆碱作用较单用美利曲辛时弱。因此,黛力新在临床方面表现为两种成分在治疗上的协同效应。既可以提高脑内突触间隙的 DA、NE 和 5-HT 等多种神经递质含量,从而调节中枢神经系统的功能,又使不良反应相互拮抗,抵消了不良反应。但两种药物的抗胆碱能作用可能会导致心动过速。一般使用一段时间后会适应,必要时可以使用美托洛尔(倍他乐克)等药物对症处理。黛力新可能会加强下述药物对心血管的影响,如肾上腺素、去甲肾上腺素及异丙肾上腺素等,合用时应注意调整药物剂量。

四、病例分析与学科对话

患者,男性,65 岁,因扩张型心肌病伴持续性室性心动过速行埋藏式心律转复除颤器(ICD)置入,术后第 2 年出现治疗性电除颤 1 次,后患者产生焦虑,伴失眠、心悸、多汗,反复到医院就诊,程控 ICD 发现多次短阵室性心动过速,ATP 治疗有效,给予美托洛尔及胺碘酮治疗,并多次调整剂量,患者症状无明显好转,并进一步发生治疗性电除颤 2 次,根据综合医院焦虑抑郁量表的评分,考虑存在焦虑状态,给予黛力新口服每日 2 次,2 周后逐渐减量至每日 1 次,患者病情逐渐好转,未再发生电除颤治疗,程控 ICD 发现短阵室性心动过速明显减少。

ICD 放电引起的患者恐惧或焦虑等心理异常等在此病例中起了触发的作用,导致交感神经过度兴奋,末梢释放大量去甲肾上腺素,通过心血管 β 受体,使心肌细胞膜离子通道功能严重失控:①增强心室肌生理性和病理性具有自律性细胞 4 位舒张期自动除极起搏电流,使自律性明显增高;②增强心室肌细胞 2 位相 Ca^{2+} 内流,诱发触发激动和 2 相折返性心律失常;③增强心室肌细胞 1~3 位相 K^+ 外流,使不应期缩短,易于发生快速性心律失常;④降低心室颤动阈值。上述作用及老年人承受和代偿能力的降低使具有病理基础的心脏反复发生室性心律失常。抗焦虑治疗可以降低交感神经兴奋性,减少室性心律失常的发生,避免 ICD 治疗性放电,中断恶性循环。

心血管疾病是我国目前最严重的健康问题之一,越来越多的心血管病患者尤其老年患者合并存在心理问题,这两种疾病互为因果,相互影响,导致疾病恶化,由于牵涉两个学科,临床表现不典型,容易误诊误治;部分心血管患者尽管进行了药物及支架手术治疗,但是由于合并心理问题,患者很难恢复正常的工作和生活。

心内科常见的心理问题:①患者完全没有心脏病,只是容易憋醒或胸闷气促,被诊断为心肌缺血、冠心病等。他们的症状是由于焦虑抑郁心理所促发的。②心脏器质性疾病不是太严重,因不了解病情的预后情况,精神负担很重。③确有严重的心脏疾病,但除了躯体上受到创伤,心理创伤也很大,虽然药物或介入治疗很成功,但是患者仍然有很严重的症状。

我国著名心血管病专家胡大一教授牵头倡导的"双心医学"(Psycho-Cardiology),就是一门由心血管与心理医学交叉并综合形成的学科。双心医学重视诊治心血管疾病同时存在的心理问题,提倡心血管和心理的双心健康,追求心身完整、和谐统一,避免过度检查和心理疾病的误诊,使患者得到及时、对症、有效的治疗。

总之,心血管病合并焦虑状态严重影响了患者的健康和生命,心血管专科医师应该充分认识并重视这类疾病,做好诊断及鉴别诊断工作。医疗工作人员及社会卫生系统还需为这些患者创建一个全面而有效的诊治防御体系。

(张明惠 杜新平)

参 考 文 献

Almeida OP, Alfonso H, Flicker L, et al. 2011. Thyroid hormones and depression: the Health in Men study. Am J Geriatr Psychiatry, 19(9):763-770.

Baune BT, Stuart M, Gilmour A, et al. 2012. Moderators of the relationship between depression and cardiovascular disorders: a systematic review. Gen Hosp Psychiatry, 34(5):478-492.

Berry JD, Dyer A, Cai X, et al. 2012. Lifetimerisks of cardiovascular disease. N Engl J Med, 366(4):321-329.

Cohen BE, Panguluri P, Na B, et al. 2010. Psychological risk factors and the metabolic syndrome in patients with coronary heart disease: findings from the Heart and Soul Study. Psychiatry Res, 175(1/2):133-137.

Cooper DC, Tomfohr LM, Milic MS, et al. 2011. Depressed mood and flow-mediated dilation: a systematic review and meta-analysis. Psychosom Med, 73(5):360-369.

Hoen PW, Whooley MA, Martens EJ, et al. 2010. Differential associations between specific depressive symptoms and cardiovascular prognosis in patients with stable coronary heart disease. J Am Coll Cardiol, 56(11):838-844.

Holahan CJ, Pahl SA, Cronkite RC, et al. 2010. Depression and vulnerability to incident physical illness across 10years. J Affect Disord, 123(1/3):222-229.

Howren MB, Lamkin DM, Suls J. 2009. Associations of depression with C-reactive protein, IL-1, and IL-6: a meta-analysis. Psychosom Med, 71(2):171-186.

Kessler RC, Amminger P, Aguilar-Gaxiola S, et al. 2007. Age of onset of mental disorders: A review of recent literature. Curr Opin Psychiatry, 20:359-364.

Khan FM, Kulaksizoglu B, Cilingiroglu M. 2010. Depression and coronaryheart disease. Curr Atheroscler Rep, 12(2):105-109.

Meijer A, Conradi HJ, Bos EH, et al. 2011. Prognostic association of depression following myocardial infarction with mortality and cardiovascular events: a meta-analysis of 25 years of research. Gen Hosp Psychiatry, 33(3):203-216.

Michael T, Zetsche U, Margraf J.2007.Epidemiology of anxiety disorders.Psychiatry, 6:136-142.

Morsink LFJ, Vogelzangs N, Nicklas BJ. 2007. Associations between sex steroid hormone levels and depressive symptoms in elderly men and women: results from the health ABC study .Psychoneuroendocrinology, 32:874-883.

Nabi H, Kivimäki M, Empana JP, et al.2011.Combined effects of depressive symptoms and resting heart rate on mortality: the Whitehall II prospective cohort study. J Clin Psychiatry, 72(9):1199-1206.

Parakh K, Sakhuja A, Bhat U, et al.2008.Platelet function in patients with depression. South Med J, 101(6):612-617.

Su S, Lampert R, Lee F, et al.2010.Commongenes contribute to depressive symptoms and heart rate variability: the Twins Heart Study. Twin ResHum Genet, 13(1):1-9.

van't Veer-Tazelaar PJ, van Marwijk HW, Jansen AP, et al.2008.Depression in old age(75+), the PIKO study.J Affect Disord, 106:295-299.

Yager S, Forlenza MJ, Miller GE. 2010. Depression and oxidative damage to lipids. Psychoneuroendocrinology, 35(9):1356-1362.

第 11 章

老年结构性心脏病介入治疗
与并发症的防治

结构性心脏病(structure heart disease,SHD)的概念是由 Martin B Leon 在 1999 年经导管心血管治疗(TCT)大会上首先提出来的,是指先天性或获得性的以心脏和大血管解剖结构异常为主要表现的心脏疾病。在老年 SHD 中,以主动脉瓣狭窄和二尖瓣关闭不全较为常见。此外,心房颤动导致的脑卒中也是老年人致死、致残的重要原因。目前,针对这些疾病的传统外科治疗和口服华法林对老年患者有较大的风险,近年来新兴的介入治疗为这些老年患者带来了新的希望。下面就对老年 SHD 的常见的介入治疗及其并发症的防治做一介绍。

一、什么是结构性心脏病

SHD 是近年心血管领域中涌现出的一个新概念,尚缺乏准确的定义、统一的诊断标准和分类方法。目前普遍认为,SHD 泛指任何先天性或获得性的以心脏和大血管解剖结构异常为主要表现的心脏疾病。因此,除原发性心电疾病(如某些电生理异常导致室性心动过速和心室颤动)和循环疾病(如高血压、稳定型心绞痛和急性冠状动脉综合征)以外,绝大多数心脏疾病都可纳入广义的 SHD 范畴。但从狭义上来讲,SHD 是指心脏内解剖结构异常所致心脏的病理生理变化,其显著特征是存在心脏解剖和结构上的缺陷,可以采用修补、替换、结构重塑等方法进行治疗。

1.先天性心脏病(房间隔缺损、室间隔缺损、动脉导管未闭等)。

2.瓣膜性心脏病(主动脉瓣、二尖瓣、三尖瓣、肺动脉瓣狭窄或关闭不全,瓣周漏等)。

3.心肌病(肥厚型心肌病、扩张型心肌病、致心律失常型右心室心肌病等)。

4.心肌梗死后室间隔穿孔、左心室室壁瘤及瘢痕心肌等。

SHD 介入治疗围术期管理措施如下。

1.建立具有扎实的介入治疗技术和专业化心脏中心 由于 SHD 的复杂性,一个成熟的、专业化的心脏中心应具备以下介入治疗技术:①基础介入技术(如经导管房间隔穿刺技术,经导管动态评估 SHD,采用辅助成像技术对 SHD 介入治疗进行影像学引导,建立 SHD 介入治疗所需的血管通路);②封堵先天性和获得性心脏缺损(房间隔缺损,室间隔缺损,卵圆孔未闭,动脉导管未闭,瓣周漏,左心耳);③经导管治疗瓣膜疾病(主动脉瓣球囊扩张成形术,经导管主动脉瓣置入术,经导管二尖瓣修补术,肺动脉瓣瓣膜成形术和置入术);④其他操作(肥厚型梗阻性心肌病的室间隔化学消融术,经皮治疗主动脉缩窄,经皮置入左心室辅助装置）等。

成功的介入治疗的操作者应具备以心脏的解剖、生理和病理知识为核心，了解心脏瓣膜、心腔内的结构，掌握各种 SHD 的临床表现和自然病程，辅助成像技术（经胸、经食管和心腔内超声心动图，CT 及磁共振成像）在评估 SHD 患者和引导介入治疗的重要作用，并对 SHD 介入治疗进行质量评估和改进。

2.建立专业的多学科协作心脏团队（multi-disciplinary heart treatment, MDHT）　MDHT 是一种新型的"以患者为中心"的综合治疗模式，其人员包括心脏内科医师、心脏外科医师、心脏介入医师、心脏超声医师及影像学专家、心力衰竭专家、心外麻醉师、护理人员、项目协调人员、营养师、康复专家等。MDHT 的优点是缩短了诊断和治疗的时间，不同专科的医师可在同一时间看到患者的全部资料，经过多学科的会诊和讨论，根据大家共同接受的诊治原则和临床指南，做出适合患者的最佳治疗方案。这种模式已被欧洲心脏病学会和欧洲胸外科心肌再灌注指南推荐，也被 PARTNER、EVEREST 等研究者采纳。

心脏内科医师在患者的诊断、治疗决策、手术后治疗及随访方面都起到重要作用。心脏介入医师是具体操作的实施者，应具备相关的技术和知识基础，掌握各种介入治疗的有效性和局限性，选择适合的患者和术式。影像学专家，特别是心脏超声医师，在术前患者选择、术中指导、术后评估及随访（手术效果及并发症）等方面起到重要的作用。心力衰竭专家在术前患者评估、术后心功能的纠正中起到很重要的作用。此外，有必要指定专门的项目协调人员，按照统一的标准筛选患者，保存及上传数据，做到诊断和治疗的标准化，并协调团队人员的工作，提高团队的运转效率。

3.合适的专业化设施　MDHT 的主要设施要求为改进的心导管室或者杂交手术室。传统的心导管室主要用于冠状动脉造影及介入治疗，大小在 56m² 左右；而改进后的心导管室大小应能满足摆放麻醉设备、心脏超声设备、主动脉内球囊反搏机和体外循环机的要求，并且应该符合外科无菌手术的标准。杂交手术室是一种新型手术室，可用于经导管瓣膜治疗、冠状动脉杂交重建、动脉瘤杂交手术等，同时满足外科手术需要，大小在 74～84m²，并应配备数字减影血管造影技术系统，可配备心脏超声、CT 及磁共振成像设备。目前最好的杂交手术室可以满足内外科同时上台手术。此外，有必要建立一个独立的监护室，既能监测和处理患者急剧的血流动力学改变，也能处理较大尺寸的穿刺伤口或外科手术伤口。

4.制定具体的治疗方案　各个心脏中心应该由 MDHT 制定具体的治疗方案，包括术前患者的筛选、手术相关的解剖情况及病理改变的评估、具体采用的介入技术、实施其他手术的必要性（如术前冠状动脉介入治疗）、并发症的处理策略、手术效果及临床终点的评估等。这些方案的制定有利于治疗的标准化和规范化，也便于日后的临床研究。

二、老年人常见的结构性心脏病

在 SHD 中，瓣膜性心脏病指先天性或获得性心脏瓣膜病变，产生血流动力学变化，引起心功能异常，在人群中尤其是老年人中占相当大的比例。而老年人瓣膜性心脏病中，又以主动脉瓣狭窄和二尖瓣关闭不全最为常见，且患病率随年龄增长而升高。研究证实，主动脉瓣狭窄的患者出现临床症状未经治疗平均存活仅 1～3 年；伴有心功能不全的中、重度二尖瓣关闭不全的患者预后差。传统的治疗手段是外科瓣膜修复术或置换术，但对于有开胸病史、心功能差且合并多脏器功能不全的老年患者，外科手术风险大，甚至部分患者不能耐受。据报道，约 30%

患者因无法承受外科手术而失去治疗机会,从而提出非手术经导管瓣膜置入的可行性和价值。随着介入技术的发展,经导管主动脉瓣置入术(transcatheter aortic valve implantation,TAVI)给不适宜外科手术治疗的主动脉瓣严重狭窄患者带来希望;而经导管二尖瓣夹合术(MitraClip)治疗二尖瓣关闭不全也成为一种新兴的治疗方法。

此外,作为临床上最常见心律失常,心房颤动在老年人中的比例也非常高,且发病率随年龄的增长而升高,年龄每增长 10 岁,心房颤动发病率约增加 1 倍,年龄≥80 岁人群的心房颤动发病率超过 10%,在 85~94 岁人群中每年新发病例高达 35%。心房颤动最主要的危害是循环血栓栓塞,其中最常见和最严重的是脑卒中,栓子多来自左心耳。目前,心房颤动性脑卒中的预防主要是口服华法林。但由于老年患者本身存在较高的出血风险,且往往不能定期到医院监测凝血指标,故其口服华法林的耐受性和依从性很低,然而这些患者恰是发生脑卒中的高危人群。鉴于左心耳在心房颤动患者血栓形成中的重要地位,近年来通过心导管技术封堵左心耳以达到预防心房颤动患者发生脑卒中和血栓栓塞的左心耳封堵术(left atrial appendage occlusion,LAAO)具有广阔的临床前景。

三、TAVI 治疗重度主动脉瓣狭窄

TAVI 是指经导管将人工心脏瓣膜输送至主动脉瓣区打开,完成人工瓣膜置入,恢复瓣膜功能。手术创伤小、恢复快,对于不能手术的重度主动脉瓣狭窄患者,TAVI 与药物治疗相比可显著降低病死率,提高患者的生活质量。

(一)当前研究进展

2010—2011 年,N Engl J Med 先后发表两篇关于 TAVI 的多中心、随机对照研究——PARTNER 研究。PARTNER 研究 A 队列入选 35 个中心共 699 例外科手术高危的重度钙化性主动脉瓣狭窄(calcified aortic stenosis,CAS)患者,随机分至 TAVI 组和外科主动脉瓣置换(surgical aortic valve replacement,SAVR)组。结果显示:随访 30d 时,TAVI 组和 SAVR 组的全因死亡率是 3.4% 和 6.5%($P=0.07$);1 年时,两组的全因死亡率无明显差异。30d 随访时,两组的卒中发生率相似;1 年时,TAVI 组的卒中发生率高于 SAVR 组(5.1% 比 2.4%,$P=0.07$)。30d 随访时,TAVI 组的血管主要并发症明显高于 SAVR 组(11.0% 比 3.2%,$P<0.001$),而 SAVR 组其他不良事件,包括大出血(9.3% 比 19.5%,$P<0.001$)及新发心房颤动的发生率(8.6% 比 16.0%,$P=0.006$)明显较高。因此,对于外科高危的重度 CAS 患者,TAVI 术和 SAVR 术的 1 年生存率相似,但两者有各自不同的围术期风险。PARTNER 研究 B 队列入选了 21 个中心共 358 例不能耐受外科手术 CAS 患者,随机分为标准治疗组(包括球囊扩张成形术)和 TAVI 组,首要终点为全因死亡率,结合再住院死亡形成复合终点。结果显示,随访 30d 时,TAVI 组的卒中(5.0% 比 1.1%,$P=0.006$)及血管并发症(16.2% 比 1.1%,$P<0.001$)的发生率高于标准治疗组;随访 1 年时,TAVI 组全因死亡率(30.7% 比 50.7%,$P<0.001$)及复合终点的发生率(42.5% 比 71.6%,$P<0.001$)明显低于标准治疗组;存活者中,TAVI 组心功能分级为 Ⅲ~Ⅳ级患者的比例低于标准治疗组(25.2% 比 58.0%,$P<0.001$)。因此,在不适合外科手术的重度 CAS 患者中,尽管 TAVI 组卒中及血管主要并发症的发生率较标准治疗组高,但可显著降低全因死亡率及全因死亡与再住院死亡复合的终点,改善患者症状。

2012 年,法国发表的大型注册研究 FRANCE-2,入选 34 个中心共 3195 例患者。30d 及 1 年死亡率分别为 9.7% 及 24.0%,围术期血管并发症发生率为 4.7%,心肌梗死 1.2%,卒中

4.1%,起搏器置入发生率 CoreValve 瓣膜为 24.2%,Edwards Sapien 为 11.5%;1 年内瓣周漏发生率为 64.5%。这些数据显示在当前技术水平下,TAVI 操作成功率很高,但是起搏器置入和瓣周漏的发生率仍较高。

2013 年,欧洲和美国各公布了 1 个大型的注册研究,其结果代表了当前 TAVI 的技术参数情况。欧洲注册研究入选了 137 个中心共 4571 例患者。住院期间死亡率为 7.4%,卒中 1.8%,心肌梗死 0.9%,血管并发症 3.1%。CoreValve 和 Edwards Sapien 瓣膜在以上终点无统计学差异。经股动脉死亡率(5.9%)比经心尖途径(12.8%)和其他途径(9.7%)低。此外,高龄、高 EuroSCORE、术前二尖瓣反流≥2 级及瓣膜释放失败是院内死亡的主要预测因子。美国注册研究入选 224 个中心共 7710 例患者,均置入 Edwards Sapien 瓣膜,住院期间死亡率为 5.5%,卒中 2.0%,需要透析的肾衰竭 1.9%,血管并发症 6.4%。这些数据显示,在临床实践中,TAVI 的技术参数和既往发表的临床试验一致。

(二)TAVI 的适应证

目前国际上比较公认的 TAVI 的适应证如下。

1.有症状的重度三叶氏钙化性主动脉瓣狭窄(瓣膜口面积<1.0cm^2)。

2.外科手术禁忌或者高危,如 EuroSCORE≥20% 或 STS 危险评分≥8 分。

3.解剖上适合 TAVI(主要为主动脉瓣环内径、外周动脉内径在合适的范围内),预期寿命>12 个月。

(三)TAVI 的主要并发症

与外科手术相比,TAVI 虽然具有创伤小、预后佳、恢复快和围术期无须体外循环等特点,但仍有一些术中、术后并发症,严重影响临床预后。

1.周围血管并发症 常见严重并发症之一,发生率为 10%～20%,引起血肿、假性动脉瘤、动静脉瘘、腹膜后出血、髂股动脉夹层或撕裂等,显著增加患者的发病率和病死率。外周血管如伴有弥漫性动脉粥样硬化、钙化或扭曲成角等在术中易发生机械性损伤,增加术后周围血管并发症发生风险。

术前行 CT 外周血管造影测量股动脉最小内径,判断血管有无钙化或扭曲,评估经股动脉途径的风险,选择适合入路。如周围血管发生病变,可先经皮血管成形和血管内支架置入等进行预处理治疗。若造影发现周围血管口径过小、钙化和扭曲程度较重或经预处理后仍不适宜经股动脉途径时,可采取其他途径行 TAVI 术。超声引导下进行穿刺也能减少穿刺部位出血,降低周围血管并发症发生率。小动脉夹层在正向血流作用下常可自愈,严重动脉夹层需球囊成形术或置入血管内支架修复治疗。若术中发生动脉穿孔、撕裂出血,可用鞘管阻塞在穿孔,必要时置入覆膜支架封堵。对于严重出血或未能经介入止血的患者,应及时外科修复。

2.瓣周漏和瓣膜支架显著移位、栓塞 TAVI 后约 70% 患者发生不同程度的瓣周漏。多数为轻度,随着时间延长,瓣周漏明显改善;而中重度瓣周漏可导致心肌缺血、心力衰竭和感染性心内膜炎,重者导致死亡。有研究显示瓣周漏严重程度与 TAVI 术后 1 年死亡率呈正相关。CoreValve 瓣膜发生瓣周漏的主要原因包括人工瓣膜非对称性膨胀、置入位置不当等;Edwards Sapien 瓣膜发生瓣周漏主要与选择瓣膜尺寸不匹配、置入位置不当等有关。瓣膜支架显著移位及造成的栓塞虽不常见,一旦发生可危及生命。

TAVI 术中瓣膜支架的精确定位是关键,CoreValve 瓣膜支架用和无冠窦低面保持同一水平,释放时缓慢调整人工瓣膜使其固定在主动脉瓣环下方 2～6mm;由于 CoreValve 瓣膜释放后可自膨胀,能有效减少瓣周漏发生。在瓣膜置入过程中若收缩压大于150mmHg会增加人工瓣膜置入后脱落的风险,建议在CoreValve瓣膜支架置入时降低主动脉收缩压至10mmHg以下。Edwards Sapien瓣膜支架应与主动脉瓣环保持在同一水平,置入时降低主动脉压降至40mmHg。若瓣周漏持续存在,可行球囊后扩张,若无效可采用"瓣中瓣"方法,再次置入人工瓣膜。

3.心脏传导阻滞 TAVI后传导阻滞的发生率高达12%~39%,房室结、希氏束与主动脉瓣瓣环相毗邻,人工瓣膜对左心室流出道和室间隔心内膜下传导束的机械压迫引起传导阻滞的发生;因此,人工瓣膜体积越大、伸入左心室越多、对传导系统压迫越久,发生传导阻滞的可能性越大。研究显示,Edwards Sapien瓣膜支架比CoreValve永久起搏器置入率低。这可能是由于CoreValve瓣膜支架比Edwards Sapien体积大,伸入左心室流出道更深及其自膨胀对传导系统的压力更持久。

术中对瓣膜支架的精确定位防止其对传导系统的机械性损伤、避免反复高压力球囊预扩张及选择恰当直径的瓣膜支架均有助于降低传导阻滞的发生率。建议Edwards Sapien瓣膜支架置入后如未出现传导阻滞可撤去临时起搏器;CoreValve瓣膜支架置入后需观察24h如未发生传导阻滞可撤去临时起搏器,若术前合并右束支传导阻滞或左束支传导阻滞,则考虑预防性放置永久起搏器。由于传导系统损伤在术中或术后均可发生,因此,术后仍需心电监护3d,观察患者是否出现传导阻滞。

4.心包积液和(或)心脏压塞 发生率为0.2%~4.3%,经血管途径的发生率高于经心尖途径。导致这一严重并发症的原因主要有瓣膜置入过程中主动脉根部破裂、临时起搏导线引起右心室穿孔及导丝引起左心室穿孔。

术前应仔细核实有无心包积液,以避免术后发现心包积液时,难以确定是否与术中操作有关。术中操作要规范、缓慢、轻柔,术中出现血压迅速下降,应考虑心脏压塞。一旦确诊,首先明确心脏压塞原因。右心室穿孔可通过心包穿刺联合输血治疗;而左心室穿孔或主动脉瓣环破裂应紧急外科手术。

5.主动脉损伤(主动脉夹层、撕裂) 发生率为0~4%,TAVI另一严重并发症。多发生于主动脉根部和弓部,原因主要是术中导丝和输送鞘管推进时对主动脉造成机械性创伤、释放瓣膜前对主动脉瓣口的预扩张或进行预扩张的球囊和瓣膜支架尺寸不匹配等。

累及升主动脉的夹层发展严重可引起心肌梗死和心脏压塞,目前有效治疗方法仍为外科手术;未累及升主动脉的夹层可经股动脉置入血管内覆膜支架修复,球囊低压力扩张10min一般可阻断真假腔间的血流。主动脉撕裂可发生于主动脉瓣环或左心室流出道,引起心脏压塞和心脏内分流[室间隔破裂,分流至右和(或)左心房]等严重并发症;一旦发生需立刻进行外科手术。

6.冠状动脉闭塞 发生率为0.6%~0.7%,一旦发生后果严重甚至危及生命,引起心肌缺血和心源性休克。在瓣膜支架置入过程中冠状动脉开口可被自身主动脉瓣叶遮盖引起冠状动脉闭塞,若患者主动脉瓣叶存在严重钙化、畸形或冠状动脉开口位置较低,会增加冠状动脉闭塞发生风险。与CoreValve相比,Edwards Sapien瓣膜支架在释放时易向主动脉根部移位,导致最终释放位置偏高,释放后无法再次调整瓣膜支架位置,发生冠状动脉闭塞的风险更大。

降低此并发症发生率的关键在于瓣膜支架释放时的精确定位,术前主动脉根部造影、术中以自体主动脉环为标记有助于人工瓣膜精确定位。一旦发生,首选冠状动脉支架置入术开通受累血管,可行人工心肺循环和主动脉内球囊反搏等机械辅助支持等治疗,必要时进行外科手术。

7.脑卒中 是 TAVI 术后最严重的并发症之一,发生率为 0~10%,且与不良预后相关。由于瓣膜输送系统在主动脉弓部与血管壁产生最大摩擦,此处也是发出颅内血管分支所在,因此发生脑卒中多与主动脉粥样硬化斑块脱落有关;此外,气体栓塞、长期低血压、主动脉瘤和主动脉弓夹层形成附壁血栓也是导致脑卒中发生的危险因素。

部分研究者认为,经心尖途径行 TAVI 术能减少输送系统对外周血管损伤和动脉斑块脱落概率;但若穿刺、置鞘不当会引起心尖部穿刺口撕裂,后果十分严重,需立即进行心肌修补。若采用经心尖途径时,应避免导丝推进造成左心室壁和二尖瓣损伤,操作需缓慢轻柔,全程行血流动力学监测及影像学辅助。TAVI 术中应维持活化凝血时间达 250~300s,术后双联抗血小板治疗 3~6 个月,小剂量阿司匹林长期服用。随着更小尺寸瓣膜输送系统、过滤远端栓子装置的研发,以及介入医师经验的不断积累,脑卒中发生率将会进一步降低。

8.急性肾损伤 TAVI 术后急性肾损伤的发生与血流动力学、炎症反应和肾毒性等因素密不可分,造影剂肾病、肾灌注量不足、中到重度瓣周漏、周围血管疾病、长期高血压,以及术后输血等是急性肾损伤发生的高危因素。研究显示,经心尖途径急性肾损伤的发生率明显高于经股动脉途径,若伴有多种并发症如糖尿病、冠心病、脑血管疾病和潜在慢性肾疾病等则会增加 TAVI 术后急性肾损伤发生风险。

如何降低急性肾损伤的发生目前暂无特殊有效方法,减少造影剂肾病、增加肾灌注量、更小尺寸的瓣膜输送系统及栓子保护装置的研发等有望降低急性肾损伤的发生率。

四、运用 Mitraclip 系统治疗二尖瓣关闭不全

Mitraclip 技术依据缘对缘成形术的原理设计,在三维超声及 X 线的引导下,将二尖瓣夹合器送入心室,夹住二尖瓣前、后叶的中部,使二尖瓣在收缩期由大的单孔变成小的双孔,从而减少反流。

(一)当前研究进展

Mitraclip 临床研究证据最主要来源于 EVEREST 系列的研究。EVEREST I 期研究纳入 107 例的中、重度二尖瓣反流的患者,共 96 例(89.7%)成功置入 1 枚或 1 枚以上二尖瓣夹合器。手术即刻成功(出院前二尖瓣反流≤2+)共有 79 例(73.8%),1 年随访时,66% 患者达到有效终点(无死亡、无须外科手术且二尖瓣反流≤2+),患者 1、2、3 年的生存率分别为 95.9%、94.0% 和 90.1%。该研究显示,Mitraclip 具有良好的安全性、较高手术即刻成功率及良好的中期持续效果。

EVEREST II 是一项前瞻性、多中心随机对照研究,旨在比较 Mitraclip 系统与外科手术的安全性和疗效。该研究纳入 279 例二尖瓣反流程度为 3+或 4+的患者,27% 的患者存在功能性二尖瓣反流,73% 存在退行性二尖瓣反流,52% 的患者存在Ⅲ级或Ⅳ级心力衰竭。将患者按 2:1 比例随机分入 Mitraclip 组(184 例)和外科手术组(95 例)。研究有效终点 12 个月时无死亡、无须外科手术且二尖瓣反流≤2+。12 个月时,Mitraclip 组有效终点率为 55%,而外科手术组为 73%($P=0.007$)。在安全终点方面,30d 内的 Mitraclip 组主要不良事件的发生率为 9.6%(输血发生率为 8.8%,胃肠道并发症 0.7%),外科手术组主要不良事件的发生率为 57%(输血发生率为 53.2%,机械通气时间超过 48h 5.1%,急诊手术 5.1%,死亡率 2.5%,卒

中 2.5%），Mitraclip 组的安全性显著优于外科手术组。在次要终点方面，1 年随访时两组的左心室收缩末容积及左心室舒张末容积都显著降低，以手术组为著；两组左心室射血分数均降低，但 Mitraclip 组降低得较少。两组患者的生活质量均显著改善，但手术组术后 30d 的生活质量较 Mitraclip 组低。该研究显示 Mitraclip 在改善二尖瓣反流方面稍劣于传统外科手术，但安全性方更高，而在改善临床终点方面两者效果类似。亚组分析显示在年龄≥70 岁、左心室射血分数<60% 和功能性反流的人群中，Mitraclip 不劣于外科手术。此外，EVEREST Ⅱ 高危组研究发现，外科手术高危患者接受 Mitraclip，具有较高安全性，大部分患者二尖瓣反流降低、左心室逆重构、心功能得到改善、生活质量提高，与传统非手术治疗比，12 个月生存率明显提高，因此，Mitraclip 为外科手术高危患者提供了一种新的治疗手段。EVEREST 研究者也对 Mitraclip 稳固性和兼容性进行了观察，发现 Mitraclip 具有的良好的稳固性和组织兼容性。

除了 EVEREST 系列研究，许多注册研究如 ACCESS-EU、PERMIT-CARE、TRAMI、GRASP、Mitraclip 等均进一步证实了 Mitraclip 手术的安全性和有效性，为 Mitraclip 的广泛临床应用奠定了基础。复旦大学附属中山医院的初步经验和中期随访也提示了 Mitraclip 手术是安全有效的。

（二）Mitraclip 的适应证

根据目前 EVEREST 临床试验入选标准，参考适应证如下。

1.功能性或者器质性中、重度二尖瓣反流。

2.患者有症状，或者有心脏扩大、房颤或肺动脉高压等并发症。

3.左心室收缩末内径≤55 mm、左心室射血分数>25%，心功能稳定，可以平卧耐受心导管手术。

4.二尖瓣开放面积<4.0 cm^2（避免术后出现二尖瓣狭窄）。

5.二尖瓣初级腱索不能断裂（次级腱索断裂则不影响）。

6.前后瓣叶 A_2 和 P_2 处无钙化、无严重瓣中裂。

7.二尖瓣反流主要来源于 A_2、P_2 之间，而不是其他位置。

8.瓣膜解剖结构合适。对于功能性二尖瓣反流患者，二尖瓣关闭时，瓣尖接合长度>2mm，瓣尖接合处相对于瓣环深度<11mm；对于二尖瓣脱垂呈连枷样改变者，连枷间隙<10mm，连枷宽度<15mm。由于 Mitraclip 大小有限（每个翼长 8mm），如果瓣叶关闭时接合组织少，或两个瓣离得太远，Mitraclip 两个翼将无法同时捕获 2 个瓣尖，也没有足够的瓣尖组织固定夹合器。所以患者术前行心超检查，尽量满足第 8 条标准，以保证手术的成功。

（三）Mitraclip 的主要并发症

1.心包积液和（或）心脏压塞　多与房间隔穿刺相关，发生率约 3%，多与房间隔穿刺、导丝或鞘管操作不当等有关。术中和术后密切观察，一旦发生可行心包穿刺引流配合输血治疗，必要时行外科手术。

2.周围血管并发症　是常见并发症之一，可引起穿刺部位血肿、出血、动静脉瘘、假性动脉瘤等，多与反复穿刺、使用较大尺寸的输送鞘管有关。术前可行外周血管造影评估穿刺血管的情况；穿刺可在超声引导下进行，操作应规范、轻柔。一旦发生可行局部压迫、血管内球囊成形术或内支架治疗，必要时行外科手术。

3.机械通气　由于术中采用全身麻醉，某些老年患者心肺功能较差，术后需较长时间的机械通气(超过48h)。

4.二尖瓣夹合器脱落造成栓塞 目前尚未有二尖瓣夹合器完全脱落的报道,但有9%的患者夹合器发生部分脱位(两个臂中的一个与二尖瓣瓣尖脱离),这些患者虽然未出现严重并发症,不需紧急处理,但会引起二尖瓣反流加重,导致手术失效。

5.血栓栓塞 由于二尖瓣夹合器是异物,置于体内可能形成血栓导致栓塞,该手术导致血栓栓塞风险目前还未能明确,术后需双联抗血小板1~3个月。

五、LAAO 预防心房颤动患者发生血栓栓塞

LAAO 是近年来发展的通过心导管术封堵左心耳以达到预防房颤患者发生血栓栓塞的新技术,因操作相对简单易行、创伤小、成功率高已被用于临床。目前上市的 LAAO 装置有:ACP、PLAATO、Watchman、Amplatzer Cardiac Plug 等,还有许多新型的 LAAO 装置正在研发中。其中,先健科技(Lifetech)的 LAmbre™封堵器已在国内完成近 100 例临床试验,初步结果令人满意,预计于 2016 年上市。与原有的器械相比,LAmbre™封堵器在设计方面具有可回收、完全覆盖率高、残余漏发生率低、适应多种左心耳形态、器械柔软不易损伤心脏等优点,故安全性和有效性更高。

(一)当前研究进展

目前,PROTECT-AF、CAP 和 PREVAIL 等较大规模临床前瞻性随机对照试验均已证实其安全性和有效性。其中 2009 年在 Lancet 上发表的 PROTECT-AF(Watchman left atrial appendage system for embolic protection in patients with atrial fibrillation)研究是第 1 个关于 LAAO 的随机对照临床试验,也是该领域内最大样本量的临床研究,最具有代表性。

PROTECT-AF 纳入 59 个研究共 707 例心房颤动患者(CHADS2 评分>1 分),以 2:1 的方式分配到 LAAO 组(使用 Watchman 封堵器)和华法林组。临床随访 5 年,主要有效终点为脑卒中、心血管死亡、体循环栓塞,主要安全性终点为大出血、心包积液和器械栓塞。研究结果显示,LAAO 组在有效终点方面不逊于华法林组,但安全性终点发生率较高。LAAO 组的手术并发症发生率较高(心包积液为 4.8%,器械栓塞为 0.6%),而华法林组大出血(4.1%)和颅内出血发生率(2.5%)较高。该研究提示,LAAO 在有效性上令人满意,但仍有手术并发症发生。进一步分析发现,LAAO 的许多并发症都发生于该研究的早期,提示可能与术者的学习曲线相关。随着经验的积累和器械的改进,LAAO 的并发症必然会减少,PROTECT-AF 研究的后续注册研究也证实了该观点。该研究纳入 PROTECT-AF 研究中接受 LAAO 的患者(542 例)和后续接受 Watcman 封堵器的非随机注册患者(CAP 注册研究,460 例),安全性终点包括出血和手术相关事件(心包积液、脑卒中、装置栓塞)。结果发现,与之前的 PROTECT-AF 研究相比,CAP 注册研究在术后 7d 内的总体安全性终点事件(3.7% 比 7.7%,$P=0.007$)、严重心包积液(2.2% 比 5.0%,$P=0.019$)及手术相关脑卒中的(0 比 0.9%,$P=0.09$)发生率显著降低。因此,随着术者操作经验的积累,LAAO 的安全性明显提高。此外,PROTECT-AF 研究中晚期随访[平均随访时间(2.3±1.1)年]结果显示,LAAO 组的和华法林组的首要有效终点时间(卒中、系统性栓塞和心源性死亡)发生率分别为 3.0% 和 4.3%。由于 LAAO 组患者术后要口服华法林 45d 和进行双联抗血小板治疗 5 个月,研究者进一步分析了停药后两组有效终点的区别。结果显示,即使在停用华法林和双联抗血小板治疗后,LAAO 组首要有效终点发生率为 2.3%,仍低于华法林组的 4.1%。此结果证实,LAAO 预防栓塞的有效性优

于华法林。

(二)LAAO 的适应证

目前,LAAO 比较公认的适应证为有抗凝禁忌或抗凝风险高的慢性心房颤动患者。

1.心房颤动发生时间>3 个月,持续性心房颤动,或长期持续性和永久性心房颤动患者(非风湿性瓣膜病所致)。

2.心房颤动卒中风险评分(CHA$_2$DS$_2$-VASc 评分)≥2 分。

3.有华法林使用禁忌证或无法长期服用华法林。

4.出血风险评分(HAS-BLED 评分)≥3 分。

(三)LAAO 的主要并发症

1.心包积液/心脏压塞　是 LAAO 最常见的并发症。PROTECT-AF 研究显示严重的、需要引流的心包积液的发生率高达 4.8%,其原因主要是房间隔穿刺穿出心包、导丝或鞘管操作不当、封堵器多次调整位置及封堵器在左心耳内放置不当致左心耳壁穿孔。最重要的抢救措施是立即在超声心动图或 X 线透视指导下行心包穿刺引流术,如发生左心耳壁穿孔可紧急封堵左心耳,必要时结合输血及外科治疗。

2.周围血管并发症　与其他介入手术一样,LAAO 也会发生穿刺外周血管并发症,如穿刺部位血肿(0.4%)、动静脉瘘(0.2%)、假性动脉瘤(0.2%)等,尤其使用较大尺寸的输送鞘管时更易发生。采用超声引导下穿刺可减少周围血管并发症,一旦发生可根据具体情况行局部压迫、切开,血管内支架治疗,必要时行外科手术修复。

3.封堵器相关血栓形成　术后 45d 发生率为 3.0%~4.0%(图 11-1),仅少数患者出现一过性脑缺血,极少出现脑卒中。鉴于大多数 LAAO 的患者都有口服抗凝药物出血风险,因此,术后抗血栓治疗必须小心谨慎。目前多倾向于双联抗血栓治疗(阿司匹林+氯吡格雷)治疗 3~6 个月,后改为阿司匹林单独用药。

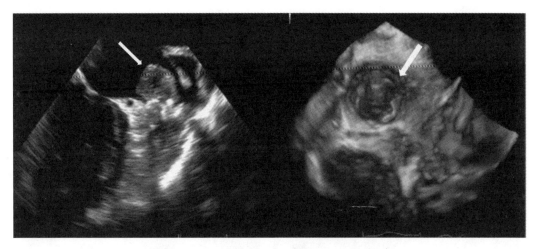

图 11-1　左心耳封堵器表面血管附着(箭头所指)

4.封堵器残余漏　经食管超声心动图显示封堵器周围血流宽度<3mm,可视为有残余漏(图 11-2),部分是封堵当时即存在,少部分是后期再通。有研究显示封堵器周围漏的严重程

度与华法林应用及临床预后(包括血栓栓塞时间)无关。术前应选择大小合适的封堵器,术中采用经食管超声心动图评估有无残余漏,术后需严密观察,必要时行弹簧圈封堵。

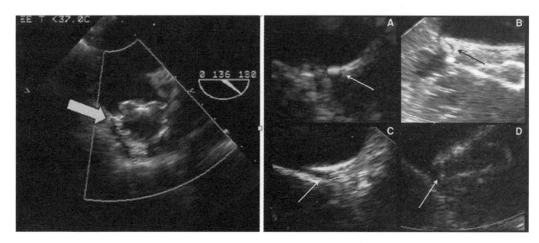

图 11-2 左心耳封堵器残余漏(箭头所指)

5.封堵器相关脑卒中 发生率约为 1.1%,其原因主要是气体栓塞或血栓脱落。由于术中采用较大的输送导管,加之左心房压较低,故空气栓塞比较常见(图 11-3)。心电图 ST 段抬高在后壁导联较常见,通常为一过性的;如果 ST 段持续抬高或出现在其他导联,则需考虑进行冠状动脉造影。在预防上,术前应给患者静脉输液维持合适的左心房压(>10mmHg),根据患者的情况选择大小合适的封堵器;介入操作尽量在患者平卧位心脏水平下方进行,封堵器放置时持续生理盐水冲刷鞘管以杜绝空气进入非常重要。

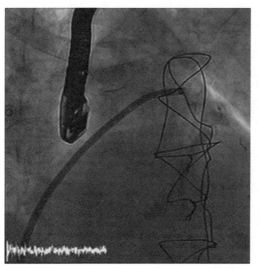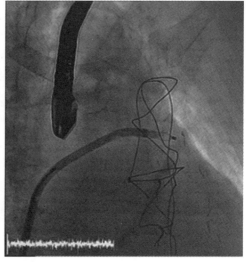

图 11-3 空气栓塞

6.封堵器脱落栓塞　发生率约为0.6%,封堵器脱落后可陷于左心室流出道或降主动脉,可经股动脉逆行应用圈套器或异物钳取出,必要时进行外科手术。

六、结论

综上所述,随着现代导管技术的进步和器械的改进,介入治疗已经成为目前 SHD 患者治疗的主要手段。其中,TAVI、MitraClip 及 LAAO 的临床应用为外科手术风险高或不能耐受外科手术的老年 SHD 患者带来了福音,由于其创伤小、恢复快、住院周期短等特点,有着广阔的发展和应用空间。然而随着病例数量的增多及随访时间的延长,其相关的并发症也逐渐显露出来,引起人们的高度重视。为使患者增加获益,减少并发症的发生,应审慎做好术前预案,严格掌握介入手术指征,规范、谨慎完成操作,加强术中和术后观察,密切关注术后病情。相信未来随着材料的更新,技术的改进及术者经验的积累,以上介入治疗将会取得更大的发展,造福更多的老年患者。

(林逸贤)

参 考 文 献

葛均波,周达新,潘文志,等.2013.经导管二尖瓣修复术治疗重度二尖瓣反流的初步经验.中华心血管病杂志,41:99-102.

周达新,潘文志,管丽华,等.2013.MitraClip 治疗二尖瓣反流三例中期报道.中国介入心脏病学杂志,21:240-243.

Aiman A,Roy D,Abdulkareem N,et al.2012.Acute kidney injury after transcatheter aortiv valve implantation:incidence,risk factors,and prognostic effects.Innocations(Phila),7:389-393.

Alli O,Doshi S,Kar S,et al.2013.Quality of life assessment in the randomized Protect-AF(Percutaneous closure of left atrial appendage versus warfarin therapy for prevention of stroke in patients with atrial fibrillation)trial of patients at risk for stroke with nonvalvular atrial fibrillation.J Am Coll Cardiol,61:1790-1798.

Auricchio A,Schillinger W,Meyer S,et al.2011.Correction of mitral regurgitation in nonresponders to cardiac resynchronization therapy by MitraClip improves symptoms and promotes reverse remodeling.J Am Coll Cardiol,58:2183-2189.

Baldus S,Schillinger W,Franzen O,et al.2012.MitraClip therapy in daily clinical practice:initial results from the German transcatheter mitral valve interventions(TRAMI)registry.Eur J Heart Fail,14:1050-1055.

Berry C,Cartier R,Bonan R.2007.Fatal ischemia stroke related to non-permissive peripheral artery access for percutaneous aortic valve replacement.Catheter Cardiovasc Interv,69:56-63.

Bleiziffer S,Ruge H,Horer J,et al.2010.Predictors for new-onset complete heart block after trancatheter arotic valve implantation.JACC Cardiovasc Interv,3:524-530.

Di Mario C,Eltchaninoff H,Moat N,et al.2013.The 2011-2012 pilot European Sentinel Registry of Transcatheter Aortic Valve Implantation:in-hospital results in 4571 patients.EuroIntervention,8:1362-1371.

Enriquez-Sarano M,Akins CW,Vahanian A.2009.Mitral regurgitation.Lancet,373:1382-1394.

Feldman T,Foster E,Glower DD,et al.2011.Percutaneous repair or surgery for mitral regurgitation.N Engl J Med,364:1395-1406.

Feldman T,Kar S,Rinaldi M,et al.2009.Percutaneous mitral repair with the MitraClip system:safety and midterm durability in the initial EVEREST(Endovascular Valve Edge-to-Edge REpair Study)Cohort.J Am Coll Cardiol,

54：686-694.

Gebauer K，Diller GP，Kaleschke G，et al.2012.The risk of acute kidney injury and its impact on 30-day and long-term mortality after transcatheter aortic valve implantation.Int J Nephrol，2012：483748.

Gilard M，Eltchaninoff H，Iung B，et al.2012.Registry of transcatheter aortic-valve implantation in high-risk patients.N Engl J Med，366：1705-1715.

Grasso C，Capodanno D，Scandura S，et al.2013.One- and twelve-month safety and efficacy outcomes of patients undergoing edge-to-edge percutaneous mitral valve repair（from the GRASP Registry）.Am J Cardiol，111：1482-1487.

Gurvitch R，Wood DA，Tay EL，et al.2010.Tanscatheter aortic valve implantation：durability of clinical and hemodynamic outcomes beyond 3 year in a large patient cohort.Circulation，122：1319-1327.

Hayashida K，Lefevre T，Chevalier B，et al.2011.Transfemoral aortic valve implantation new criteria to predict vascular complications.JACC Cardiovasc Interv，4：851-858.

Hildick-Smith D，Redwood S，Mullen M，et al.2011.Complications of transcatheter aortic valve implantation：avoidance and management.EuroIntervention，7：621-628.

Holmes DR，Reddy VY，Turi ZG，et al.2009.Percrtaneous closure of the left atrial appendage versus warfarin therapy for prevention of stoke in patients with atrial fibrillation：a randomized non-inferiority trial.Lancet，374：534-542.

John D.Carroll，John G.Webb.2011.Structural heart disease intervention.1st ed.Lippincott Williams & Wilkins.

Kong WY，Yong G，Irish A.2012.Incidence，risk factors and prognosis of acute kidney injury after transcatheter aortiv valve implantation.Nephrology，17：445-451.

Ladich E，Michaels MB，Jones RM，et al. 2011. Pathological healing response of explanted MitraClip devices. Circulation，123：1418-1427.

Leon MB，Smith CR，Mack M，et al.2010.Transcatheter aortic-valve implantation for aortic stenosis in patients who cannot undergo surgery.N Engl J Med，363：1597-1607.

Mack MJ，Brennan JM，Brindis R，et al.2013.Outcomes following transcatheter aortic valve replacement in the United States.JAMA，310：2069-2077.

Maisano F，Franzen O，Baldus S，et al.2013.Percutaneous mitral valve interventions in the real world：early and 1-year results from the ACCESS-EU，a prospective，multicenter，nonrandomized post-approval study of the MitraClip therapy in Europe.J Am Coll Cardiol，62：1052-1061.

Masson JB，AI Bugami S，Webb JG.2009.Endovascular balloon occlusion for catheter-induced large artery perforation in the catheterization laboratory.Catheter Cardiovasc Interv，73：514-518.

Masson JB，Kovac J，Schuler G，et al.2009.Transcatheter aortic valve implantation：review of the nature，management，and avoidance pf procedural complications.JACC Cardiovasc Interv，2：811-820.

Reddy VY，Doshi SK，Sievert H，et al. 2013. Percutaneous left atrial appendage closure for stroke prophylaxis in patients with atrial fibrillation：2. 3 Year Follow-up of the PROTECT-AF（Watchman Left Atrial Appendage System for Embolic Protection in Patients with Atrial Fibrillation）Trial.Circulation，127：720-729.

Reddy VY，Holmes D，Doshi SK，et al. 2011. Safety of percutaneous left atrial appendage closure：results from the Watchman left atrial appendage system for embolic protection in patients with AF（Protect-AF）clinical trial and the continued access registry.Circulation，123：417-424.

Seipelt RG，Hanekop GG，Schoendube FA，et al.2012.Heart team approach for transcatheter aortic valve implantantion procedures complicated by coronary artery occlusion.Interact Cardiovasc Thorac Surg，14：431-433.

Shannon J，Mussardo M，Latib A，et al.2011.Recognition and management of complications during transcatheter aortic valve implantation.Expert Rev Cardiovasc Ther，9：913-926.

Smith CR，Leon MB，Mack MJ，et al.2011.Transcatheter versus surgical aortic-valve replacement in high-risk patients. N Engl J Med，364：2187-2198.

Svensson LG, Dewey T, Kapadia S, et al. 2008. United States feasibility study of transcatheter insertion of a stented aortic valve by the left ventricular apex. Ann Thorac Surg, 86:46-54.

Sürder D, Pedrazzini G, Gaemperli O, et al. 2013. Predictors for efficacy of percutaneous mitral valve repair using the MitraClip system: the results of the MitraSwiss registry. Heart, 99:1034-1040.

Tarantini G, Gasparetto V, Napodano M, et al. 2010. Valvular leak after transcatheter aortic valve implantation: a clinician update on epidemiology, pathophysiology and clinical implications. Am J Cardiovasc Dis, 1:312-320.

Vallabhajosyula P, Bavaria JE. 2011, Transcatheter aortic valve implantation: complications and management. J Heart Valve Dis, 20:499-509.

Walther T, Falk V, Kempfert J, et al. 2008. Transapical minimally invasive aortic valve implantation: the initial 50 patients. Eur J Cardiovasc Surg, 33:983-988.

Whitlow PL, Feldman T, Pedersen WR, et al. 2012. Acute and 12-month results with catheter-based mitral valve leaflet repair: the EVEREST II (Endocascular valve Edge-to-Edge Repair) High Risk Study. J Am Coll Cardiol, 59:130-139.

第12章

老年心血管病康复治疗

第一节 老年心脏病康复概论

老年人是心血管疾病(cardiovascular disease, CVD)发病率明显增加的危险人群,其年龄增长本身就是心血管疾病发生、发展的独立和重要危险因素,同时还是年轻心脏病患者的全部危险因素。

过去一个世纪世界人口呈快速增长趋势,这种持续的上升情形导致老年人群中心血管疾病的发病率也逐步升高。全美心血管疾病有 82.6 百万,40.4 百万的年龄≥65 岁。接近 69%的心肌梗死(MI)患者年龄在 65 岁或以上。相似地,在奥姆斯特德,首次心力衰竭发病的平均年龄是 65 岁,明尼苏达是 76 岁。

我国人群 CVD 的发病率和病死率处于持续上升阶段,全国 CVD 患者约 2.3 亿人,每年心血管死亡人数约 350 万人,主要年龄在 65 岁以上。近些年我们见证了在心血管疾病领域引人注目的介入治疗和药物治疗及诊断技术方面的快速进步,使多数人在心血管急性事件中存活下来,但是,我们发现个人和社会的医疗负担也随之加重,使人们意识到仅有临床医疗是不够的,认识到心血管疾病大多是可以积极预防的。近期欧洲心脏健康纲要描述:降低心血管疾病的恶化基于早期诊断、合适处理,康复治疗和积极预防,包括生活方式的调整。

心脏康复是一种多学科、多方面的干预措施,主要是提高功能活动能力,恢复身体健康,改善心理状况。它被欧洲心脏病协会、美国心脏协会和美国心脏病学院以最高级别(Ⅰ级)科学证据推荐为 CVD 治疗的组成部分,而且被认为在急性冠心病后期处理和慢性心力衰竭的干预中有较好的成本-效益比,可以减少反复住院和医疗费用,延缓衰老。老年 CVD 患者由于衰老、多种疾病并存、认知视听障碍及运动强度不易控制等原因,过去康复程序通常不包括老年CVD 患者。但是,近来一些研究显示,心脏康复在老年慢性心力衰竭(chronic heart failure, CHF)患者功能活动能力和生活质量的观察中,康复干预后,在 60~89 岁患者人群中,这两个评价指标平均提高率大于 15%。另外一些实际的数据显示冠状动脉事件之后,70 岁以上老年人经传统的心脏康复方案干预获得了与低龄老年人相同的活动能力提高和危险因子减少的变化。例如,Ades 等记录了 60 名 65 岁以上患者心肌梗死后或冠状动脉成形术后 8 周开始的为期 3 个月的训练,平均峰值 VO$_2$增长率是 16%。因此,在 2007 年美国心脏康复指南对 60 岁以上的心脏病患者的康复训练强度有了具体方案,而 2010 年欧洲心血管病康复意见中对老年心脏康复的特点和常见并发症的处理都有具体描述。相较以往,一些关于 CVD 的预防和中、长期康复研究的报道逐渐增多,在生活方式的改进和老年 CVD 患者的运动处方、康复程序及注意事项中都有了较为清晰的方案和策略。

一、老年心血管疾病的特点

老年人随着年龄的增长,心血管系统会发生相应的病变,如血管顺应性减低、大动脉变硬、心肌血管收缩性减低、心脏代偿功能及自主调节能力减低等。因此,详细了解老年 CVD 患者的病理生理及临床发病特点对心脏康复评定和康复方案的制订至关重要。

(一)老年心脏生理病理的变化特征

老年心脏属于整个机体衰老过程中的一部分。由于心肌细胞的老化使心肌收缩力显著减弱,心肌收缩速度减慢、心肌收缩间期延长,致使心排血量减少,老年人的心脏血泵作用远不如青中年能够适应机体在不同时间的生理需要,这提示老年人生理储备力的降低;更由于心脏射血时间也较正常人为短及心搏血量减少,使输送至重要器官的血流相应减少。而脑、心、肾等血管在老年人中常存在不同程度的动脉粥样硬化,供血减少后,更加重或诱发这些器官的临床症状,甚至反而掩盖原有的心脏病的症状,使心脏病较隐匿。生理功能血流动力学的测定显示,心排血量随年龄的增长而逐渐减少,30 岁心排血量为 100% ,40 岁下降为 90% ,60 岁为 80% ,70 岁为 75% ,80 岁为 68% 。老年人的心排血量的生理性减退是十分显著的,但在正常情况下,一般尚能维持生理需要。由于以上生理性心功能储备力量大大下降,在应对各种应激状态(如感染、失血、精神创伤或过度的体力负荷等)时容易出现心脏危象。因此老年人可以过去从无心脏病病史,却以心脏病的临床表现而突然告终,这不同于青中年的表现。加上老年人生命重要器官动脉粥样硬化的供血不足,可以使原有的心脏疾病表现为许多不典型症状。

老年期心脏的功能改变则主要体现在:①代偿功能下降,心室顺应性低;②休息时左心室工作量下降;③60 岁时,冠状动脉血流量下降,只是青年人的 65% ;④心肌收缩功能减退,对突然增加的负荷反应较差;⑤心脏氧需量增加;⑥心脏对动脉窦的反射功能下降。

心肌随着年龄增长同样也会发生相应病变,如心肌胶原纤维增生、脂肪浸润、心肌硬化及窦房结起搏细胞和传导细胞减少。这些变化导致窦房结自律功能降低,心肌细胞内钾含量降低,自主神经对心脏调节作用减弱等一系列系统性障碍使心律失常易发、心肌对氧的利用和对缺氧的耐受下降等变化。

(二)老年心血管疾病的临床特征

1.老年 CVD 危险因素随着年龄的增长而增加 在心脏康复治疗和二级预防时要把危险因素考虑进去。老年 CVD 危险因素分为主要危险因素、潜在危险因素、社会经济和(或)心理行为因素。①传统危险因素:包括年龄、性别、家族史、吸烟、高血压、糖尿病、脂代谢紊乱;②潜在危险因素:包括肥胖、胰岛素抵抗、糖代谢异常、凝血因子升高、慢性炎症、呼吸睡眠障碍;③社会经济和(或)心理行为因素:不健康饮食、饮酒、缺乏体力活动、教育程度、经济收入、职业与职业变动、性格类型、精神紧张等。而随着研究的不断深入,新的危险因素不断被报道,如高敏 C 反应蛋白(hs-CRP)、纤维蛋白原、脂蛋白 a、同型半胱氨酸、脂蛋白相关性磷脂酶 A2(LP-PLA2)等。这些危险因素是 CVD 防治的重要组成部分。尤其是 hs-CRP,对预测急性心血管事件有良好的相关性;同型半胱氨酸增高可以引起血管内皮细胞受损,降低血管弹性和顺应性下降;监测血浆 LP-PLA2 可以有效地反映动脉内粥样硬化斑块的炎症程度和斑块活动程度,血浆浓度升高预示着斑块形成和破裂的风险。上述这些危险因素对心血管栓塞性疾病的发生和病变程度有良好的警示作用。在康复训练前或训练时细致地了解和监测这些危险因素对运动处方的制定及 CVD 急性事件的再发生有积极的作用。

2.症状多不典型　以冠心病为例,老年人心绞痛发作时往往疼痛不明显,与中年患者有很大不同。有的发作时仅觉胸部有轻度紧束感;有的疼痛部位不在心前区,而是放射到左肩、左臂、上腹部、下颌,甚至以牙痛为主。即使心肌梗死时,疼痛症状通常也不会很典型,反而出现许多非直接相关的症状,如头晕、无力、呕吐等。因此,治疗师在进行康复训练时必须提高警惕,治疗前做好充分的准备工作。

3.并发症较多见　由于中老年人疾病较多,临床表现复杂,一半以上的心脏病具有并发症,如冠心病合并肺源性心脏病,肺源性心脏病合并风湿性心脏病等。糖尿病是临床上最常见的并存疾病,而且胰岛素注射时间较长,在评定时一定要注明是否有糖尿病病史。肾功能不全和慢性退行性疾病也非常常见,康复治疗时应区别对待。

4.症状容易混淆　中老年人多有不同程度的功能失调现象,特别是某些重要器官,如脑、肾等,常因供血不足,细胞老化而出现临床症状。这些症状可以与原有的心脏症状相混淆,甚至掩盖了心脏病症状。如中老年人常有"老慢支"和肺气肿,出现气短,而心脏病也有气短;此外,胃肠病可以引起恶心、呕吐、腹痛,而心脏病因胃肠淤血也会引起相似症状。所以要认真加以区别,以免出现判断失误。

二、心脏康复对心血管系统的影响

在 20 世纪 20 年代,心脏病患者是不鼓励早期运动的,"有病均应休息"是临床上常见的认识误区,现代康复医学对长期制动所导致的负效应有了全面的认识。

(一)制动对人体的影响

1.心血管系统　短期制动可以导致血液循环功能迅速减弱。卧位时,部分血容量(500~700ml)从下肢转移至胸腔,谓之中心体液转移,导致右心负荷增加,压力感受器刺激增强,抗利尿激素释放抑制,导致利尿作用加强,血容量减少,外周阻力降低血流减慢,血细胞比容增高,血液黏滞度明显增加,易形成血栓。制动还可引起自主神经功能失调(迷走神经张力下降或交感神经张力增加),卧床一段时间后进行直立活动,心率显著增快。

长期卧床导致下肢静脉顺应性下降,肌肉泵作用减低,心室充盈量减少,心脏射血功能下降;长期制动影响红细胞中酶的活性,并可使红细胞总量减少,使氧运载和使用效率下降。另外直立性低血压也是长期制动的不良反应,目前机制尚不完全清楚,分析可能与自主神经功能改变有关。直立性低血压的预防措施是早期采取半卧位和坐位。

2.骨骼肌肉系统　制动对肌肉和骨关节系统影响最大。肌肉失用性萎缩基本在卧床 2 周后就会出现。制动后慢肌纤维减少 7.5%,而快肌纤维减少了 14.7%。萎缩的肌肉蛋白合成能力降低,脂肪和结缔组织相对增多。完全卧床肌力也会明显下降,卧床 3~5 周后肌力下降可达 20%~50%,肌肉血管密度降低,导致肌肉代谢障碍的恶性循环。

3.代谢和内分泌系统　不活动造成组织分解代谢增加,尿氮排出增多,加上食欲减退,蛋白质摄入减少,形成负氮平衡。对内分泌系统的影响表现在抗利尿激素分泌减少,肾上腺皮质激素分泌增高,糖耐量异常,血清甲状腺素和甲状旁腺激素增高。同时,血钠、血钾、血镁、血磷酸盐、血钙和血清胆固醇增高,高密度脂蛋白降低。

4.神经系统　制动对神经系统的影响主要表现为副交感神经活性下降,交感神经活性加强。长期卧床主要影响神经递质乙酰胆碱的释放,减少了与心肌细胞膜毒蕈碱受体的结合,降低了细胞膜钾离子通道的极化作用,对心肌细胞舒张和收缩功能的保护作用减弱。合理的康复训练,可以提高迷走神经张力,增强心肌的缺氧耐受,对心肌细胞起到积极的保护作用。

5.精神心理影响　卧床可诱发抑郁症和神经症倾向。患者可出现情感、感知和认知障碍。包括焦虑、恐惧、压抑等。感知障碍包括定向障碍、幻觉、痛阈降低、听阈提高。认知障碍包括注意力下降、判断和解决问题能力下降。心理障碍包括压抑、控制力丧失、无助感、日常生活能力下降、业余爱好和社会活动能力丧失。多人公用病房比单人病房的心理障碍和精神抑郁少。

6.其他系统影响　制动使膈肌活动降低,胸廓扩张不充分,肺膨胀不全,支气管纤毛作用降低,咳嗽能力降低,肺通气功能和气血交换不足,呼吸变浅,频率增快。对消化系统表现为肠蠕动减慢,肠排空延迟,导致食欲缺乏、便秘等。制动对泌尿生殖系最直接的影响是膀胱排空延迟,泌尿系结石易形成。

(二)运动治疗对心肺功能的影响

1.心肌细微结构改变　经过一段时间的训练后,心肌细胞和肌纤维均会发生适应性改变。主要表现为心肌细胞内 ATP 酶活性增高,心肌肌浆网对 Ca^{2+} 的储存、释放、摄取能力提高,线粒体与细胞膜功能改善(心肌膜上 Ca^{2+} 通道开放增多),ATP 再合成速度增加改善了冠状动脉供血。激活腺苷酸环化酶使细胞内 cAMP 浓度增加,激活蛋白激酶和细胞内的蛋白质(如通道蛋白)磷酸化,使心房、心室肌肉收缩力加强。

2.心脏血流量及血压的影响　交感缩血管中枢兴奋,使容量血管收缩,体循环平均充盈压升高,也有利于增加静脉回流。同时,肌肉节律性舒缩、呼吸运动加强,右心房回心血量增加。随着年龄的增长,交感神经的紧张性逐渐加大,从而调节血管张力增强,这也是中老年高血压发病的重要因素。力量性训练有良好的调节血压作用,目前已有高血压运动处方在临床应用,并获得积极的效果。

3.心脏结构性变化　力量性训练导致的心脏增大是以心肌增厚为主。耐力性训练是以心室腔增大为主。与病理性心脏增大的区别是,运动性心脏增大是长时间运动训练的良好适应。

4.对体液激素失调的改善　慢性 CVD 患者尤其是心力衰竭患者因心排血量减少,而导致重要器官的低灌注,使身体处于低容量状态,这将导致交感神经系统、肾素-血管紧张素-醛固酮系统和抗利尿激素活性增加及大量神经激素释放增加,包括醛固酮、血管紧张素Ⅱ、心钠素、抗利尿激素等增加。有规律的康复运动可以使交感神经激活的程度下降和迷走神经激活的程度加强。还有一些研究表明,通过运动训练可以明显降低血管紧张素Ⅱ、心钠素、醛固酮及抗利尿激素的水平。

5.对自主神经的调节　递增式负荷训练可以提高迷走神经活性,使血清乙酰胆碱酯酶活性上升,促进血管内皮细胞合成和释放血管活性物质,调节血管收缩。冠心病患者不但有心肌缺血的表现,而且自主神经调节功能亦常受损,表现为交感神经过度活跃、迷走神经兴奋性降低。康复运动训练通过对自主神经功能调节,扩张冠状动脉,增加冠状动脉血流量,降低血压,对心血管系统产生保护作用。

6.改善呼吸功能　老年 CVD 患者稍活动或休息下出现疲劳及呼吸困难,与 VO_2max 的降低呈正相关。随着年龄的增长,肺通气功能和气体交换功能减退。按 Fick 公式(VO_2 = 心排血量×动静脉氧差)分析,最大心排血量下降必将导致 VO_2max 下降 。康复运动可改善心力衰竭患者的最大心排血量,从而提高 VO_2max。同时,进行有选择性的呼吸肌的训练,可改善呼吸肌的耐力,改善呼吸功能及最大运动量。坚持进行有氧运动还有减轻呼吸困难的作用,其机制包括影响骨骼肌酶活性及提高氧的运输能力(表 12-1)。

表 12-1　阻力与有氧运动训练对于健康和疾病危险因素的影响

参数	有氧运动	阻力运动
• 肌力	–	↑↑↑
• 葡萄糖代谢		
胰岛素对葡萄糖变化的反应	↓↓	↓↓
基础胰岛素浓度	↓	↓
胰岛素敏感性	↑↑	↑↑
葡萄糖转动-4 转动数量	↑↑	↑
• 血脂		
高密度脂蛋白	↑↑	↑ –
低密度脂蛋白	↓↓	↑ –
• 全身炎症反应(肿瘤坏死因子-α、C 反应蛋白和 IL-6)	↓	↓
• 同型半胱氨酸	↑ –	↓
• 抗氧化酶活性	↑↑	↓
• 脂质过氧化	↓↓	↓↓
• 休息时心率	↓↓	–
• 心搏量	↑↑	–
• 休息时血压		
收缩压	↓↓	↓↓
舒张压	↓	↓↓
• 活动时血压		
有氧运动	↓↓	↓↓
无氧运动	↓	↓↓
• 最大摄氧量	↑↑↑	↑
• 耐力时间	↑↑↑	↑↑
• 身体功能	↑↑	↑↑↑
• 基础代谢	↑	↑↑
• 身体组成		
脂肪百分比	↓↓	↓
无脂体重	–	↑↑
• 腹部脂肪组织		
• 内脏	↓↓	↓
皮下	↓↓	↓
腹内	↓↓	↓↓
• 骨密度	↑	↑↑

注:-表示无变化;↓表示下降;↑表示增加

三、老年心脏康复的内容

(一)康复评定

康复评定是康复医学中的重要组成,并借此制订出合适的康复治疗方案,评估治疗效果和预测其功能预后等。无论是物理疗法还是作业疗法,能否正确地制订治疗计划均取决于治疗师对患者存在问题的准确把握和正确的专业判断。评定不仅仅指检查与测量,它包括各种资料的收集、对所有资料进行分析和确定障碍学诊断。物理疗法与作业疗法分别从各自的专业角度对患者进行评定,根据评定结果制订远期与近期康复目标,制订治疗原则与治疗计划,预测功能障碍的预后,然后进行物理疗法和(或)作业疗法训练。没有科学、客观的评定不可能制订出正确、合理、有效的康复治疗计划。

心脏康复的评定有其特殊性和专业性。除了肌力、耐力、关节活动范围、认知功能、疼痛、感觉、精神心理、心肺功能、日常生活能力、社会参与能力等常规的康复评定外,还应详细了解存在的危险因子,并且由于需要制订运动处方,患者的体能、最大氧耗量和最大运动强度均应掌握,最后由于心血管疾病患者风险较大,尤其是老年患者,多脏器衰退,同时伴有多种疾病,特别是冠心病和慢性心力衰竭患者,往往存在心肌缺血、左心室功能受累、心律失常、易发生意外等,需要危险分级,以确定患者能否开始康复或是否终止康复。因此,在初期康复评定时,对心脏康复的益处、患者体能、独立日常生活应具备的条件、行为特征(抑郁、焦虑、敌视)及整体生活质量,还有相关危险因素控制方面,例如戒烟、降血压、治疗血脂方面都要充分了解,针对老年患者应有专门的记录,在制订康复方案和治疗计划时要严格遵循个体化原则。相应地,老年 CVD 患者主要的康复目标应包括保持移动能力、独立生活能力和精神状况,预防和治疗焦虑、抑郁,提高生活质量,回归到之前的生活习惯等。

心脏康复评定包括既往诊疗史的采集、主客观评定、危险分级和禁忌证、运动能力评定和实时监控。

1.病史采集的重点　包括疾病的发病时间、主诉与现病史、既往史和个人史、诊断、住院治疗经过、目前情况、规律服药与否、心功能分级等。

2.体格检查的重点　一般情况、生命体征、意识、认知、皮肤温度、眼底、颈动脉外观和搏动,心肺的触诊、叩诊和听诊、肝脾的大小、四肢关节活动范围及是否有压痛等。

3.实验医学检查的重点　心电图、运动试验、胸部平片和 CT 检查、超声、心室和心血管造影、肺功能、凝血功能、血生化、血气分析、血液常规分析和血流变学检查等。

4.主观评定　目前主要的问题包括患者或家属期望值、经济情况、家庭支持情况、危险因子、精神心理、社会行为、社区支持、工作计划等。

5.客观评定　肌力(对老年患者多采用握力测试)、关节活动范围、认知功能、肌肉骨骼系统损伤评定、感觉功能评定和日常生活能力评定。

6.危险分级和禁忌证　心血管疾病可以根据运动导致并发症危险性分级(表 12-2)。危险等级越高,在运动治疗和物理治疗时需要的关注和监控就越强。关于相对禁忌证和绝对禁忌证参考表 12-3、表 12-4。

表 12-2　心血管疾病危险分级

低危险性	中危险性	高危险性
有心脏功能异常的病史	轻到中度的左心室功能不全（射血指数为 40%~49%）	左心室严重功能不全（射血指数<40%）
无明显左心室功能异常	≥7MET 强度的运动时出现心绞痛或其他不适	在低强度运动时（<5MET）或恢复时出现心绞痛或其他不适
运动测试时可达 7MET，且生理反应正常	运动测试或恢复时出现心电图 ST 段下降<2mm（无症状）	运动测试或恢复时出现不正常的生理反应
无心肌缺血和运动测试时身体不适（呼吸不畅、头晕、胸闷）等	发生在心肌梗死 3 周后，且渐进性运动测试运动能力<5~6MET	在运动测试时出现 ST 段下降≥2mm（无症状）
休息或运动时无心律失常	无法配合运动处方的强度	休息时有心律失常
无充血性心力衰竭病史		有心搏骤停病史
无心脏手术史		有大面积或弥漫性心肌梗死和心源性休克病史
无抑郁等精神症状		表现出缺血事件后相似症状和体征
		有抑郁或焦虑等精神异常

表 12-3　心血管疾病运动治疗的相对禁忌证

危险因素	运动治疗前的病情分析
急性心肌梗死后 2~3 个月	心肌梗死处仍在重塑并有瘢痕增生，所以应避免剧烈运动
酒后宿醉	患者清醒但无法正常地执行功能，可能会有脱水。患者活动时可能会有过度的生理反应
有心绞痛病史者，尤其是最近发生的	可能有心肌缺血，尤其在运动的时候，因此须注意监控生命体征与症状
心肌梗死反复出现心绞痛	心肌有梗死的危险，需要特别注意
心律失常	应注意患者的血压以了解心律失常是否具有血流动力学上的特殊意义
心脏瓣膜疾病	多数缺损皆可适应良好达数十年，但某些缺损（严重的主动脉瓣狭窄或二尖瓣闭锁不全）会使患者在运动过度时出现重大问题。若运动时无症状且血压反应正常，则表示运动可安全进行
大脑功能异常；头晕，眩晕	患者跌倒的危险性增加。原因可能与脑血管功能异常有关
药物使用	治鼻塞药、支气管扩张药与减肥药会增加心脏的做功，通常心率会加速，活动时心率增快，反应增强
水肿，突然体重增加	水肿程度加重或体重在 24h 内增强 3lb，可能表示发生右心室或双心室衰竭
情绪混乱	患者在增强交感神经刺激的影响下，心血管与呼吸系统的需求会增加
环境异常；气候，空气污染	即使在休息时心脏的负荷量也会增加；运动反应可能会过度

续表

危险因素	运动治疗前的病情分析
证据显示为高血压的靶器官衰竭(视网膜病变,肾脏损伤,左心室肥大)	应控制休息时与运动时的血压,以避免进一步伤害靶器官
壁性血栓	右心室血栓可能会导致肺栓塞,左心室血栓则会造成大脑或周边栓塞
暴饮暴食:2h 内吃过大餐,咖啡因	即使在休息时心脏的负荷量也会增加;运动反应可能会过度
急性心肌梗死后运动测试结果为阳性	心肌有梗死的危险,需要特别注意
有肺水肿参与充血性心脏衰竭的病史	为避免过度运动,应仔细监控生命征象与症状
最近曾有心包炎与心肌炎	在心脏炎性病变后的恢复期时,应从事低强度的活动,并应监控运动时的生理反应以决定患者可以安全执行的活动量
严重日晒灼伤	体液转移至周边组织,水肿与疼痛会增加心脏休息时的负荷量

表 12-4　运动治疗的绝对禁忌证

绝对禁忌证	运动治疗前病情分析
不稳定或休息时的心绞痛:最近的静息心电图有明显的变化,表示可能为明显的心肌缺血	即使轻微运动甚至休息时,心肌所需的氧需求量存在不足,因此身体不宜活动
最近发生心肌梗死(2d 内)或其他急性心血管事件	在运动时有发生并发症的高危险性,需病情稳定后才能运动治疗
严重的心律失常(持续室上心动过速,室性心动过速,二度或三度心脏传导阻滞)	血流动力学的改变使心脏无法有效地保障心排血量
有症状的充血性心力衰竭和(或)肺水肿	静息时心脏已无法有效地保障心排血量
怀疑或已知的动脉瘤剥离	运动时血压升高使已很脆弱的动脉管壁的压力增加,可能会导致破裂
严重的主动脉瓣狭窄或肥厚性阻塞性心肌病变	运动导致晕厥与猝死的危险性增加
急性肺栓塞或肺梗死	心律失常与猝死的危险性会增高
未控制的糖尿病	当血糖高于 250~300mg/dl 时,肌肉对血糖的利用能力因胰岛素不足而变差,以至于糖的产生超过组织的利用
高血压危象:休息收缩压>200mmHg 和(或)舒张压>110mmHg	静息时过高的左心室与动脉管壁的张力引发器官衰竭,运动时会增加死亡风险
心肌梗死后持续低血压(收缩压<90mmHg)	静息时左心室严重功能不全,不能提供运动时的需求
急性全身性感染,伴随发热、身体疼痛与淋巴结肿大	急性疾病主要会增加心血管与免疫系统的需求,因此不建议运动
急性心包炎或心肌炎	心脏有炎性病变时不宜增加负荷量

7.运动能力评定　运动治疗是心脏康复的核心要素,因此,运动能力评定非常重要,一切

运动处方的制订和疗效的评估及预后的判断都需要运动能力评定。运动能力评定包括最大摄氧量测试、运动耐力测试和治疗中的实时监测。

(1)最大摄氧量测试(VO_2max):临床上通常采用固定式的功率脚踏车或平板跑台测试。极限运动测试需要最大疲劳的运动强度才能得到VO_2max。标准的 Bruce 模式由每小时2.74km,10°的坡度开始,是健康人群最常用的模式;心肺功能障碍或老年患者常使用改良 Bruce 模式,即速度每小时2.74km,坡度0°;或速度2.74km,坡度5°。受试者通常在心率达到心率储存率的70%(年龄预测最大心率80%)时停止测试,将获得的数据代入应用的公式中:Bruce 公式$[ml/(kg \cdot min)] = 14.8-1.379×(min)+0.451×(时间^2)-0.012×(时间^2)$;估计标准误(SEE)$= 3.35ml/(kg \cdot min)$。

(2)症状限制性运动试验:(symptom limited maximal exercise test,SLGXT):是临床上最常用的运动心电图试验。在 SLGXT 中,要求患者运动到出现指定的、具有一定的危险信号意义的症状或体征时为止,故又称体征限制性(sign limited)GXT。在 SLGXT 中,对于一些已有心脏病的患者,所测出的所谓的 VO_2max 为真正的 VO_2max 的50%~75%,因此,也不是真正的 VO_2max。为区别起见,将这种 VO_2max 称为症状限制性最大耗氧量(symptom limited maximal oxygen consumption,$SLVO_2max$)较为准确,或称之为峰值耗氧量(peak oxygen sonsumption,PVO_2)。由于在心脏康复中,SLGXT 的安全性等同于极量心电运动试验,而且敏感性和特异性均高于后者,因此对患有 CVD 人群多选用该试验。临床测试中如出现表 12-5 中的情况,应予以终止。

表 12-5　症状限制性试验终止指标

心肌梗死后患者	普通 CVD 患者
达到目标心率	达到目标心率
患者要求终止	出现进行性加重的心绞痛
明显的症状和体征:呼吸困难、苍白、发绀、头晕、疲劳、胸痛、中枢神经系统症状等	明显的症状和体征:呼吸困难、苍白、发绀、头晕、眼花、步态不稳、运动失调、缺血性跛行
出现恶性心律失常:室性心动过速、房颤、室上性心动过速、室颤、频发多源室早、R-on-T 等	出现恶性心律失常:室性心动过速、室上性心动过速、室颤、频发多源室早、R-on-T 等
最大心率≥120 次/分,(应用 β 受体阻滞药者≥110 次/分	患者要求终止
运动时血压低于静息时血压	收缩压≥220mmHg 或下降超过 10mmHg
心率对运动反应不良	
ST 段下降≥2mm 或抬高≥1mm	出现 ST 段水平型或下斜型下降≥1.5mm 或 ST 段抬高≥1mm
运动引起室内传导阻滞	运动引起室内阻滞
仪器故障,导致无法监测血压和心电图	仪器故障,导致无法监测血压和心电图

(3)日常活动运动耐力评定:日常活动运动耐力的评定应从卧床时开始,对老年 CVD 患者或住院、最近出院的患者,在常规运动功能测试之前,应该先进行轻度的活动能力测试,以判

断患者能否耐受。从表 12-6 中我们可以了解临床中简单的一些观察方法。

表 12-6　运动耐力的临床评估

步　骤	注　释
一般活动评估 当患者由躺、坐，到站立时，监控患者的心率、心律、血压及任何征象与症状 活动前后听诊肺音与心音 当患者执行简单的主动运动，或一些日常生活活动，如穿衣，梳头或刷牙时，监测其生理反应 有时要评估患者对闭气用力与过度换气的反应，记录并解读整个评估的所有反应 一旦确定持续运动可能不适合或不安全，任何时候都要停止评估	许多可能监测患者活动时生理反应的方法 心率：可以用触诊桡动脉、听诊心尖处，或经由心电图与氧饱和度监控的数位显示，或直接由心电图的心律得知 心律：监控心脏节律最精确的方法是观看心电图的荧屏，将心律纸印出；若无心电图设备，可触诊脉搏或心音听诊至少 30~60s 血压：血压通常由手臂带与血压计或自动血压监测仪监控 在重症监护单元，患者通常有动脉内导管可数位显示收缩压、舒张压与平均血压，用于监测血压反应
运动耐力评估 当确定患者对活动反应的评估结果是适当且安全的，便可继续让患者在走廊从事渐进性的步行或其他形式的阶段性有氧运动（例如固定式脚踏车或跑步机） 一开始用舒服、轻松的速度让患者行走 2~3min，然后持续测量行走时的反应，包括自觉用力系数 要求患者增加活动强度（例如行走速度或是脚踏车阻力），持续 2~3min，此时再测量反应 重复此步骤直到患者的自觉疲劳系数达"有点累"（6~20 分中的 13 分）或有点强（10 分中的 4 分），继续此速度直到患者开始觉得疲乏。注意运动时间	住院患者通常由行走开始评估，不但最方便还可评估患者的平衡与协调、独立程度与功能效率（即速度与距离） 理想状况下耐力评估应具结构性，让患者在疲乏前可以完成至少两个不同强度的运动 当患者仍在行走或至少在原地踏步时，要确定可以测量得到生理反应。因为当活动停止后，数值会很快下降 为了量化在走廊行走的距离与速度，可以测量不同圈的距离并制表，绘制在时间内行走的圈数与距离 总共完成的行走时间与最后的速度可以作为患者耐力运动的处方

康复评定中最常用的运动耐力评定方法是 6min 步行试验（6 minute walk test，6MWT）。针对住院患者或老年心血管病患者测试前应先给予活动能力评估。即患者坐位，重复 10 次伸膝动作，然后治疗师评测患者的主观感受和生命体征；随后患者再进行一侧或双侧上肢活动，重复 10 次。活动结束后治疗师再评测患者主观感受和生命体征（测血压时，对侧上肢持续活动）。连续 3 次测试患者无不适感受和生命体征波动在 20% 以内，患者可进行 6MWT 测试。

6min 步行测试是由美国胸肺协会推荐的一种实用而简单的试验，只需 30.48m 的走廊，无须任何辅助器具或技师提前训练。步行是日常完成的活动,如果出现障碍则常严重影响患者的日常生活能力。这个试验测试患者以最大速度的在一平坦、坚硬的地面步行 6min 的距离。该试验可以评价各个系统在训练期间的综合反应能力,包括肺部、心血管系统、体循环、末梢循环、血液、神经肌肉单位和肌肉新陈代谢。

6MWT 的绝对禁忌证:在测试前 1 个月内有不稳定的心绞痛和心肌梗死。相对禁忌证:静止状态时心率>120 次/分,收缩压>180mmHg,舒张压>100mmHg。

测试前必需的配备包括氧气、舌下含服的硝酸甘油、阿司匹林和沙丁胺醇(通过吸入器或喷雾器使用),血压、脉搏、血氧饱和度监测设备。电话应放在适当的位置,能够随时用来呼救。参与测试的物理治疗师必须具备心肺复苏的证书和基本的急救措施。

发生以下情况立即停止 6MWT:①胸部疼痛;②无法忍受的呼吸困难;③腿部肌肉痉挛(leg cramps);④步态蹒跚(staggering);⑤发汗;⑥面色苍白或有苍白的迹象。

步行测试部分的长度必须≥30m,要求有一条 30.48m 的走廊。每 3m 做一个标记,在转弯处放置一个类似阻挡交通用的锥状物。

设备准备:计时器(countdown timer),机械计数器(mechanical Cap counter),两个锥状物放于转弯处做标记,一把可以随意移动的椅子,放在写字板上的测试表格,氧气供应,自动电除颤机。

患者的准备:穿着舒适的衣服,穿合适的鞋。测试中患者应使用其平常使用的步行辅助器具(拐杖、助行器等),患者的惯常医疗习惯不应暂停,在早上或下午的测试之前可进食少量食物,在测试前 2h 内患者不应进行剧烈运动。

测试:测试前,患者应坐在离起点不远处的椅子上至少休息 10min。在这段时间里需检查是否存在禁忌证,测量血压和脉搏,检查衣服和鞋是否合适。测试前不应进行热身运动。让患者起立,使用 Borg 量表给患者的基础呼吸困难和整体疲劳程度分级(表 12-7)。设置计数器到零、计时器到 6min 的位置上。指示患者开始行走,按规定的线路完成,期间不能与他人讲话,出现任何不适时应立即停止测试。

(4)实时监测:严格意义的实时监测不属于康复评定的内容,但由于其在运动治疗前、中、后都能客观地反映患者各种生理反应,对保障安全治疗有不可替代的作用。

除了在治疗前后通过一些设备对心率、心律、呼吸、血压、血氧饱和度进行监测外,康复科还经常通过患者主观的感受来实施监测。常用的有 Borg 呼吸困难程度自我评定量表(表 12-7)、心绞痛程度主观评分量表(表 12-8)、主观运动强度评定表(rating of perceived exertion RPE)(表 12-9)。

主观运动强度评定表(PRE)是瑞典心理学家 Gunnar Borg 在 1998 年提出的,主要通过患者的主观感觉来评定运动的强度,使用 6~20 的数字评分。据研究将 RPE 数值乘以 10,所得值与运动的实际心率有良好的相性,因此,RPE 可以作为运动时患者心率的评估依据,例如患者的 RPE 的分值是 15,那么其心率约为 150 次/分。

虽然这些主观评定受到心理因素、情绪状态、环境状况、运动模式和年龄等的影响,但由于其实用性强,因此在临床工作中被广泛应用。

表 12-7　Borg 呼吸困难程度自我评定

评分	描述
0	完全正常
0.5	极为轻微(刚刚感觉到)
1	非常轻微
2	轻微
3	中等
4	有些严重
5	严重(剧烈)
6	5~7 之间
7	非常严重
8	7~9 之间
9	非常非常严重(几乎达到最大值)
10	极为严重(最严重)

注:Borg 表印刷在厚纸上(11in 长并可以是叠层),20 点型号大小。在测试的起始,让患者看表并对患者说:"请用这份表来给你的呼吸困难程度评分。"在测试的结尾,提醒患者训练前的呼吸困难分数并且让他们再次给自己评分

表 12-8　心绞痛程度主观评分

评分	描述
1	轻微、几乎没有察觉
2	中度、扰人的
3	中度至严重、非常不舒适
4	最严重疼痛或从未经历过的剧烈疼痛

表 12-9　主观运动强度评定

评分	描述
6	完全没有用力感觉(no exertion at all)
7	极度轻松(extremcly light)
8	
9	非常轻松(very light)
10	
11	轻松(light)
12	
13	有点用力(somewhat hard)
14	
15	吃力(hard/heavy)
16	
17	非常吃力(very hard)
18	
19	极度吃力(extremely hard)
20	最大用力(maximal exertion)

（二）康复治疗

1.健康教育　老年心脏康复的治疗和（或）二级预防主要是指健康教育、运动处方、心脏危险因素矫正、咨询和行为干预的综合长期干预措施。在心脏康复治疗中健康教育最为重要，许多老年 CVD 患者不是死于疾病本身，而是死于对疾病的无知和不良的生活方式。健康教育的内容很广泛，包括基本医学知识、饮食、心理、药物治疗、生活起居、运动锻炼、家属和照顾人员的教育等。老年心血管患者的健康教育较为特殊。随着年龄的增长，机体各功能的衰退会逐渐出现记忆力、理解力、接受力及反应等能力的下降。而且通常疾病的病程长，反复发作，患者思想负担重、情绪低落，多有焦虑、愤怒、沮丧、消沉、抑郁等个性心理特征。掌握老年患者这些特点是进行有效健康指导的基础。

（1）基本心脏病知识教育：针对老年心血管患者开展一些基本医学知识的教育有助于患者对疾病的认识，提高对各种有害因素的重视，更好地配合治疗。例如冠心病症状、体征特点；掌握血压波动规律的意义；对急救知识掌握的重要性；心搏骤停后"黄金 4min"的意义；心动过速时为什么要深呼吸或诱发呕吐反射；对认知功能较差的或伴有中枢神经系统疾病者需要对家属和护理人员进行专门的培训；同时伴有糖尿病、肾功能不全、肺心病等患者的健康教育普及时要更细致、更全面。

（2）饮食治疗教育：饮食治疗是心血管疾病的基本治疗措施之一，它对疾病的发展、预后起着至关重要的作用。原则上以低盐、低脂、低热量、低胆固醇，多食富含维生素及植物蛋白食物，保持营养平衡，避免暴饮暴食，避免浓茶、咖啡等饮料，尽量做到少食多餐、定时定量。

（3）心理教育：老年人有情绪急躁、容易冲动，有多疑、喜静怕孤、自尊心强等心理特点，当发现自己患有冠心病时，以上心理特点表现得更为突出并出现悲观失落、焦虑恐惧、担心死亡等心理特征，医护人员应针对不同的心理状态采取相应的健康教育方式。①减轻心理压力与反应：对于紧张不安、焦虑、恐惧的老年患者，帮助他们正确认识与对待自己的疾病，向他们讲解不良情绪对心血管疾病预后的影响。针对病因进行心理分析，教会他们如何进行必要的心理调节，引导他们正视病情，帮助他们树立控制疾病发展的信心。②增加信任度：对易猜疑的老年患者，要尽早取得他们的信任，减少猜疑与误会，在与他们治疗和接触的过程中做到自然、大方，并注意在传递感情技巧的同时给予鼓励与安慰，增加信任与安全感，使其心情放松，以最佳的心态来接受和配合治疗。

（4）药物治疗教育：药物治疗是促使本病康复的重要手段。老年患者用药的不良反应较年轻患者高 3~7 倍，有的老年人以为药可以治病，多吃对身体有好处，如漏服有下一次补上的错误做法。因此，做好用药教育非常重要。首先要让患者知道药物多少有一些不良反应和储存注意事项，如硝酸甘油可引起头胀、头痛、面红耳赤；抗心绞痛药很不稳定，应避光保存在金属盒内，半年更换。同时让患者正确服药、服药前先读药品说明书，只服规定的药量，不可自行增加或减少药量；按时服药，勿自行缩短或延长服药间隔时间。如患者在服药过程中出现恶心、呕吐、头晕或原有心脏病加重，应及时就诊、及时停药。

（5）健康行为教育：由于自身的不良生活方式等引发的危险因素，应通过健康教育来培养、改变患者的生活方式及不良饮食习惯，尽可能地消除疾病发生的危险因素，防止并发症发生。冠心病患者应少食多餐，按时按量，食用少盐、少糖的食物；饮食清淡易消化，低蛋白低脂肪，多食新鲜蔬果及豆制品等富含植物蛋白的食物，可适量地饮酒，严格戒烟；对于便秘患者，鼓励多食粗纤维食物,以促进肠蠕动,保持大便通畅。

(6)对家属及健康照顾者的教育:大部分老年患者的生活起居需要有人照顾,所以对患者家属及健康照顾者实施一定的疾病知识教育,对患者的治疗、康复尤为重要。在对患者进行知识宣教的同时可邀请家属参与,共同学习,教会其怎样配合医师为患者治疗,学会测量脉搏的方法,了解运动、饮食、药物治疗的有关知识,学会怎样为患者创造良好的家庭护理环境,紧急情况下的呼救方法等。

(7)运动锻炼的教育:适量的运动可以增加心肌收缩力,增加心排血量,提高生活质量。选择适合自己的运动方法,强调个体化原则,应依据个人爱好和身体状况制订运动处方。运动方式应以有氧运动为主,如散步、打太极拳、做养生功、练健身操等。运动强度要遵循由轻至重、循序渐进的原则,着重观察运动中和运动后的感觉,如出现头晕、呼吸困难、面色苍白、出冷汗等症状,要马上停止运动。运动时间为每次 30~60min,每日 1 次或每周 4~5 次。

2.老年心血管疾病的运动治疗　老年心血管病最困扰患者的就是活动能力和耐力下降,由于不当的活动使症状加重导致患者最终制动的恶性循环。制动的影响和运动治疗的好处前文已述。怎样运动、多大强度的运动是合适的,特别是老年患者,他们的目标可能仅仅限于防摔倒和简单的日常活动。针对这些,运动处方该如何设定呢?

根据患者的临床和功能状况评估结果,以处方形式为患者安排的运动治疗方案即运动处方。基本内容包括运动方式、运动量(强度、时间、频率)、疗程和注意事项。运动治疗是循序渐进的技能学习过程,应激适应性要逐步建立,训练效应符合量变到质变的积累过程,心血管功能重建也是系统再学习的过程。因此,运动强度应该由小到大,运动时间由短到长,动作复杂性由易到难,休息次数和时间由多到少、由长到短,训练的重复次数由少到多,运作组合由简到繁。

(1)运动治疗的原则:所有运动治疗的共同原则皆基于基础生理学。①个体化:强调运动处方依据不同年龄、性别、身体状况而设。同一运动方案也会出现不同的运动反应和适应率,应充分考虑个人体质、治疗前的体能储备等。②循序渐进:遵循学习适应和训练适应机制。学习适应指掌握某一运动技能时由不熟悉至熟悉的过程,是一个由兴奋、扩散、泛化至抑制、集中、分化的过程,是任何技能的学习和掌握都必须经历的规律。训练适应是指人体运动效应提高由小到大,由不明显到明显,由低级到高级的积累发展过程。③持之以恒:训练效应是量变到质变的过程,训练效果的维持同样需要长期锻炼。一般认为,额定训练时间产生的训练效应将在停止训练类似的时间后消失。运动训练没有一劳永逸的效果。④兴趣性:兴趣可以提高患者参与并坚持康复治疗的主动性和顺应性。如果康复运动治疗方法单一,又不注意定时定期改变方法,或采取群体竞赛的形式,穿插一些活动性游戏,则患者常感到参加运动治疗枯燥无味,长期后就成为负担,导致不少患者中途退出的现象。⑤全面性:患者往往合并有其他脏器疾病和功能障碍,同时患者也常有心理障碍和工作、娱乐、家庭、社会等诸方面的问题,因此冠心病的康复绝不仅仅是心血管系统的问题。对患者要从整体看待,进行全面康复。⑥针对性:运动治疗应与个人需求相关,患者是否需要重返工作、工作性质和日常生活活动应被考虑在内。⑦超量负荷原则:为了加强功能并获得治疗效果,训练量必须遵循超量负荷原则。大部分执行方式是在某种规定模式下逐渐增加运动时间和强度来完成。

(2)有氧运动训练:有氧运动和无氧运动的主要区别在于运动时能量代谢的途径不同。有氧运动为低强度或中等强度的运动。运动时可以得到充足的氧气供应,糖可以完全分解为二氧化碳和水并释放出大量能量,所以运动可以持续很长时间,也被称为耐力练习。这就是将低强度、长时间、长距离的运动称为"有氧运动"的原因。有氧运动的运动强度越大,可持续时间就越短,可重复次数也越少。中国医学百科全书中提出:"有氧训练实际上为一种增强呼吸和心血管功能及改善新陈代谢过程的锻炼方法"。一般来说,加入有氧训练,运动能力可增加15%~25%,对于久坐型人群甚至可增加50%。

依据美国运动医学会和美国心脏病学会对体能活动的建议,年龄在65岁以上或患有慢性疾病或功能活动受限的老年人群,每天的有氧运动除了每日例行的轻度活动(如洗漱、购物、家务等)之外,还应保持每日20min的慢走,强度为中等,在3~5METs。

有氧运动同样应该遵循科学的运动处方,包括运动模式(model)、频率(frequence)、时间(time)和强度(intensity)。①运动模式是指运动的方式,原则上是以大肌群运动为主,以有氧的、规律的、动态的和连续性的活动为特点,最好是个人喜爱的。常见的有步行、功率车、游泳、上下楼梯等。对急性期住院患者早期可在床上借助型号小的哑铃或弹力带(theraband)进行活动。下床后可使用助行器在床边或走廊慢走,也可到康复中心进行上肢功率仪和四肢联动仪锻炼。②运动强度通常依据最大心率的50%~85%或最大摄氧量的50%~70%来计算。但对于慢性心血管疾病患者或服用某些药物(受体阻滞药)者,并不适合利用预估最大心率的计算公式,使用主观运动评定法比较合适(表12-7)。③运动时间是在规定的运动强度下引起心肺系统适应所需要的活动时间。老年心血管患者通常只允许在室内活动,以不引起喘气和不适症状为宜。初期活动时间是3~5min,休息1~2min,耐受后可逐步增加到20min。④运动频率是指每周活动的天数。较虚弱的患者(活动能力<3METs),应每天多次运动;活动能力为3~5METs者每天活动1~2次,每周5次,直到可连续完成20min的活动为止。为了改善氧代谢能力,中强度的运动原则为每周3~5d,每天20min。表12-10提供了常见的活动所对应的代谢当量。

表 12-10　活动所需代谢当量

类型	代谢当量
静坐	1METs
进餐、伏案工作	2 METs
淋浴、购物、烹饪	3 METs
缓慢步行、吸尘、扫地、提东西	4 METs
拔草、除草、清扫、刷油漆、干轻度木工活	5 METs
快速步行、跳交谊舞、洗车	6 METs
打高尔夫、干重度木工活、推割草机修剪草坪	7 METs
提27kg的东西、挖掘、铲土、步行上山	8 METs
搬运杂物上楼、移动沉重的家具、快速爬楼梯	9 METs
中速骑车、锯木头、慢速跳绳	10 METs
快速游泳、骑自行车上山、跑步(10km/h)	11 METs
负重爬两层楼、越野滑雪、连续快速骑自行车	12 METs
连续快跑(13km/h)	13 METs

（3）阻力运动训练：要想达到超量负荷的原则必须进行阻力运动训练。阻力运动有别于有氧运动，它对肌力和肌耐力的效果更明显，对心血管疾病、COPD、糖尿病、慢性肾疾病患者尤为重要。阻力训练应包含全关节的活动，逐步增加强度，肌力训练以大负荷、少次数为主，肌耐力训练以小负荷、多次数为主。重要肌群应设置 8~10 组的训练处方。老年人或老年心血管疾病患者可进行 10~15 次的中等强度的训练，主观运动强度评定法（表 12-9）分值在 12~13 分。

（4）柔韧性活动：随着年龄的增长，肌肉和韧带的柔韧性下降是常见的情形，因此，每个训练方案中应设计提高柔韧性的活动，以保持适当的关节活动度。这些运动应该以缓慢、持续控制的方式，逐渐增加关节的活动范围。首先每次活动前应进行热身运动，其次要尽量地伸展每个关节，伸展的幅度依据患者感受到肌肉拉紧为宜，每次持续 15~30s，重复 2~4 次，每周 2~3 次。

（5）日常活动能力低下者：慢性心血管疾病患者，如充血性心力衰竭或 COPD 患者由于呼吸功能受限，常常无法独立完成日常活动。有证据显示，适度的运动治疗可以提高患者的活动能力和生活质量。治疗重点在于使患者能够由床上活动到体位转移，最后到行走，并可以依据患者的情况进行居住环境的调整以适应需求。同样，运动训练也是必要的，有氧训练可以增加心肺功能储备，提高活动的耐受力；阻力训练可以增加肌力和肌耐力，促使患者日常活动的独立性。

（6）呼吸运动：呼吸运动主要用于增加通气和气体交换，缓解慢性心力衰竭、COPD、术后和疾病早期的呼吸困难。包括呼吸运动训练和呼吸肌训练。呼吸运动训练常见的有横膈膜呼吸运动（diaphragmaic breathing，DB）和缩唇呼吸（pursedlips breathing）。呼吸肌训练包括横膈膜肌力训练、吸气肌训练和呼气肌训练。

（7）运动中异常生理反应：患有多种慢性疾病的患者对于活动强度的增加时常会有不能耐受的生理反应。以心血管系统和呼吸系统多见。常见情形如心率、血压升高或下降、呼吸增快、呼吸困难、心律失常频发、血氧饱和度异常等。任何出现的异常情形都要迅速处理，如服用药物、休息、吸氧等。

在进行运动治疗时应配有监测设备和监测方法，目的是尽可能安全地增加患者的最大活动量。主观运动强度评定法（表 12-9）应常规使用。其他常用的监测法和监测设备有：脉搏触诊法（利用示指与中指触诊脉搏，双手均要测量，通常触诊 15s 后计数乘以 4，得到每分钟心率）；简易心率检测仪（将一条内置电极的带子束在胸前，利用心率表显示数值，更复杂的款式可以显示平均心率、训练时平均心率、强度与时间、热量等信息）；电子运动设备（包括跑步机、功率车阶梯踏步器，步态训练分析仪等在扶手处都设有心率监测设备）和心电监护仪（在病房或重症室都设有心电监护仪，可以随时掌握患者心率、节律、血压和血氧饱和度的情况）；心律的监测需要通过心电图仪来实施。对重症患者和有心律失常的患者在康复治疗过程中，必须进行心电图监护。心电图监护可以简化患者的评估，让治疗师及时准确地掌握患者的信息；血压是康复治疗师最重要的临床评估。血压的监测不仅可以了解患者血压波动情况，还可以了解心排血量和外周阻力。但是血压的测量常常因仪器、技术、测量者的原因而产生误差，尤其是在运动时这些问题会进一步加剧。

物理治疗师在治疗前必须了解目前服用的药物及药物对运动的影响。另外还应指导患者自我监控运动反应的技巧，如心率、心律、不适症状和疲劳程度等。

3.常见合并疾病的康复治疗

（1）伴有卒中病史的患者（STROKE）：由于经常处于疾病相关的危险因素下，一些患者同时伴有短暂性脑缺血或脑血管意外病史,在康复治疗前需仔细检查,在制订康复方案时要充分考虑到脑损伤的部位及神经功能缺损对实施心脏康复的影响(表 12-11)。

表 12-11　伴有脑血管疾病的物理治疗建议

康复项目	重点关注
评估	危险因素和神经系统损伤表现(如一过性黑矇,复视,失语症,偏瘫,感觉障碍,痴呆和眩晕)
	步态,站立和坐位平衡,转移能力等
	影响患者参与康复项目的因素(如局部麻痹,运动缺失,感觉缺失,认知和心理障碍)
	患者对康复治疗项目和宣教内容的理解能力
康复策略建议	在无禁忌证时,无论既往有 TIA 或脑卒中的患者应该鼓励其参与到以锻炼为基础的康复项目中
	当患者能够参与到正常的康复训练项目时,应该依据患者的活动能力设计规范的运动处方
	针对坐位、站立平衡和行走能力缺陷的患者,制订方案时要尽量考虑到不足的相关因素,同时还应考虑到支具的支持和帮助移动的设备。训练项目应根据患者需求的变化而调整。如果患者缺乏坐位平衡能力,可以在平卧下针对关键肌群和肢体柔韧性练习;针对站立平衡缺陷的患者,康复方案设计需含有坐位下的柔韧性、协调下及力量训练。针对行走能力缺陷的患者可以给予减重支持训练系统予以帮助
	如果患者平时参与的活动是以坐的方式为主,康复方案中需增加一些放松性练习
	有痉挛性瘫痪、感觉运动障碍的患者应指定专业治疗师负责
	治疗时需谨慎心脏过度负荷,因为运动功能障碍患者在执行任务时消耗的能量要远高于无功能障碍者

(2)伴有慢性阻塞性肺病的患者(COPD):长期吸烟者容易导致 COPD,因此,心脏病同时伴随 COPD 的患者也不在少数。COPD 的中后期会明显影响肺的功能,从而使患者的运动能力显著受限,骨骼肌肉系统功能和体力减退,类似于心力衰竭患者。康复的运动治疗是非常有效的延缓和治疗手段,适度的有氧训练和呼吸操的练习对提高运动耐力、改善呼吸困难和疲劳的症状是非常有帮助的(表 12-12)。

表 12-12　伴有慢性阻塞性肺病患者的物理治疗建议

康复项目	重点关注
评估	危险因素和临床症状(包括呼吸困难、慢性咳嗽、咳痰等)
	肺功能(COPD)的分级,支气管扩张药使用后的 FEV_1/FVC 比值或 FEV 值
	应用 6min 步行试验测试患者运动能力
	超声心动图检查(了解是否有肺动脉高压或肺心病)

康复项目	重点关注
	运动处方应依据患者的体能和 COPD 的程度,方案应包括耐力训练(有氧练习)、抗阻训练、呼吸功能训练,并指导患者进行体位引流的治疗
康复策略建议	检查有阻塞征象的建议运动治疗前服用支气管扩张药 $FEV_1 \geqslant 75\%$,患者可以接受常规的运动治疗 FEV_1 在 $75\% \sim 50\%$,耐力训练强度降低 $10\% \sim 15\%$ $FEV_1 < 50\%$,患者只能进行上肢功率车或体操棒、弹力带的活动 Borg 呼吸困难程度自我评分<5 分或呼吸<20 次/分,训练强度是健康老年人的 30% ,血氧饱和度不能低于 90%
健康教育	患者戒烟,而且在治疗过程中要持续地给予相关警示

(3)伴有肾功能不全的患者(CRF):肾功能不全患者,心血管疾病的并发是死亡的主要原因。因此,通过对伴随心血管疾病的患者进行综合检查被认为需要康复治疗的也很多,而且,实际工作中也获得了较高的改善率。需要注意的是,康复方案针对肾功能不全的分级和阶段的不同而有所不同(表 12-13)。

表 12-13　伴有慢性肾功能不全患者的物理治疗

康复项目	重点关注
评估	危险因素(高血压、糖尿病、肾病家族史)和肾功能不全的症状(低蛋白血症);肾小球滤过滤的监测
康复策略建议	运动项目应该包括耐力和阻力训练(尤其是低负荷训练)及柔韧性、协调性锻炼
	运动处方应依据患者的体能和肾功能不全的程度,Ⅰ~Ⅲ阶段常规的康复治疗不受影响,运动处方主要依据心脏病的情况而设定
康复策略建议	血液透析患者(Ⅴ阶段)建议: 避免发生动静脉瘘,训练时针刺部位应干辅料保护 患者手腕应避免佩戴饰物 测血压时应避开针刺部位 运动治疗的时间应该与血液透析错开
	肾脏移植患者的建议: 腹壁下面的髂窝是脆弱区域,治疗时需谨慎,还应关注使用免疫抑制药的不良反应 避免俯卧位动作和上肢的牵伸练习
	警惕高磷血症和低钙血症的发生
健康教育	少食富含蛋磷酸盐食物,适当补充钙剂,适当摄入富含钾的食物,适当补充维生素 D 和水溶性维生素

第二节　原发性高血压的康复治疗

原发性高血压,是指由于动脉血管硬化及血管运动中枢调节异常,造成动脉血压持续性增高的一种疾病。它是心脑血管疾病及肾脏病的一种独立的、持续的危险因素,就心脏康复而言,原发性高血压占心肌梗死患者的 30%~38%;参加心脏康复程序的患者中有高血压的 47%~65%,因而高血压干预是心脏康复的重要组成部分,而针对性的康复治疗可以有效地协助降低血压,减少药物使用量和靶器官损害,提高体力活动能力和生活质量。

一、原发性高血压的评价

1.临床评价　临床评价主要包括症状和体征。原发性高血压本身往往没有特异性症状。在血压急剧升高时可有头痛、头晕、面部潮红的症状。长期高血压可以导致记忆减退、体力活动能力减退、视力障碍等。在体征方面除血压升高外,一般没有特殊体征。合并高血压心脏病时出现心界扩大。

2.诊断标准　一般采用世界卫生组织(WHO)和国际高血压联盟(ISH)指定的分类标准(表 12-14)。此外,还可以根据靶器官损害程度进行高血压分级(表 12-15)。

表 12-14　WHO/ISH 血压水平分类(18 岁以上成年人)

分类	收缩压(mmHg)	舒张压(mmHg)
理想血压	<120	<80
正常血压	<130	<85
正常高限	130~139	85~89
高血压Ⅰ级(轻度)	140~159	90~99
亚组:临界高血压	140~149	90~94
高血压Ⅱ级(中度)	160~179	100~109
高血压Ⅲ级(重度)	≥180	≥110
单纯收缩期高血压	≥140	<90
亚组:临界收缩期高血压	140~149	<90

表 12-15　按器官损害程度的高血压分级

分期	主要表现
Ⅰ期	无器质性改变的客观体征
Ⅱ期	至少存在下列器官受累体征之一: 左心室肥大(X 线、心电图、超声心动图证实) 视网膜动脉普遍或局限性狭窄 微量蛋白尿、蛋白尿和(或)血浆肌酐浓度轻度升高 (106~177μmol/L,或 1.2~20mg/dl) 超声或 X 线检查发现动脉粥样硬化斑块的证据(主动脉、颈动脉、髂动脉或股动脉)

续表

分期	主要表现
Ⅲ期	器官损害的症状和体征均已经显露: 心脏:心绞痛,心肌梗死,心力衰竭 脑:脑血管意外,高血压脑病、血管性痴呆 眼底:视网膜出血和渗出,伴或不伴视盘水肿 肾:血肌酐浓度大于 $177\mu mol/L(2.0mg/dl)$,肾衰竭 血管:动脉瘤破裂,症状性动脉闭塞性疾病

3.危险分级

(1)低危组:男性 < 55 岁,女性 <65 岁,高血压 1 级、无其他危险因素患者,是最适合进行综合康复（包括运动疗法)治疗的对象,运动锻炼无须监护。正常情况 10 年内患者发生主要心血管事件的危险<15% ,血压在 140 ~ 149/90~ 94mmHg 的患者危险系数最小。

(2)中危组:系高血压 2 级或 1~ 2 级同时伴有 1 ~ 2 个危险因素患者。这类患者综合康复措施仍是治疗的基础。应否给予药物治疗,需视康复治疗效果决定,如经综合康复治疗后,收缩压≥140mmHg,或舒张压≥90mmHg,则应给予药物治疗。正常情况下,10 年内患者发生主要心血管事件的危险率为 15% ~20% 。

(3)高危组:包括以下 3 种情形:高血压 3 级无其他危险因素;高血压 1~2 级同时伴有 3 个或以上危险因素;高血压 1~2 级同时伴有靶器官损害或糖尿病患者。综合康复治疗措施（饮食、心理调节、戒烟等)仍是治疗的基础,运动处方需根据患者具体情况而设。必须有药物治疗。正常情况下 10 年内发生心血管事件为 20% ~30% 。

(4)极高危组:高血压 3 级同时伴有 1 个或以上危险因素,或高血压 1~2 级同时伴有至少 1 个临床情况(心脑血管病、糖尿病、肾功能损害、外周血管病、视网膜出血、视盘水肿等)。非运动性康复治疗可以进行,运动治疗需严密监护。该组危险最大,10 年内发生心血管事件≥30% 。

4.常规康复评定　主要包括动态血压测定、全身耐力水平评定、主观运动轻度评分(RPE)、相关脏器功能评定(如心、肺及自主神经功能等)和生活质量评定。

二、康复治疗

综合康复治疗的原则是控制血压和危险因素,减少心脑血管事件的发生,减少药物用量,降低靶器官损害,纠正不良生活习惯,提高体力活动能力和生活质量等。

1.健康教育和咨询　健康教育是综合康复治疗的重要组成部分。包括高血压的危险因素、高血压并发症的处理、服用药物的注意事项及其不良反应、运动的方式和时间、饮食的合理搭配、提高睡眠质量的技巧等。患者的文化层次、社会背景、生活环境、性别、年龄、身体状况及疾病的严重程度均有所不同。因此,在具体实施健康教育时要因人而异,反复进行,提高他们对高血压的整体认识水平。

2.心理干预　高血压是多原因、多环境因素影响的疾病,与健康的生活方式或不利的心理因素和社会环境相关,尤其是精神心理因素、外界不良刺激等,均可引起交感神经兴奋,导致血压持续升高和不同程度的波动。另外,有的老年高血压患者服药依从性差,无症状时不服药,从而使病情变得不易控制,当出现并发症时又多有紧张、焦虑、抑郁情绪,过重的精神负担反而加重病情。针对老年高血压患者存在心理问题,护士首先要安慰患者,用通俗易懂的语言向患者进行心理疏导,消除其心理障碍,避免各种不良的刺激。同时根据患者身体健康状况,鼓励患者参加一些适当的社会活动,如下棋、唱歌、听音乐、自我按摩、练养生功、打太极拳等,使患者保持良好、平和的心境,以利于疾病的康复。

3.合理膳食 合理饮食、平衡营养,勿过饥过饱。以低盐(盐摄入量为 3~5g/d)、低脂、低热量饮食、含钙丰富的蔬菜、鱼、虾类优质食物蛋白为主,减少食物中饱和脂肪酸和脂肪含量。适量补钾,资料显示钾与血压呈负相关。大多数流行病学研究表明,钙摄入量少与血压升高有关。增加钙的摄入可使一些高血压病患者血压下降,但其整体作用较小。目前尚无公认的推荐剂量,有学者推荐成年人合适量为 800mg/d。据研究认为我国人群钙摄入量普遍不足,多数仅达到所需 800mg/d 的 1/2 左右。故限盐时应适当补钙。尽管有证据表明少量饮酒可能减少冠心病的发病率,但饮酒与血压水平、高血压发病率呈线性相关,而且可增加降压药的抵抗性,故提倡高血压患者戒酒。吸烟是心血管病的重要危险因素,为了预防和治疗高血压病必须戒烟。

4.物理治疗 物理治疗包括物理因子治疗和运动疗法。国内应用各种物理因子辅助治疗轻、中度高血压患者,在降压、稳压方面取得一定疗效,尤其对老年高血压患者早期应用效果最好。目前常用的有直流电离子导入、磁疗、氦氖激光照射、电催眠疗法、超短波治疗、水疗、日光浴及生物反馈治疗等。运动疗法在辅助降压和控制危险因素方面的疗效已经证实,目前无论欧美还是国内的高血压病治疗指南中,运动疗法均是重要的组成部分。

5.运动疗法 运动训练降低血压是由于运动后的血流动力学或神经体液改变所致。它包括:心排血量减少,外周血管阻力降低,肾素-血管紧张素-醛固酮系统、交感神经系统活动降低,压力感受器、胰岛素受体敏感性增强等。运动训练可改善运动肌肉的氧化酶活性和氧化功能,从而降低局部肌肉血流量、心排血量是其重要一环。

运动疗法一般在开始运动训练 2 周后血压就明显下降。只要继续运动锻炼,血压下降就可维持数年,甚至更长时间。但是一旦停止运动锻炼,血压常常又恢复到运动前水平。运动训练对于舒张期血压增高为主的患者作用更为显著。

剧烈、过度频繁运动并不能显示降压效果,反而会使已获得的效果下降。剧烈运动可刺激交感神经和肾素-血管紧张素-醛固酮系统,抑制运动降压效果。

高血压的运动疗法包括有氧训练和抗阻运动。有氧运动运动强调采用中小强度、较长时间的大肌群的动力性运动。采用方式为步行、踏车、游泳、慢节奏的交谊舞等。强度达 50%~70% 最大心率或 40%~60% 最大耗氧量,主观运动强度评分(RPE)11~13,停止活动后心率应在 3~5min 恢复正常。步行速度一般不超过 110m/min,一般为 50~80m/min,每次训练 30~40min,其间可穿插休息或做医疗体操、打太极拳等中国民族形式的拳操。50 岁以上者心率一般不超过 120 次/分。活动强度越大,越要注意准备活动和结束活动。训练效应的产生至少需要 1 周,达到较显著降压效果需要 4~6 周。抗阻运动应选择中小强度的运动。过去认为高血压患者要禁止抗阻运动,因为抗阻运动引起过度的血压反应。近年一些研究显示轻度的高血压患者,阻力训练是安全的。抗阻训练主要是骨骼肌的等长收缩运动,对高血压患者应采用渐进性抗阻训练,以下肢训练为主。

6.运动处方 运动处方应严格遵循个体化原则,充分考虑患者的各方面状况。指导性的运动处方包含以下内容:①运动类型。主要指有氧运动和抗阻运动。以下肢训练为主,如行走、功率车、慢节奏交谊舞、股四头肌抗阻训练等。②运动强度。应维持在中等强度以下,靶心率为最大心率的 40%～65%,步行训练者靶心率可采用静息心率+25～30 次/分。主观运动强度评级(RPE)在 12～14 为宜。③运动时间应包括热身时间(5～10min)和恢复期时间(10min),达到处方规定强度的持续训练时间在 30～40min,最多可增至 60min。④运动频率为每周 3～5d,少于每周 2d 则疗效欠佳,大于每周 5d 疗效也并不增加。

7.适应证和禁忌证　适应证:年龄较轻或轻度高血压患者,而且对运动无过度血压反应者可选择非药物治疗的运动,一般运动治疗只能降低 SBP10～15mmHg,DBP5～10mmHg。对于年龄较大、血压较高、无运动禁忌证的高血压患者,应进行包括服降压药、运动治疗的综合康复手段。禁忌证:①安静状态下,SBP>180mmHg,或 DBP>110mmHg;②有靶器官损害,特别是有视网膜病变、肾损害或左心室显著肥大者;③合并不稳定型心绞痛、脑缺血或未控制的充血性心力衰竭。在运动进行中或恢复期,如:①血压>225/100 mmHg 或>220/110mmHg;②运动引起心绞痛或脑缺血;③出现低血压、心动过缓、肌无力、痉挛、支气管哮喘等症状,则应停止运动,并予以严密观察和妥善处理。

8.注意事项

(1)训练要持之以恒,如果停止训练,训练效果可以在 2 周内完全消失。

(2)高血压合并冠心病时,活动强度应偏小。

(3)不要轻易撤停治疗药物。运动训练往往只是高血压治疗的辅助方法,特别是 Ⅱ 期以上的患者。

(4)对同时进行药物治疗的患者,运动训练时应考虑药物对血管反应的影响。

第三节　慢性充血性心力衰竭的康复治疗

慢性充血性心力衰竭(CHF)是以循环功能衰竭为特征的临床综合征,是各种进行性心脏病变的晚期表现,同时伴有全身体力、活动能力的减退。康复治疗有助于改善身体活动能力和循环功能,提高生活质量和生存期。

一、诊断要点及心功能分级

1.症状　呼吸困难或喘息、咳嗽(特别是夜间),体力活动能力显著减退,容易疲劳、心慌、心悸,有时有头晕、胸闷。由于 CHF 是严重心脏病的表现,因此,症状还包括各种原发心脏疾病的表现。急性发作时,出现端坐呼吸和咳粉红色泡沫样痰。

2.体征　口唇发绀,颈静脉怒张,下肢凹陷性水肿,肺底部啰音,心界扩大,心率加快,合并房颤时心律绝对不齐,第三心音奔马律,各种原发心脏疾病的异常心音,肝脾大,肝颈静脉逆流征阳性。部分患者可出现胸腔积液征、腹水征。

3.诊断标准　CHF 的诊断标准有多种,国际比较公认的 Franmingham 的标准见表 12-16。符合 2 项主要标准或 1 项主要标准加 2 项次要标准可确定为 CHF。主要或次要标准包括 5d 以上体重减轻≥4.5kg。

表 12-16 慢性充血性心力衰竭的诊断标准

主要标准	(1)阵发性夜间呼吸困难
	(2)颈静脉怒张
	(3)肺啰音
	(4)心脏扩大
	(5)肺水肿
	(6)第三心音呈奔马律
次要标准	(1)踝部水肿
	(2)夜间咳嗽
	(3)活动后呼吸困难
	(4)肝大
	(5)胸腔积液
	(6)肺活量降低至最大肺活量的1/3
	(7)心动过速(≥120次/分)

    4.心功能分级　目前最常用的临床分级方法是 NYHA 心功能临床分级(表 12-17)。

    5.其他　NYHA 心功能分级与代谢当量对应(表 12-18),可以指导患者日常活动与运动。

表 12-17 NYHA 心功能临床分级

分级	表现
Ⅰ级	体力活动不受限,一般体力活动不引起疲劳、心悸、呼吸困难或心绞痛
Ⅱ级	体力活动稍受限,休息时正常,但一般的体力活动可引起疲劳、心悸、呼吸困难或心绞痛
Ⅲ级	体力活动明显受限,休息时尚正常,但轻度体力活动可引起疲劳、心悸、呼吸困难或心绞痛
Ⅳ级	体力活动完全丧失,休息时仍有心力衰竭症状或心绞痛,任何体力活动均可使症状加重

表 12-18 NYHA 心功能临床分级与代谢当量水平

心功能分级	活动时代谢当量水平
Ⅰ级	≥7
Ⅱ级	5~7
Ⅲ级	2~5
Ⅳ级	<2

二、康复治疗

1.康复治疗原则　CHF 患者康复治疗应该是包括运动、心理、饮食或营养、教育及针对原发疾病治疗等在内的全面治疗。主要目的是减轻症状,延长寿命,提高生活质量,保持一定的社会交往和工作能力。康复治疗可以降低安静心率和亚极量运动时的心率,相对降低定量运动时的通气量,改善通气功能,改善运动肌肉的血流量,提高最大吸氧量、运动耐力和无氧阈,改善与运动有关的症状、体力活动能力及生活质量,延长生存期。

2.适应证和禁忌证　康复治疗适用于稳定性 CHF 患者。而不稳定性心脏病、合并发热性疾病、进行性左心功能不全、运动中血压和心率不升,合并栓塞、肺炎等及原发疾病禁忌活动者均应列入禁忌范畴。运动训练中受益最大的患者为心功能稳定在 Ⅱ ~ Ⅲ 级,左心室射血分数>20% ,吸氧量 16 ~ 20ml/(kg · min)。因为这类患者的日常活动受限明显,但可以接受运动训练,故训练的外周效应产生较快,效果也较显著。

3.物理治疗　主要采用运动疗法,运动方式主要为腹式呼吸训练、放松训练、做医疗体操、打太极拳、医疗步行、骑踏车等。CHF 早期主要为呼吸训练、坐位训练,具体方法与急性心肌梗死的康复治疗相似。

(1)运动强度:一般采用症状限制性运动试验中峰值吸氧量的 70% ~ 75%。在训练开始时可采用 60% ~ 65% 峰值吸氧量,以防止过度疲劳和合并症。如果不能直接测定气体代谢,应采用较低强度的运动方案,以尽可能防止高估运动能力而造成的训练过度。应注意,运动强度与患者的心功能相关(表 12-19)。

(2)主观用力计分(RPF):是衡量运动强度十分有效的指标。RPF 分值为 15 ~ 16 分时,往往是达到通气阈和发生呼吸困难的强度。患者一般可以耐受 RPF 分值为 11 ~ 13 分的强度。运动训练中不应该有任何症状和循环不良的体征。

(3)训练节奏:运动训练开始时,运动时间过长往往会产生过度疲劳,故一般应控制在 5 ~ 10min 为宜,且每运动 2 ~ 4min 间隔休息 1min;此后运动时间可以按照 1 ~ 2min 的节奏逐渐增加,直到 30 ~ 40min。采用低强度运动量,且负荷的增加应小量、缓慢为原则;过快地增加负荷,可明显降低患者对运动的耐受性。

准备活动与结束活动必须充分,时间最好不少于 10min,以防止发生心血管意外。若有些患者的活动量很小,持续活动的总时间只有数分钟,运动中心率增加不超过 20 次/分,则可以不做专门的准备和放松活动。

表 12-19　心功能水平与活动强度的关系

心功能分级	活动强度
Ⅰ 级	最大活动水平为持续活动 5.0kcal,间断活动 6.6kcal,最大代谢当量为 6.5MET,主管疲劳计分在 13 ~ 15 分。活动强度可以较大
Ⅱ 级	最大持续活动水平为 2.5kcal,间断活动 4.0kcal,最大代谢当量为 4.5MET,主管疲劳计分在 9 ~ 11 分。活动强度应明显较小,活动时间不宜过长,活动时的心率增加一般不超过 20 次/分

心功能分级	活动强度
Ⅲ级	最大持续活动水平为 2.0kcal,间断活动 2.7kcal,最大代谢当量为 3.0MET,主管疲劳计分在 7 分。以腹式呼吸、放松练习为宜,可做不抗阻的简单四肢活动,活动时间一般为数分钟。活动时心率增加不超过 10~15 次/分。每次运动时间可达 30min
Ⅳ级	最大持续活动水平 1.5kcal,间断活动 2.0kcal,最大代谢当量为 1.5MET。只做腹式呼吸和放松训练等不增加心脏负荷的活动。可做四肢被动活动。活动时心率和血压一般应无明显增加,甚至有所下降。世界卫生组织提出可以进行缓慢的步行,每次 10~15min,每日 1~2 次,但必须无症状

4.呼吸肌训练　CHF 呼吸衰竭是呼吸困难的关键因素之一,选择性的呼吸肌训练,无疑有助于改善由于呼吸限制运动能力的心脏病患者的运动功能。进行抗组呼吸训练可以提高膈肌耐力,增加氧化酶和脂肪分解酶活性。呼吸肌训练和力量训练后,呼吸肌耐力增加,最大持续肺通气能力提高,肺活量提高,呼吸肌肌力明显提高,亚极量和极量运动能力明显提高,日常生活中的呼吸困难改善。呼吸肌训练的方法包括主动过度呼吸、吸气阻力负荷和吸气阈负荷。吸气阻力负荷是最常用的方法,即采用小口径呼吸管或可调式活瓣的方法增加呼吸阻力。

5.注意事项

(1)严格掌握运动治疗的适应证和禁忌证,特别注意排除不稳定的心脏病患者。

(2)康复治疗前应该进行详尽的心肺功能和药物治疗的评定。

(3)康复方案强调个体化原则。要充分意识到,慢性充血性心力衰竭患者心功能储备能力已经十分有限,避免造成心功能的失代偿。

(4)活动时应强调动静结合、量力而行,不可引起不适或症状加重,禁忌剧烈活动,并要有适当的准备和结束活动。

(5)活动必须循序渐进,并要考虑气温、湿度、场地、衣着等环境因素对活动量的影响。避免在温度过热或过冷的场合训练。避免情绪性高的活动,如有一定竞赛性质的娱乐活动等。

(6)治疗时应有适当的医疗监护,出现疲劳、心悸、呼吸困难及其他症状时应暂停活动,查明原因。

(7)运动治疗只能作为综合治疗的一部分,不应排斥其他治疗。

(8)注意药物治疗与运动反应。CHF 患者进行运动训练时,一般都是同时服用抗心力衰竭药物,包括洋地黄制剂、利尿药、ACE 抑制药、β 受体阻滞药(β 受体阻滞药有减慢心率、降低血压的作用,有时会出现心力衰竭加重,诱发哮喘和房室传导阻滞,故使用时应注意观察)和血管扩张药等。洋地黄制剂有抗交感神经的作用,可以减慢心率和延缓房室传导速度。利尿药可造成水、电解质紊乱,诱发心律失常。ACE 抑制药和各类血管扩张药均可造成直立性低血压,因此,在运动时要特别注意加强对心率、血压的监护。钙拮抗药可以造成踝部水肿和胸部不适感;ACE 抑制药可造成干咳,应注意和 CHF 病情加重相鉴别。

第四节　冠心病的康复治疗

冠状动脉粥样硬化性心脏病(冠心病)是冠状动脉血管发生动脉粥样硬化病变而引起血

管管腔狭窄或阻塞,造成心肌缺血、缺氧或坏死而导致的心脏病。但是冠心病可能范围更广,包括炎症、栓塞等导致管腔狭窄或闭塞。世界卫生组织将冠心病分为 5 类:无症状性心肌缺血(隐匿性冠心病)、心绞痛、心肌梗死、缺血性心力衰竭和猝死 5 种临床类型。常常分为稳定型冠心病和急性冠状动脉综合征。

一、诊断要点

临床分型主要包括心绞痛、心肌梗死和隐性冠心病。另外还有心律失常、心肌病、心源性猝死等。急性冠状动脉综合征是近年来新分类的概念。

1.心绞痛　分为典型性心绞痛和不典型性心绞痛。

典型心绞痛症状:突然发生的位于胸骨体上段或中段之后的压榨性、闷胀性或窒息性疼痛,亦可能波及大部分心前区,可放射至左肩、左上肢前内侧,达环指和小指,偶可伴有濒死感,往往迫使患者立即停止活动,重者还出汗。疼痛历时 1～5min,很少超过 15min;休息或含服硝酸甘油,疼痛可在 1～2min(很少超过 5min)消失。常在劳累、情绪激动(发怒、焦急、过度兴奋)、受寒、饱食、吸烟时发生,贫血、心动过速或休克亦可诱发。

不典型的心绞痛症状:疼痛可位于胸骨下段、左心前区或上腹部,放射至颈、下颌、左肩胛部或右前胸,疼痛可很快消失或仅有左前胸不适、发闷感。

心绞痛的分级:一般采用 CCS 加拿大心血管协会分级法。

Ⅰ级:日常活动,如步行,上楼梯,无心绞痛发作。但情绪紧张、劳累时可发生心绞痛。

Ⅱ级:日常活动因心绞痛而轻度受限,常发生于快步走和上楼梯、爬坡、寒冷、刮风、情绪激动时,或者发生于睡醒后数小时。心绞痛发生于行走超过两个街区的距离,或以通常的速度和状态登越二层或以上楼梯时。

Ⅲ级:日常活动因心绞痛发作而明显受限。日常体力活动明显受限。心绞痛发生于在行走超过 1～2 个街区距离或以平常速度登一层楼梯时。

Ⅳ级:任何体力活动均可导致心绞痛发作,静息时也可发作。

2.心肌梗死　急性心肌梗死是冠状动脉急性、持续性缺血缺氧所引起的心肌坏死。临床多有剧烈而持久的胸骨后疼痛,休息及硝酸酯类药物不能完全缓解,伴有血清心肌酶活性增高及进行性心电图变化,可并发心律失常、休克或心力衰竭,常可危及生命。本病在欧美最常见,美国每年约有 150 万人发生心肌梗死。我国近年来呈明显上升趋势,每年新发至少 50 万人。

诱发因素常见劳累、情绪激动、暴饮暴食、寒冷刺激、便秘、吸烟、大量饮酒等。

诊断主要依据典型的临床表现、特征性心电图衍变及血清生物标志物的动态变化。心电图表现为 ST 段抬高者诊断为 ST 段抬高型心肌梗死;心电图无 ST 段抬高者诊断为非 ST 段抬高型心肌梗死(过去称非 Q 波梗死)。老年人突然心力衰竭、休克或严重心律失常,也要想到本病的可能。临床常见以下 3 种类型。

(1)急性心肌梗死(AMI)诊断必须具备下列 3 条中的两条:①缺血性心痛的临床病史;②心电图动态;③心肌坏死的血清心肌标志物浓度的动态改变。

(2)陈旧性心肌梗死(PMI),是指急性心肌梗死后 3 个月。无急性心肌梗死病史的患者,需要有典型陈旧性心肌梗死的心电图表现。

(3)急性冠状动脉综合征(ACS):由于溶栓治疗和心脏介入治疗的进步,ACS 的概念得到高度重视。该综合征包括不稳定型心绞痛、非 Q 波心肌梗死,可分为 ST 段抬高的和非 ST 段抬高两类。

二、康复治疗

冠心病康复是指综合采用主动积极的身体、心理、社会、行为和社会活动的训练与再训练,帮助患者缓解症状,改善心血管功能,在生理、心理、社会、职业和娱乐等方面达到理想状态,提高生活质量。同时强调积极干预冠心病危险因素,阻止或延缓疾病的发展过程,减轻残疾和减少再次发作的危险。冠心病的康复涵盖心肌梗死、心绞痛、隐性冠心病、冠状动脉旁路移植术(CABG)后和冠状动脉腔内成形术(PTCA)后等。冠心病康复治疗措施会影响其周围人群对冠心病风险因素的认识,从而有利于尚未患冠心病的人改变不良的生活方式,达到预防冠心病的目的。所以冠心病的康复措施可扩展到尚未发病人群。

患者病情稳定或出院时应常规进行 6min 步行试验和心电运动试验,对患者体能和心功能有基本了解。有条件者可以行超声心动图运动试验。超声心动图可以直接反映心肌活动的情况,从而揭示心肌收缩和舒张功能,还可以反映心脏内血流变化情况,有利于提供运动心电图所不能显示的重要信息。运动超声心动图比安静时更加有利于揭示潜在的异常,从而提高试验的敏感性。检查一般采用俯卧位踏车的方式,以保持在运动时超声探头可以稳定地固定在胸壁,减少检测干扰。较少采用坐位踏车或活动平板方式。运动方案可以参照心电运动试验。

冠心病康复治疗的分期:根据冠心病的康复治疗措施的特征,国际上一般将康复治疗分为三期。

早期心脏康复主要以冠心病居多,但近年来对冠状动脉旁路移植(CABG)术后,充血性心力衰竭的研究也逐渐增多。WHO 定义将心脏康复分为三期或三个阶段,基本上是以冠心病的康复程序为基础的。①Ⅰ期(急性阶段),院内康复:为发生心血管事件如急性心肌梗死(AMI)或急性冠状动脉综合征(ACS)后的住院患者提供预防和康复服务,包括 CCU 和普通病房的住院期,时间 10~14d 甚至更短,出院时患者可自理日常生活,平地行走和上下一层楼梯,运动能力达到 3~5 心脏功能容(METs)。②Ⅱ期(恢复阶段),院外早期康复:为急性心血管事件发生早期(3~6 个月)的出院患者提供继续运动训练,持续至事件发生后 1 年。③Ⅲ期(巩固阶段),院外长期康复:为心血管事件发生 1 年后的院外患者提供预防和康复服务,持续终身。也有将第Ⅱ期进一步分为 2 期:在有监护条件下进行的康复治疗称为早期,提供体力和活动能力直到恢复工作,通常为 8~12 周,运动能力达到 4~8METs;无须监护条件下进行的康复称为中期,持续至 1 年。心脏康复的短期目标是控制心脏症状,提高心脏功能储备,限制心脏病的不良心理和生理影响,提高患者心理社会和职业状况。长期目标则是通过医学和生活方式的治疗提高对心血管危险因素的控制,改变冠状动脉疾病的自然病程,最终达到降低 CVD发病率和病死率、减少猝死和再梗死风险、稳定和逆转动脉粥样硬化进程的作用。

1.Ⅰ期康复治疗

(1)治疗目标:以往的冠心病康复介入时间一般是在心肌梗死后患者卧床休息 6 周以后,基于心肌梗死瘢痕形成需要 6 周左右的时间,而在心肌瘢痕形成之前,患者病情仍然有恶化的可能性,进行较大强度运动的危险性较大,而现代冠心病康复理念要求心肌梗死后患者尽早开始活动,这是对传统思想的一大挑战。早前的康复计划因为考虑到心肌梗死后患者可能产生的各种并发症,需要 14d 左右的时间才能够让患者完全脱离卧床休息并且可以适应家庭的起居和周围环境,而现在的康复计划要达到这个目标只需要 3~5d 时间。Ⅰ期康复的主要目标是训练患者的运动能力达到 2~3METs(代谢当量),包括出院后大部分的家庭日常活动。

(2)治疗方案:生命体征稳定后,即可开始进行冠心病康复治疗,但应以循序渐进地增加活动量为原则,特别要注意的是,心肌梗死后患者进行活动时心率升高不能超过 20 次/分,收缩压增加不能超过 20mmHg。根据治疗计划,大部分患者在病情稳定以后的第 1~2 天即可以脱离病床,在椅子上进行坐位训练;第 2~3 天可以开始短距离的步行及简单的洗漱活动;第 3 天,可以适当增加运动项目及强度,如提较轻的物品、增加步行持续时间等;在第 4~5 天患者通过低等级的运动耐力测试后即可进入下一阶段的治疗。Ⅰ期的具体方案如下。

①床上活动:活动一般从床上的肢体活动开始,包括呼吸训练。肢体活动一般从远端的小关节活动开始,从不抗地心引力的活动开始,强调活动时的呼吸自然、平稳。没有任何憋气和用力的现象。然后可以逐步开始抗阻活动。抗阻活动可以采用捏气球、皮球或拉皮筋等,一般不需要专用器械。徒手体操十分有效。吃饭、洗脸、刷牙、穿衣等日常生活活动可以早期进行。

②呼吸训练:呼吸训练主要指腹式呼吸。腹式呼吸的要点是在吸气时腹部鼓起,让膈肌尽量下降,呼吸时腹部收缩,把肺内气体尽量排除,呼气与吸气之间要均匀连贯,可以比较缓慢,但是不可憋气。

③坐位训练:坐位是重要的康复起始点,应该从第 1 天开始,开始坐时可以有依托,例如把枕头或被子放在背后,或将床头抬高,有依托坐的能量消耗与卧位相同,但是上身直立体位使回心血量减少,同时射血阻力降低,心脏负荷实际上低于卧位。在有依托坐适应之后,患者可以逐步过渡到无依托独立坐。

④步行训练:步行训练从床边站立开始,先克服直立性低血压。在站立无问题之后,开始床边步行(1.5~2.0METS),以便在疲劳或不适时能够及时上床休息。此阶段开始时最好进行若干次心电监护活动。此阶段患者的活动范围明显增大,因此监护需要加强。要特别注意避免上肢高于心脏活动水平,例如患者自己手举盐水瓶上厕所。此类活动的心脏负荷增加很大,常是诱发意外的原因。

⑤大便:患者大便务必保持通畅。卧位大便时由于臀部位置提高,回心血量增加,使心脏负荷增加,同时由于排便时要克服体位所造成的重力,所以需要额外的用力(4METS)。因此卧位大便对患者不利。而在床边放置简易的坐便器,让患者坐位大便,其心脏负荷和能量消耗均小于卧床大便(3.6METS),也比较容易排便。因此应该尽早让患者坐位大便,但是禁忌蹲位大便或在大便时过分用力。如果出现便秘,应该使用通便器。患者有腹泻时也需要注意严密观察,因为过分的肠道活动可以诱发迷走神经反射,导致心律失常或心电不稳。

⑥上楼:上下楼的活动是保证患者出院后在家庭活动安全的重要环节。下楼的运动负荷不大,而上楼的运动负荷主要取决于上楼的速度,必须保持非常缓慢的上楼速度,一般每上一级台阶可以稍事休息,以保证没有任何症状。

⑦心理康复与常识宣传教育:患者在急性发病后,往往有显著的焦虑和恐惧感。护士和康复治疗师必须安排对患者的医学常识教育,使其理解冠心病的发病特点、注意事项和预防再次发作的方法。特别强调戒烟、低脂低盐饮食、规律的生活、个性修养等。

(3)康复方案调整与监护:如果患者在训练过程中没有不良反应,运动或活动时心率增加<10 次/分,次日训练可以进入下一阶段。运动中心率增加在 20 次/分左右,则需要继续同一级别的运动。心率增加超过 20 次/分或出现不良反应,则应该退回到前一阶段运动,甚至暂时停止运动训练。为了保证活动的安全性,可以在医学或心电监护下开始所有的新活动。在

无任何异常的情况下,重复性的活动不一定要连续监护。

当患者顺利达到训练目标后,可以进行症状限制性或亚极量心电运动试验,或在心电监护下进行步行。如果确认患者可持续步行200m无症状和无心电图异常,可以安排出院。患者出现合并症或运动试验异常者则需要进一步检查,并适当延长住院时间。

2.Ⅱ期康复治疗

(1)康复目标:患者的意愿和依从性是这个阶段的康复治疗的关键因素。其内容主要包括健康宣教及恢复患者的日常生活能力和活动能力。根据患者能力恢复情况,治疗时间为6~12周。运动能力达到4~6METS,此期在患者家里完成。

(2)治疗方案:与疾病相关的健康宣教应贯彻整个冠心病康复过程,而这个阶段健康宣教的主题应包括:①可逆性和非可逆性危险因素;②营养摄取;③日常活动和运动训练;④调节生活工作压力;⑤生理问题;⑥配偶、朋友和家庭支持;⑦重返工作岗位;⑧恢复性生活;⑨用药问题;⑩冠心病治疗;⑪心肺复苏相关知识。

在通过所有等级的运动耐力测试,或者患者已经可以进行所有类型的活动而没有任何不适症状,这个阶段的康复治疗即可以开始进行。通过心脏运动试验得出的最大心率可以用来反映患者可以承受的最大有氧运动强度。对于低危组的患者来说,相当于85%最大心率的运动强度普遍认为是比较安全的;而对于重度危险组的患者,运动强度必须低于靶心率才能保证康复治疗的安全性;高危组患者的运动强度必须严格控制在靶心率的65%~75%。研究表明即便运动强度只相当于靶心率的60%仍然是有康复效果的。

这个阶段的康复内容主要为每周3次的运动训练,持续6~12周,平均8周左右。在运动训练过程中患者的自我管理和自我监督直接影响康复效果。每次运动之前应该进行适度的热身,对肌肉韧带进行拉伸。活动强度为40%~50%HRmax,如室内外散步、做医疗体操(如降压舒心操、打太极拳等),练养生功(以静功为主),家庭卫生,厨房活动,园艺活动或在邻近区域购物,作业治疗。活动时主观用力计分(RPE)不超过13~15分。一般活动无须医务监测。在进行较大强度活动时可采用远程心电监护系统监测,或由有经验的康复治疗人员观察数次康复治疗过程,以确立安全性。无并发症的患者可在家属帮助下逐步过渡到无监护活动。可以参考Ⅱ期康复程序(表12-20)。注意循序渐进,禁止过分用力,活动时不可有气喘和疲劳。所有上肢超过心脏平面的活动均为高强度运动,应该避免和减少。训练时要注意保持一定的活动量,但日常生活和工作时应采用能量节约策略,比如制订合理的工作或日常活动程序,减少不必要的动作和体力消耗等,以尽可能提高工作和体能效率。每周需要门诊随访一次。出现任何不适应均应暂停运动,及时就诊。

表12-20 冠心病Ⅱ期康复参考方案

活动内容	第1周	第2周	第3周	第4周
门诊宣教	1次	1次	1次	1次
散步	15min	20min	30min	30min×2次
厨房工作	5min	10min	10min×2次	10min×3次
看书或电视	15min×2次	20min×2次	30min×2次	30min×3次

续表

活动内容	第 1 周	第 2 周	第 3 周	第 4 周
降压舒心操	保健按摩学习	保健按摩×1 次	保健按摩×2 次	保健按摩×2 次
缓慢上下楼	1 层×2 次	2 层×2 次	3 层×1 次	3 层×2 次

3.Ⅲ期康复治疗

(1)康复目标:此阶段的康复治疗目标主要是巩固Ⅱ期康复的成果,进一步恢复患者的功能和运动能力,使患者更好地回归工作岗位,回归社会。此期可以在康复中心完成,也可在社区进行。

(2)治疗计划:一般来说,Ⅲ期康复治疗是受重视程度最低的,通过Ⅱ期康复大多数患者都觉得功能恢复状况已经非常理想,但实际上,稳定期的心脏康复训练是 3 个阶段中最重要的部分。从进入冠心病康复程序开始,就应不断强调坚持进行运动训练的重要性。如果患者在此时停止或者不规律进行康复训练,那么之前所累积的训练成果将在数周内损失掉。因此,此阶段应制定运动处方指导患者的康复。最好将运动训练过程融入到患者的日常生活中去。比如需要进行中等强度运动的患者,应告知他们必须坚持每周 3 次,每次不少于 30min 的运动训练,训练时的心率需要维持在靶心率上下才能达到治疗目的;而进行低强度运动的患者,每周则需要进行 5 次上述运动训练。康复方案包括有氧训练、循环抗阻训练、柔韧性训练、医疗体操、作业训练、放松性训练、行为治疗、心理治疗等。在整体方案中,有氧训练是最重要的核心。

(3)运动处方:研究表明,50%~70% 最大摄氧量是增加有氧能力取得运动效果的最合适的范围。运动强度估计的一个简便实用的方法是通过测定心率来实现。患者的最大心率(HRmax)可以通过测定运动时的最大心率或者用 220 减去患者的年龄得出。目前认为,最大心率的 70%~85% 可稳定对应最大代谢当量的 60%~80%。此时的心率被称为靶心率(THR),THR 时可以获得最佳运动效果并且相对比较安全,而一般中等强度的运动训练则相当于 50%~70% 的最大心率。理想状态下,运动应是越多越好,同时也取决于运动强度、运动持续时间和功能状态。心功能< 3MET,每日 2 次;心功能 3~5 MET,每周 5~6 次;心功能 5~8 MET,每周 3~4 次。根据指南,运动训练的每个阶段都应包括热身活动、结束活动和放松过程,并且应视治疗过程中患者心功能改变情况及时调整运动处方。

对状态相对较差的患者来说,刚开始进行运动训练时间尽量控制在 5~10min,然后根据运动耐力逐渐增加。随着患者逐渐适应并且功能状态有所提高,运动时间可以增加到每周 1~3 次,每次 30~40min 或者更多。需要注意的是,在最初增加运动时间的时候要稍微降低运动强度,并且每天的 30min 运动时间最多只能分摊到 3 个时间段来进行,否则很难达到预期的运动效果。

如果患者自行在家中进行运动训练,那么步行绝对是最合适的有氧运动方式,它既安全又方便,可以锻炼到各个主要的大的肌群,并且可以稳定维持运动强度在最大摄氧量的40%~70%。当然其他运动形式如上下楼梯、踩脚踏车也可以配合进行。

出现下列体征表明存在运动过度:①出现心绞痛或胸骨后疼痛;②呼吸急促;③心率大于最大运动心率;④需要超过 2~5min 才能够恢复静息时的心率;⑤发冷或出冷汗;⑥运动后的晚上或者次日清晨感到疲倦;⑦头晕、胃肠不适或其他不适症状。以上体征出现时应及时调整运动处方或暂时停止运动。

第五节 病例分析

一、慢性充血性心力衰竭

患者,男性,62岁。反复呼吸困难近3年,加重2个月,体重增加7kg入院。入院前2年,上楼一层后出现呼吸困难,有端坐呼吸,踝部水肿。此后症状逐渐加重,间断服用氢氯噻嗪治疗。因夜间阵发性呼吸困难入院。夜尿2~3次,重度水肿。高血压病史10年,服用氢氯噻氢与普萘洛尔治疗效果欠佳。入院后查体:呼吸困难,发绀,心动过速。血压160/100mmHg,脉搏100次/分,呼吸28次/分,体重78kg。颈静脉怒张。胸部可闻及吸气相湿啰音与双侧干啰音。心脏检查可闻及舒张早期奔马律。四肢(+++)凹陷性水肿。胸片提示双侧少量胸腔积液,心脏扩大。心电图左心室面高电压,未见ST-T缺血样改变。超声心动图测量左心室舒张末期内径59mm,射血分数为30%~40%。入院后诊断:慢性心力衰竭。给予氢氯噻嗪片50mg每日1次,美托洛尔片,25mg每日2次,法莫替丁片20mg每日2次,双氯芬酸钠缓释片75mg每日1次。

康复评定:6min步行实验,321步;心功能Ⅲ级;LVEF<45%。

康复运动方案:心力衰竭的康复必须建立在药物治疗的基础上,因此根据指南循证规范用药是心脏康复的重要组成部分。运动负荷试验后以慢走或功率踏车为主的低中强度有氧运动为主。时间为30~60min,热身时间为10~15min。真正运动时间为20~30min。每周3~5次。运动强度按靶心率设定。此患者靶心率=(220-年龄)×60%,为较低水平的次极量运动。在心电图及血压监测之下进行。出现症状或有任何不适即刻停止。运动中可对患者进行Borg自我感知疲劳量表进行评估。建议患者在12~14分范围运动。

康复运动进行3个月后,再评估:6min步行试验,403步;心功能Ⅱ级。

二、冠心病

患者,男性,54岁,因发作心前区疼痛8年,PCI术后6个月加重3d入院。患者入院前8年,常因天气寒冷、劳累或情绪激动后出现心前区不适,经休息症状可缓解,曾就诊于当地医院,诊断为"冠心病",平素常口服速效救心丸,病情时有发作,未系统治疗。于入院前6个月因心前区加重来院就诊,诊断为"不稳定型心绞痛",行PCI手术,手术后症状明显缓解,规律服用拜阿司匹林、氯吡格雷、阿托伐他汀、缬沙坦、琥珀酸美托洛尔缓释片等药物。入院前3d,由于情绪激动后自觉胸闷、心悸不适,上楼梯一层时伴有喘息,无双下肢水肿。既往高血压10年,规律口服降压药物,否认糖尿病病史。长期吸烟,吸烟史30余年,每日平均吸烟20支。长期饮酒。

入院查体:患者神志清,精神可,血压148/90mmHg,双肺呼吸音清,心率68次/分,心律齐,无杂音,肝脾不大,双下肢无水肿。身高175cm,体重87.5kg,腰围105cm。辅助检查:血、尿常规,肝功能、肾功能、心肌酶、肌钙蛋白、血凝、血糖、血脂均正常。心电图:ST段Ⅰ、Ⅱ、aVF、V_3~V_6下移0.05~0.1mm,T波Ⅰ、Ⅱ、aVF、V_3~V_6倒置,窦性心动过缓,心电轴不偏,非正常心电图。心脏超声:左心室肥大,室壁回声不均匀,运动不协调,二尖瓣前后叶增厚,回声欠均匀,左心室舒张功能减退,二尖瓣反流,左心室心尖部明显减弱。冠状动脉造影及支架置入术记录:前降支中段 80% 狭窄,右冠远段后降 95% 狭窄,分别在前降支中段狭窄处及右冠远段后降支狭窄处置入 2 枚支架,造影可见支架扩张充分,远端血流 TIMI Ⅲ 级。

康复评定:各大关节活动范围未见明显受限;双侧肩前屈肌肌力 5⁻ 级,伸肘肌力肌 5⁻ 级,屈髋肌肌力 4⁺ 级,伸膝肌肌力 5⁻ 级。可独立步行,不可独立上下楼梯。6min 步行试验(6MWT)结果:6min 步行距离 403m,步行运动后最大心率为 108 次/分。心功能Ⅲ级。体质指数(BMI)28.6kg/m²。目前代谢当量 3METS。ADL(日常生活能力)评分:80 分。

康复评定结果:患者存在以下冠心病风险因子,体型肥胖,BMI 指数>23.9kg/m²,长期吸烟、饮酒,高血压病史。目前心功能水平低下,日常生活、活动能力受限,四肢肌力不足。

康复治疗目的:缩短住院时间,避免卧床带来的不利影响,促进日常生活及运动能力的恢复,减少再发病风险。

康复干预原则:患者入院 24h 内进行,患者运动康复和恢复日常活动的指导必须在心电和血压监护下进行,运动量宜控制在较静息心率增加 20 次/分左右,运动中避免引起患者不适。

具体康复方案如下。

1.住院期间早期运动及日常生活指导(1~14d)

(1)第 1 天

健康宣教 10min:包括心理情绪疏导、戒烟限酒、合理科学饮食教育等。

腹式呼吸:10min。

康复训练 15min:腕关节屈伸 10 次,休息 30s;踝关节踝泵无抗阻训练 10 次,休息 30s;助力翻身 4 次,每次间歇休息 1min。

(2)第 2 天

健康宣教 10min:包括运动注意事项、运动中不适症状表现、运动禁忌等。

腹式呼吸:10min。

肢体训练 15min:腕关节屈伸 20 次,休息 40s;踝关节踝泵无抗阻训练 20 次,休息 40s;指导患者缓慢自主翻身 3 次,每次间隔休息 1min。

(3)第 3 天

健康宣教 10min:包括合理控制体重、控制血脂、监测血压、规律服药。

腹式呼吸 20min。

肢体训练 20min:腕关节屈伸 20 次,持 0.5kg 重物屈伸 10 次,间隔休息 40s;踝关节踝泵训练 20 次,抗阻屈伸 10 次间隔休息 40s;辅助下坐起,并有依托支持下坐位保持 10min。

生活指导:指导辅助进食、指导辅助洗漱。

(4)第 4 天

健康宣教 5min:正确生活方式教育。

腹式呼吸 20min。

肢体训练:45min:腕关节屈伸 30 次,持 0.5kg 重物屈伸 30 次,间隔休息 40s;踝关节踝泵训练 60 次,抗阻屈伸 30 次间隔休息 40s;膝关节无抗阻屈伸 20 次,肘肩关节无抗阻屈伸 20 次;看护下坐起,并有依托支持下坐位保持 20min,床旁无依托坐位 10min,辅助下站立 5min。

生活指导:自主进食、自主洗漱,辅助穿衣。

（5）第 5 天

健康宣教 5min：控制体重、监测体重、体型方法。

腹式呼吸 20min。

肢体训练：70min：腕关节屈伸 60 次，持 0.5kg 重物屈伸 30 次，间隔休息 40s；踝关节踝泵训练 60 次，抗阻屈伸 30 次间隔休息 40s；膝关节轻量抗阻屈伸 20 次，肩肘轻量抗阻屈伸 20 次；独自坐起，并有依托支持下坐位保持 30min，床旁无依托坐位 10min，辅助下站立 10min，独自站立 10min。

生活指导：自主进食、自主洗漱，指导下自主穿衣。

（6）第 6 天

健康宣教 5min：正确行为模式教育。

腹式呼吸：30min。

肢体训练：腕关节持 0.5kg 重物屈伸 60 次，间隔休息 40s；踝关节踝泵训练 60 次，抗阻屈伸 60 次间隔休息 40s；膝关节轻量抗阻屈伸 20 次，肘、肩关节轻量抗阻屈伸 20 次；独自坐起，并有依托支持下坐位保持 30min，床上无依托保持坐位 30min，床旁无依托垂足坐位 20min，辅助下站立 10min，独自站立 10min，床边行走 10min。

生活指导：自主进食，自主洗漱，独立穿衣。

（7）第 7 天

健康宣教 10min：健康科学生活方式、性情修养教育。

腹式呼吸：30min×2。

肢体训练：腕关节持 0.5kg 重物屈伸 20 次×3；踝关节踝泵训练 60 次，抗阻屈伸 20 次×3；膝关节轻量抗阻屈伸 20 次×2，肘、肩关节持 0.5kg 抗阻屈伸 20 次×2；独自坐起，床上无依托保持坐位 30min×2，床旁无依托垂足坐位 30min，床边行走 10min，走廊行走 10min。

（8）第 8 天

腹式呼吸 30min×2。

肢体训练：腕关节持 0.5kg 重物屈伸 20 次×3；踝关节踝泵训练 60 次，抗阻屈伸 20 次×3；膝关节轻量抗阻屈伸 30 次×2，肘、肩关节持 0.5kg 抗阻屈伸 30 次×2；独自坐起，床上无依托保持坐位 30min×2，床旁无依托垂足坐位 30min×2，床边行走 20min，走廊行走 10min。

（9）第 9 天

肢体训练：腕关节持 1kg 重物屈伸 20 次×3；踝关节踝泵训练 60 次×2，抗阻屈伸 20 次×3；膝关节抗阻屈伸 30 次×2，肘、肩关节持 1kg 抗阻屈伸 30 次×2；独自坐起，床上无依托保持坐位 30min×2，床旁无依托垂足坐位 30min×2，床边行走 20min，走廊行走 20min。

（10）第 10 天

肢体训练：腕关节持 1kg 重物屈伸 20 次×3；踝关节踝泵训练 60 次×2，抗阻屈伸 20 次×3；膝关节抗阻屈伸 30 次×2，肘、肩关节持 1kg 抗阻屈伸 30 次×2；独自坐起，床旁无依托垂足坐位 30min×2，床边行走 30min，走廊行走 20min；下楼梯 1 层楼。

（11）第 11 天

肢体训练：腕关节持 1kg 重物屈伸 20 次×3；踝关节踝泵训练 60 次×2，抗阻屈伸 20 次×3；膝关节抗阻屈伸 30 次×2，肘、肩关节持 1kg 抗阻屈伸 30 次×2；独自坐起，床旁无依托垂足坐位 30min×2，床边行走 30min，走廊行走 30min；下楼梯 1 层楼×2。

（12）第 12 天

肢体训练:腕关节持 1kg 重物屈伸 20 次×3;踝关节踝泵训练 60 次×2,抗阻屈伸 20 次×3;膝关节抗阻屈伸 30 次×2,肘、肩关节持 1.5kg 抗阻屈伸 30 次×2;独自坐起,床旁无依托垂足坐位 30min×2,床边行走 30min,走廊行走 30min;下楼梯 1 层楼×2。

（13）第 13 天

肢体训练:腕关节持 1kg 重物屈伸 20 次×3;踝关节踝泵训练 60 次×2,抗阻屈伸 20 次×3;膝关节抗阻屈伸 30 次×2,肘、肩关节持 1.5kg 抗阻屈伸 30 次×2;床旁无依托垂足坐位 30min×2,床边行走 30min×2,走廊行走 30min;下楼梯 1 层楼×2,上楼梯 1 层 1 次。

（14）第 14 天

肢体训练:腕关节持 1kg 重物屈伸 20 次×3;踝关节踝泵训练 60 次×2,抗阻屈伸 20 次×3;膝关节抗阻屈伸 30 次×2,肘、肩关节持 1.5kg 抗阻屈伸 30 次×2;床旁无依托垂足坐位 30min×2,床边行走 30min×2,走廊行走 30min;下楼梯 1 层楼,上楼梯 1 层楼 1 次,缓慢踏车 10min。

2.院外社区康复指导或门诊康复治疗　该患者出院 1 周进行。本期康复计划增加了每周 3~5 次心电和血压监护下的中等强度运动,包括有氧运动、阻抗运动及柔韧性训练等。每次持续 30~90min,共 3 个月。

根据本患者危险分层(中危)与心功能水平,制订相应运动处方。

运动方案:

（1）第 1 阶段(1~4 周):每周进行运动 3~5 次,每次分为热身、训练、调整。

热身阶段:跑步机速度调整为 2km/h,低速步行,持续 5~10min。肢体伸展运动:肢体各关节、腰部,屈伸环转运动 5~8 次。

训练阶段:跑台行走,第 1 周 3km/h 速度步行 8min,4km/h 速度步行 10min,3km/h 速度步行 6min。第 2 周 3km/h 速度步行 10min,4km/h 速度步行 10min,4.5km/h 速度步行 8min。第 3 周 3km/h 速度步行 10min,4km/h 速度步行 10min,5km/h 速度步行 8min,3km/h 速度步行 6min。第四周 4km/h 速度步行 10min,5km/h 速度步行 15min,4km/h 速度步行 10min。运动过程中心率控制在 90/min 左右。抗阻训练:出院后第 3 周开始低强度抗阻运动。第 3 周:下肢蹬踏运动,10kg,20 个×3 组;上肢举哑铃,2kg,20 个×3 组。第 4 周:下肢蹬踏运动,20kg,20 个×3 组;上肢举哑铃,4kg,20 个×3 组。抗阻运动中嘱患者避免憋气用力。

放松运动:牵伸胸大肌、肱三头肌、股四头肌、腓肠肌等每一部位拉伸时间 6~15s,每个动作重复 3~5 次,总时间 10min 左右,每周 3~5 次。

（2）第 2 阶段(5~8 周):每周进行运动 4 次,每次包括热身、训练、放松。

热身阶段:跑步机速度调整为 4km/h,中低速步行,持续 5~10min。肢体伸展运动:肢体各关节、腰部,屈伸环转运动 5~8 次。

训练阶段:跑台行走,4km/h 速度步行 10min,5km/h 速度步行 10min,6km/h 低速度慢跑 8min,4km/h 速度步行 6min。功率踏车:20 转/分,低速踏车 10min。上下楼梯 2~3 层,每周进行 2 次。抗阻训练:第 5~6 周:下肢蹬踏运动,30kg,15 个×3 组;上肢举哑铃,6kg,20 个×3 组。第 7~8 周:下肢蹬踏运动,40kg,15 个×2 组;上肢举哑铃,8kg,15 个×2 组。

放松阶段:肌肉牵拉,每个部位 30s;扩胸运动,伸展运动;慢速行走。

（3）第 3 阶段(9~12 周):每周进行运动 3~5 次,每次包括热身、训练、放松。

热身阶段:跑步机速度调整为 5km/h,中速步行,持续 5~10min。肢体伸展运动:肢体各关节、腰部,屈伸环转运动 5~8 次。

训练阶段:跑台行走,逐渐提高运动强度,起始 5km/h 速度步行 10min,6km/h 速度慢跑 10min,7km/h 低速慢跑 8min,4km/h 速度步行 6min。功率踏车:40 转/分,中低速踏车 10min。进阶强度:5km/h 速度步行 10min,6km/h 速度慢跑 6min,7km/h 中速度跑 8min, 6km/h 中速跑 8min。功率踏车:50 转/分,中低速踏车 15min。目标强度:4km/h 中速走 10min,6km/h 低速跑 10min,7km/h 中速度跑 10min。功率踏车:60 转/分,中速踏车 30min。 (踏车与跑台训练交替进行)。上下楼梯 3 层,重复 2 次,每周进行 3 次。抗阻训练:第 9 ~ 10 周:下肢蹬踏运动,40kg,15 个×2 组;上肢举哑铃,8kg,15 个×2 组。第 11 ~ 12 周:下肢蹬踏 运动,50kg,15 个×3 组;上肢举哑铃,10kg,15 个×3 组。

放松阶段:放松阶段:肌肉牵拉,每个部位 90s;扩胸运动,伸展运动;慢速行走。

本患者康复治疗介入 14 周后康复再评估:血压 130/790mmHg,心率 64 次/分,双侧肩前 屈肌肌力 5 级,伸肘肌力肌 5 级,屈髋肌肌力 5 级,伸膝肌肌力 5 级。体重:71kg,腰围 88.6cm, 体质指数(BMI)23.2kg/m^2。可独立上下 3 层楼梯。6min 步行试验(6MWT)结果:6min 步行 距离 523.8m,步行运动后最大心率为 72 次/分。心功能 I 级。目前代谢当量 12METS。ADL (日常生活能力)评分:100 分。

(罗盛飞　杜新平　王偌涵)

参 考 文 献

刘江生,刘楠.2007.高血压病的康复.心血管康复医学杂志,15(B12):75-82.

刘向辉,郝选明.2009.运动与自主神经的心肌保护效应.武汉体育学院学报,43(12):41.

陆晓,郑瑜.2012.冠心病康复治疗.中国实用内科杂志,32(9):656-659.

姚震,陈林.2013.我国心血管疾病现状与展望.海南医学,24(13):1873-1876.

Austin J,Williams R,Ross L,et al.2005.Randomised controlled trial of cardiac rehabilitation in elderly patients with heart failure.European Journal of Heart Failure,7(3):411-417.

Balady G J,Williams M A,Ades P A,et al.2007.Core Components of Cardiac Rehabilitation/Secondary Prevention Programs:2007 Update A Scientific Statement From the American Heart Association Exercise,Cardiac Rehabilitation,and Prevention Committee,the Council on Clinical Cardiology;the Councils on Cardiovascular Nursing,Epidemiology and Prevention,and Nutrition,Physical Activity,and Metabolism;and the American Association of Cardiovascular and Pulmonary Rehabilitation.Circulation,115(20):2675-2682.

Gardner AW,Montgomery PS,Flinn W R,et al.2005.The effect of exercise intensity on the response to exercise rehabilitation in patients with intermittent claudication.Journal of vascular surgery,42(4):702-709.

Haskell WL,Lee IM,Pate RR,et al.2007.Physical activity and public health:updated recommendation for adults from the American College of Sports Medicine and the American Heart Association.Circulation,116(9):1081.

Leon A S,Franklin B A,Costa F,et al.2005.Cardiac rehabilitation and secondary prevention of coronary heart disease an american heart association scientific statement from the council on clinical cardiology(subcommittee on exercise,cardiac rehabilitation,and prevention)and the council on nutrition,physical activity,and metabolism(subcommittee on physical activity),in collaboration with the american association of cardiovascular and pulmonary rehabilitation.Circulation,111(3):369-376.

Wise F M.2010.Coronary heart disease:The benefits of exercise.Australian family physician,39(3):129.